Das Buch

Von Wunden und Verbrennungen bis zu Migräne, von den verschiedensten Erkältungskrankheiten bis zu Rheuma, von Nervosität bis zu Übergewicht – gegen (fast) alles ist ein Kraut gewachsen: Die entzündungslindernde Wirkung der Kamille ist ebenso bekannt wie der antidepressive und beruhigende Effekt des Johanniskrauts oder die drastische Durchschlagskraft des Rizinusöls. Aber wer kennt schon die Wirkung der Gartenbohne, des Stiefmütterchens oder des Mais? Nach welchen Rezepten stellen die Apotheker ihre heilenden Teemischungen zusammen? Die drei Autoren, erfahrene Wissenschaftler auf dem Gebiet der Pflanzenheilkunde, haben für diesen bislang einzigartigen Naturheilmittelführer Pflanzen porträtiert und alle verfügbaren wissenschaftlichen Erkenntnisse zu Verwendungszweck, Nebenwirkungen und Anwendungsformen zusammengetragen. Alle Medikamente der Roten Liste, die pflanzliche Stoffe enthalten, werden einer kritischen Beurteilung unterzogen. Dabei ermöglichen die Autoren durch ihre klare und verständliche Darstellung auch dem Laien, sich bei einer Vielzahl von Krankheiten selbst ein Bild über den Nutzen und die Probleme einer Eigenbehandlung mit Heilpflanzen zu machen. Welche Pflanzen sind bei welchen Krankheiten wirksam? Wo ist Skepsis und Vorsicht angebracht, wo drohen gar Gefahren und Risiken? Wo sind rein chemische Produkte nur pflanzlich getarnt? Dieses Buch ist ein für den Mediziner genauso wie für den Laien verläßlicher und vortrefflicher Ratgeber, der in keiner Praxis und in keinem Haushalt fehlen sollte.

Die Autoren

Christine Sengupta, geboren 1953, studierte Biochemie an der Eidgenössischen Technischen Hochschule in Zürich. Sie promovierte zunächst in klinischer Pharmakologie, dann in Medizin. Nach mehrjähriger wissenschaftlicher Arbeit in der pharmazeutischen Industrie praktiziert sie gegenwärtig als Ärztin. Veröffentlichung u. a.: ›Medikamentenführer für die Bundesrepublik‹ (1988).
Peter Grob, geboren 1949, Chemiker, arbeitet seit 15 Jahren in der Pharmaindustrie mit dem Schwerpunkt Entwicklung und Herstellung von Heilpflanzenpräparaten; daneben verschiedene Lehraufträge.
Hans Stüssi, geboren 1946, Biologe, nach der Promotion zehnjährige praktische Tätigkeit in der Pharmaindustrie; gegenwärtig ist er freiberuflich tätig.

Natur in Tropfen und Pillen
Naturheilmittel
Ein kritischer Ratgeber für die Bundesrepublik

Von Christine Sengupta,
Peter Grob, Hans Stüssi

Deutscher
Taschenbuch
Verlag

dtv

Unter dem Titel ›Medikamente aus Heilpflanzen. Von der Aloe zur Zitronenmelisse: Wirkungen, Risiken, Präparate. Ein kritisch-wissenschaftlicher Ratgeber‹ ist beim Unionsverlag, Zürich 1991, eine Ausgabe für die Schweiz erschienen.

Von Christine Sengupta
ist im Deutschen Taschenbuch Verlag erschienen:
Medikamentenführer für die Bundesrepublik (10871)

Originalausgabe
September 1992

Umschlagtypographie: Celestino Piatti
Umschlagabbildung: Inge Bäulke, München
Gesamtherstellung: C. H. Beck'sche Buchdruckerei, Nördlingen
Printed in Germany · ISBN 3-423-36000-3

Inhaltsverzeichnis

Hinweise zum Gebrauch dieses Buches

Kräuterbücher gibt es fast wie Sand am Meer. Bücher über Heilpflanzen, die neue wissenschaftliche Erkenntnisse berücksichtigen und nicht alles Alte kritiklos übernehmen, gibt es nur wenige. Populäre Werke, die versuchen, eine Brücke zwischen Pflanzen und im Handel erhältlichen Naturheilmitteln zu schlagen, gibt es bisher noch nicht.

Der vorliegende kritische Führer über Heilpflanzen und daraus hergestellte Produkte soll dem interessierten Laien ermöglichen, sich selbst ein Bild über die Möglichkeiten und Probleme einer Selbstbehandlung mit Heilpflanzen zu machen. Der Fachmann findet eine kritische Wertung der einzelnen Pflanzen und ihrer Wirkstoffe sowie ein Verzeichnis aller bedeutenden pflanzlichen Arzneimittel.

Wie nutzen Sie dieses Buch am besten?

Es gibt drei hauptsächliche »Nutzungsarten«:

- *Von bestimmten Krankheiten oder Beschwerden ausgehend:* Sie leiden z. B. unter Schlafstörungen. Was können Sie dagegen tun? Sie finden im entsprechenden Kapitel (Teil 2: Krankheiten und Arzneimittel) allgemeine medizinische Erklärungen, verwendete Heilpflanzen und für diese Anwendung zugelassene Medikamente.
- *Von einer Heilpflanze ausgehend:* Sie lesen in einer Zeitschrift, daß Knoblauch gegen hohen Blutdruck wirke, und wollen nachsehen, ob dies auch wirklich stimmt. Informationen dazu finden Sie im Teil 3: Pflanzenbeschreibungen. Oder Sie suchen unter »Erhöhtem Blutdruck« (Teil 2), ob es ein geeignetes Pflanzenpräparat mit Knoblauch gegen diese Krankheit gibt.
- *Von einem Arzneimittel ausgehend:* Sie wollen wissen, ob ein bestimmtes Handelspräparat für Ihre Beschwerden geeignet ist oder nicht. Über das Sachwortregister am Schluß des Buches finden Sie das Produkt im Teil 2 (Krankheiten und Arzneimittel).

Welche Arzneimittel finden Sie im Buch?

Bei den Krankheitsbeschreibungen finden Sie über 1500 Produkte. Die Auswahl basiert auf folgenden Verzeichnissen:

- »Rote Liste«, Verzeichnis von Fertigarzneimitteln der Mitglieder des Bundesverbandes der Pharmazeutischen Industrie, PC-Version, Stand Juli 1991/ Januar 1992.
- Produkte, die in der Roten Liste nicht enthalten sind, wurden aus der »Grünen Liste« (die Liste Pharmindex, Phytopharmaka und Homöopathika 1992) ergänzt.

In dieses Buch wurden nur Arzneimittel aufgenommen, die – oft neben anderen Bestandteilen – Pflanzen, Pflanzenteile oder Zubereitungen daraus enthalten.

Nicht berücksichtigt sind:

- Produkte mit rein chemisch-synthetischen Wirkstoffen
- Injektionslösungen
- Rein homöopathische, spagyrische oder anthroposophische Arzneimittel. Diese Heilsysteme basieren auf eigenen Gedankengebäuden und sind deshalb nicht naturwissenschaftlich abzuhandeln.
- Nährmittel, Reformartikel und Kosmetika, sofern sie nicht in der Roten Liste aufgeführt sind.

Was für Informationen finden Sie bei den einzelnen Arzneimitteln?

Die Zuordnung der Arzneimittel zu den einzelnen Anwendungsgebieten entspricht in der Regel der Einteilung in der Roten Liste. Dies darf nicht darüber hinwegtäuschen, daß gerade bei vielen älteren pflanzlichen Arzneimitteln sehr viele verschiedene Beschwerden aufgeführt sind, bei denen sie angeblich heilend oder lindernd wirken. Diese sogenannte »Indikationslyrik« wird aber im Zuge der Nachzulassung nach und nach verschwinden.

Beim einzelnen Arzneimittel finden Sie:

- Markennamen
- Arzneiform (Tropfen, Tabletten, Dragees, Salben usw.)
- Hinweis auf Verschreibungspflicht
- Beurteilung (siehe unten)
- Kurzkommentar bezüglich Inhaltsstoffe, Wirkung und Nebenwirkung

Auf eine Preisangabe oder gar den Einbezug der Preise in die Beurteilung eines Präparates wurde aus fachtechnischen Gründen verzichtet. Pflanzenpräparate sind viel komplizierter zusammengesetzt als chemische Präparate. Wenn zwei Präparate je 100 Milligramm eines Pflanzenextraktes enthalten, heißt das noch lange nicht, daß beide Präparate gleichwertig sind. Der eine Extrakt kann einen hohen Wirkstoffgehalt haben, der andere einen sehr geringen. Ein abschließendes Urteil kann nur gefällt werden, wenn eine Wirkstoffangabe vorliegt oder das Herstellverfahren genau bekannt ist. Ein Preisvergleich ohne Qualitätsvergleich ist sinnlos. Das teuerste Präparat kann das beste, aber auch das schlechteste sein.

Wie werden die Arzneimittel beurteilt?

Zuerst wird unterschieden, ob es sich um ein reines *Pflanzenpräparat* ohne synthetisch hergestellte, homöopathische oder tierische Wirkstoffe oder um eine *Kombination* von Pflanzen mit derartigen Inhaltsstoffen handelt. Innerhalb dieser beiden Gruppen unterscheiden wir dann die folgenden Kategorien:

Pflanzenpräparate

- *Geeignetes Pflanzenpräparat.* Solche Produkte sind nach heutiger Kenntnis empfehlenswert, sofern sie gemäß den Angaben auf Packung und Packungsbeilage angewendet werden.
- *Möglicherweise geeignetes Pflanzenpräparat.* Es bestehen Zweifel an der Wirksamkeit einzelner Komponenten. Dies selbst dann, wenn die verwendete Pflanze im Prinzip den gesetzlichen Anforderungen (Monographien des Bundesgesundheitsamts) entspricht. Oder es ist aus der Deklaration nicht klar ersichtlich, ob das Präparat standardisiert oder ausreichend dosiert ist.
- *Nicht bewertbares Pflanzenpräparat.* Hier sind pflanzliche Wirkstoffe aufgeführt, zu denen kaum Angaben zu Wirksamkeit und Nebenwirkungen veröffentlicht sind. Es ist jedoch nicht auszuschließen, daß die Herstellerfirma über solche Unterlagen verfügt.
- *Umstrittenes Pflanzenpräparat.*
  Die Produkte enthalten kaum wirksame Inhaltsstoffe.
  Bei Produkten mit mehr als fünf Inhaltsstoffen sind die einzelnen Komponenten in der Regel unterdosiert.
  Bei stark wirksamen pflanzlichen Substanzen, die nur noch standardisiert angewendet werden dürfen, fehlen entsprechende Angaben.
- *Kaum sinnvolles Pflanzenpräparat.* Es enthält Bestandteile, die wegen möglicher Nebenwirkungen nicht mehr angewendet werden sollten.

Kombinationspräparate

- *Kombination (kein reines Pflanzenpräparat).* Sie enthält neben Pflanzen noch homöopathische Zubereitungen oder aus Pflanzen isolierte reine Stoffe. Die Wirksamkeit einer Kombination von pflanzlichen und tierischen oder homöopathische Substanzen ist für uns nicht beurteilbar. Bei der Anwendung sind kaum Nebenwirkungen zu erwarten.
  Die Anwendung von Pflanzen, kombiniert mit reinen isolierten Pflanzenwirkstoffen, kann in gewissen Fällen vertretbar sein.
- *Umstrittene Kombination (kein reines Pflanzenpräparat).* Diese Kategorie enthält Mischungen von Pflanzen und synthetischen Wirkstoffen, homöopathischen und tierischen Zubereitungen. Oft basiert die Wirkung auf den synthetischen Stoffen und die pflanzlichen Bestandteile sind nur als »Biomäntelchen« enthalten. Mischungen von künstlichen Erzeugnissen und Pflanze widersprechen dem Grundgedanken der Pflanzenheilkunde – von »Naturheilmitteln« kann nicht die Rede sein.
- *Kaum sinnvolle Kombination (kein reines Pflanzenpräparat).* Der Unterschied zur »Umstrittenen Kombination« besteht darin, daß hier Inhaltsstoffe enthalten sind, deren Anwendung wegen möglicher Nebenwirkungen nicht mehr vertretbar ist.

Diese Beurteilung basiert auf der Zusammensetzung der Arzneimittel bei Redaktionsschluß (Februar 1992). Neue gesetzliche Vorschriften zwingen die Firmen dazu, die Produkte umzuformulieren. Dies dürfte in den nächsten Jahren zu verbesserten pflanzlichen Arzneimitteln führen. Mischungen von zehn und mehr synthetischen, tierischen, homöopathischen und pflanzlichen Komponenten überleben die Nachzulassung nach heutigen Kriterien kaum.

Wichtig:
- *Auch »Geeignete Pflanzenpräparate« sollten nicht bedenkenlos eingenommen werden. Naturheilmittel sind keine Nahrungsmittel.*
- *Die (ärztlich verordnete) Einnahme umstrittener oder kaum sinnvoller Produkte sollte nicht abgebrochen werden, ohne daß Sie mit Ihrem Arzt oder Apotheker darüber sprechen.*
- *Dieses Buch ersetzt nicht die Anweisungen zum Gebrauch von Medikamenten. Lesen Sie immer die Packungsbeilage. Fragen Sie Arzt oder Apotheker nach Nebenwirkungen, Gegenanzeigen, Dosierung und Anwendung.*

Was finden Sie in den Pflanzenbeschreibungen?

Der dritte Teil des Buches umfaßt das heutige Wissen zu 250 Heilpflanzen. Er enthält alle bisher vom Bundesgesundheitsamt in Form von Monographien beschriebenen Arzneipflanzen.

Folgende Informationen zu den einzelnen Heilpflanzen sind zusammengetragen:
- Deutscher Pflanzenname (Überschrift)
- Häufig verwendete andere Bezeichnungen für die Pflanze oder Pflanzenteile
- Botanische Bezeichnung für die Pflanze (auch wenn nur Pflanzenteile beschrieben sind, z. B. »Chinarinde« statt eigentlich »Chinarindenbaum«)
- Verwendete Pflanzenteile mit lateinischer Bezeichnung (diese Begriffe finden Sie oft auf den Arzneimittelverpackungen).
- Wichtigste Inhaltsstoffe oder, sofern bekannt, Wirkstoffe
- Verwendungszweck
- Nebenwirkungen
- Anwendungseinschränkungen
- Läßt sich die Pflanze als Tee einnehmen?
- Wie wird der Tee richtig zubereitet?
- Welche Dosierung muß bei Arzneimitteln beachtet werden?
- Wechselwirkungen mit anderen Medikamenten
- Hinweise auf ähnlich wirkende, weniger gebräuchliche Heilpflanzen

Was bedeuten die Literaturhinweise?

Sie zeigen, auf welchen Quellen unsere Aussagen basieren. Berücksichtigt wurden neueste Standardwerke der Pharmakognosie (Heilpflanzenlehre) und der Phytotherapie (Pflanzenheilkunde) sowie wissenschaftliche Originalveröffentlichungen. Besonderes Gewicht haben dabei die vom Bundesgesundheitsamt veröffentlichten Monographien. Sie spiegeln nicht nur die Expertenmeinungen zu einer Pflanze wider, sondern sind für die Behörden auch Richtlinie zur Beurteilung eines Arzneimittels.

Teil 1
Grundlagen der Pflanzenheilkunde

Was kann und will die Pflanzenheilkunde?

»Phytotherapie oder Pflanzenheilkunde ist die Wissenschaft, die sich mit der Anwendung pflanzlicher Heilmittel beim kranken Menschen befaßt«.[7] Die Anwendung von Heilpflanzen zur Behandlung aller nur denkbaren Beschwerden ist eine uralte Gepflogenheit. Das Arzneiwissen der Antike und des Mittelalters bezog sich vorwiegend auf pflanzliche Heilmittel. Jahrhunderte waren die Kenntnis der Kräuter und deren Wirkungen Grundlage jeder ärztlichen Tätigkeit.[30] So sind die Namen der berühmten Vorläufer der modernen Medizin auch mit der Heilpflanzenkunde verbunden: von Hippokrates (400 v. Chr.) über Dioskurides (50 n. Chr.), Plinius d. Ä. (70 n. Chr.), Otho Brunfels, Hieronymus Bock, Leonhard Fuchs, Theodorus Tabernaemontanus (alle 16. Jahrhundert) bis zu den Pfarrherren Kneipp und Künzle. In der traditionellen Medizin anderer Völker reicht die Geschichte der Pflanzenheilkunde noch wesentlich weiter zurück. Der Überlieferung nach hat einer der drei legendären Kaiser Chinas, der Kaiser Shennong, eine Gottheit mit Menschenkopf und Schlangenleib, bereits im dritten Jahrtausend vor Christus ein Heilpflanzenbuch mit über 200 Pflanzen erarbeitet.[31]

Zu Beginn des 19. Jahrhunderts gelang es erstmals, die wirksamen Inhaltsstoffe einiger Arzneipflanzen in reiner kristalliner Form zu isolieren. Folgerichtig führte das dazu, daß nicht mehr die Pflanze selbst, sondern die isolierten Wirkstoffe eingesetzt wurden. Die chemische Struktur der Naturstoffe wurde aufgeklärt. Die Epoche der synthetischen Chemie begann. In vielen Fällen wird die Pflanze nun nicht mehr benötigt.[32]

Bei der Anwendung der modernen Medikamente vergißt man nur allzuleicht, daß die Wurzeln dieser Mittel tief im Irrationalen, nämlich in den Hexentränken des Mittelalters stecken. Zudem stammen auch einige heute gebräuchliche Arzneistoffe aus der Natur: Atropin aus der Tollkirsche, Digitalis-Verbindungen aus dem Fingerhut, Ergotamin aus dem Mutterkorn, Morphin aus dem Schlafmohn, Chinin aus der Chinarinde usw. Selbst Antibiotika sind natürlichen Ursprungs.

Um der heutigen Bedeutung der Pflanzenheilkunde gerecht zu werden, muß mit einigen Vorurteilen sowohl von seiten der »Schulmedizin« als auch von seiten der »Alternativszene« aufgeräumt werden.

Medikamente mit synthetischen Wirkstoffen und Heilpflanzenpräparate ergänzen einander. Beide haben ihre Berechtigung und ihre spezifischen Vor- und Nachteile. Die »Schulmedizin«, oder besser »konservative Medizin«, ist mit stark und rasch wirksamen, synthetisch hergestellten chemischen Wirkstoffen oder isolierten pflanzlichen Reinstoffen sicher am stärkeren Hebel bei schweren Krankheiten oder unerträglichen Schmerzen.

Es ist zum Beispiel sinnvoller, bestimmte Formen der Herzrhythmusstörungen mit isolierten Digitalisverbindungen und nicht mit einem selbstgebrauten Fingerhutkrauttee zu behandeln. Zwischen giftiger und heilender Dosis ist ein derart schmaler Grat, daß der Tee in dieser Dosierung viel zu unsicher ist.

Auf der anderen Seite hat die Schulmedizin bei verschiedenen chronischen

Befindlichkeitsstörungen, wie zum Beispiel diffusen Verdauungsbeschwerden, nichts Sinnvolles anzubieten. Ganz im Gegensatz dazu kennt die Pflanzenheilkunde dafür Dutzende lindernder und heilender Kräuter.

Klammern wir stark wirksame Pflanzeninhaltsstoffe aus, so bleiben pflanzliche Heilmittel übrig, deren Nebenwirkungsrate tatsächlich gering ist. Sie ist jedoch nicht gleich Null, wie manchmal verkündet wird. Auch Heilpflanzenmedikamente können Nebenwirkungen haben. Andererseits haben auch diejenigen Mediziner unrecht, die den Heilpflanzenmedikamenten bestenfalls die Wirksamkeit von Placebos zubilligen.[33] Die Wahrheit liegt, wie könnte es anders sein, irgendwo in der Mitte. Extreme Vertreter beider Richtungen verhindern oder erschweren eine saubere Aufarbeitung und kritische Wertung eines alten Erfahrungsschatzes und leisten der Entwicklung eines optimalen und vernünftigen Medikamentengebrauchs einen Bärendienst.

Moderne Pflanzenheilkunde ist eine sinnvolle Ergänzung und Erweiterung zur Behandlung mit synthetischen Medikamenten. Sie eignet sich in erster Linie zur Behandlung von Befindlichkeitsstörungen und leichteren Erkrankungen sowie als Unterstützungsmittel bei gewissen chronischen Krankheiten.[34]

Wie ist die Pflanzenheilkunde von anderen Alternativheilkunden abzugrenzen?

Die Pflanzenheilkunde ist nicht gleich Homöopathie. Nicht nur der Laie verwechselt die beiden Ansätze, auch mancher Arzt wirft pflanzliche, anthroposophische oder spagyrische Medikamente in den homöopathischen Topf.

Medikamente aus Heilpflanzen wirken im Prinzip genau gleich wie synthetische Präparate. Die Dosis bestimmt die Wirkung. Diese ist durch kontrollierte wissenschaftliche Studien belegbar.

Die Homöopathie beruht auf den Beobachtungen und Theorien des Arztes C. F. S. Hahnemann (1755–1843). Er begründete das Ähnlichkeitsprinzip der Homöopathen: Derselbe Stoff (mineralisch, pflanzlich oder tierisch), der in hoher Konzentration beim gesunden Menschen Krankheitssymptome hervorruft, kann in stark verdünnter Form die gleiche Krankheit heilen.

Die konzentrierte Ausgangssubstanz wird als Urtinktur, die Verdünnung als Potenz bezeichnet. So bedeutet beispielsweise CEPA ø, daß ein Medikament Küchenzwiebel in konzentrierter Form als Urtinktur enthält. In CEPA D6 dagegen ist nur noch ein Millionstel der Urtinktur vorhanden. Die Küchenzwiebel veranschaulicht zugleich das homöopathische Prinzip: Löst die rohe Zwiebel Symptome wie bei Schnupfen aus (Tränen und Niesen), so gilt die homöopathische Zubereitung als Mittel gegen Schnupfen.

Der homöopathisch behandelnde Arzt nimmt Krankheitssymptome sehr differenziert wahr. Jeder Patient mit seinen Beschwerden ist grundsätzlich einmalig. Es gibt daher nicht einen Schnupfen, sondern Dutzende von Schnupfenarten, zusätzlich beeinflußt durch Faktoren wie Tageszeit, Wetter, Konstitution usw. Diese Betrachtungsweise erschwert die Durchführung von Studien zur Wirksamkeit.

Einige Präparate enthalten Urtinkturen, vor allem solche aus frischen Heilpflanzen. Sie befinden sich im Übergangsbereich zwischen Pflanzenheilkunde und Homöopathie. Bedingt durch den hohen Wassergehalt der Frischpflanze, enthalten jedoch Urtinkturen weniger Wirkstoffe als Zubereitungen aus getrockneten Pflanzen. Trotzdem ist eine direkte Heilpflanzenwirkung möglich. Dies steht im Gegensatz zu einem echten homöopathischen Medikament, bei dem höchstens noch Spuren materieller Inhaltsstoffe vorliegen und dessen Hauptwirkung auf dem energetischen Gehalt beruht. Bei zwei so miteinander unvereinbaren Vorstellungen über die Wirkweise – die Homöopathie setzt auf nichtmateriell, die Pflanzenheilkunde auf materiell wirkende Kräfte – *sind Kombinationspräparate zwischen homöopathischen und anderen Kombinationspartnern kaum sinnvoll.*[25]

Auch andere »Alternativmedikamente« entziehen sich einer Wertung aus naturwissenschaftlicher Sicht, wie sie diesem Buch zugrunde liegt. Anthroposophische und spagyrische Medizin beruhen teilweise auf homöopathischem Gedankengut. Arzneigrundstoffe und Verdünnungen werden dabei auf andere Art gewonnen und hergestellt.

Die Modetherapie mit Bachblüten stammt vom englischen Arzt E. Bach. Er entdeckte bei 38 Pflanzen deren besonderen Einfluß auf seelische Disharmonien der Patienten. Im Gegensatz zu den oben erwähnten Therapierichtungen kennt diese Behandlungsform weder verbindliche Vorschriften zur Herstellung der Heilmittel noch sind ihre Medikamente durch das Bundesgesundheitsamt registriert.

Pflanzliche Arzneimittel (Phytopharmaka)

Das neue Arzneimittelgesetz und seine Folgen

Das zweite Arzneimittelgesetz von 1976 (AMG 76), das am 1. Januar 1978 in Kraft getreten ist, hatte eine Bereinigung des unübersichtlichen Pharmamarktes zum Ziel. Alle Arzneimittel, die vor 1978 bereits auf dem Markt waren, mußten bis Ende 1989 »nachzugelassen« werden, d.h., bis zu diesem Datum hatten die Pharmaunternehmer einen entsprechenden Antrag beim Bundesgesundheitsamt (BGA) einzureichen. Für diese »fiktiv« zugelassenen sowie für alle neuen Präparate muß ein Nachweis der Qualität, Wirksamkeit und Unbedenklichkeit erbracht werden.

Bei den pflanzlichen Arzneimitteln – den Phytopharmaka – wird der Nachweis von Wirksamkeit und Unschädlichkeit den Herstellern teilweise abgenommen. Eine vom Bundesgesundheitsamt eingesetzte Aufbereitungskommission, die *Kommission E*, bewertet das vorliegende Erkenntnismaterial und berücksichtigt dabei auch langjährige ärztliche Erfahrungen mit Heilpflanzen. Die unabhängige Expertenkommission wird unterstützt von einer Arbeitsgemeinschaft der Hersteller pflanzlicher Arzneimittel, die »Kooperation Phytopharmaka«. In dieser Zusammenarbeit gewonnene Erkenntnisse faßt das BGA in Form von *Monographien* zusammen.[35]

Die Monographien, die im Aufbau etwa einer Packungsbeilage entsprechen, sind Richtschnur für die Beurteilung von pflanzlichen Medikamenten durch das BGA. Mittlerweile sind über 250 Einzelmonographien erschienen,[25] darunter 44 »Negativmonographien«.[36] Negativ bedeutet, daß diese Pflanzen als wirkungslos oder bedenklich eingestuft wurden. Nur in wenigen Fällen führten unvertretbare Risiken jedoch zu einem negativen Urteil; zumeist handelt es sich um Schmuckpflanzen in Teemischungen oder um Pflanzen, die als Geruchs- oder Geschmackskorrigens angewendet werden.[37]

Enthalten Arzneimittel nur eine Heilpflanze, kann eine positive Beurteilung – die Positivmonographie – die Nachzulassung außerordentlich erleichtern. Kombinationspräparate – Produkte, die mehrere Pflanzen enthalten –, gehen indes schweren Zeiten entgegen: Jeder Inhaltsstoff muß einen positiven Beitrag zur Gesamtwirkung leisten; dieser Effekt ist zu begründen.[38] Viele Kombinationspräparate müssen deshalb für die Nachzulassung geändert werden – oder sie verschwinden vom Markt. Genaue amtliche Richtlinien liegen derzeit noch nicht vor. Ungelöst ist auch die Frage jener pflanzlichen Medikamente, die bisher als »Vorbeugungsmittel« außerhalb von Apotheken vertrieben werden.[39]

In begrenztem Umfang in der Apotheke hergestellte Arzneimittel sind vom langwierigen Zulassungsverfahren ausgenommen. Der Gesetzgeber hat dazu besondere Monographien geschaffen: die *Standardzulassungen*. Sie ermöglichen es dem Apotheker, einen Kamillentee oder eine Hustentee-Mischung selbst herzustellen und in einer definierten Verpackung an den Verbraucher abzugeben.[2] Etwa 20000 bis 30000 Tees und Teemischungen sind bereits durch eine Standardzulassung von der Pflicht zur Einzelzulassung befreit.[40]

Die Nachzulassung von 60000 bis 80000 Alt-Arzneimitteln ist im Januar 1990 vom Bundesgesundheitsamt eingeleitet worden.[41] Bei dieser Flurbereinigung werden in der Pharmalandschaft einige Heilpflanzen verschwinden, andere um so kräftiger blühen: Es wird weniger Heilpflanzenpräparate geben, die einzelnen Produkte werden weniger Pflanzenwirkstoffe enthalten – aber die Bedeutung der pflanzlichen Medikamente insgesamt wird steigen.[42]

Auch für dieses Buch hat die Nachzulassung Konsequenzen: Durch die laufende Änderung der Zusammensetzung kann die Bewertung einzelner Arzneimittel veralten. Wir bitten Konsumenten und Hersteller um Verständnis – aus naheliegenden Gründen können wir Korrekturen erst bei einer Neuauflage berücksichtigen.

Nicht nur für das BGA, auch für die Autoren sind die Monographien maßgebend: Bei den Pflanzenbeschreibungen in diesem Buch haben wir berücksichtigt, ob eine Positiv- oder Negativmonographie oder noch keine Monographie vorliegt. Bei der Bewertung der Arzneimittel war das Vorliegen von Monographien ein entscheidendes Kriterium.

Reine Wirkstoffe / Pflanzenzubereitungen

Ein reiner Wirkstoff besteht aus einer einzigen Substanz (Element oder Verbindung). Er läßt sich durch physikalische Trennmethoden nicht mehr weiter reinigen. Reine Wirkstoffe für Medikamente können synthetisch hergestellt oder aus natürlichem, organischen Material isoliert werden (z.B. aus Pflanzen). Sie haben genau bekannte physikalische oder pharmakologische Eigenschaften.

Eine Pflanze enthält aber Hunderte von chemischen Verbindungen. Wird aus einer Pflanze ein Tee oder ein Extrakt hergestellt, so sind in der Zubereitung immer noch sehr viele chemische Verbindungen enthalten. Diese Verbindungen reagieren zudem miteinander und verändern sich dadurch. Viele herkömmliche pharmakologische Testmodelle werden deshalb durch die Komplexität der Pflanzenpräparate überfordert. Die Isolierung und Untersuchung einzelner Wirkstoffe zeigt immer nur einen Teil der Gesamtwirkung, denn alle anderen vorhandenen Verbindungen tragen zur Gesamtwirkung bei. Selbst scheinbar unwichtige Begleitstoffe können den zeitlichen Ablauf von Wirkungseintritt und Wirkungsdauer beeinflussen.

Die zuständige EG-Kommission definiert in Übereinstimmung mit dem Arzneimittelgesetz (AMG 76) pflanzliche Medikamente wie folgt: *Pflanzliche Arzneimittel – Phytopharmaka oder Phytotherapeutika – sind medizinische Produkte, die als aktive Inhaltsstoffe ausschließlich frisches oder getrocknetes Pflanzenmaterial und/oder Zubereitungen daraus enthalten. Chemisch definierte Verbindungen – auch wenn sie aus Pflanzen isoliert sind, wie Kampfer, Menthol oder Rutin – zählen nicht dazu.*[43]

Kombinationspräparate

Pflanzliche Fertigarzneimittel ausreichend zu dosieren, wird um so schwieriger, je mehr Bestandteile im Kombinationspräparat enthalten sind. Fünf, zehn, fünfzehn unterschiedliche Extrakte pro Dragee sind keine Seltenheit. Nachteile der Multikomponenten-Mischpräparate:

- Je mehr Einzelkomponenten das Gemisch bilden, um so niedriger dosiert liegt die Einzelkomponente vor, d.h., wirksame Dosierungen an Einzelpflanzen werden in der Regel nicht erreicht.
- Pharmazeutische Unverträglichkeiten sind nicht mehr zu überblicken: Es kann zur Ausfällung von Stoffen kommen; Zersetzungsprozeße können beschleunigt werden.
- Je mehr Einzelkomponenten, um so mehr steigt das Risiko unerwünschter Wirkungen.
- Mischungen erschweren die Kontrolle der Zusammensetzungen und führen zu einer unnötigen Verteuerung des Präparates.[44]

Hier hat die Regel »Viel hilft viel« also keine Gültigkeit. *Kombinationspräparate mit mehr als fünf Pflanzen können nicht positiv beurteilt werden.*[45]

Wichtigste Inhaltsstoffe

Bei jeder Pflanzenbeschreibung wird angegeben, welche nach heutigem Wissen die wichtigsten Inhaltsstoffe sind. Ob diese Inhaltsstoffe auch tatsächlich für die Hauptwirkung der entsprechenden Pflanze verantwortlich sind, ist in vielen Fällen ungenügend untersucht. Deshalb wurde auch von der Bezeichnung Wirkstoff abgesehen. Für fachlich Interessierte werden die wichtigsten Inhaltsstoffe nachfolgend kurz umrissen.[27]

Mineralstoffe sind im Pflanzenreich weit verbreitet. Vor allem Kaliumsalze, Calciumverbindungen und Kieselsäure kommen in den Pflanzen in unterschiedlichen Mengen vor. Manche sind notwendige Nahrungsbestandteile, sie erlangen nur bei mangelhafter Zufuhr medizinische Bedeutung.

Schleime: Pflanzenschleime quellen im Wasser und bilden dickflüssige Lösungen. Sie werden als reizlindernde, einhüllende und schützende Substanzen in Mund, Rachen und Magen eingesetzt. Schleimhaltige Pflanzenteile binden Wasser und wirken dadurch abführend. Sie eignen sich auch für warme Umschläge, da sie größere Wärmemengen in Form von warmem Wasser binden können.

Glykoside sind Verbindungen, die unter Einfluß von Enzymen oder durch Kochen mit Säuren oder Basen in einen nichtzuckerartigen Anteil und ein oder mehrere Zuckermoleküle zerfallen. Einige Glykoside wirken als Gesamtmolekül, andere nur durch den zuckerfreien Teil. Viele Glykoside sind wertvolle Arzneistoffe. Zwei Beispiele: Viele Herzmittel enthalten Glykoside oder deren Abkömmlinge aus Fingerhutarten. Ein großer Teil der Abführmittel basiert auf Anthrachinonglykosiden.

Saponine sind spezielle Glykoside. Sie ergeben mit Wasser eine stark schäumende Lösung. Wenn Saponine direkt in die Blutbahn kommen, sind sie giftig. Saponinhaltige Pflanzen werden in Hustenmitteln eingesetzt.

Gerbstoffe fällen Eiweißmoleküle aus und verwandeln dadurch tierische Haut in Leder. Sie werden als Medikamente gegen Entzündungen von Schleimhäuten (Mund und Rachen) sowie gegen Durchfall verwendet. Die entzündeten Schleimhäute werden durch die Gerbstoffe weniger empfindlich.

Ätherische Öle verdunsten ohne Rückstand und verflüchtigen sich mit Wasserdampf angereichert besonders gut. Sie sind die Hauptursache des Geruchs und Geschmacks der Pflanzen. Ätherische Öle werden auf verschiedene Weisen angewendet. Viele Vertreter dieser Gruppe wirken appetitanregend (Gewürze), indem sie die Ausschüttung der Verdauungssäfte fördern. Auf die Haut gebracht, steigern sie die lokale Durchblutung. Sie werden deshalb als Einreibemittel bei rheumatischen Erkrankungen und Erkältungen angewendet. Einzelne ätherische Öle wirken desinfizierend, andere durch Nierenreizung wassertreibend.

Harze sind mit den ätherischen Ölen verwandt. Sie sind jedoch nicht flüchtig, Harze können wie die ätherischen Öle hautreizend wirken.

Alkaloide sind stickstoffhaltige Verbindungen, die vielfach eine sehr starke Wirkung, vor allem auf das Nervensystem, ausüben. Sie sind zum Teil stark giftig. Bekannte alkaloidhaltige Pflanzen sind z.B. Tollkirsche und Eisenhut.

Bitterstoffe haben alle die gemeinsame Eigenschaft, bitter zu schmecken. Es handelt sich aber um ganz verschiedene chemische Verbindungen. Bitterstoffe erhöhen bei der Einnahme durch den Mund die Ausschüttung der Verdauungssäfte (Speichel, Magensaft, Galle, Säfte der Bauchspeicheldrüse). Sie werden bei Appetitlosigkeit und Verdauungsschwäche eingesetzt.

Anbau und Gewinnung der Arzneipflanzen

Arzneipflanzen können aus Wildbeständen gesammelt oder angebaut werden. Das Sammeln ist aber, entgegen den oft publizierten Ratschlägen, bis auf wenige Ausnahmen abzulehnen. Der Nichtbotaniker ist meist nicht in der Lage, bei nahe verwandten Arten mit Sicherheit die richtige zu bestimmen. Zudem sind viele einheimische Heilpflanzen relativ selten oder sie stehen gar unter Naturschutz. Es widerspricht dem Gedanken sanfter Medizin, wenn dafür die Natur geschädigt wird. Der Anbau der Heilpflanzen erfolgt aus Kostengründen mehrheitlich im Ausland.

Hauptanbaugebiete sind in Europa die Länder des ehemaligen Ostblocks. Viele Pflanzen werden aber auch aus subtropischen und tropischen Entwicklungsländern eingeführt. Die Pflanzen werden gereinigt, getrocknet, auf Inhaltsstoffe und unerwünschte Bestandteile hin untersucht. Sie kommen über spezialisierte Großhändler in Apotheken und pharmazeutische Firmen.

Sowohl Anbau wie Gewinnung der Arzneipflanzen erfordern spezielles Wissen. Bei manchen Pflanzen hängt der Gehalt an wertvollen Inhaltsstoffen von der Erntezeit (Jahres- und Tageszeit) ab. Einige Pflanzen, wie der Baldrian und die Pfefferminze, lassen sich nur durch Ausläufer, nicht aber durch Samen vermehren. Klima und Bodenbeschaffenheit haben wesentlichen Einfluß auf den Wirkstoffgehalt. Wächst nach all den Bemühungen endlich die richtige Pflanze in guter Qualität, kann durch unsachgemäße Verarbeitung ein großer Teil der Wirkstoffe wieder zerstört werden. Vor allem Pflanzen mit ätherischen Ölen (z.B. Kamille, Melisse, Pfefferminze) enthalten sehr empfindliche Inhaltsstoffe, die bei falscher Trocknung sehr rasch abgebaut oder verändert werden.

Heilpflanzen, die den Qualitätsanforderungen der amtlichen Arzneibücher entsprechen, werden von seriösen Großhändlern auch auf *Schädlinge, Schädlingsbekämpfungsmittel, Schwermetallrückstände, mikrobiellen Befall und radioaktive Verstrahlung* hin untersucht und nur für den Verkauf freigegeben, wenn die Anforderungen erfüllt sind. Es ist einleuchtend, daß die Qualitätsprobleme, die bei Nahrungsmitteln oft für Diskussionen sorgen, auch bei Arzneipflanzen bestehen. Deshalb müssen gleich strenge oder noch strengere Kontrollen gefordert werden.

Herstellung pflanzlicher Medikamente

Im einfachsten Fall können Heilpflanzenteile direkt eingenommen werden. Beispiel: Heidelbeeren bei leichtem Durchfall. Sehr oft werden aus Heilpflanzen Tees hergestellt. Ausgangsmaterial sind *getrocknete* Pflanzenteile (Blätter, Kraut, Blüten, Früchte, Wurzeln, Holz usw.). Je nach Teezubereitung enthält das Getränk mehr oder weniger der wirksamen Inhaltsstoffe.[46,47] Die Tees sollen allerdings immer frisch zubereitet werden – also nicht am Morgen einen Krug voll für den ganzen Tag aufgießen! Der Wirkstoffgehalt nimmt bei Lagerung des fertigen Tees zum Teil rasch ab. Die in diesem Buch vorgestellten Zubereitungsarten (achten Sie jeweils auf die Überschrift »Anwendung« im Teil »Pflanzenbeschreibungen«) garantieren eine optimale Ausnutzung der Heilpflanzen und sind auf die jeweilige Pflanze abgestimmt.

Die Qualität der käuflichen Teekräuter ist sehr unterschiedlich. Am größten ist die Chance, genügend Wirkstoffe im Tee zu finden, bei Kräutern, die ausdrücklich als Arzneibuchware verkauft werden oder die den Standardzulassungen entsprechen. Qualitätsunterschiede sind auch bei Filtertee und sofort löslichen Tees festzustellen. Fertige Markenpräparate enthalten normalerweise Extrakte. Extrakte sind Auszüge aus Heilpflanzen. Die Auszüge werden mit Hilfe von Wasser, Wasser-Alkohol-Gemischen oder anderen Lösungsmitteln hergestellt und je nach gewünschter Konzentration mehr oder weniger konzentriert. Das heißt, daß das flüssige Extraktionsmittel ganz oder teilweise wieder entfernt wird. Das Extraktionsverfahren hat wesentlichen Einfluß auf den Gehalt des Endprodukts an wirksamen Inhaltsstoffen. Werden beispielsweise Pfefferminzblätter mit Wasser extrahiert und wird der Extrakt bis zur Trockenheit eingedickt, ist nahezu kein wirksames ätherisches Öl mehr vorhanden. Wird die Extraktion dagegen mit Alkohol oder einem anderen Lösungsmittel durchgeführt, weist der Trockenextrakt einen hohen Gehalt an ätherischem Öl auf. Die beiden Extrakte können schon aufgrund des Geruchs leicht unterschieden werden. Nur wenn auf der Medikamentenpackung angegeben ist, wie der Extrakt hergestellt wurde, kann die Qualität des Präparates beurteilt werden.

Auch die Konsistenz der verwendeten Pflanzenextrakte ist unterschiedlich. Sie reicht vom Trockenextrakt (Siccum-Extrakt) über halbflüssige Formen (Spissum-Extrakt, Fluid-Extrakt) bis zur ganz flüssigen Tinktur. Diese Extrakte werden zu den verschiedenen Fertigpräparaten verarbeitet.

Bei der Anwendung der Fertigarzneimittel muß deshalb beachtet werden:

- *Tropfen und Tonika* enthalten meistens beträchtliche Mengen Alkohol. Dies wird von den Konsumenten häufig nicht bemerkt und kann zu schädlichen

Alkoholwirkungen führen. Einige Melissenpräparate scheinen nicht selten Alkoholmißbrauch zur Folge zu haben.

- Die *Haltbarkeit* der flüssigen Heilpflanzenpräparate ist manchmal problematisch. Tabletten, Dragees und Kapseln enthalten dagegen Trockenextrakte, deren Haltbarkeit meist gut ist.
- *Sirupe* können viel Zucker enthalten. Solche Präparate sind deshalb für Zuckerkranke ungeeignet.
- Bei einzelnen Heilpflanzen können die Angaben der Inhaltsstoffe auf *Leit- oder Wirksubstanzen standardisiert* erfolgen. Damit kann die Qualität des Produkts besser abgeschätzt werden. Bei Präparaten mit Pflanzenteilen von Weiden-Arten sollte zum Beispiel die Angabe der vorhandenen Salicin-Menge nicht fehlen.
- *Salben* und *Cremes* werden äußerlich angewendet. Sie enthalten flüssige Extrakte. Von den Medikamenten, die äußerlich angewendet werden, dürfen keine Wunder erwartet werden: Die Aufnahme der Wirkstoffe ins Blut ist meist nur gering oder so wenig untersucht, daß sich darüber keine Aussagen machen lassen.
- Daneben gibt es noch andere Anwendungsformen wie *Inhalationsmittel, Umschlagpasten, Badezusätze* oder *Zäpfchen*. Die Wirkung dieser Heilpflanzen-Arzneiformen ist oft kaum untersucht.

Kontrolle der Heilpflanzenpräparate

Die Vielfalt der Heilpflanzen und ihrer Inhaltsstoffe stellt hohe Anforderungen an die Qualitätskontrolle. Bereits die Pflanze muß sorgfältig geprüft werden auf Identität (ist es überhaupt die richtige Pflanze?), Reinheit (sind Fremdbestandteile vorhanden?) und Gehalt (enthält die Pflanze ausreichend Wirkstoffe oder artspezifische Substanzen?). Dies geschieht teilweise durch typische Prüfmethoden für Heilpflanzen. Vor allem die verschiedenen Chromatographie-Arten haben dabei aufgrund ihrer Möglichkeit, komplexe Stoffgemische zu trennen, eine große Bedeutung.

So weit die moderne Analytik heute auch fortgeschritten ist, so beschränkt sind die praktischen Möglichkeiten weiterhin.

Ein einfacher Tee enthält Hunderte von Einzelstoffen, die zudem noch miteinander in Wechselwirkung stehen. Die Analytik beschränkt sich deshalb immer auf die wichtigsten (wirksamen) Verbindungen, oder, falls diese nicht bekannt sind, auf artspezifische Verbindungen (Leitsubstanzen). Trotz der Beschränktheit der Möglichkeiten ist eine sinnvolle Qualitätskontrolle möglich, sofern ein Präparat nur wenige Pflanzenextrakte enthält. So entspricht zum Beispiel ein Präparat mit Weißdorn, das nicht auf Flavone oder Procyanidine standardisiert ist, nicht mehr dem heutigen Stand der Möglichkeiten.

Unter »Standardisieren« versteht man das (analytische) Vergleichen einer Heilpflanze oder einer Zubereitung mit einem vorgegebenen Standard (der sich zum Beispiel in einem Arzneibuch findet). Ein Pflanzenpräparat ist dann standardisiert (oder richtiger: normiert), wenn es auf einen bestimmten Gehalt an Wirk- oder Inhaltsstoffen eingestellt ist.

Leider ist der größte Teil der Pflanzenpräparate noch nicht standardisiert.

Durch das neue Arzneimittelgesetz werden die Herstellerfirmen veranlaßt, die aufwendige Qualitätskontrolle auf dem aktuellen Stand der Möglichkeiten zu halten.

Wirksamkeit und Nebenwirkungen der Heilpflanzen

Noch schwieriger als eine befriedigende Qualitätskontrolle der Heilpflanzenpräparate ist ein genügender Nachweis der Wirkung. Dies hat im wesentlichen zwei Gründe:
- Die Medikamentenforschung konzentriert sich überwiegend auf synthetische Arzneimittel.
- Die bisherigen Methoden der Arzneimittelforschung zum Nachweis der Langzeiteffekte und Einflüsse auf allgemeine Körperregulationsmechanismen sind ungenügend.

Die Wirkungen, Nebenwirkungen und Anwendungseinschränkungen der pflanzlichen Heilmittel sind deshalb in der Regel deutlich weniger erforscht als gut bekannte synthetisch erzeugte Heilmittel. Die Ansicht jedoch, daß pflanzliche Heilmittel generell nicht wirken, ist durch zahlreiche klinische Studien widerlegt worden. Durch Fortschritte in der Forschung ändert sich die Beurteilung einzelner Heilpflanzen allerdings laufend. Pflanzen, die gestern als unwirksam eingestuft wurden, zeigten in klinischen Studien Wirkungen. Andererseits entpuppten sich auch volksmedizinisch vielverwendete Pflanzen als unwirksam.

Die Arzneimittelforschung ist aufgerufen, zur Klärung der Wirkungen der Heilpflanzen beizutragen. Die Hersteller solcher Präparate sollten neue Erkenntnisse dann angemessen berücksichtigen.

Aber auch die Konsumenten sollten unsinnige Werbeversprechungen kritisch hinterfragen: Holundersaft und Ahornsirup werden auch durch teure Anzeigenkampagnen nicht zu Abmagerungsmitteln, und geruchsfreie *und* wirksame Knoblauchpräparate bleiben bisher ein Widerspruch in sich, selbst wenn die Werbung jetzt das Gegenteil behauptet.

Mit dem Wort »Naturheilmittel« verbinden viele die Vorstellung von Qualität, Reinheit, Unschädlichkeit, Unbedenklichkeit, Geborgenheit. Demgegenüber steht aber fest: Die stärksten und die heimtückischsten Gifte stammen aus der Natur.[25] Die Nebenwirkungen und Anwendungseinschränkungen der Heilpflanzen müssen, wie bei allen übrigen Medikamenten, berücksichtigt werden. Aufgrund jahrhundertelanger Erfahrung sind bei bestimmungsgemäßem Gebrauch akute Vergiftungen nicht zu befürchten. Leider sind aber nur sehr wenige Studien vorhanden, welche die Einwirkung der Pflanzenstoffe auf den Organismus über längere Zeit untersuchen.

Gleichwohl weisen mild wirkende Arzneipflanzen meist wenig unerwünschte Wirkungen auf. Dies gilt allerdings nur in einem bestimmten Dosisbereich. Neue Erkenntnisse über Nebenwirkungen sind ebenfalls immer möglich und sollten mindestens von den Präparateherstellern laufend berücksichtigt werden.

Wie alle übrigen Substanzen können auch Pflanzenteile Allergien auslösen. Entsprechend disponierte Menschen sollten deshalb Medikamente mit der allergieauslösenden Pflanze meiden. Oft zeigt sich jedoch bei genauer Untersuchung, daß nicht die Heilpflanze selbst die Allergie auslöst, sondern eine Verunreinigung mit einer anderen verwandten Pflanze oder sogar mit mikroskopisch kleinen Pilzen. Die meisten Allergien auf Kamille werden beispielsweise nicht durch die Echte Kamille *(Chamomilla recutita)*, sondern durch Verunreinigung mit stinkender Hundskamille *(Anthemis cotula)* ausgelöst. Auch dies unterstreicht letztlich die Bedeutung einer rigorosen Qualitätskontrolle.

Wirtschaftliche Aspekte pflanzlicher Arzneimittel

Die Rückbesinnung auf die Natur läßt sich in Zahlen ausdrücken: Innerhalb von zehn Jahren hat die Naturheilmittel-Industrie ihre Umsätze verdoppelt. Im Jahre 1989 gingen für rund 1,4 Milliarden DM pflanzliche Arzneien über die Ladentische deutscher Apotheken – immerhin etwa 10 Prozent des gesamten Arzneimittel-Umsatzes.[48]

In der Bundesrepublik Deutschland dominieren fünf Unternehmen den Markt der Pflanzenpräparate: Schwabe, Madaus, Nattermann, Lichtwer, Schaper & Brümmer. Sie erzielten 1989 zusammen rund 570 Millionen DM Umsatz. Den Rest teilen sich mittlere, kleine und kleinste Firmen.[49]

Unbestrittener Marktführer der Heilpflanzenpräparate ist das durchblutungsfördernde Ginkgo-Mittel Tebonin mit 197,9 Millionen DM Umsatz im Jahre 1990[50]. Eigentliche Domäne der pflanzlichen Arzneien sind die Abführmittel: Über 75 Prozent der Abführmittel sind pflanzlichen Ursprungs; auf etwa 110 Millionen DM wird der jährliche Umsatz geschätzt.[51]

Grüne Geschäfte – rentable Geschäfte? Heilpflanzenpräparate sind relativ teuer, denn die Rohstoffe für solche Medikamente sind viel teurer als die Ausgangsprodukte für synthetische Arzneimittel. Deren Wirkstoffe lassen sich tonnenweise herstellen und in Milligrammportionen verkaufen. Dies ist bei Heilpflanzen nicht möglich. Wie bei allen natürlichen Rohstoffen sind die Ernten der Heilpflanzen von vielen Faktoren abhängig, die der Mensch nicht unter Kontrolle hat. Gibt es in den USA bei der Passionsblume eine Mißernte oder müssen infolge des Reaktorunglücks von Tschernobyl große Mengen von Weißdorn vernichtet werden, vervielfachen sich die Preise in kurzer Zeit.

Auf dem Weg von der Heilpflanze zum fertigen Produkt sind viele verschiedene Stellen beteiligt: der Bauer im Anbauland, lokale Händler und Transporteure, Export-Import-Firmen, Großhändler, Extrakthersteller, Pharmafirmen, Pharmagroßhändler und Apotheken. Der Weg eines synthetischen Produkts ist viel kürzer.

Mit ganz wenigen Ausnahmen verdient die Industrie an den Pflanzenpräparaten weniger als an den synthetischen Produkten. Zudem gibt es für Heilpflanzen keinen Patentschutz, allenfalls läßt sich ein kompliziertes Extraktionsverfahren patentieren. Nur eine geringe Zahl von zumeist seit langem etablierten Firmen betreibt daher eine systematische, aufwendige Forschung.[52]

Patentrezepte gegen den mangelnden Forschungseinsatz auf dem Heilpflanzengebiet gibt es nicht. Lange Zeit war dem Mißbrauch der Arzneipflanzen durch unseriöse Firmen mit noch unseriöseren Werbebotschaften für unwissende Konsumenten Tür und Tor geöffnet.

Das neue Arzneimittelgesetz wird einiges verbessern, die Qualität der Fertigarzneimittel wird garantiert sein. Mit Abschluß des Nachzulassungsverfahrens, welches ab 1990 ansteht, wird das BGA die überzogenen Indikations- und Wirksamkeitsansprüche für manche Naturheilmittel eliminiert haben.[53]

Pflanzenpräparate, die in ihrer pharmazeutischen Qualität klar ausgewiesen und nicht mit ausufernden Heilanzeigen versehen sind, werden den Markt der Zukunft prägen.

Teil 2
Krankheiten und Arzneimittel

1. Herz- und Kreislaufbeschwerden

In diesem Kapitel werden diejenigen Mittel beschrieben, die bei Herzbeschwerden und Störungen des Kreislaufs (Arterien und Venen) verwendet werden können.
Herz-Kreislauf-Erkrankungen treten häufig auf. Fast die Hälfte der Todesfälle wird durch diese Krankheiten verursacht. Zu den Herz-Kreislauf-Erkrankungen zählt man außer den angeborenen Herzfehlern unter anderem erhöhten Blutdruck, Herzschwäche, Herzrhythmusstörungen sowie die Verengungen der Herzkranzgefäße, die zur Angina pectoris und zum Herzinfarkt führen können. Diese Erkrankungen führen oft zu jahrelangem Leiden und Einschränkungen in der Lebensführung, außer beim erhöhten Blutdruck, der meist nicht einmal bemerkt wird.

Herzschwäche (Herzinsuffizienz, eingeschränkte Herzleistung)

Unter Herzschwäche versteht man »die Unfähigkeit des Herzens als Pumporgan den Organismus seinen Bedürfnissen entsprechend mit Blut zu versorgen«[28].

Das Ausmaß der Herzschwäche wird in vier Stadien unterteilt [28]:

Stadium I: Die Leistungsfähigkeit ist nicht beeinträchtigt.
Stadium II: Nur bei größerer Belastung besteht eine beeinträchtigte Leistungsfähigkeit.
Stadium III: Die Leistungsfähigkeit ist bei leichterer Belastung beeinträchtigt.
Stadium IV: Die Leistungsfähigkeit ist bereits in Ruhe beeinträchtigt.

Bei Herzschwäche kann es zu vermehrten Wasseransammlungen in den Beinen (Ödemen), Atemnot, beschleunigtem Pulsschlag und weiteren Beschwerden kommen. Die Herzschwäche beruht auf einer ungenügenden Kontraktionskraft der Herzmuskulatur. Sie kann verschiedene Ursachen haben, unter anderem besondere Belastung des Herzens wegen ungünstigen anatomischen Verhältnissen, erhöhtem Blutdruck, Blutarmut, übermäßigem Salz- oder Alkoholkonsum, Herzrhythmusstörungen oder Fieber.

Die Herzschwäche wird mit körperlicher Schonung, verminderter Aufnahme von Flüssigkeit und Salz, Ausschaltung allfällig auslösender Faktoren sowie mit Medikamenten und anderen Maßnahmen behandelt. Zur Behandlung der Herzschwäche stehen zahlreiche Wirkstoffe zur Verfügung. Die Herzschwäche sollte unter ärztlicher Kontrolle behandelt werden.

Heilpflanzen gegen Herzschwäche

- Die häufig bei Herzschwäche verwendeten Reinsubstanzen Digoxin, Digitoxin und andere werden aus dem Blättern des FINGERHUT isoliert. Von der Verwendung der Fingerhutblätter in Tees oder Extrakten muß wegen Nebenwirkungen abgeraten werden.

- Dies gilt auch für OLEANDER, der früher bei Herzschwäche eingesetzt wurde. Er sollte heute angesichts möglicher Nebenwirkungen bei mangelhaft belegter Wirksamkeit nicht mehr verwendet werden.[1]
- Als standardisierte Gesamtextrakte werden ADONIS, MAIGLÖCKCHEN und MEERZWIEBEL verwendet. Die Gesamtextrakte sind weniger untersucht als die Reinsubstanzen, die mögliche Wirkung ist geringer und bei falscher Dosierung sind schwere Nebenwirkungen möglich. Es ist daher umstritten, ob ADONIS, MAIGLÖCKCHEN und MEERZWIEBEL überhaupt noch verwendet werden sollten.[3]
- Bei leichter Herzschwäche (Stadium I und II) wird vom Bundesgesundheitsamt der WEISDORN zugelassen.[1] Da bei der Anwendung dieser Pflanze bisher kaum Nebenwirkungen bekannt wurden, scheint Weißdorn die geeignetste Pflanze für diese Anwendung zu sein. Er sollte heute nur noch in Form standardisierter Extrakte verwendet werden.

Nervöse Herzbeschwerden

Diese Beschwerden werden auch psychovegetative Störungen oder funktionelle Herzkrankheiten genannt. Nervöse Herzbeschwerden treten bei Männern häufiger auf als bei Frauen. Sie äußern sich in folgender Weise: Schmerzen und Mißempfindungen im Brustraum, Herzklopfen, beschleunigter Herzschlag, Schwindel, Mattigkeit, aber auch Atemstörungen, Verstopfung, Bauchschmerzen und Völlegefühl, Kopfschmerzen, Zittern, innere Unruhe und Schlafstörungen.[17]

Die nervösen Herzbeschwerden müssen von den organischen Herzbeschwerden abgegrenzt werden. Dies macht am besten ein erfahrener Arzt.

Heilpflanzen gegen nervöse Herzbeschwerden

- WEISSDORN und HERZGESPANN. Weißdorn ist eine gut erforschte Heilpflanze, die außer bei leichter Herzschwäche auch gegen nervöse Herzkrankheiten eingesetzt wird. Herzgespann ist weniger erforscht.
- Auch ARNIKA ist als Heilpflanze gegen Herzbeschwerden bekannt. Hier raten wir aber ab, sie innerlich anzuwenden. Es gibt immer noch Fertigpräparate mit Arnika, die als »Herztonikum« bei Altersherz und Herzschwäche propagiert werden. Die Arnika-Wirkstoffe sind jedoch recht giftig. Bei hoher Dosierung können Schleimhautentzündungen in Magen und Darm auftreten.

Arzneimittel gegen Herzschwäche und nervöse Herzbeschwerden

Trotz positiver Bewertung durch das Bundesgesundheitsamt sind Präparate mit Adonis, Maiglöckchen und Meerzwiebel eher kritisch zu beurteilen. Wir ordnen sie, sofern die Präparate standardisiert sind und keine synthetischen Stoffe enthalten, unter »Möglicherweise geeignetes Pflanzenpräparat« ein.

Produkte mit Weißdorn sollten heute standardisiert sein. Fehlt eine Angabe zur Standardisierung, ist ein Arzneimittel nur »Möglicherweise geeignet«.

Äußerlich anzuwendende Herzmittel sind generell in ihrer Wirksamkeit umstritten.

Arnika sollte innerlich nicht mehr angewendet werden.

Adenylocrat f Herztropfen Lösung	**Geeignetes Pflanzenpräparat** Enthält standardisierten Extrakt aus Weißdorn in ausreichender Dosierung.
Aesrutal S Tinktur	**Umstrittenes Pflanzenpräparat** mit nicht standardisierten Extrakten aus Weißdorn, Maiglöckchen und Bischofskraut. Die Anwendung von Maiglöckchen bei Herzschwäche ist umstritten.
Arnitaegus Tropfen	**Kaum sinnvolles Pflanzenpräparat** Enthält Arnika und Weißdorn. Arnika sollte wegen möglicher Nebenwirkungen nicht mehr innerlich angewendet werden.
Asgoviscum N Tropfen Kapseln	**Umstrittenes Pflanzenpräparat** Enthält nicht standardisierten und unterdosierten Extrakt aus Weißdorn sowie Knoblauch und Mistel.
Aureal Forte Tropfen	**Kombination (kein reines Pflanzenpräparat)** von neun Pflanzen und elf homöopathischen Zubereitungen. Eine derart komplexe Mischung erscheint kaum sinnvoll.
Baldronit N Dragees	**Umstrittenes Pflanzenpräparat** Enthält Baldrian und nicht standardisierten Extrakt aus Adonis. Die Anwendung von Adonis bei Herzschwäche ist umstritten.
Basticrat Kapseln Tropfen	**Geeignetes Pflanzenpräparat** Enthält standardisierten Weißdornextrakt in ausreichender Dosierung.
Befelka Herz-Dragees Dragees	**Umstrittenes Pflanzenpräparat** mit Weißdorn, Herzgespann und nicht standardisiertem Extrakt aus Meerzwiebel. Die Anwendung von Meerzwiebel bei Herzschwäche ist umstritten.
Bomacorin forte Herzdragees Dragees	**Umstrittene Kombination (kein reines Pflanzenpräparat)** von Maiglöckchen, Meerzwiebel und synthetischem Stoff.
Bomacorin mono Tropfen	**Geeignetes Pflanzenpräparat** Enthält standardisierten Extrakt aus Weißdorn in ausreichender Dosierung.

Born Tropfen Dragees	**Geeignetes Pflanzenpräparat** Enthält standardisierten Weißdornextrakt in ausreichender Dosierung.
Cardalept Herztropfen N Tropfen	**Umstrittenes Pflanzenpräparat** Enthält nicht standardisierte Extrakte aus Weißdorn, Maiglöckchen und Adonis. Die Anwendung von Maiglöckchen und Adonis bei Herzschwäche ist umstritten.
Cardiacum II – Pascoe S Tropfen	**Umstrittenes Pflanzenpräparat** Enthält Maiglöckchen, Weißdorn, Quebracho, Bergorbeer und Santakraut. Zu den letzten drei Pflanzen finden sich in der Fachliteratur keine Hinweise hinsichtlich Wirkung und Nebenwirkungen. Die Anwendung von Maiglöckchen bei Herzschwäche ist zudem umstritten.
Cardiacum I – Pascoe S Tropfen	**Möglicherweise geeignetes Pflanzenpräparat** Enthält standardisierte Extrakte aus Maiglöckchen und Weißdorn. Die Anwendung von Maiglöckchen bei Herzschwäche ist allerdings umstritten.
Cardibisana Mixtur	**Umstrittene Kombination (kein reines Pflanzenpräparat)** von sieben Pflanzen, synthetischen Stoffen und homöopathischen Zubereitungen.
Cardio-Longoral Dragees	**Umstrittene Kombination (kein reines Pflanzenpräparat)** von synthetischen Stoffen und Weißdorn.
Cardiopax Herzsalbe	**Umstrittene Kombination (kein reines Pflanzenpräparat)** von synthetischen Stoffen und drei Pflanzen. Für die Wirksamkeit äußerlich anzuwendender Herzmittel gibt es kaum Belege.
Cardisetten Dragees	**Kombination (kein reines Pflanzenpräparat)** von Weißdorn, Herzgespann, Bischofskraut, Baldrian, Königin der Nacht und isoliertem reinem Pflanzenstoff (Kampfer).
Card-Ompin S Tropfen Dragees	**Möglicherweise geeignetes Pflanzenpräparat** Enthält standardisierte Extrakte aus Maiglöckchen und Adonis sowie Weißdorn, Baldrian und Pfefferminze. Die Anwendung von Adonis und Maiglöckchen bei Herzschwäche ist allerdings umstritten.
Castrophan Flüssigkeit	**Kaum sinnvolle Kombination (kein reines Pflanzenpräparat)** von zehn Pflanzen und sieben homöopathischen Zubereitungen. Die Anwendung von Adonis und Maiglöckchen bei Herzschwäche ist umstritten. Zudem sollte

Arnika wegen möglicher Nebenwirkungen innerlich nicht mehr verwendet werden.

Cefascillan N
Tropfen

Möglicherweise geeignetes Pflanzenpräparat
Enthält standardisierte Extrakte aus Meerzwiebel und Maiglöckchen. Die Anwendung dieser Pflanzen bei Herzschwäche ist allerdings umstritten.

Cheplacard
Tropfen

Umstrittene Kombination (kein reines Pflanzenpräparat)
von Weißdorn, Baldrian, homöopathischen Zubereitungen und synthetischem Stoff.

Cheplacard forte N
Tropfen

Umstrittenes Pflanzenpräparat
Enthält nicht standardisierte Extrakte aus Maiglöckchen und Weißdorn. Die Anwendung von Maiglöckchen bei Herzschwäche ist umstritten.

Chronocard forte
Dragees

Geeignetes Pflanzenpräparat
Enthält standardisierten Extrakt aus Weißdorn in ausreichender Dosierung.

Concardisett
Dragees
Tropfen

Kombination (kein reines Pflanzenpräparat)
von Maiglöckchen, Weißdorn, Königin der Nacht, Baldrian, Herzgespann und isoliertem reinem Pflanzenstoff (Kampfer).

Convallocor-SL Herzdragees
Dragees

Umstrittene Kombination (kein reines Pflanzenpräparat)
von synthetischem Stoff mit Weißdorn und Maiglöckchen.

Convastabil
Tropfen

Möglicherweise geeignetes Pflanzenpräparat
Enthält standardisierte Extrakte aus Maiglöckchen und Weißdorn. Die Anwendung von Maiglöckchen bei Herzschwäche ist allerdings umstritten.

Cordapur/-T
Dragees
Tropfen

Geeignetes Pflanzenpräparat
Enthält standardisierten Extrakt aus Weißdorn in ausreichender Dosierung.

cordi sanol
Dragees
Tropfen

Umstrittenes Pflanzenpräparat
Mischung von sechs Pflanzen. Bei mehr als fünf Komponenten können die einzelnen Bestandteile kaum ausreichend dosiert werden.

Corguttin N plus
Dragees

Umstrittene Kombination (kein reines Pflanzenpräparat)
von synthetischem Stoff mit Maiglöckchen und Adonis.

Corguttin N plus
Tropfen

Möglicherweise geeignetes Pflanzenpräparat
Enthält standardisierte Extrakte aus Adonis und Maiglöckchen sowie Weißdorn. Die Anwendung von Ado-

	nis und Maiglöckchen bei Herzschwäche ist allerdings umstritten.
Corguttin Tropfen	**Kombination (kein reines Pflanzenpräparat)** von Maiglöckchen, Adonis, Baldrian, Weißdorn, Schlüsselblume und isoliertem reinem Pflanzenstoff (Kampfer).
cor-loges Dragees	**Möglicherweise geeignetes Pflanzenpräparat** Enthält standardisierte Extrakte aus Meerzwiebel und Maiglöckchen. Die Anwendung dieser Pflanzen bei Herzschwäche ist allerdings umstritten.
Cor-myocrat Dragees	**Möglicherweise geeignetes Pflanzenpräparat** Enthält standardisierte Extrakte aus Maiglöckchen, Adonis und Weißdorn. Die Anwendung von Maiglöckchen und Adonis bei Herzschwäche ist allerdings umstritten.
Coronator herzaktiv Lösung	**Geeignetes Pflanzenpräparat** Enthält standardisierten Extrakt aus Weißdorn in ausreichender Dosierung.
Coroverlan-Digoxin Dragees Verschreibungspflichtig	**Kaum sinnvolle Kombination (kein reines Pflanzenpräparat)** von synthetischen Stoffen, isoliertem reinem Pflanzenstoff (Digoxin) und Weißdorn. Die Wirkung beruht auf Digoxin, das nicht in Kombinationspräparaten angewendet werden sollte.
Coroverlan Dragees	**Umstrittene Kombination (kein reines Pflanzenpräparat)** von synthetischen Stoffen und Weißdorn.
Cor-Select Salbe	**Umstrittene Kombination (kein reines Pflanzenpräparat)** von synthetischen Stoffen und fünf Pflanzen. Bei äußerlich anzuwendenden Herzmitteln gibt es kaum Belege für eine Wirksamkeit.
Cor-Vel N Dragees	**Möglicherweise geeignetes Pflanzenpräparat** Enthält standardisierte Extrakte aus Maiglöckchen und Weißdorn. Die Anwendung von Maiglöckchen bei Herzschwäche ist allerdings umstritten.
Cor-Vel N Herzsalbe	**Kombination (kein reines Pflanzenpräparat)** von Fichtennadelöl, Rosmarin, und isoliertem reinem Pflanzenstoff (Kampfer). Bei äußerlich anzuwendenden Herzmitteln gibt es kaum Belege für eine Wirksamkeit.
Cor-Vel forte Herzsalbe	**Kombination (kein reines Pflanzenpräparat)** von Fichtennadelöl, Rosmarin, und isolierten reinen

Pflanzenstoffen (Kampfer, Menthol). Bei äußerlich anzuwendenden Herzmitteln gibt es kaum Belege für eine Wirksamkeit.

Cor-Vel N Liquidum Tropfen	**Umstrittenes Pflanzenpräparat** Enthält nicht standardisierte Extrakte aus Maiglöckchen und Meerzwiebel. Die Anwendung dieser Pflanzen bei Herzschwäche ist umstritten.
Crataegus Verla Filmtabletten Lösung	**Geeignetes Pflanzenpräparat** Enthält standardisierten Extrakt aus Weißdorn in ausreichender Dosierung.
Crataegutt novo / – forte Filmtabletten Kapseln	**Geeignetes Pflanzenpräparat** Enthält standardisierten Extrakt aus Weißdorn in ausreichender Dosierung.
Crataegysat Bürger Tropfen	**Geeignetes Pflanzenpräparat** Enthält standardisierten Extrakt aus Weißdorn in ausreichender Dosierung.
Crataelanat / – forte Kapseln Verschreibungspflichtig	**Kaum sinnvolle Kombination (kein reines Pflanzenpräparat)** von Weißdorn und isoliertem reinem Pflanzenstoff (Digoxin). Die Wirkung beruht auf Digoxin, das nicht in Kombinationspräparaten angewendet werden sollte.
Crataepas 100/ -Tropfen Filmtabletten Tropfen	**Geeignetes Pflanzenpräparat** Enthält standardisierten Extrakt aus Weißdorn in ausreichender Dosierung.
Crataezyma N Tropfen Dragees	**Möglicherweise geeignetes Pflanzenpräparat** Enthält nicht standardisierte Extrakte aus Weißdorn und Herzgespann.
Cratamed Tropfen	**Geeignetes Pflanzenpräparat** Enthält standardisierten Extrakt aus Weißdorn in ausreichender Dosierung.
Cratylen Tropfen	**Umstrittene Kombination (kein reines Pflanzenpräparat)** von Weißdorn und synthetischen Stoffen.
Craviscum Tropfen	**Möglicherweise geeignetes Pflanzenpräparat** Enthält nicht standardisierten Extrakt aus Weißdorn und Mistel.
Diacard N Tropfen	**Kombination (kein reines Pflanzenpräparat)** von Weißdorn, Baldrian und isoliertem reinem Pflanzenstoff (Kampfer).

Digitalysat Bürger Tropfen Verschreibungspflichtig	**Kaum sinnvolles Pflanzenpräparat** Enthält Preßsaft aus Fingerhut. Wegen möglicher Nebenwirkungen sollten nur die reinen Wirkstoffe des Fingerhuts verwendet werden.
Dr. Kleinschrod's Cor-Insuffin Tropfen Tropfen	**Kaum sinnvolles Pflanzenpräparat** Enthält 15 Pflanzen, darunter Raute und Arnika, die wegen möglicher Nebenwirkungen nicht mehr eingenommen werden sollten.
Dr. Klinger's Bergischer Herz- und Kreislauftee Teegranulat	**Umstrittenes Pflanzenpräparat** Mischung von sieben Pflanzen. Bei mehr als fünf Komponenten können die einzelnen Bestandteile kaum ausreichend dosiert werden.
Esbericard Lösung Dragees	**Geeignetes Pflanzenpräparat** Enthält standardisierten Extrakt aus Weißdorn in ausreichender Dosierung.
Euflux-N Salbe	**Kombination (kein reines Pflanzenpräparat)** von Kiefernöl und isoliertem reinem Pflanzenstoff (Kampfer). Bei äußerlich anzuwendenden Herzmitteln gibt es kaum Belege für eine Wirksamkeit.
Eurhyton Tropfen	**Geeignetes Pflanzenpräparat** Enthält standardisierten Extrakt aus Weißdorn in ausreichender Dosierung.
Euvalon Dragees	**Möglicherweise geeignetes Pflanzenpräparat** Enthält nicht standardisierten Extrakt aus Weißdorn und Baldrian.
Gelsadon Dragees Tropfen	**Kaum sinnvolle Kombination (kein reines Pflanzenpräparat)** von synthetischem Stoff und acht Pflanzen, darunter dem Gelben Jasmin, der wegen schwerwiegender Nebenwirkungen nicht mehr verwendet werden sollte.
Glonoin Tropfen	**Umstrittene Kombination (kein reines Pflanzenpräparat)** von Weißdorn, Königin der Nacht, synthetischem Stoff und neun homöopathischen Zubereitungen.
Goldtropfe-Hetterich Tropfen	**Umstrittene Kombination (kein reines Pflanzenpräparat)** von Weißdorn, Baldrian, Maiglöckchen, Besenginster, isoliertem reinen Pflanzenstoff (Kampfer) und chemischem Stoff.
Guttacor-Balsam Einreibemittel	**Umstrittene Kombination (kein reines Pflanzenpräparat)** von synthetischem Stoff, isolierten reinen Pflanzenstoffen (Menthol, Kampfer) und Senföl, Rosmarinöl, Arni-

ka, Baldrian und Weißdorn. Bei äußerlich anzuwendenden Herzmitteln gibt es kaum Belege für eine Wirksamkeit.

Guttacor Tropfen	**Umstrittenes Pflanzenpräparat** Enthält Baldrian, Weißdorn und nicht standardisierten Extrakt aus Maiglöckchen. Die Anwendung von Maiglöckchen bei Herzschwäche ist umstritten.
herz-plus Tropfen	**Kombination (kein reines Pflanzenpräparat)** von Baldrian, Weißdorn, Hopfen, Melisse, Mistel und isoliertem reinem Pflanzenstoff (Rutosid).
Herz-Punkt N Mixtur	**Umstrittene Kombination (kein reines Pflanzenpräparat)** von Weißdorn, Melisse und synthetischem Stoff.
Hevert-Card forte Tropfen	**Kombination (kein reines Pflanzenpräparat)** von Weißdorn und Baldrian mit homöopathischen Zubereitungen.
Higdil Nr. 100 Cardiosan / -forte Tropfen	**Kombination (kein reines Pflanzenpräparat)** von Baldrian mit homöopathischen Zubereitungen.
Kneipp Herzsalbe Salbe	**Kombination (kein reines Pflanzenpräparat)** von Rosmarinöl und isolierten reinen Pflanzenstoffen (Kampfer, Menthol). Bei äußerlich anzuwendenden Herzmitteln gibt es kaum Belege für eine Wirksamkeit.
Kneipp Herz- und Kreislauftee Tee	**Umstrittenes Pflanzenpräparat** Enthält Weißdorn, Herzgespann, Johanniskraut, Rosmarin und Mate. Für die Wirksamkeit der drei letztgenannten Pflanzen bei Herzbeschwerden gibt es kaum Belege.
Kneipp Pflanzendragees Mistel Dragees	**Umstrittenes Pflanzenpräparat** Für die Wirksamkeit der Mistel bei Herzbeschwerden gibt es keine Belege.
Kneipp Pflanzendragees Weißdorn Dragees	**Möglicherweise geeignetes Pflanzenpräparat** Enthält nicht standardisierten Extrakt aus Weißdorn.
Kneipp Weißdorn-Pflanzensaft Saft	**Möglicherweise geeignetes Pflanzenpräparat** Enthält nicht standardisierten Preßsaft aus Weißdorn.
Knufinke Herz- und Kreislauf-Tee Arterio-K Teeaufgußpulver	**Möglicherweise geeignetes Pflanzenpräparat** Enthält nicht standardisierten Extrakt aus Weißdorn.

Korodin Tropfen	**Kombination (kein reines Pflanzenpräparat)** von isolierten reinen Pflanzenstoffen (Menthol, Kampfer), Maiglöckchen, Baldrian und Weißdorn.
Kytta-Cor Tabletten Tropfen	**Geeignetes Pflanzenpräparat** Enthält standardisierten Weißdornextrakt in ausreichender Dosierung.
Lacoerdin N Dragees	**Umstrittene Kombination (kein reines Pflanzenpräparat)** von synthetischen Stoffen mit Weißdorn und Maiglöckchen.
Melicedin 100 Kapseln	**Geeignetes Pflanzenpräparat** Enthält standardisierten Extrakt aus Weißdorn in ausreichender Dosierung.
Miroton/-forte Lösung Dragees	**Kaum sinnvolles Pflanzenpräparat** Enthält Oleander, Adonis, Maiglöckchen, Meerzwiebel. Oleander sollte wegen möglicher Nebenwirkungen nicht mehr verwendet werden.
Miroton N forte Dragees Lösung	**Möglicherweise geeignetes Pflanzenpräparat** Enthält standardisierte Extrakte aus Adonis, Maiglöckchen und Meerzwiebel. Die Anwendung dieser Pflanzen bei Herzschwäche ist allerdings umstritten.
Mistel-Tropfen Curarina Tropfen	**Umstrittenes Pflanzenpräparat** Für die Wirksamkeit der Mistel bei Herzbeschwerden gibt es keine Belege.
Movicard Dragees	**Umstrittene Kombination (kein reines Pflanzenpräparat)** von synthetischen Stoffen, Mistel und Weißdorn.
Myonasan Mixtur	**Umstrittene Kombination (kein reines Pflanzenpräparat)** von Weißdorn, zehn homöopathischen Zubereitungen und tierischem Herzmuskelextrakt.
Naranocor Dragees	**Geeignetes Pflanzenpräparat** Enthält standardisierten Extrakt aus Weißdorn in ausreichender Dosierung.
Neo-Cratylen Tropfen Dragees	**Geeignetes Pflanzenpräparat** Enthält standardisierten Extrakt aus Weißdorn in ausreichender Dosierung.
Normotin V Tropfen	**Geeignetes Pflanzenpräparat** Enthält standardisierten Extrakt aus Weißdorn in ausreichender Dosierung.

Orthangin N Tropfen Dragees	**Geeignetes Pflanzenpräparat** Enthält standardisierten Extrakt aus Weißdorn in ausreichender Dosierung.
Orthocardon-N Filmtabletten Tropfen	**Geeignetes Pflanzenpräparat** Enthält standardisierten Extrakt aus Weißdorn in ausreichender Dosierung.
Oxacant-forte N Tropfen	**Umstrittenes Pflanzenpräparat** Enthält Weißdorn, Königin der Nacht und nicht standardisierte Extrakte aus Adonis und Maiglöckchen. Die Anwendung der beiden letztgenannten Pflanzen bei Herzschwäche ist umstritten.
Oxacant-Khella N Tropfen	**Umstrittenes Pflanzenpräparat** Enthält Weißdorn, Königin der Nacht und nicht standardisierte Extrakte aus Bischofskraut, Adonis und Maiglöckchen. Die Anwendung der beiden letztgenannten Pflanzen bei Herzbeschwerden ist umstritten.
Oxacant N Dragees	**Umstrittene Kombination** **(kein reines Pflanzenpräparat)** von neun Pflanzen und einem isolierten reinen Pflanzenstoff. Bei mehr als fünf Komponenten können die einzelnen Pflanzen kaum ausreichend dosiert werden.
Oxacant-sedativ Tropfen	**Möglicherweise geeignetes Pflanzenpräparat** Enthält standardisierten Extrakt aus Weißdorn sowie Herzgespann, Melisse und Baldrian. Die Wirksamkeit dieser Kombination bei Herzbeschwerden ist fraglich.
Oxacant Tropfen	**Möglicherweise geeignetes Pflanzenpräparat** Enthält standardisierten Extrakt aus Weißdorn, der vermutlich unterdosiert ist.
Pectapas Salbe	**Umstrittene Kombination** **(kein reines Pflanzenpräparat)** von synthetischen Stoffen und neun Pflanzen. Bei äußerlich anzuwendenden Herzmitteln gibt es kaum Belege für eine Wirksamkeit.
Presselin Gold Tropfen	**Umstrittene Kombination** **(kein reines Pflanzenpräparat)** von homöopathischen Zubereitungen, synthetischem Stoff und Weißdorn, Baldrian und Maiglöckchen.
Protecor Kapseln	**Umstrittene Kombination** **(kein reines Pflanzenpräparat)** von Weißdorn und synthetischen Stoffen.
Purinetten N Dragees	**Geeignetes Pflanzenpräparat** Enthält standardisierten Extrakt aus Weißdorn in ausreichender Dosierung.

RD-1 Tropfen	**Umstrittenes Pflanzenpräparat** Enthält Weißdorn, Baldrian, Stiefmütterchen und nicht standardisierten Extrakt aus Maiglöckchen. Die Anwendung von Maiglöckchen bei Herzschwäche ist umstritten.
Regulacor Filmtabletten	**Geeignetes Pflanzenpräparat** Enthält standardisierten Extrakt aus Weißdorn in ausreichender Dosierung.
Repowine Tropfen	**Kaum sinnvolles Pflanzenpräparat** Enthält sechs Pflanzen, von denen Arnika wegen möglicher Nebenwirkungen innerlich nicht mehr verwendet werden sollte.
Salusan Saft	**Umstrittenes Pflanzenpräparat** Mischung von 16 Pflanzen. Bei mehr als fünf Komponenten können die einzelnen Pflanzen kaum ausreichend dosiert werden.
Salus Herz-Schutz-Kapseln Kapseln	**Umstrittene Kombination (kein reines Pflanzenpräparat)** von Weißdorn und synthetischen Stoffen.
Salus Weißdorn Tropfen Tropfen	**Möglicherweise geeignetes Pflanzenpräparat** Enthält nicht standardisierten Extrakt aus Weißdorn.
Scillamiron Lösung	**Möglicherweise geeignetes Pflanzenpräparat** Enthält standardisierten Extrakt aus Meerzwiebel. Die Anwendung dieser Pflanze bei Herzschwäche ist allerdings umstritten.
Seda-Miroton Dragees Verschreibungspflichtig	**Kaum sinnvolle Kombination (kein reines Pflanzenpräparat)** von synthetischem Schlafmittel, Oleander, Adonis, Maiglöckchen und Meerzwiebel. Oleander sollte wegen möglicher Nebenwirkungen nicht mehr verwendet werden.
Seda-Movicard Dragees Verschreibungspflichtig	**Kaum sinnvolle Kombination (kein reines Pflanzenpräparat)** von synthetischen Stoffen, darunter einem stark wirkenden Schlafmittel, und Mistel und Weißdorn.
Sedocardin Dragees	**Umstrittene Kombination (kein reines Pflanzenpräparat)** von synthetischem Stoff, fünf Pflanzen und zwölf homöopathischen Zubereitungen.
Septacord Dragees	**Umstrittene Kombination (kein reines Pflanzenpräparat)** von synthetischen Stoffen und Weißdorn.

Strophanon Dragees Verschreibungs- pflichtig	**Kaum sinnvolle Kombination** **(kein reines Pflanzenpräparat)** von Maiglöckchen und Weißdorn mit isolierten reinen Pflanzenstoffen, darunter Strophanthin. Dieser Stoff wirkt nur in Injektionen, nicht aber eingenommen, da er aus dem Darm kaum aufgenommen wird.
Strophanthus-Strath Tropfen	**Kaum sinnvolles Pflanzenpräparat** Enthält Maiglöckchen und Weißdorn sowie Fingerhut und Strophanthus, die wegen möglicher Nebenwirkungen nicht mehr verwendet werden sollten.
Szillosan Dragees	**Möglicherweise geeignetes Pflanzenpräparat** Enthält standardisierte Extrakte aus Weißdorn, Maiglöckchen, Meerzwiebel und Adonis. Die Anwendung der drei letztgenannten Pflanzen bei Herzschwäche ist allerdings umstritten.
Tensitruw Tropfen Dragees	**Kaum sinnvolles Pflanzenpräparat** Enthält Arnika und Weißdorn. Arnika sollte wegen möglicher Nebenwirkungen innerlich nicht mehr verwendet werden.
Tonoplantin N Lösung	**Möglicherweise geeignetes Pflanzenpräparat** Enthält nicht standardisierten Weißdorn und Mistel.
Tornix Dragees	**Kombination (kein reines Pflanzenpräparat)** von Weißdorn, Baldrian, Passionsblume und isoliertem reinem Pflanzenstoff (Rutosid).
Valeriana-Digitalysat Bürger Tropfen Verschreibungs- pflichtig	**Kaum sinnvolles Pflanzenpräparat** Enthält Fingerhut, Pfefferminze und Baldrian. Fingerhut sollte wegen möglicher Nebenwirkungen nicht mehr verwendet werden.
Viscorapas Lacktabletten	**Möglicherweise geeignetes Pflanzenpräparat** Enthält standardisierte Extrakte aus Weißdorn und Maiglöckchen, dessen Anwendung bei Herzschwäche allerdings umstritten ist.
Weißdorn-Extrakt-Kapseln Kapseln	**Geeignetes Pflanzenpräparat** Enthält standardisierten Extrakt aus Weißdorn in ausreichender Dosierung.
Weißdorn-Phyton Kapseln	**Geeignetes Pflanzenpräparat** Enthält standardisierten Extrakt aus Weißdorn in ausreichender Dosierung.

Wichtig:

- *Auch »Geeignete Pflanzenpräparate« sollten nicht bedenkenlos eingenommen werden. Naturheilmittel sind keine Nahrungsmittel.*

- *Die (ärztlich verordnete) Einnahme umstrittener oder kaum sinnvoller Produkte sollte nicht abgebrochen werden, ohne daß Sie mit Ihrem Arzt oder Apotheker darüber sprechen.*
- *Dieses Buch ersetzt nicht die Anweisungen zum Gebrauch von Medikamenten. Lesen Sie immer die Packungsbeilage. Fragen Sie Arzt oder Apotheker nach Nebenwirkungen, Gegenanzeigen, Dosierung und Anwendung.*

Herzrhythmusstörungen

Normalerweise schlägt das Herz in Ruhe sehr gleichmäßig, etwa 60- bis 90mal in der Minute. Abweichungen von diesem gleichmäßigen Rhythmus sind häufig und müssen oft *nicht* behandelt werden. Die Therapie der Herzrhythmusstörung sollte durch einen Arzt erfolgen.

Heilpflanzen gegen Herzrhythmusstörungen

Folgende Heilpflanzen bzw. die daraus isolierten reinen Wirkstoffe werden gegen Herzrhythmusstörungen eingesetzt:

- CHINARINDE, FINGERHUT, RAUWOLFIA und TOLLKIRSCHE. Von diesen Pflanzen sollten nur Reinstoffe angewendet werden.
- Obwohl BESENGINSTER auch in Präparaten gegen Herzrhythmusstörungen angetroffen wird, ist er für diese Anwendung nicht zugelassen.[1]

Arzneimittel gegen Herzrhythmusstörungen

Gegen Herzrhythmusstörungen gibt es keine geeigneten Pflanzenpräparate.

Ardeycordal Dragees	**Kaum sinnvolle Kombination (kein reines Pflanzenpräparat)** von synthetischen Stoffen, Weißdorn und Baldrian. Die Wirksamkeit dieser Pflanzen bei Herzrhythmusstörungen ist nicht nachgewiesen.
Emocrat forte Herztropfen Tropfen	**Kaum sinnvolle Kombination (kein reines Pflanzenpräparat)** von synthetischem Stoff und Weißdorn. Die Wirksamkeit von Weißdorn bei Herzrhythmusstörungen ist nicht nachgewiesen.
Rhythmochin I Dragees Verschreibungspflichtig	**Kaum sinnvolle Kombination (kein reines Pflanzenpräparat)** Enthält synthetische Stoffe und Weißdorn. Die Wirkung beruht auf den synthetischen Substanzen, die aber nicht als fixe Kombination verwendet werden sollten. Die individuelle Dosierbarkeit der einzelnen Stoffe ist in Kombinationen nicht möglich.

Rhythmochin II (cum sedativo)
Dragees
Verschreibungspflichtig

Kaum sinnvolle Kombination (kein reines Pflanzenpräparat)
Enthält drei synthetische Stoffe, darunter ein starkes Schlafmittel, und Weißdorn. Die Wirkung beruht auf den synthetischen Substanzen.

Spartiol
Tropfen

Kaum sinnvolles Pflanzenpräparat
Enthält Besenginster, der in der vorliegenden Dosierung bei Herzrhythmusstörungen nicht wirksam ist.

Wichtig:

- *Auch »Geeignete Pflanzenpräparate« sollten nicht bedenkenlos eingenommen werden. Naturheilmittel sind keine Nahrungsmittel.*
- *Die (ärztlich verordnete) Einnahme umstrittener oder kaum sinnvoller Produkte sollte nicht abgebrochen werden, ohne daß Sie mit Ihrem Arzt oder Apotheker darüber sprechen.*
- *Dieses Buch ersetzt nicht die Anweisungen zum Gebrauch von Medikamenten. Lesen Sie immer die Packungsbeilage. Fragen Sie Arzt oder Apotheker nach Nebenwirkungen, Gegenanzeigen, Dosierung und Anwendung.*

Erhöhter Blutdruck (Hypertonie)

Unter »Blutdruck« versteht man den Druck des pulsierenden Blutes in den Arterien. Er wird durch die Pumpleistung des Herzens erzeugt und hängt vom Schlagvolumen und der Schlagfrequenz ab sowie von der Weite der arteriellen Gefäße (bei engen Gefäßen steigt der Blutdruck, bei weiten sinkt er). Der systolische Druck ist der *maximale* Druck, der vom pulsierenden Blut erreicht wird. Der diastolische Druck ist der *minimale* Druck. Ein Blutdruck von mehr als 140 mm Hg systolisch und 90 mm Hg diastolisch gilt als erhöht. Ein deutlich erhöhter Blutdruck sollte medikamentös vermindert werden. Bisher ist der Nachweis jedoch noch nicht erbracht worden, daß die medikamentöse Behandlung des leicht erhöhten Blutdrucks tatsächlich Vorteile bringt.[54]

Bei nur wenig erhöhtem Blutdruck können verschiedene Maßnahmen zur Blutdrucksenkung versucht werden:

- *Verminderter Salzkonsum:* Salz erhöht den Blutdruck. Die Deutsche Medizinische Wochenschrift stellt fest: »Das Ausmaß der Blutdrucksenkung durch kochsalzarme Diät entspricht der Wirkung von blutdrucksenkenden Medikamenten (Diuretika oder Beta-Blockern) bei leichter bis mäßiger Hypertonie«,[55] einfacher ausgedrückt: weniger Salz essen!
- *Mehr Bewegung:* Mittleres Training senkt den erhöhten Blutdruck für kurze Zeit. Der systolische Blutdruck nimmt durch Sport deutlich ab (zum Beispiel von 165 mm Hg auf 125 mm Hg). Oft kann schon ein guter Spaziergang zweimal täglich bei mittlerem Hochdruck Wunder wirken.[56]
- *Vermindertes Gewicht:* Durch Gewichtsreduktion kann oft der Blutdruck gesenkt werden.
- *Weniger Meßfehler:* Viele Menschen haben nur im Sprechzimmer des Arztes erhöhten Blutdruck, denn Aufregung kann den Blutdruck erhöhen. Um dies auszuschließen, können Sie selbst den Blutdruck messen (das ist recht einfach).

Heilpflanzen gegen erhöhten Blutdruck

Pflanzen werden kaum noch bei der Behandlung des deutlich erhöhten Blutdrucks eingesetzt, denn es stehen verschiedene bessere synthetische Substanzen zur Verfügung. Früher wurden folgende Heilpflanzen gegen erhöhten Blutdruck eingesetzt:

- RAUWOLFIA oder der isolierte Wirkstoff aus dieser Pflanze (das Reserpin). Die Präparate aus dieser stark wirksamen Pflanze sind verschreibungspflichtig und werden als Einzelsubstanzen von den Ärzten kaum mehr verwendet, weil sie, verglichen mit anderen blutdrucksenkenden Mitteln, ein ungünstigeres Wirkungs- Nebenwirkungsverhältnis haben.
- Manchmal wird bei erhöhtem Blutdruck auch ALPENROSE empfohlen.[4] Diese enthält jedoch verschiedene hochgiftige Wirkstoffe. Diese Giftstoffe senken zwar den Blutdruck, sie verlangsamen jedoch auch den Herzrhythmus und die Atmung. Alpenrosenblätter sollten deshalb wegen möglicher Nebenwirkungen nicht mehr verwendet werden.

Außerdem werden gegen den leicht erhöhten Blutdruck noch folgende Pflanzen eingesetzt:

- OLIVENBLÄTTER. Die blutdrucksenkende Wirkung der Olivenblätter ist umstritten. Einige experimentelle Studien legen eine blutdrucksenkende Wirkung zwar nahe,[57] bei den käuflichen Präparaten ist jedoch häufig keine Wirkung festzustellen. Wahrscheinlich beruht dies darauf, daß der wirksame Anteil in den Blättern (das Oleuropein) sehr instabil ist[12] und deshalb weder in den gelagerten Olivenblättern noch in den Fertigpräparaten vorhanden ist.
- KNOBLAUCH bewirkt möglicherweise eine Verminderung des Blutdrucks. Das Hauptanwendungsgebiet des Knoblauchs ist jedoch die Arterienverkalkung. Außerdem wird diese Pflanze auch gegen Blähungen eingesetzt.
- MISTEL. Mistelpräparate senken im Experiment den Blutdruck, allerdings *nur*, wenn das jeweilige Präparat *injiziert* wird. Die blutdrucksenkenden Stoffe in der Mistel (die Viscotoxine) werden nämlich im Magen-Darm-Trakt inaktiviert.[5] Deshalb haben die Tees sowie die Fertigpräparate, die geschluckt werden, keine blutdrucksenkende Wirkung.

Arzneimittel gegen erhöhten Blutdruck

Zur Behandlung des erhöhten Blutdrucks gibt es geeignete Medikamente mit synthetischen Wirkstoffen. Der Einsatz pflanzlicher Mittel ist nicht gerechtfertigt, weil die Wirkung zu schwach oder unsicher ist und eine zeitgemäße Behandlung verzögert oder verhindert wird. Es gibt deshalb keine geeigneten pflanzlichen Arzneimittel gegen erhöhten Blutdruck.

Antihypertonicum S Schuck Dragees	**Kaum sinnvolle Kombination (kein reines Pflanzenpräparat)** von synthetischen Stoffen und Birke, Weißdorn, Mistel, Olivenblättern und Alpenrose. Bei Bluthochdruck

ist der Einsatz pflanzlicher Mittel nicht gerechtfertigt. Zudem sollte Alpenrose wegen möglicher Nebenwirkungen nicht mehr angewendet werden.

Arte-Rautin forte M
Tropfen
Dragees
Verschreibungspflichtig

Kaum sinnvolles Pflanzenpräparat
Enthält Rauwolfia, Olivenblätter, Weißdorn, Wacholder und Baldrian. Bei Bluthochdruck ist der Einsatz pflanzlicher Mittel nicht gerechtfertigt, weil dadurch eine zeitgemäße Behandlung mit synthetischen Stoffen verhindert wird.

Hypercard
Mixtur

Kaum sinnvolle Kombination
(kein reines Pflanzenpräparat)
von homöopathischen Zubereitungen, Olivenblättern, Mistel, Ginseng und Maiglöckchen. Bei Bluthochdruck ist der Einsatz pflanzlicher Mittel nicht gerechtfertigt, weil dadurch eine zeitgemäße Behandlung mit synthetischen Stoffen verhindert wird.

Kneipp Mistel-Pflanzensaft
Saft

Kaum sinnvolles Pflanzenpräparat
Enthält Mistel. Bei Bluthochdruck ist der Einsatz pflanzlicher Mittel nicht gerechtfertigt, weil dadurch eine zeitgemäße Behandlung mit synthetischen Stoffen verhindert wird.

Mistelan
Saft
Tropfen

Kaum sinnvolle Kombination
(kein reines Pflanzenpräparat)
von sieben Pflanzen und vier homöopathischen Zubereitungen.
Bei Bluthochdruck ist der Einsatz pflanzlicher Mittel nicht gerechtfertigt, weil dadurch eine zeitgemäße Behandlung mit synthetischen Stoffen verhindert wird.

Olivysat Bürger/-mono
Dragees
Tropfen
Verschreibungspflichtig

Kaum sinnvolles Pflanzenpräparat
Enthält Olivenblätter, deren Wirksamkeit bei Bluthochdruck nicht belegt ist. Bei Bluthochdruck ist der Einsatz pflanzlicher Mittel nicht gerechtfertigt, weil dadurch eine zeitgemäße Behandlung mit synthetischen Stoffen verhindert wird.

Raufuncton N
Dragees
Verschreibungspflichtig

Kaum sinnvolles Pflanzenpräparat
Enthält Rauwolfia, Adonis, Maiglöckchen und Meerzwiebel. Bei Bluthochdruck ist der Einsatz pflanzlicher Mittel nicht gerechtfertigt, weil dadurch eine zeitgemäße Behandlung mit synthetischen Stoffen verhindert wird.

Rauwoplant
Kapseln
Verschreibungspflichtig

Kaum sinnvolles Pflanzenpräparat
Enthält Weißdorn und Rauwolfia. Bei Bluthochdruck ist der Einsatz pflanzlicher Mittel nicht gerechtfertigt, weil dadurch eine zeitgemäße Behandlung mit synthetischen Stoffen verhindert wird.

Rivadescin
Dragees
Verschreibungspflichtig

Kaum sinnvolles Pflanzenpräparat
Enthält Rauwolfia. Bei Bluthochdruck ist der Einsatz pflanzlicher Mittel nicht gerechtfertigt, weil dadurch eine zeitgemäße Behandlung mit synthetischen Stoffen verhindert wird.

Sali-Raufuncton
Filmtabletten
Verschreibungspflichtig

Kaum sinnvolle Kombination (kein reines Pflanzenpräparat)
von chemischen Stoffen und Rauwolfia, Adonis, Maiglöckchen, Oleander und Meerzwiebel. Bei Bluthochdruck ist der Einsatz pflanzlicher Mittel nicht gerechtfertigt. Zudem sollte Oleander wegen möglicher Nebenwirkungen nicht mehr angewendet werden.

Verus
Tropfen

Kaum sinnvolles Pflanzenpräparat
Enthält Mistel, Weißdorn, Maiglöckchen, Adonis, Salbei, Wacholder und Arnika. Bei Bluthochdruck ist der Einsatz pflanzlicher Mittel nicht gerechtfertigt. Zudem sollte Arnika innerlich wegen möglicher Nebenwirkungen nicht mehr angewendet werden.

Viscysat Bürger
Tropfen

Kaum sinnvolles Pflanzenpräparat
Enthält Mistel. Bei Bluthochdruck ist der Einsatz pflanzlicher Mittel nicht gerechtfertigt, weil dadurch eine zeitgemäße Behandlung mit synthetischen Stoffen verhindert wird.

Wichtig:

- *Auch »Geeignete Pflanzenpräparate« sollten nicht bedenkenlos eingenommen werden. Naturheilmittel sind keine Nahrungsmittel.*
- *Die (ärztlich verordnete) Einnahme umstrittener oder kaum sinnvoller Produkte sollte nicht abgebrochen werden, ohne daß Sie mit Ihrem Arzt oder Apotheker darüber sprechen.*
- *Dieses Buch ersetzt nicht die Anweisungen zum Gebrauch von Medikamenten. Lesen Sie immer die Packungsbeilage. Fragen Sie Arzt oder Apotheker nach Nebenwirkungen, Gegenanzeigen, Dosierung und Anwendung.*

Zu niedriger Blutdruck (Hypotonie)

Der Blutdruck ist niedrig, wenn der systolische Druck unter 110 bis 100 mm Hg liegt. Meist führt der niedrige Blutdruck jedoch nicht zu unangenehmen Symptomen. In der Regel kommt es auch nicht zu einer ungenügenden Durchblutung der Organe.

Möglicherweise müssen die meisten Beschwerden bei der Hypotonie zu den nervösen Herzbeschwerden gerechnet werden[17]. Es treten vor allem morgendliche Müdigkeit, Leistungsunfähigkeit, Konzentrationsunfähigkeit, Schwindel und Schwäche auf.

Wichtig ist es, die Ursache zu erkennen, falls die Hypotonie durch ein Medikament ausgelöst wird (unter anderem blutdrucksenkende Mittel, Antidepressiva). In diesem Fall kann es günstig sein, die Dosis dieses Medikaments zu reduzieren. Auch Alkohol kann zu niedrigen Blutdruck bewirken.

Heilpflanzen gegen zu tiefen Blutdruck

Es gibt nur wenige schulmedizinische und pflanzliche Mittel, die gegen zu niedrigen Blutdruck eingesetzt werden:
- Ephedra regt den Kreislauf und das Atemzentrum an. In ausreichend hoher Dosierung können jedoch auch Nebenwirkungen wie Herzklopfen, Unruhe, Schlaflosigkeit und erschwertes Wasserlassen auftreten. Eine Anwendung kann deshalb nicht empfohlen werden.
- Dies gilt auch für Besenginster. Obwohl Besenginster in Präparaten gegen zu niedrigem Blutdruck angetroffen wird, ist er für diese Anwendung nicht zugelassen.[1]

Arzneimittel gegen zu tiefen Blutdruck

Zur Behandlung des zu tiefen Blutdrucks gibt es keine geeigneten pflanzlichen Präparate.

Amphodyn Retardkapseln	**Umstrittene Kombination** **(kein reines Pflanzenpräparat)** von synthetischem Stoff und Roßkastanie. Die Wirkung beruht auf der synthetischen Substanz.
Cardaminol Dragees	**Umstrittene Kombination** **(kein reines Pflanzenpräparat)** von synthetischen Stoffen und sieben Pflanzen.
Cardaminol Tropfen	**Umstrittene Kombination** **(kein reines Pflanzenpräparat)** von synthetischen Stoffen, homöopathischen Zubereitungen und Pflanzen.
Cardanat N Tropfen Kapseln Verschreibungspflichtig	**Umstrittene Kombination** **(kein reines Pflanzenpräparat)** von synthetischem Stoff (Appetitzügler!) und Weißdorn.
Euviterin Tropfen	**Umstrittene Kombination** **(kein reines Pflanzenpräparat)** von synthetischen Stoffen, Melisse und Lavendel.
hypo-loges Dragees	**Umstrittene Kombination** **(kein reines Pflanzenpräparat)** von synthetischen Stoffen, Besenginster, Adonis und Königin der Nacht.

Hypotonin N Tabletten Tinktur	**Umstrittenes Pflanzenpräparat** Enthält Weißdorn, dessen Wirksamkeit bei tiefem Blutdruck nicht nachgewiesen ist. Nur zweckmäßig bei Herzschwäche.
Kneipp Kreislauf-Bad Rosmarin-Aquasan Badezusatz	**Kombination (kein reines Pflanzenpräparat)** von Rosmarin und isoliertem reinem Pflanzenstoff (Kampfer). Die Wirksamkeit von Badezusätzen bei Kreislaufbeschwerden ist kaum untersucht.
Leukona-Tonikum-Bad Badezusatz	**Kombination (kein reines Pflanzenpräparat)** von Rosmarin, Eukalyptus und isoliertem reinem Pflanzenstoff (Kampfer). Die Wirksamkeit von Badezusätzen bei niedrigem Blutdruck ist zweifelhaft.
Normotin V Dragees Tropfen	**Geeignetes Pflanzenpräparat** Enthält standardisierten Extrakt aus Weißdorn in ausreichender Dosierung.
Poikiloton Dragees	**Umstrittene Kombination (kein reines Pflanzenpräparat)** von synthetischen Stoffen und Kola.
RR-plus Dragees Verschreibungspflichtig	**Umstrittene Kombination (kein reines Pflanzenpräparat)** von synthetischen Stoffen, Maiglöckchen, Weißdorn und Roßkastanie.

Wichtig:

- *Auch »Geeignete Pflanzenpräparate« sollten nicht bedenkenlos eingenommen werden. Naturheilmittel sind keine Nahrungsmittel.*
- *Die (ärztlich verordnete) Einnahme umstrittener oder kaum sinnvoller Produkte sollte nicht abgebrochen werden, ohne daß Sie mit Ihrem Arzt oder Apotheker darüber sprechen.*
- *Dieses Buch ersetzt nicht die Anweisungen zum Gebrauch von Medikamenten. Lesen Sie immer die Packungsbeilage. Fragen Sie Arzt oder Apotheker nach Nebenwirkungen, Gegenanzeigen, Dosierung und Anwendung.*

Arterienverkalkung (Arteriosklerose)

Der Körper wird durch den Blutfluß in den Blutgefäßen mit Nährstoffen und Sauerstoff versorgt. Durch Ablagerung in den Gefäßen (Arteriosklerose) können die Blutgefäße so stark verengt werden, daß der Blutfluß und damit die Versorgung ungenügend wird. Dies macht sich vor allem im Gehirn, in den Herzkranzgefäßen und in den Beinen bemerkbar.

Folgende Faktoren begünstigen die Entstehung von Ablagerungen in den Arterien:[17] Erhöhter Blutdruck, Rauchen, Fettstoffwechselstörungen (erhöhtes Cholesterin und/oder Triglyceride im Blut), Zuckerkrankheit, Übergewicht, erhöhte Harnsäure im Blut.

Viele dieser Faktoren können durch das eigene Verhalten aktiv beeinflußt werden. Eine gesunde Lebensführung kann der Entstehung dieser Krankheiten vorbeugen: nicht rauchen, richtig essen, maßvoll Alkohol trinken und so das Körpergewicht, die Blutfette, den Blutzucker und die Harnsäure normalisieren. Außerdem ist zur Verminderung der Beschwerden durch Arterienverkalkung viel Bewegung günstig, da dadurch auch die Blutgefäße trainiert werden und die Strombahnen der Blutgefäße vergrößert werden können.

Allerdings ist umstritten, ob die üblicherweise als »Hirnverkalkung« bezeichneten Beschwerden wie Vergeßlichkeit, Konzentrationsschwäche, Schwindel oder Ohrensausen überhaupt etwas mit der Hirndurchblutung zu tun haben. Man findet nämlich bei den meisten Betroffenen eine ganz normale Durchblutung des Hirns. Gestört ist bei diesen Personen dagegen häufig die Sauerstoff- und Nährstoffverwertung im Hirn.[4]

Heilpflanzen gegen Arterienverkalkung

- Ginkgo zählt zu den am besten erforschten Heilpflanzen. Von einigen Kritikern wird seine Wirkung jedoch noch immer angezweifelt[58].
- Knoblauch hat einen deutlichen Effekt auf das Herz und die Blutgefäße, wie verschiedene experimentelle und klinische Untersuchungen zeigen. Es fehlen jedoch bisher eindeutige Langzeitstudien, die nachweisen, daß Knoblauch eine vorbeugende Wirkung bei der Entwicklung der Gefäßverkalkung hat. Knoblauchpräparate werden jedoch auch ohne solche Studien sehr viel verkauft. Dies beruht vermutlich hauptsächlich auf intensiver Werbung.[3]
- Ähnliche Inhaltsstoffe wie Knoblauch hat der Bärlauch. Seine Wirkung ist jedoch wesentlich weniger gut erforscht.
- Bischofskraut steigert die Durchblutung des Herzmuskels durch Erweiterung der Koronargefäße. Es ist deshalb bei leichter Angina pectoris zugelassen.[1]
- Das Mutterkorn ist eine Pilzart, die vorzugsweise auf Roggenähren wächst. Aus dem Mutterkorn können der Wirkstoff Ergotamin sowie weitere chemisch nahe verwandte Reinstoffe gewonnen werden. Es existieren zwar zahlreiche Studien, die eine günstige Beeinflussung von Schwindel, Kopfschmerzen, Stimmungslage, Konzentrationsstörungen und Vergeßlichkeit durch Mutterkorn nachweisen.[59] Aber es treten so häufig unerwünschte Wirkungen auf (vor allem Übelkeit, Erbrechen, Herzbeschwerden), daß diese Heilpflanze besser nicht mehr angewendet wird.[1] Besonders schwangeren Frauen, Patienten mit Herzkranzveränderungen oder mit erhöhtem Blutdruck kann Mutterkorn schaden.
- Immergrün wurde bei Durchblutungsstörungen des Gehirns zur Unterstützung des Stoffwechsels sowie zur Verbesserung der Sauerstoffversorgung eingesetzt.[1] Die Wirksamkeit bei diesen Störungen ist nicht eindeutig nachgewiesen. In Experimenten wurde dagegen festgestellt, daß diese Pflanze Blutschäden auslösen und die körpereigene Abwehr (Immunsystem) beeinträchtigen kann.[1] Deshalb sollte sie nicht mehr verwendet werden.

Arzneimittel bei Arterienverkalkung

Eine gewisse Wirkung bei arteriellen Durchblutungsstörungen ist nur für Bischofskraut, Knoblauch und Ginkgo nachgewiesen. Bei Knoblauch gilt dies im engeren Sinne nur für die frische Zwiebel und bestimmte Zubereitungsarten. Ölige Zubereitungen aus Knoblauch sind kaum erforscht und können deshalb nicht als »geeignet« betrachtet werden.

Sowohl Knoblauch- als auch Ginkgopräparate sollten heute standardisiert und genügend hoch dosiert sein.

Antisklerosin Dragees	**Umstrittene Kombination (kein reines Pflanzenpräparat)** von synthetischen Stoffen, Weißdorn und Mistel. Die Wirksamkeit dieser Inhaltsstoffe bei Arterienverkalkung ist fraglich.
Apoplectal retard N Kapseln	**Umstrittene Kombination (kein reines Pflanzenpräparat)** von synthetischem Stoff und Roßkastanie. Diese Pflanze ist bei arteriellen Durchblutungsstörungen kaum wirksam.
Arterosan Kapseln	**Umstrittenes Pflanzenpräparat** Enthält ölige Zubereitung aus Knoblauch, mexikanischem Baldrian, Weißdorn und Melisse. Bei öligen Knoblauchzubereitungen fehlen überzeugende Untersuchungen zur Wirksamkeit bei Durchblutungsstörungen. Die möglichen Nebenwirkungen bei langfristiger Einnahme von mexikanischem Baldrian sind noch ungenügend erforscht.
Arte-Rutin M Dragees Tropfen	**Kombination (kein reines Pflanzenpräparat)** von Weißdorn, Baldrian und isoliertem reinem Pflanzenstoff (Rutosid). Die Wirksamkeit dieser Inhaltsstoffe bei Arterienverkalkung ist fraglich.
Baldronit cum Nitro N Tropfen Verschreibungspflichtig	**Umstrittene Kombination (kein reines Pflanzenpräparat)** von Baldrian, Adonis und synthetischem Stoff.
Befelka-Tinktur Tropfen	**Kaum sinnvolles Pflanzenpräparat** Enthält zwölf Pflanzen, darunter Aloe (Abführmittel!) und Arnika, die wegen möglicher Nebenwirkungen innerlich nicht mehr angewendet werden sollte.
Bleib jünger forte Dragees	**Kombination (kein reines Pflanzenpräparat)** von eher unterdosiertem Knoblauch, Mistel, Weißdorn und isoliertem reinem Pflanzenstoff (Rutosid). Die Wirksamkeit dieser Inhaltsstoffe bei Arterienverkalkung ist fraglich.

Bleib jünger S Kapseln	**Umstrittene Kombination (kein reines Pflanzenpräparat)** von öliger Zubereitung aus Knoblauch, Weizenkeimöl und synthetischen Stoffen.
Carduben Ammi-visnaga-Kapseln Kapseln	**Geeignetes Pflanzenpräparat** Enthält standardisierten Extrakt aus Bischofskraut in ausreichender Dosierung.
Carisano Dragees	**Geeignetes Pflanzenpräparat** Enthält standardisierte Knoblauchzubereitung in ausreichender Dosierung.
Cefadysbasin N Tropfen	**Umstrittene Kombination (kein reines Pflanzenpräparat)** von synthetischem Stoff und Roßkastanie. Diese Pflanze ist bei arteriellen Durchblutungsstörungen kaum wirksam.
Cefadysbasin Tropfen	**Kombination (kein reines Pflanzenpräparat)** von homöopathischer Zubereitung, Roßkastanie und Gänsefingerkraut. Diese Pflanzen sind bei arteriellen Durchblutungsstörungen kaum wirksam.
Dynamol Dragees	**Umstrittene Kombination (kein reines Pflanzenpräparat)** von ausreichend dosiertem Knoblauch mit synthetischen Stoffen.
Gelovitall Kapseln	**Kombination (kein reines Pflanzenpräparat)** von öliger Zubereitung aus Knoblauch und tierischem Stoff. Bei öligen Knoblauchzubereitungen fehlen überzeugende Untersuchungen zur Wirksamkeit bei Alterserscheinungen.
Gilucor Dragees Verschreibungspflichtig	**Umstrittene Kombination (kein reines Pflanzenpräparat)** von Tollkirsche sowie synthetischen Stoffen, die für die Wirkung verantwortlich sind.
Gingium Filmtabletten	**Geeignetes Pflanzenpräparat** Enthält standardisierten Ginkgo-Extrakt in ausreichender Dosierung.
Ginkgo 405-Dragees Dragees	**Möglicherweise geeignetes Pflanzenpräparat** Enthält nicht standardisierten Ginkgo-Extrakt.
Ginkobil ratiopharm Dragees	**Geeignetes Pflanzenpräparat** Enthält standardisierten Ginkgo-Extrakt in ausreichender Dosierung.
Ilja Rogoff forte Dragees	**Geeignetes Pflanzenpräparat** Enthält standardisierte Knoblauchzubereitung in ausreichender Dosierung.

Ilja Rogoff Knoblauchpillen mit Rutin Dragees	**Kombination (kein reines Pflanzenpräparat)** von Knoblauch, Mistel, Weißdorn, Schnurbaum, Hopfen und isoliertem reinem Pflanzenstoff (Rutosid). Nur für Knoblauch ist eine gewisse Wirksamkeit bei Arterienverkalkung beschrieben.
Intradermi Tropfen N Tropfen	**Umstrittene Kombination (kein reines Pflanzenpräparat)** von synthetischem Stoff, Roßkastanie und Besenginster.
Intradermi forte Tropfen N Tropfen	**Umstrittene Kombination (kein reines Pflanzenpräparat)** von synthetischem Stoff, Roßkastanie und Besenginster.
Kaveri Filmtabletten/-N Tropfen Filmtabletten Tropfen	**Geeignetes Pflanzenpräparat** Enthält standardisierten Ginkgo-Extrakt in ausreichender Dosierung.
Khellangan N Dragees	**Geeignetes Pflanzenpräparat** Enthält standardisierten Extrakt aus Bischofskraut in ausreichender Dosierung.
Klosterfrau Aktiv-Kapseln Kapseln	**Kombination (kein reines Pflanzenpräparat)** von öliger Zubereitung aus Knoblauch, Johanniskraut und synthetischen Stoffen. Bei dieser Zubereitungsart des Knoblauchs fehlen überzeugende Untersuchungen zur Wirksamkeit bei Arterienverkalkung.
Kneipp Drei-Pflanzen-Dragees Dragees	**Umstrittenes Pflanzenpräparat** Das Produkt enthält Mistel-, Weißdorn- und Knoblauchdragees. Nur bei Knoblauch ist eine Wirkung bei Arterienverkalkung beschrieben.
Kneipp Knoblauch Dragees Dragees	**Möglicherweise geeignetes Pflanzenpräparat** Enthält nicht standardisierten Knoblauch in vermutlich ausreichender Dosierung.
Kneipp Knoblauch Pflanzensaft Saft	**Möglicherweise geeignetes Pflanzenpräparat** Enthält nicht standardisierten Knoblauchsaft in unbekannter Dosierung.
Kneipp Rosmarin-Pflanzensaft Saft	**Umstrittenes Pflanzenpräparat** Die Wirksamkeit von Rosmarin bei Kreislaufbeschwerden ist nicht belegt.
Kneipp Rosmarin Tonik-Wein Arzneiwein	**Umstrittenes Pflanzenpräparat** Die Wirksamkeit von Rosmarin bei Kreislaufbeschwerden ist nicht belegt.
Kwai Dragees	**Kombination (kein reines Pflanzenpräparat)** von standardisiertem, ausreichend dosiertem Knob-

lauch mit Weißdorn, Mistel und isoliertem reinem Pflanzenstoff (Rutosid).

LP-Truw
Kapseln

Umstrittene Kombination (kein reines Pflanzenpräparat)
von synthetischen Stoffen, Mariendistel, Schöllkraut und Färberdistel.

Manns Knoblauch Pillen Plus
Dragees

Umstrittene Kombination (kein reines Pflanzenpräparat)
von Knoblauch, Mistel, Weißdorn, Hopfen und chemischem Stoff. Nur für Knoblauch ist eine Wirkung bei Arterienverkalkung beschrieben.

Nicoplectal retard
Kapseln

Umstrittene Kombination (kein reines Pflanzenpräparat)
von synthetischem Stoff und Roßkastanie. Diese Pflanze ist bei arteriellen Durchblutungsstörungen kaum wirksam.

Nitro-Crataegutt
Dragees
Verschreibungspflichtig

Umstrittene Kombination (kein reines Pflanzenpräparat)
von Weißdorn und synthetischem Stoff, der für die Wirkung verantwortlich ist.

Perozon Rosmarin-Ölbad
Lösung

Umstrittenes Pflanzenpräparat
Enthält Rosmarin und Thymian. Weder diese Pflanzen noch Badezusätze sind bei Arterienverkalkung wirksam.

Ravalgen
Kapseln

Umstrittenes Pflanzenpräparat
Enthält ölige Zubereitungen aus Knoblauch und Weißdorn, Soja-Lecithin und Weizenkeimöl. Einzig für Knoblauch ist möglicherweise eine gewisse Wirkung bei Arterienverkalkung nachgewiesen.

Rökan
Filmtabletten
Tropfen

Geeignetes Pflanzenpräparat
Enthält standardisierten Ginkgo-Extrakt in ausreichender Dosierung.

Salus Mistel-Tropfen
Tropfen

Umstrittenes Pflanzenpräparat
Für die Wirksamkeit der Mistel bei Arterienverkalkung gibt es keine Belege.

Sapec
Dragees

Geeignetes Pflanzenpräparat
Enthält standardisierte Knoblauchzubereitung in ausreichender Dosierung.

Seda-Stenocrat
Tropfen
Dragees
Verschreibungspflichtig

Umstrittene Kombination (kein reines Pflanzenpräparat)
von synthetischem Stoff, Bischofskraut und Weißdorn.

Silvapin Rosmarinblätter-Extrakt E Badeextrakt	**Umstrittenes Pflanzenpräparat** Enthält Rosmarin. Weder Rosmarin noch Badezusätze sind bei arteriellen Durchblutungsstörungen wirksam.
Sinedyston forte Kapseln Verschreibungspflichtig	**Umstrittene Kombination (kein reines Pflanzenpräparat)** von synthetischen Stoffen und Johanniskraut. Die Wirkung beruht auf den synthetischen Stoffen.
Stenocrat Tropfen Dragees	**Geeignetes Pflanzenpräparat** Enthält standardisierte Extrakte aus Bischofskraut und Weißdorn in ausreichender Dosierung.
steno-loges N Tropfen	**Geeignetes Pflanzenpräparat** Enthält standardisierten Extrakt aus Bischofskraut in ausreichender Dosierung.
Steno-Valocordin Tropfen Verschreibungspflichtig	**Kaum sinnvolle Kombination (kein reines Pflanzenpräparat)** von Hopfen, Pfefferminze und synthetischen Stoffen (unter anderem zwei starken Schlafmitteln).
Strongus Kapseln	**Möglicherweise geeignetes Pflanzenpräparat** Enthält einen öligen Extrakt aus Knoblauch. Für diese Zubereitungsart fehlen überzeugende Untersuchungen zur Wirksamkeit bei Arterienverkalkung.
Tebonin forte Filmtabletten Tropfen	**Geeignetes Pflanzenpräparat** Enthält standardisierten Ginkgo-Extrakt in ausreichender Dosierung.
Tegra Dragees	**Möglicherweise geeignetes Pflanzenpräparat** Enthält Knoblauchöl. Für diese Zubereitungsart fehlen überzeugende Untersuchungen zur Wirksamkeit bei Arterienverkalkung.
Trias Dragees	**Umstrittenes Pflanzenpräparat** Enthält unterdosierte Zubereitungen aus Knoblauch und Weißdorn sowie Mistel.
Venotrulan Compositum Dragees	**Umstrittene Kombination (kein reines Pflanzenpräparat)** von synthetischen Stoffen und Roßkastanie. Für die Wirksamkeit der Roßkastanie bei Arterienverkalkung gibt es keine Beweise.
Viscratyl Dragees	**Kombination (kein reines Pflanzenpräparat)** von homöopathischen Zubereitungen, Mistel und Weißdorn. Bei diesen Pflanzen fehlen Belege für eine Wirksamkeit bei Arterienverkalkung.

Viscum-Dragees Nestmann Dragees	**Kaum sinnvolle Kombination** von isoliertem reinem Pflanzenstoff und neun weiteren Pflanzen, darunter Aloe (Abführmittel!) sowie Arnika und Blasentang, die wegen möglicher Nebenwirkungen nicht mehr verwendet werden sollten.
Vitagutt Knoblauch 300 Kapseln	**Möglicherweise geeignetes Pflanzenpräparat** Enthält ätherisches Knoblauchöl. Für diese Zubereitung fehlen überzeugende Untersuchungen zur Wirksamkeit bei Arterienverkalkung.
Xund Knoblauch-Dragees Dragees	**Möglicherweise geeignetes Pflanzenpräparat** Enthält Knoblauchöl. Für diese Zubereitungsart fehlen überzeugende Untersuchungen zur Wirksamkeit bei Arterienverkalkung.

Wichtig:
- *Auch »Geeignete Pflanzenpräparate« sollten nicht bedenkenlos eingenommen werden. Naturheilmittel sind keine Nahrungsmittel.*
- *Die (ärztlich verordnete) Einnahme umstrittener oder kaum sinnvoller Produkte sollte nicht abgebrochen werden, ohne daß Sie mit Ihrem Arzt oder Apotheker darüber sprechen.*
- *Dieses Buch ersetzt nicht die Anweisungen zum Gebrauch von Medikamenten. Lesen Sie immer die Packungsbeilage. Fragen Sie Arzt oder Apotheker nach Nebenwirkungen, Gegenanzeigen, Dosierung und Anwendung.*

Krampfadern

Wenn der Rückfluß des Blutes aus den Beinen zum Herzen gestört ist, kann es zunächst zu Krampfadern sowie bei Fortschreiten der Krankheit auch zu schweren, schmerzhaften und geschwollenen Beinen (Ödemen) kommen. Wenn die Krankheit schon längere Zeit bestanden hat, treten auch offene Beine auf. Es handelt sich um offene Stellen an der Innenseite der Knöchel, die kaum mehr heilen.

Krampfadern sind sehr häufig anzutreffen (mehr als 50 Prozent der Erwachsenen haben Krampfadern). Die Beschwerden treten hauptsächlich am Abend auf, wenn man tagsüber längere Zeit stehen mußte. Nachts beim Liegen kann das Blut wieder leichter abfließen, und morgens sind die Beschwerden oft viel geringer.

Medikamente spielen bei der Behandlung nur eine Nebenrolle, da andere Maßnahmen viel wirksamer sind. Die Behandlung soll bewirken, daß die Stauung des Blutes in den Beinen vermindert wird. Am wichtigsten sind Kompressionsstrümpfe, Bewegung und Gewichtsnormalisierung.

Durch Bewegung pressen die Muskeln des Beines das Blut in Richtung Herz und verbessern so den Rückfluß. Kompressionsstrümpfe verringern durch Druck das Volumen des gestauten Blutes. Vermeiden sollte man dagegen alles, was den Rückfluß verschlechtern kann, wie Wärmeanwendung (ohne gleichzeitige Bewegung) etwa beim Sonnenbaden oder bei Fangopackungen, Übergewicht sowie Korsette oder Gummibänder.

Heilpflanzen gegen Krampfadern

- HAMAMELIS-Blätter oder -Rinde sind in vielen Mitteln gegen Krampfadern und Hämorrhoiden zu finden. Sie werden äußerlich (gegen Krampfadern als Salbe, gegen Hämorrhoiden als Zäpfchen) verwendet. Sie enthalten Gerbstoffe, die adstringierend (also zusammenziehend), entzündungshemmend[4] und lokal blutstillend wirken.[1]
- HEIDELBEEREN. Ein hochkonzentrierter Auszug aus den Früchten der Heidelbeere (mit 25 Prozent Anthocyanosiden) zeigt im Experiment gefäßabdichtende Wirkung und hemmt dadurch die Bildung von Ödemen.[60]
- Manchmal werden die wenig untersuchten Pflanzen MÄUSEDORN oder STEINKLEE gegen Venenschwäche eingesetzt. Häufiger findet man ROSSKASTANIE oder das daraus isolierte Aescin in Venenmitteln. Viele Untersuchungen zur Wirksamkeit sind mit intravenös angewendetem Aescin durchgeführt worden. Bei Präparaten, die eingenommen werden, und noch mehr bei Salben ist die Wirksamkeit umstritten. Dies könnte darauf beruhen, daß Roßkastanienpräparate große Unterschiede im Wirkstoffgehalt und in der Resorbierbarkeit der Wirkstoffe aufweisen.
- Die Anwendung der RAUTE kann nicht empfohlen werden, da die Wirksamkeit nicht eindeutig belegt ist. Die Pflanze ist dagegen mit Sicherheit recht giftig.

Arzneimittel gegen Krampfadern

Unter den Handelspräparaten gegen Krampfadern (und auch gegen Hämorrhoiden) finden sich nur wenige, die die Bezeichnung »Naturheilmittel« verdienen. Sehr häufig sind Mischungen von pflanzlichen mit synthetischen Stoffen – das Vertrauen der Hersteller in die Wirkung von Roßkastanie, Mäusedorn und Steinklee scheint nicht groß zu sein. Aus diesen Gründen sind »Geeignete Pflanzenpräparate« eher selten.

Die Wirksamkeit äußerlich anzuwendender Venenmittel ist kritisch zu betrachten. Vielfach beruht die Wirkung auf der herzwärts ausgeführten Massage beim Auftragen der Salben und nicht auf den in ihnen enthaltenen Wirkstoffen.

Aescorin N Filmtabletten Tinktur	**Geeignetes Pflanzenpräparat** Enthält standardisierten Extrakt aus Roßkastanie in ausreichender Dosierung.
Aescorin N Salbe	**Möglicherweise geeignetes Pflanzenpräparat** Enthält Roßkastanie und Hamamelis. Diese Pflanzen zeigen bei äußerlicher Verwendung eine gewisse Wirkung. Venensalben sind allerdings umstritten.
Aescuven forte Dragees	**Geeignetes Pflanzenpräparat** Enthält standardisierten Extrakt aus Roßkastanie in ausreichender Dosierung.

Ariven SN
Dragees

Umstrittene Kombination (kein reines Pflanzenpräparat)
Enthält Goldrute und ein synthetisches Schmerzmittel.

Arnica Kneipp Salbe
Salbe

Umstrittene Kombination (kein reines Pflanzenpräparat)
Enthält Arnika, Kamille, isolierten reinen Pflanzenstoff und tierische Zubereitung. Die äußerliche Anwendung von Venenmitteln ist umstritten.

Bryonia-Strath-Salbe
Salbe

Kaum sinnvolles Pflanzenpräparat
Enthält Hamamelis, Roßkastanie, Sonnenhut, Zaunrübe und den sehr giftigen Gefleckten Schierling.

Clemenzil
Dragees

Umstrittene Kombination (kein reines Pflanzenpräparat)
von standardisiertem Extrakt aus Roßkastanie und synthetischem Stoff.

Concentrin-N Gel-Spezial
Gel
Lösung

Möglicherweise geeignetes Pflanzenpräparat
Enthält standardisierten Extrakt aus Roßkastanie. Die äußerliche Anwendung von Venenmitteln ist allerdings umstritten.

Cycloven-N/forte N
Dragees

Kombination (kein reines Pflanzenpräparat)
von Roßkastanie und isolierten reinen Pflanzenstoffen (Aesculin, Rutosid).

Cycloven N Salbe
Salbe

Kombination (kein reines Pflanzenpräparat)
von Roßkastanie und isoliertem reinem Pflanzenstoff (Aesculin). Die äußerliche Anwendung von Venenmitteln ist umstritten.

Cycloven Tropfen
Tropfen

Umstrittene Kombination (kein reines Pflanzenpräparat)
von Roßkastanie, Sonnenhut, Hamamelis, isoliertem reinem Pflanzenstoff und synthetischem Stoff.

Daflon
Dragees

Kombination (kein reines Pflanzenpräparat)
von Extrakt aus Orangenschalen und isolierten reinen Pflanzenstoffen.

Diu Venostasin-initial
Tabletten
Retardkapseln
Verschreibungspflichtig

Umstrittene Kombination (kein reines Pflanzenpräparat)
Das Präparat enthält Tabletten mit stark entwässernden synthetischen Wirkstoffen und Kapseln mit standardisiertem Extrakt aus Roßkastanien. Die Anwendung harntreibender Substanzen bei Venenschwäche ist umstritten.

Essaven 50 000 Gel N
Gel

Umstrittene Kombination (kein reines Pflanzenpräparat)
von tierischer Zubereitung und Arnika. Die Wirksam-

	keit von Arnika bei Venenbeschwerden ist fraglich. Die äußerliche Anwendung von Venenmitteln ist umstritten.
Essaven N Kapseln Kapseln	**Umstrittene Kombination (kein reines Pflanzenpräparat)** von standardisiertem Extrakt aus Roßkastanie und synthetischem Stoff.
Essaven ultra Kapseln	**Umstrittene Kombination (kein reines Pflanzenpräparat)** von standardisiertem Extrakt aus Roßkastanie, isoliertem reinem Pflanzenstoff und synthetischem Stoff.
Eviletten Dragees	**Umstrittene Kombination (kein reines Pflanzenpräparat)** von Senna (Abführmittel!), tierischer Zubereitung und synthetischen Stoffen.
Fagorutin Buchweizen-Tabletten Tabletten	**Umstrittene Kombination (kein reines Pflanzenpräparat)** von Buchweizen und synthetischem Stoff. Bei Buchweizen gibt es kaum Angaben über eine Wirksamkeit bei Venenbeschwerden.
Fagorutin Buchweizen-Tee Tee	**Nicht bewertbares Pflanzenpräparat** Bei Buchweizen gibt es kaum Angaben über eine Wirksamkeit bei Venenbeschwerden.
Hamamelis-Salbe Nestmann Salbe	**Kombination (kein reines Pflanzenpräparat)** von Hamamelis, Kamille, Ringelblume und homöopathischen Zubereitungen.
Heparin comp.- 30.000 ratiopharm Gel Gel	**Umstrittene Kombination (kein reines Pflanzenpräparat)** von tierischer Zubereitung, Arnika und Roßkastanie. Die Wirksamkeit von Arnika bei Venenbeschwerden ist fraglich.Die äußerliche Anwendung von Venenmitteln ist umstritten.
Heweven P3 Venendragees Dragees	**Kombination (kein reines Pflanzenpräparat)** von Hamamelis, standardisiertem Extrakt aus Roßkastanie in ausreichender Dosierung und isoliertem reinem Pflanzenstoff (Aescin).
Heweven P7 Tropfen	**Kombination (kein reines Pflanzenpräparat)** von Hamamelis, Roßkastanie, isoliertem reinem Pflanzenstoff (Aescin) und homöopathischen Zubereitungen.
Jatamansin Dragees	**Kaum sinnvolle Kombination (kein reines Pflanzenpräparat)** von neun synthetischen Stoffen und sieben Pflanzen,

darunter von Arnika, die innerlich nicht mehr angewendet werden sollte.

Jossathromb Dragees Dragees	**Umstrittene Kombination (kein reines Pflanzenpräparat)** von Roßkastanie mit synthetischen Stoffen.
Jossathromb Gel	**Umstrittene Kombination (kein reines Pflanzenpräparat)** von tierischer Zubereitung, isolierten reinen Pflanzenstoffen (Aescin, Kampfer) und Hamamelis. Die äußerliche Anwendung von Venenmitteln ist umstritten.
Jossathromb Mixtur	**Umstrittene Kombination (kein reines Pflanzenpräparat)** von Edelkastanie, Hamamelis, synthetischen Stoffen und homöopathischen Zubereitungen.
Lindigoa depot S Retard Filmdragees	**Umstrittene Kombination (kein reines Pflanzenpräparat)** von standardisiertem Extrakt aus Roßkastanie in ausreichender Dosierung und synthetischem Stoff.
Maudor Dragees	**Kombination (kein reines Pflanzenpräparat)** von Mäusedorn und isoliertem reinem Pflanzenstoff.
Medivarsin forte / -N Filmtabletten	**Geeignetes Pflanzenpräparat** Enthält standardisierte Extrakte aus Roßkastanie und Steinklee in ausreichender Dosierung.
Noricaven novo Dragees	**Geeignetes Pflanzenpräparat** Enthält standardisierten Extrakt aus Roßkastanie in ausreichender Dosierung.
Ossidal N Tabletten	**Kaum sinnvolle Kombination (kein reines Pflanzenpräparat)** von Sonnenhut, Arnika, Mariendistel und homöopathischen Zubereitungen. Arnika sollte innerlich wegen möglicher Nebenwirkungen nicht mehr verwendet werden.
Pascovenol S Dragees	**Kombination (kein reines Pflanzenpräparat)** von Hamamelis, Roßkastanie, Mariendistel, Steinklee und isoliertem reinem Pflanzenstoff (Rutosid).
Pascovenol S Tropfen	**Kombination (kein reines Pflanzenpräparat)** von Hamamelis, Roßkastanie, Mariendistel, Steinklee und synthetischem Stoff.
Pedopur Kapseln	**Kombination (kein reines Pflanzenpräparat)** von Weinblättern und isoliertem reinem Pflanzenstoff (Aesculin). Zu Wirkung und Nebenwirkungen von Weinblättern liegen kaum gesicherte Erkenntnisse vor.

Pentavenon
Dragees
Tropfen

Umstrittene Kombination (kein reines Pflanzenpräparat)
von Roßkastanie und synthetischen Stoffen.

Pentavenon
Salbe

Umstrittene Kombination (kein reines Pflanzenpräparat)
von Roßkastanie, tierischer Zubereitung und synthetischem Stoff. Die äußerliche Anwendung von Venenmitteln ist umstritten.

Phlebodril
Creme

Umstrittene Kombination (kein reines Pflanzenpräparat)
von Mäusedorn, Steinklee und synthetischem Stoff. Die äußerliche Anwendung von Venenmitteln ist umstritten.

Phlebodril
Kapseln

Umstrittene Kombination (kein reines Pflanzenpräparat)
von Mäusedorn und synthetischem Stoff.

Plissamur forte
Dragees

Geeignetes Pflanzenpräparat
Enthält standardisierten Extrakt aus Roßkastanie in ausreichender Dosierung.

Praecivenin/ -forte
Dragees
Kapseln

Umstrittene Kombination (kein reines Pflanzenpräparat)
von standardisiertem Extrakt aus Roßkastanie und synthetischem Stoff.

Pygnoforton
Filmtabletten
Verschreibungspflichtig

Nicht bewertbares Pflanzenpräparat
Enthält Extrakt aus Strandkiefer. Zu dieser Pflanze wurden bisher kaum Untersuchungen veröffentlicht.

RD-14
Tropfen

Kaum sinnvolles Pflanzenpräparat
Enthält Roßkastanie, Hamamelis und Arnika, die wegen möglicher Nebenwirkungen nicht mehr eingenommen werden sollte.

Rephastasan
Flüssigkeit

Kaum sinnvolle Kombination (kein reines Pflanzenpräparat)
von homöopathischen Zubereitungen, Roßkastanie, Hamamelis, Schöllkraut sowie Arnika, die innerlich nicht mehr angewendet werden sollte.

Rexiluven S
Dragees

Geeignetes Pflanzenpräparat
Enthält standardisierten Extrakt aus Roßkastanie in ausreichender Dosierung.

Rhenus
Dragees

Geeignetes Pflanzenpräparat
Enthält standardisierten Extrakt aus Roßkastanie in ausreichender Dosierung.

Salus Venen Kräuter-Dragees Dragees	**Umstrittene Kombination (kein reines Pflanzenpräparat)** von Ginkgo, Japanischem Schnurbaum, Roßkastanie, Hamamelis und synthetischem Stoff.
Sklerovenol N Kapseln	**Umstrittene Kombination (kein reines Pflanzenpräparat)** von Roßkastanie und synthetischem Stoff.
Thrombocid Gel	**Umstrittene Kombination (kein reines Pflanzenpräparat)** von synthetischem Stoff, Rosmarinöl, Latschenkiefernöl und Melissenöl. Die äußerliche Anwendung von Venenmitteln ist umstritten.
Unguentum lymphaticum Salbe Verschreibungspflichtig	**Kaum sinnvolles Pflanzenpräparat** Enthält Bilsenkraut, Ringelblume sowie Gefleckten Schierling, Herbstzeitlose, Fingerhut und Podophyllum. Die letzten vier Pflanzen sollten wegen schwerwiegender Nebenwirkungen nicht mehr verwendet werden!
varico sanol Beincreme Creme	**Umstrittene Kombination (kein reines Pflanzenpräparat)** von synthetischem Stoff, isoliertem reinem Pflanzenstoff und Hamamelis. Die äußerliche Anwendung von Venenmitteln ist umstritten.
varico sanol/-forte Kapseln	**Umstrittene Kombination (kein reines Pflanzenpräparat)** von synthetischen Stoffen, isoliertem reinem Pflanzenstoff und Hamamelis.
Vasesana-Vasoregulans Mixtur	**Kaum sinnvolles Pflanzenpräparat** Enthält Roßkastanie, Mistel, Weißdorn, Hamamelis, Mariendistel sowie Arnika, die innerlich wegen möglicher Nebenwirkungen nicht mehr angewendet werden sollte.
Vasoforte N Kapseln	**Geeignetes Pflanzenpräparat** Enthält standardisierten Roßkastanienextrakt in ausreichender Dosierung.
Vasotonin A forte-Serol Gel Verschreibungspflichtig	**Umstrittenes Pflanzenpräparat** Enthält Arnika, deren Wirksamkeit bei Venenbeschwerden fraglich ist. Nur zweckmäßig bei stumpfen Verletzungen.
Vasotonin forte Dragees Verschreibungspflichtig	**Umstrittene Kombination (kein reines Pflanzenpräparat)** von einem stark wirksamen synthetischen Rheumamittel (Mofebutazon), das verschiedene Nebenwirkungen auslösen kann, und einem standardisierten Extrakt aus Roßkastanie in ausreichender Dosierung.

Vasotonin
Kapseln

Geeignetes Pflanzenpräparat
Enthält standardisierten Extrakt aus Roßkastanie in ausreichender Dosierung.

Vasotonin Serol
Gel

Umstrittenes Pflanzenpräparat
Enthält Roßkastanie sowie Arnika, deren Wirksamkeit bei Venenbeschwerden fraglich ist. Die äußerliche Anwendung von Venenmitteln ist umstritten.

Vasotonin S Tropfen
Lösung

Umstrittene Kombination (kein reines Pflanzenpräparat)
von standardisiertem Extrakt aus Roßkastanie und synthetischem Stoff.

Venacton
Tropfen

Umstrittene Kombination (kein reines Pflanzenpräparat)
von fünf synthetischen Stoffen und Roßkastanie, Besenginster, Johanniskraut, Mariendistel, Hamamelis.

Venalot
Kapseln

Kombination (kein reines Pflanzenpräparat)
von standardisiertem Extrakt aus Steinklee und isoliertem reinem Pflanzenstoff (Rutosid). Bei Venenbeschwerden vertretbares Präparat.

Venalot
Liniment

Umstrittene Kombination (kein reines Pflanzenpräparat)
von Steinklee und tierischer Zubereitung. Die äußerliche Anwendung von Venenmitteln ist umstritten.

Venen-Fluid
Lösung

Möglicherweise geeignetes Pflanzenpräparat
Enthält standardisierten Extrakt aus Roßkastanie. Die äußerliche Anwendung von Venenmitteln ist allerdings umstritten.

Venobiase
Brausetabletten

Umstrittene Kombination (kein reines Pflanzenpräparat)
von synthetischem Stoff, standardisiertem Extrakt aus Mäusedorn in ausreichender Dosierung und Saft aus Schwarzer Johannisbeere.

Venogal
Dragees
Verschreibungspflichtig

Kaum sinnvolle Kombination (kein reines Pflanzenpräparat)
von standardisiertem Extrakt aus Roßkastanie und einem synthetischen Stoff, der früher gegen Durchfall eingesetzt wurde. Sehr ähnliche Substanzen können schwere Nervenschäden bewirken.

Venoplant retard
Dragees

Geeignetes Pflanzenpräparat
Enthält standardisierten Extrakt aus Roßkastanie in ausreichender Dosierung.

Venoplant
Salbe

Umstrittene Kombination
(kein reines Pflanzenpräparat)
von Roßkastanie und tierischer Zubereitung. Die äußerliche Anwendung von Venenmitteln ist umstritten.

Venopyronum N forte
Kapseln

Geeignetes Pflanzenpräparat
Enthält standardisierten Extrakt aus Roßkastanie in ausreichender Dosierung.

Venopyronum N triplex
Kapseln

Umstrittenes Pflanzenpräparat
Enthält Roßkastanie, Adonis, Maiglöckchen und Meerzwiebel. Die Wirksamkeit der drei letztgenannten Pflanzen bei Venenbeschwerden ist fraglich.

Venostasin-retard /-N
Kapseln
Dragees
Tropfen

Geeignetes Pflanzenpräparat
Enthält standardisierten Extrakt aus Roßkastanie in ausreichender Dosierung.

Venostasin N-Salbe
Salbe

Möglicherweise geeignetes Pflanzenpräparat
Enthält standardisierten Extrakt aus Roßkastanie. Die äußerliche Anwendung von Venenmitteln ist allerdings umstritten.

Venostricton N
Dragees

Geeignetes Pflanzenpräparat
Enthält standardisierten Extrakt aus Roßkastanie in ausreichender Dosierung.

Veno-Tablinen
Dragees

Kaum sinnvolle Kombination
(kein reines Pflanzenpräparat)
von Mäusedorn und synthetischem Stoff (Bamethan), der gefäßerweiternd wirkt und dadurch Venenschwäche sogar fördern kann.

Veno-Tebonin
Dragees

Umstrittene Kombination
(kein reines Pflanzenpräparat)
von synthetischen Stoffen und Ginkgo.

Venothromb
Dragees

Umstrittene Kombination
(kein reines Pflanzenpräparat)
von synthetischen Stoffen und Roßkastanie.

Venothromb
Salbe

Umstrittene Kombination
(kein reines Pflanzenpräparat)
von synthetischen Stoffen, tierischer Zubereitung und Roßkastanie. Die äußerliche Anwendung von Venenmitteln ist umstritten.

Venotrulan
Tropfen
Dragees

Möglicherweise geeignetes Pflanzenpräparat
Enthält standardisierten Extrakt aus Roßkastanie in ausreichender Dosierung und Hamamelis. Die Wirksamkeit von Hamamelis bei innerlicher Anwendung ist kaum nachgewiesen.

Venotrulan Salbe	**Kombination (kein reines Pflanzenpräparat)** von Roßkastanie, Hamamelis und homöopathischen Zubereitungen. Die äußerliche Anwendung von Venenmitteln ist umstritten.

Wichtig:

- *Auch »Geeignete Pflanzenpräparate« sollten nicht bedenkenlos eingenommen werden. Naturheilmittel sind keine Nahrungsmittel.*
- *Die (ärztlich verordnete) Einnahme umstrittener oder kaum sinnvoller Produkte sollte nicht abgebrochen werden, ohne daß Sie mit Ihrem Arzt oder Apotheker darüber sprechen.*
- *Dieses Buch ersetzt nicht die Anweisungen zum Gebrauch von Medikamenten. Lesen Sie immer die Packungsbeilage. Fragen Sie Arzt oder Apotheker nach Nebenwirkungen, Gegenanzeigen, Dosierung und Anwendung.*

Hämorrhoiden

Ballaststoffarme Ernährung führt zu mangelhafter Dickdarmfüllung und vermehrtem Pressen beim Stuhlgang. Dadurch wird der Abfluß des venösen Blutes im Afterbereich behindert. Die Venen können sich erweitern, es bilden sich Hämorrhoiden. Typische Beschwerden sind Brennen, Jucken, Druckgefühl und Blutungen. An erster Stelle der Behandlung steht eine Umstellung der Ernährung auf ballaststoffreiche Nahrungsmittel.[61] Besonders hartnäckige Hämorrhoiden können chirurgisch entfernt werden.

Heilpflanzen gegen Hämorrhoiden

- EICHE und MALVE werden vor allem lokal in Form von Salben oder Zäpfchen angewendet. Die Malve enthält Schleimstoffe und wirkt dadurch reizlindernd auf entzündete Schleimhäute.[3]
- Die oben besprochenen Venenmittel HAMAMELIS, MÄUSEDORN und ROSSKASTANIE werden bei Hämorrhoiden sowohl innerlich als auch lokal äußerlich angewendet.[3,4]

Arzneimittel gegen Hämorrhoiden

Hier gilt das bei den Arzneimitteln gegen Krampfadern Gesagte. Eine gewisse Wirksamkeit entfalten höchstens Hamamelis, Mäusedorn und Roßkastanie. Auch bei diesen Pflanzen ist die lokale Anwendung in Form von Salben und Zäpfchen bei Hämorrhoiden kaum untersucht.

Anisan Salbe Suppositorien	**Umstrittene Kombination (kein reines Pflanzenpräparat)** von Hamamelis, Johanniskraut, einer tierischen und sechs homöopathischen Zubereitungen und syntheti-

schen Stoffen. Enthält ein Wismutsalz, das möglicherweise bei langfristiger Anwendung Nervenschäden auslösen kann.

Duoform-Balsam
Salbe

Umstrittene Kombination
(kein reines Pflanzenpräparat)
von synthetischen Stoffen und Ringelblume, Hamamelis, Tormentill, Quitten, Perubalsam und Weizenkeimen.

Duoform
Dragees

Umstrittene Kombination
(kein reines Pflanzenpräparat)
von homöopathischen Zubereitungen und fünf Pflanzen, darunter ein Abführmittel (Faulbaum).

Eulatin N
Salbe

Umstrittene Kombination
(kein reines Pflanzenpräparat)
von synthetischen Stoffen und Hamamelis. Enthält ein Wismutsalz, das möglicherweise bei langfristiger Anwendung Nervenschäden auslösen kann.

Hämoagil
Salbe
Suppositorien

Umstrittene Kombination
(kein reines Pflanzenpräparat)
von synthetischen Stoffen, tierischer Zubereitung und Roßkastanie. Enthält ein Wismutsalz, das möglicherweise bei langfristiger Anwendung Nervenschäden auslösen kann.

Hämos
Salbe

Kombination (kein reines Pflanzenpräparat)
von Roßkastanie und isolierten reinen Pflanzenstoffen (Menthol, Azulen und Kampfer).

Hämos-Tropfen-S
Tropfen

Geeignetes Pflanzenpräparat
Enthält standardisierten Extrakt aus Roßkastanie.

Hametum
Zäpfchen

Geeignetes Pflanzenpräparat
Enthält standardisierte Extrakte aus Hamamelis und Roßkastanie.

Mastu NH
Salbe
Zäpfchen

Umstrittene Kombination
(kein reines Pflanzenpräparat)
von Roßkastanie, tierischer Zubereitung und synthetischen Stoffen. Enthält ein Wismutsalz, das möglicherweise bei langfristiger Anwendung Nervenschäden auslösen kann.

sagittaproct
Salbe
Zäpfchen

Umstrittene Kombination
(kein reines Pflanzenpräparat)
von Hamamelis und synthetischem Stoff. Enthält ein Wismutsalz, das möglicherweise bei langfristiger Anwendung Nervenschäden auslösen kann.

Tampositorien B Zäpfchen Verschreibungs- pflichtig	**Kombination (kein reines Pflanzenpräparat)** von Tollkirsche, Hamamelis und isoliertem reinem Pflanzenstoff.
Unguentolan-Analsalbe Salbe	**Umstrittene Kombination** **(kein reines Pflanzenpräparat)** von Roßkastanie, synthetischem Stoff, tierischer Zubereitung und isolierten reinen Pflanzenstoffen.
Venostasin N-Suppositorien Zäpfchen	**Geeignetes Pflanzenpräparat** Enthält standardisierten Extrakt aus Roßkastanie.

Wichtig:

- *Auch »Geeignete Pflanzenpräparate« sollten nicht bedenkenlos eingenommen werden. Naturheilmittel sind keine Nahrungsmittel.*
- *Die (ärztlich verordnete) Einnahme umstrittener oder kaum sinnvoller Produkte sollte nicht abgebrochen werden, ohne daß Sie mit Ihrem Arzt oder Apotheker darüber sprechen.*
- *Dieses Buch ersetzt nicht die Anweisungen zum Gebrauch von Medikamenten. Lesen Sie immer die Packungsbeilage. Fragen Sie Arzt oder Apotheker nach Nebenwirkungen, Gegenanzeigen, Dosierung und Anwendung.*

2. Verdauungsbeschwerden

Leichtere Verdauungsbeschwerden werden meist vom Betroffenen selbst durch Veränderung der Ernährung, wie vermehrte Einnahme von ballaststoffreichen Nahrungsmitteln (Gemüse, Salate und Früchte), oder auch mit Gewürzen behandelt. Viele Gewürze haben neben ihren geschmacksverbessernden Qualitäten eine verdauungsfördernde und blähungshemmende Wirkung.[62]

Verdauungsbeschwerden haben manchmal eindeutige körperliche Ursachen. Häufiger kommt es jedoch zu einem Zusammenspiel körperlicher und seelischer Ursachen (psychosomatische Beschwerden). Appetitlosigkeit oder Heißhunger, Schluckstörungen, Erbrechen, Reizmagen, Magen- und Zwölffingerdarmgeschwür, Durchfall oder Verstopfung, Reizkolon, Colitis ulcerosa sowie Morbus Crohn werden oft durch seelische Probleme verschlimmert oder sogar verursacht. Außer Medikamenten und Diät kann bei diesen Beschwerden deshalb eine psychologische Betreuung wirksam sein.

Die Pflanzenheilkunde kennt eine große Anzahl Einzelpflanzen und Kombinationen mit Einfluß auf den Verdauungstrakt. Einige davon werden auch schulmedizinisch verwendet.

Heilpflanzen eignen sich wegen ihrer milden Wirkung und ihren wenigen Nebenwirkungen vor allem zur Therapie von psychosomatischen und chronischen Verdauungsbeschwerden. Häufig reichen sie völlig aus. Sie können durch Diät oder physikalische Maßnahmen (zum Beispiel Umschläge) ergänzt werden.

Allerdings müssen auch die Grenzen einer Behandlung mit Heilpflanzen beachtet werden. So wäre etwa die Behandlung einer Magenblutung mit Heilpflanzenpräparaten unverantwortlich. Außerdem ist es notwendig, daß die zur Verfügung stehenden Pflanzen sinnvoll eingesetzt werden: Die geeignete Heilpflanze muß ausgewählt und die richtige Zubereitungsform angewendet werden.[63]

Appetitlosigkeit und Verdauungsschwäche

Die meisten Menschen essen heute eher zuviel als zuwenig. Kurzfristige Appetitlosigkeit ohne Verminderung des Körpergewichts ist zwar unangenehm, führt jedoch meist nicht zu Mangelerscheinungen und muß in der Regel nicht behandelt werden. Länger dauernde Appetitlosigkeit mit Verminderung des Körpergewichts kann bei zahlreichen körperlichen und seelischen Krankheiten auftreten. In diesem Fall ist natürlich in erster Linie die Behandlung der *Ursache der Appetitlosigkeit* nötig.

Heilpflanzen gegen Appetitlosigkeit und Verdauungsschwäche

Einige Heilpflanzen wirken appetitsteigernd und können deshalb bei Appetitlosigkeit verwendet werden. Auch bei unspezifischen Verdauungsbeschwerden, wie Übelkeit, Brechreiz, Völlegefühl, Blähungen, Druck oder Schmerzen im Oberbauch, werden einige Heilpflanzen als lindernd empfunden. In diesen Fällen sollte vor allem die Ernährungsweise so angepaßt werden, daß diese Verdauungsbeschwerden möglichst selten auftreten (Vermeiden fetter Speisen oder bestimmter Gemüse).

Die Wirkung der Heilpflanzen bei solchen Beschwerden beruht meist auf ihrem Gehalt an Bitterstoffen. Die Bitterstoffe regen die Verdauungsdrüsen zu vermehrter Sekretion an. Dies geschieht durch Stimulierung der Geschmacksnerven im Mund und durch reflektorische Steigerung der Speichel- und Magensaftausschüttung.[4]

Die Wirkung ist am größten, wenn die Bitterstoffe im Mund wirken können. Sie sollen deshalb in Form von Tees oder Tropfen eingenommen werden. Bitterstoffe, die in Form von Tabletten, Dragees oder Kapseln geschluckt werden, sind oft so gut wie wirkungslos. Die bitterstoffhaltigen Arzneipflanzen sollten etwa eine halbe Stunde vor dem Essen eingenommen werden.

Idealerweise enthalten Heilpflanzen, die man gegen die geschilderten Krankheitsbilder zu Hilfe nimmt, nur Bitterstoffe und keine anderen Wirkstoffe.

Folgende Heilpflanzen werden gegen Appetitlosigkeit und Verdauungsschwäche eingesetzt:
- Pflanzengruppe der reinen Bittermittel: BITTERHOLZ, ENZIAN, FIEBERKLEE, KONDURANGO, POMMERANZE (Schalen), TAUSENDGÜLDENKRAUT, WEGWARTE,
- Pflanzen mit Bitterstoffen und weiteren Wirkstoffen: ANGELIKA, BEIFUSS, BENEDIKTENKRAUT, CHANARINDE, GALGANT, KALMUS, TEUFELSKRALLE, WERMUT. Im Gegensatz zu den reinen Bittermitteln haben diese Pflanzen noch andere Wirkungen und vor allem auch Nebenwirkungen.

Bittermittel, die vor allem zur Förderung der Gallenausschüttung verwendet werden, sind unter »Leber- und Gallenbeschwerden« aufgeführt.

Außer den Bittermitteln gelten auch verschiedene Gewürze als appetit- und verdauungsfördernd. Man findet sie ebenfalls oft in Fertigpräparaten. Zur Wirksamkeit dieser Pflanzen an der Grenze zwischen Ernährung und Medizin gibt es kaum wissenschaftliche Literatur.
- Als verdauungsfördernd gelten: ANIS, BASILIKUM, INGWER, KARDAMOM, KORIANDER, KUBEBEN *(Piper cubeba)*, LIEBSTÖCKEL, MAJORAN *(Origanum majorana)*, PFEFFER *(Piper nigrum)*, WACHOLDER (Beeren), ZIMT und ZITWER.

Magentee I bis VI (Teemischungen nach Standardzulassung)
Diese Tees erhalten Sie in Ihrer Apotheke.

Sie enthalten maximal vier bis fünf wirksame Bestandteile aus einer vorgegebenen Auswahl und entsprechen in bezug auf Qualität und Wirksamkeit den Bestimmungen des Bundesgesundheitsamts. Jeder dieser Tees ist ein »Geeignetes Pflanzenpräparat« gemäß den Kriterien dieses Buches.

Mögliche wirksame Bestandteile: Angelika, Enzian, Löwenzahn, Melisse, Pomeranze, Schafgarbe, Tausendgüldenkraut, Wermut. Zusätzlich können bis zu 30 Prozent Pflanzen zur Geschmacksverbesserung und Verschönerung der Mischung enthalten sein.

Arzneimittel gegen Appetitlosigkeit und Verdauungsschwäche

In diesem Zusammenhang können Tees (und ausnahmsweise auch flüssige Arzneiformen) mit mehr als fünf Komponenten als »Möglicherweise geeignet« beurteilt werden, sofern die Pflanzen mehrheitlich gleichgerichtet wirken. Allerdings ist vorauszusetzen, daß die Mischung als Ganzes hoch genug dosiert werden kann.

Arzneimittel gegen Appetitlosigkeit und Verdauungsschwäche können nicht gleichzeitig auch gegen eine Überproduktion der Magensäuren wirken. Entsprechende Aussagen auf Packungen und Packungsbeilagen sind mit Skepsis zu betrachten.

Absinthium Nestmann Tropfen	**Kaum sinnvolles Pflanzenpräparat** Enthält zehn Pflanzen, darunter Alant, der wegen möglicher Nebenwirkungen nicht mehr verwendet werden sollte.
Amara-Tropfen-Pascoe S Tropfen	**Umstrittene Kombination (kein reines Pflanzenpräparat)** von Enzian, Chinarinde, Wermut, Zimt und synthetischem Stoff.
Curcumen Lösung Kapseln	**Geeignetes Pflanzenpräparat** Enthält Kurkuma in ausreichender Dosierung.
Digestivum-Hetterich N Tropfen	**Geeignetes Pflanzenpräparat** Enthält Mariendistel, Wermut, Schafgarbe und Enzian.
Divinal-Bohnen Dragees	**Kaum sinnvolle Kombination (kein reines Pflanzenpräparat)** von zehn Pflanzen, darunter zwei Abführmitteln (Faulbaum, Senna), tierischen Zubereitungen und synthetischen Stoffen.
Dr. Klinger's Bergischer Magentee Teegranulat	**Kaum sinnvolles Pflanzenpräparat** Enthält sieben Pflanzen, darunter Arnika, die wegen möglicher Nebenwirkungen innerlich nicht mehr verwendet werden sollte.
Euvitan Flüssigkeit	**Umstrittene Kombination (kein reines Pflanzenpräparat)** von mehr als fünf Pflanzen und synthetischen Stoffen.
Friosmin Tropfen	**Umstrittenes Pflanzenpräparat** Mischung von elf Pflanzen. Bei mehr als fünf Komponenten können die einzelnen Bestandteile kaum ausreichend dosiert werden.
Fugacid Digestivumtee Tee	**Möglicherweise geeignetes Pflanzenpräparat** Enthält Angelika, Schafgarbe, Tausendgüldenkraut,

Wermut, Anis, Brombeere, Fenchel, Koriander, Ringelblume und Salbei. Trotz vieler Komponenten vertretbare Mischung.

Gastricholan-N
Tropfen

Geeignetes Pflanzenpräparat
Enthält Kamille, Pfefferminze, Wermut und Fenchel.

Gastroflorin N
Tropfen

Möglicherweise geeignetes Pflanzenpräparat
Enthält Fenchel, Kalmus, Pfefferminze, Koriander, Enzian und Wermut. Trotz vieler Komponenten bei Appetitlosigkeit vertretbare Zusammensetzung.

Gastrol S
Tropfen

Umstrittenes Pflanzenpräparat
Mischung von 13 Pflanzen. Bei mehr als fünf Komponenten können die einzelnen Bestandteile kaum ausreichend dosiert werden.

Gastrosecur
Tropfen

Möglicherweise geeignetes Pflanzenpräparat
Enthält Tarant (Chirettakraut), Enzian, Ingwer, Zimt, Pomeranze und Kümmel. Trotz vieler Komponenten vertretbare Zusammensetzung. Bei Tarant gibt es kaum Hinweise zu Wirkungen und Nebenwirkungen.

Iberogast
Tinktur

Möglicherweise geeignetes Pflanzenpräparat
Enthält Schleifenblume, Kamille, Pfefferminze, Schöllkraut, Mariendistel, Melisse, Kümmel, Süßholz, Angelika. Trotz vieler Komponenten vertretbare Zusammensetzung. Bei der Schleifenblume gibt es kaum Hinweise zu Wirkungen und Nebenwirkungen.

Klosterfrau Magentonikum
Tropfen

Umstrittenes Pflanzenpräparat
Enthält 18 Pflanzen, darunter Alant, der wegen möglicher Nebenwirkungen nicht mehr eingenommen werden sollte.

Kneipp Magentrost
Flüssigkeit

Umstrittenes Pflanzenpräparat
Enthält Johanniskraut, Schafgarbe, Tausendgüldenkraut, Wacholder, Pfefferminze, Wermut und Enzian. Die appetitanregenden Komponenten sind unterdosiert.

Kneipp Schafgarbe-Pflanzensaft Frauentrost N
Saft

Möglicherweise geeignetes Pflanzenpräparat
Enthält Schafgarbe in vermutlich ausreichender Dosierung.

Kneipp Wacholderbeer-Pflanzensaft
Saft

Möglicherweise geeignetes Pflanzenpräparat
Enthält frische Wacholderbeeren, über deren Dosierung nichts Genaueres bekannt ist.

Knufinke Magen- und Darm-Tee Gastrobin S
Teeaufgußpulver

Umstrittenes Pflanzenpräparat
Mischung von sieben Pflanzen. Bei mehr als fünf Komponenten können die einzelnen Bestandteile kaum ausreichend dosiert werden.

Pankreaplex N
Lösung
Dragees

Kaum sinnvolle Kombination (kein reines Pflanzenpräparat)
von tierischer Zubereitung, Mariendistel, Jambulbaum, Kondurango, sowie Sarsaparille, die wegen möglicher Nebenwirkungen nicht mehr verwendet werden sollte.

Pankreas M
Tabletten

Umstrittene Kombination (kein reines Pflanzenpräparat)
von Gartenbohne, Mariendistel, Kondurango, homöopathischen Zubereitungen und synthetischen Stoffen.

Pascovegeton 100
Tropfen

Möglicherweise geeignetes Pflanzenpräparat
Enthält eher unterdosierte Zubereitung aus Angelika.

Phönix Gastriphön N
Tropfen

Geeignetes Pflanzenpräparat
Enthält Eberraute, Wermut, Tausendgüldenkraut und Enzian. Bei übermäßiger Magensäurebildung nicht geeignet.

Roleca Teufelskralle-Kapseln
Kapseln

Möglicherweise geeignetes Pflanzenpräparat
Enthält eher unterdosierte Teufelskralle.

Sedovent
Tropfen

Umstrittene Kombination (kein reines Pflanzenpräparat)
von Chinarinde, Zimt, Pomeranze, Schafgarbe, Kalmus, Enzian und synthetischem Stoff.

Stomachiagil
Dragees

Kaum sinnvolle Kombination (kein reines Pflanzenpräparat)
von acht Pflanzen, darunter ein Abführmittel (Aloe) und einer tierischen Zubereitung.

Stomachysat Bürger
Tropfen

Geeignetes Pflanzenpräparat
Enthält Wermut, Schafgarbe, Katzenpfötchen, Pfefferminze und Rhabarber. Bei übermäßiger Magensäurebildung nicht geeignet.

ventri-loges
Tropfen

Kombination (kein reines Pflanzenpräparat)
von Wermut, Kalmus, Enzian und homöopathischen Zubereitungen.

Ventrimarin
Tinktur

Umstrittenes Pflanzenpräparat
Mischung von zehn Pflanzen. Bei mehr als fünf Komponenten können die einzelnen Bestandteile kaum ausreichend dosiert werden.

Ventrovis
Granulat

Umstrittene Kombination (kein reines Pflanzenpräparat)
von zehn Pflanzen, Heilerde und synthetischen Stoffen.

Wichtig:

- *Auch »Geeignete Pflanzenpräparate« sollten nicht bedenkenlos eingenommen werden. Naturheilmittel sind keine Nahrungsmittel.*
- *Die (ärztlich verordnete) Einnahme umstrittener oder kaum sinnvoller Produkte sollte nicht abgebrochen werden, ohne daß Sie mit Ihrem Arzt oder Apotheker darüber sprechen.*
- *Dieses Buch ersetzt nicht die Anweisungen zum Gebrauch von Medikamenten. Lesen Sie immer die Packungsbeilage. Fragen Sie Arzt oder Apotheker nach Nebenwirkungen, Gegenanzeigen, Dosierung und Anwendung.*

Reisekrankheit

Die Reisekrankheit ist ein zwar meist nur leicht beeinträchtigendes, aber doch recht lästiges Phänomen, das bei bestimmten Arten des Reisens auftritt, zum Beispiel beim Reisen mit Personenwagen, Bus, Schiff, Flugzeug oder Eisenbahn. Als Bewegungskrankheit (Kinetose) ist sie von andauernder und starker Reizung der Gleichgewichtsorgane und deren Zentrum im Stammhirn gekennzeichnet. Sie äußert sich in Blässe, Schwindelgefühlen, Brechreiz und kann unter Umständen sogar mit Kreislaufstörungen einhergehen.

Heilpflanzen gegen die Reisekrankheit

- Ingwer wird üblicherweise als Gewürz und magenstärkendes Mittel verwendet. Es gibt jedoch klinische Studien, die eine spezifische Wirksamkeit bei der Reisekrankheit belegen. Allerdings finden andere Arbeiten keine Wirkung des Ingwers bei der Reisekrankheit.
- Dagegen nützen die üblichen Bittermittel meist nichts.

Arzneimittel gegen Reisekrankheit

Emesan/-mite/-N Dragees Kapseln Zäpfchen Verschreibungspflichtig	**Umstrittene Kombination (kein reines Pflanzenpräparat)** von Tollkirsche und synthetischem Stoff.
Zintona Kapseln	**Geeignetes Pflanzenpräparat** Enthält Ingwer in ausreichender Dosierung.

Bauchbeschwerden, Gastritis, Entzündungen oder Krämpfe im Verdauungstrakt

Beschwerden im Verdauungstrakt sind häufig und können durch organische oder seelische Ursachen ausgelöst werden. Unabhängig davon, ob die Beschwerden organischer oder seelischer Herkunft sind, äußern sie sich ähnlich.

Es treten Völlegefühl oder Bauchschmerzen auf, die oft durch Essen verändert werden.

Auch unter dem Begriff Gastritis versteht man sowohl organisch wie auch nervös hervorgerufene Beschwerden im Bauchraum. Im engeren Sinn ist eine Gastritis eine Entzündung der Magenschleimhaut.

Eine Entzündung ist eine Abwehrreaktion des Organismus gegen verschiedenartige Reize. Die Entzündungsursache (z.B. übermäßiger Alkoholgenuß, Medikamente oder verschiedene Krankheiten) sollte ermittelt und, falls möglich, ausgeschaltet werden. Erst danach kann die Behandlung erfolgen.

Krämpfe, das heißt unwillkürliche, schmerzhafte Muskelkontraktionen im Verdauungstrakt, sind ebenfalls Folgen verschiedener Krankheiten und nervöser Störungen. Auch hier gilt es in erster Linie, die Ursachen abzuklären und zu behandeln.

Heilpflanzen werden zusätzlich zur Behandlung bei bekannter Ursache, aber auch dann eingesetzt, wenn kein Grund für die Beschwerden gefunden wird.

Heilpflanzen gegen Gastritis, Entzündungen oder Krämpfe im Verdauungstrakt

- Die TOLLKIRSCHE ist bei Krämpfen im Verdauungstrakt am wirksamsten. In höheren Mengen treten allerdings starke Nebenwirkungen auf.
- Das GÄNSEFINGERKRAUT ist ein schwach wirksames Mittel gegen Krämpfe.
- FENCHEL, KÜMMEL, MELISSE und PFEFFERMINZE gehören zur Gruppe der häufig verwendeten, mild krampflösenden und blähungswidrigen Heilpflanzen mit ätherischen Ölen.
- SÜSSHOLZ wird in Form von Lakritzensaft und Süßholzextrakt zur Behandlung von Magenbeschwerden verwendet. Bei länger dauernder Einnahme können jedoch schwerwiegende Nebenwirkungen auftreten (Ödeme, Bluthochdruck, Kaliumverlust).
- KAMILLE und, weniger ausgeprägt, RÖMISCHE KAMILLE sowie SCHAFGARBE wirken entzündungshemmend und krampflösend.
- AGAR, EIBISCH, FLOHSAME, ISLÄNDISCHES MOOS (*Carrageen,* Rotalgen-Arten), ISLÄNDISCHES MOOS, JOHANNISBROT *(Ceratonia siliqua),* LEINSAMEN, MARLVE, Kerne der QUITTE *(Cydonia oblonga)* und SALEP (ORCHIS-ARTEN) enthalten Schleime, Pektine oder ähnliche Stoffe. In Form von Tee eingenommen, überziehen sie die entzündete Schleimhaut mit einer Schutzschicht und werden als schmerzlindernd empfunden.[64] Sie sollen dadurch auch die Heilung fördern.
- Der ebenfalls schleimhaltige HUFLATTICH und die PESTWURZ, eine weitere krampflösende Substanz, können wegen möglicher Nebenwirkungen nicht empfohlen werden.

Magen- und Darmtee I bis XII (Teemischungen nach Standardzulassung)
Diese Tees erhalten Sie in Ihrer Apotheke.

Sie enthalten maximal vier bis fünf wirksame Bestandteile aus einer vorgegebenen Auswahl und entsprechen in Bezug auf Qualität und Wirksamkeit den

Bestimmungen des Bundesgesundheitsamts. Jeder dieser Tees ist ein »Geeignetes Pflanzenpräparat« gemäß den Kriterien dieses Buches.

Mögliche wirksame Bestandteile: Anis, Fenchel, Koriander, Kümmel, Angelika, Kamille, Pfefferminze, Schafgarbe, Süßholz. Zusätzlich können bis zu 30 Prozent anderer Pflanzen zur Geschmacksverbesserung und Verschönerung der Mischung enthalten sein.

Arzneimittel gegen Entzündungen oder Krämpfe im Verdauungstrakt

In dieser Gruppe finden sich viele Produkte, bei denen Pflanzen mit anregender Wirkung auf die Magensaftproduktion (z.B. Bitterstoffe) mit synthetischen Stoffen zur Neutralisierung der Magensäure kombiniert sind. Eine solche Kombination kann kaum sinnvoll sein. Entweder wird zuwenig oder zuviel Magensäure produziert.

Abdomilon Flüssigkeit	**Umstrittenes Pflanzenpräparat** Mischung von sieben Pflanzen, darunter Faulbaum und Rhabarber (beide abführend). Zudem können die übrigen Komponenten kaum ausreichend dosiert sein.
Agamadon Tabletten Kapseln	**Umstrittenes Pflanzenpräparat** Mischung von acht Pflanzen. Bei mehr als fünf Komponenten können die einzelnen Bestandteile kaum ausreichend dosiert werden.
Aruto Magenpulver-forte Magentabletten	**Umstrittene Kombination (kein reines Pflanzenpräparat)** von acht Pflanzen und synthetischen Stoffen, darunter einem Wismutsalz, das möglicherweise bei langfristiger Anwendung Nervenschäden auslösen kann.
Azupanthenol Tabletten	**Umstrittene Kombination (kein reines Pflanzenpräparat)** von Faulbaum (Abführmittel), Kalmus, Fenchel und synthetischen Stoffen.
Belladonna-Strath Tropfen	**Umstrittenes Pflanzenpräparat** Enthält Tollkirsche, Schöllkraut, Baldrian und Gottesgnadenkraut, das wegen möglicher Nebenwirkungen nicht mehr verwendet werden sollte.
Belladonnysat Bürger Tropfen Verschreibungspflichtig	**Möglicherweise geeignetes Pflanzenpräparat** Enthält Tollkirsche. Angesichts der Nebenwirkungen und Anwendungseinschränkungen nur bedingt zweckmäßig.
BellaVal Bürger Tropfen Verschreibungspflichtig	**Möglicherweise geeignetes Pflanzenpräparat** Enthält Tollkirsche und Baldrian. Angesichts der Nebenwirkungen und Anwendungseinschränkungen der Tollkirsche nur bedingt zweckmäßig.

Cancerol/-forte Tropfen	**Kombination (kein reines Pflanzenpräparat)** von Kondurango, Salbei, Mistel und homöopathischen Zubereitungen.
Caved-S N Tabletten	**Umstrittene Kombination** **(kein reines Pflanzenpräparat)** von Süßholz und synthetischen Stoffen.
Cefaspasmon Tropfen	**Kombination (kein reines Pflanzenpräparat)** von Bischofskraut, Kamille und homöopathischen Zubereitungen.
Cesrasanol Tropfen	**Kaum sinnvolles Pflanzenpräparat** Enthält Kamille, Hamamelis, Ringelblume, Arnika, Schafgarbe und Tausendgüldenkraut. Arnika sollte wegen möglicher Nebenwirkungen nicht mehr innerlich verwendet werden.
Cha-mill N Tropfen	**Geeignetes Pflanzenpräparat** Enthält Schafgarbe.
Drisi-gast Dragees	**Umstrittene Kombination** **(kein reines Pflanzenpräparat)** von Süßholz und synthetischen Stoffen, darunter einem Wismutsalz, das möglicherweise bei langfristiger Anwendung Nervenschäden auslösen kann.
Dr. Kleinschrod's Spasmi Tropfen Tropfen	**Umstrittenes Pflanzenpräparat** Mischung von zwölf Pflanzen. Bei mehr als fünf Komponenten können die einzelnen Bestandteile kaum ausreichend dosiert werden.
Duoventrin Pulver	**Umstrittene Kombination** **(kein reines Pflanzenpräparat)** von Leinsamen und synthetischen Stoffen, darunter einem Wismutsalz, das möglicherweise bei langfristiger Anwendung Nervenschäden auslösen kann.
Dystomin forte Pulver Tabletten Verschreibungspflichtig	**Kaum sinnvolle Kombination** **(kein reines Pflanzenpräparat)** von synthetischen Stoffen, Tollkirsche und Gelbem Jasmin, der wegen möglicher Nebenwirkungen nicht mehr verwendet werden sollte.
Echtromint Tropfen	**Umstrittenes Pflanzenpräparat** Enthält Pfefferminze, Sonnenhut, Johanniskraut und Melisse. Die Wirksamkeit von Sonnenhut und Johanniskraut bei Verdauungsbeschwerden ist kaum belegt.
Eukamillat Liquidum	**Geeignetes Pflanzenpräparat** Enthält Kamille.

Gastralon Tropfen	**Möglicherweise geeignetes Pflanzenpräparat** Enthält Kamille, Enzian, Wermut und Rhabarber. Die Wirkung der Bittermittel aus Enzian und Wermut bei Magenschleimhautentzündung ist fraglich.
Gastrocaps Tabletten	**Umstrittene Kombination (kein reines Pflanzenpräparat)** von Süßholz, Kondurango, Fenchel, Faulbaum (Abführmittel), Baldrian, Glockenbilsenkraut, tierischer Zubereitung und synthetischen Stoffen, darunter einem Wismutsalz, das möglicherweise bei langfristiger Anwendung Nervenschäden auslösen kann.
Gastro-Vial Pulver	**Umstrittene Kombination (kein reines Pflanzenpräparat)** von sieben Pflanzen und synthetischen Stoffen.
Heumann Magentee Solu-Vetan NG Pulver	**Geeignetes Pflanzenpräparat** Enthält Süßholz und Pfefferminze.
Hevert-Magen-Galle-Leber-Tee Tee	**Umstrittenes Pflanzenpräparat** Mischungen von neun Pflanzen. Bei mehr als fünf Komponenten können die einzelnen Bestandteile kaum ausreichend dosiert werden.
Kamillenextrakt Steierl Lösung	**Geeignetes Pflanzenpräparat** Enthält standardisierten Extrakt aus Kamille.
Kamille Spitzner Lösung	**Geeignetes Pflanzenpräparat** Enthält standardisierten Extrakt aus Kamille.
Kamillosan Lösung	**Geeignetes Pflanzenpräparat** Enthält optimal standardisierten Extrakt aus Kamille.
Kneipp Gastropressan Pulvertee	**Umstrittene Kombination (kein reines Pflanzenpräparat)** von Kamille, Süßholz, Hamamelis, Wermut und synthetischen Stoffen.
Liquirit N Tabletten	**Umstrittene Kombination (kein reines Pflanzenpräparat)** von Süßholz und synthetischen Stoffen.
Markalakt Pulver	**Geeignetes Pflanzenpräparat** Enthält Kamille.
Matmille Lösung	**Geeignetes Pflanzenpräparat** Enthält standardisierten Extrakt aus Kamille.
Medosalgon Flüssigkeit	**Umstrittene Kombination (kein reines Pflanzenpräparat)** von Kamille, Zubereitung aus Äpfeln und synthetischem Stoff.

Neo-Ballistol Kapseln Kapseln	**Kaum sinnvolle Kombination (kein reines Pflanzenpräparat)** von Pfefferminze, Anis, Kümmel und einem synthetischen Stoff (Paraffin), der wegen Nebenwirkungen nicht mehr verwendet werden sollte.
Neoplex Tabletten	**Umstrittene Kombination (kein reines Pflanzenpräparat)** von Süßholz und synthetischen Stoffen.
Nervogastrol Tabletten	**Umstrittene Kombination (kein reines Pflanzenpräparat)** von Schöllkraut, Kondurango, Glockenbilsenkraut und synthetischen Stoffen, darunter einem Wismutsalz, das möglicherweise bei langfristiger Anwendung Nervenschäden auslösen kann.
Noemin N Tabletten	**Umstrittene Kombination (kein reines Pflanzenpräparat)** von Süßholz und synthetischem Stoff. (Ein Wismutsalz, das möglicherweise bei langfristiger Anwendung Nervenschäden auslösen kann).
Pascomag Pulver	**Umstrittene Kombination (kein reines Pflanzenpräparat)** von Kamille, Leinsamen und synthetischem Stoff. (Ein Wismutsalz, das möglicherweise bei langfristiger Anwendung Nervenschäden auslösen kann).
Perkamillon Liquidum	**Geeignetes Pflanzenpräparat** Enthält standardisierten Extrakt aus Kamille.
Poikigastran Tabletten	**Umstrittene Kombination (kein reines Pflanzenpräparat)** von Süßholz und synthetischen Stoffen, darunter einem Wismutsalz, das möglicherweise bei langfristiger Anwendung Nervenschäden auslösen kann.
Rabro Tabletten	**Umstrittene Kombination (kein reines Pflanzenpräparat)** von Süßholz, Faulbaum (Abführmittel) und synthetischen Stoffen.
Rekomill Kamillen-Konzentrat Flüssigkeit	**Geeignetes Pflanzenpräparat** Enthält Kamille.
rohasal Pulver Tabletten	**Umstrittene Kombination (kein reines Pflanzenpräparat)** von Anis, Wermut und synthetischen Stoffen.
Salus Schafgarben-Tropfen Tropfen	**Möglicherweise geeignetes Pflanzenpräparat** Enthält eher unterdosierte Schafgarbe.

Solu-Vetan NG cum Belladonna Pulver Verschreibungspflichtig	**Möglicherweise geeignetes Pflanzenpräparat** Enthält Tollkirsche, Süßholz und Pfefferminze. Angesichts der Nebenwirkungen und Anwendungseinschränkungen der Tollkirsche nur bedingt zweckmäßig.
Stomaform Tabletten	**Umstrittene Kombination (kein reines Pflanzenpräparat)** von Enzian, Kondurango und synthetischen Stoffen, darunter einem Wismutsalz, das möglicherweise bei langfristiger Anwendung Nervenschäden auslösen kann.
Stomasal Tabletten	**Umstrittene Kombination (kein reines Pflanzenpräparat)** von Hopfen, Pfefferminze, Odermennig, Kalmus und synthetischen Stoffen.
Ulcolind N Tabletten	**Umstrittene Kombination (kein reines Pflanzenpräparat)** von Süßholz und synthetischen Stoffen darunter einem Wismutsalz, das möglicherweise bei langfristiger Anwendung Nervenschäden auslösen kann.
Ulcotest Pulver	**Umstrittene Kombination (kein reines Pflanzenpräparat)** von Hamamelis, Baldrian und zehn synthetischen Stoffen, darunter einem Wismutsalz, das möglicherweise bei langfristiger Anwendung Nervenschäden auslösen kann.
Ulcotruw Kautabletten	**Kombination (kein reines Pflanzenpräparat)** von Süßholz, Kamille und synthetischen Stoffen. Bei Sodbrennen vertretbare Zusammensetzung.
Ulgastrin Neu Tabletten	**Möglicherweise geeignetes Pflanzenpräparat** Enthält Süßholz. Für eine Anwendung während maximal sechs Wochen vertretbar.
Ulgastrin Rollkur Neu Pulver	**Umstrittene Kombination (kein reines Pflanzenpräparat)** von Süßholz und synthetischem Stoff. (Ein Wismutsalz, das möglicherweise bei langfristiger Anwendung Nervenschäden auslösen kann).
Ventracid N Dragees	**Umstrittene Kombination (kein reines Pflanzenpräparat)** von Kurkuma, tierischer Zubereitung und synthetischem Stoff.
Ventricon Pulver	**Umstrittene Kombination (kein reines Pflanzenpräparat)** von Süßholz, Johannisbrot, zwei homöopathischen Zubereitungen und 14 synthetischen Stoffen, darunter ei-

nem Wismutsalz, das möglicherweise bei langfristiger Anwendung Nervenschäden auslösen kann.

Ventrodigest
Tabletten

Kaum sinnvolles Pflanzenpräparat
Mischung von elf Pflanzen darunter Arnika. Bei mehr als fünf Komponenten können die einzelnen Pflanzen kaum ausreichend dosiert werden. Zudem sollte Arnika wegen möglicher Nebenwirkungen innerlich nicht mehr angewendet werden.

Ventrodynat
Tabletten

Umstrittene Kombination
(kein reines Pflanzenpräparat)
von Süßholz und synthetischen Stoffen.

Ventrovis
Granulat

Umstrittene Kombination
(kein reines Pflanzenpräparat)
von neun Pflanzen und synthetischen Stoffen.

Wichtig:
- *Auch »Geeignete Pflanzenpräparate« sollten nicht bedenkenlos eingenommen werden. Naturheilmittel sind keine Nahrungsmittel.*
- *Die (ärztlich verordnete) Einnahme umstrittener oder kaum sinnvoller Produkte sollte nicht abgebrochen werden, ohne daß Sie mit Ihrem Arzt oder Apotheker darüber sprechen.*
- *Dieses Buch ersetzt nicht die Anweisungen zum Gebrauch von Medikamenten. Lesen Sie immer die Packungsbeilage. Fragen Sie Arzt oder Apotheker nach Nebenwirkungen, Gegenanzeigen, Dosierung und Anwendung.*

Leber- und Gallenbeschwerden

Die Leber ist eine Art chemische Fabrik des Körpers. Sie verändert Nahrungsbestandteile so, daß sie genutzt werden können, produziert zahlreiche lebensnotwendige Substanzen und entfernt verschiedene Giftstoffe aus dem Blut. Die Leber bildet die Gallenflüssigkeit, die nach Speicherung in der Gallenblase im Darm hilft, eingenommenes Fett zu verdauen. Leber- und Gallenbeschwerden werden deshalb oft zuerst im Verdauungstrakt wahrgenommen. Sie können durch verschiedene Krankheiten, aber auch durch nervöse Störungen verursacht werden. Erkennbare Krankheitsursachen sollten sofort gezielt angegangen werden. Falls die Ursache nicht gefunden werden kann, bei nervösen Störungen oder zur Unterstützung einer anderen Therapie, werden oft Heilpflanzen eingesetzt.

Heilpflanzen gegen Leber- und Gallenbeschwerden

Verschiedene Pflanzen steigern die Gallenproduktion in der Leber oder fördern die Ausschüttung der Galle in den Zwölffingerdarm. Diese Pflanzen können bei leichten Verdauungsbeschwerden helfen. Sie sollten jedoch nur angewendet werden, wenn keine organischen Veränderungen der Leber oder der Gallenwege vorliegen.

- ANDORN, ARTISCHOCKE, ERDRAUCH, KATZENGAMANDER *(Teucrium marum)*, KURKUMA, LÖWENZAHN, MELISSE, PFEFFERMINZE, RETTICH und SCHÖLLKRAUT.
- Die MARIENDISTEL wird bei Leberschäden durch Gifte (zum Beispiel Lösungsmittel, Alkohol) eingesetzt sowie zur Unterstützung der Behandlung bei chronischen Leberentzündungen und Leberzirrhose.
- HARONGA kann bei mangelnder Produktion des Bauchspeicheldrüsensaftes angewendet werden.
- BOLDO sollte wegen Nebenwirkungen nicht mehr verwendet werden.
- Die gallenproduktionssteigernde Wirkung von BEIFUSS und ODERMENNIG ist nicht nachgewiesen.

Gallentee I und II (Teemischungen nach Standardzulassung)
Diese Tees erhalten Sie in Ihrer Apotheke.

Sie enthalten maximal vier bis fünf wirksame Bestandteile aus einer vorgegebenen Auswahl und entsprechen in bezug auf Qualität und Wirksamkeit den Bestimmungen des Bundesgesundheitsamts. Jeder dieser Tees ist ein »Geeignetes Pflanzenpräparat« gemäß den Kriterien in diesem Buch.

Mögliche wirksame Bestandteile: Kurkuma, Löwenzahn, Mariendistel, Pfefferminze, Schafgarbe. Zusätzlich können bis zu 30 Prozent anderer Pflanzen zur Geschmacksverbesserung und Verschönerung der Mischung enthalten sein.

Arzneimittel gegen Leber- und Gallenbeschwerden

Arzneimittel, die gegen Störungen der Leberfunktion angepriesen werden, sollten keinen Alkohol enthalten, da dieser bekanntlich die Leber schädigt. Leider war es nicht immer möglich, dieses Kriterium in die Beurteilung einzubeziehen, da die Angaben zum Alkoholgehalt teilweise fehlen. Produkte, die bei Leberstörungen verkauft werden und Alkohol enthalten, sind keine »Geeigneten Pflanzenpräparate«.

Die Anwendung von Abführmitteln bei Leber- und Gallenbeschwerden ist nicht sinnvoll. Auf diese Weise kann eine Abführmittel-Abhängigkeit entstehen, ohne daß der Betroffene merkt, daß er ein »getarntes« Mittel gegen Verstopfung einnimmt.

Ardeycholan N Dragees	**Geeignetes Pflanzenpräparat** Enthält standardisierten Extrakt aus Schöllkraut in ausreichender Dosierung.
Ardeyhepan N Dragees	**Geeignetes Pflanzenpräparat** Enthält standardisierten Extrakt aus Mariendistel in ausreichender Dosierung.
Aristochol Konzentrat Granulat	**Umstrittenes Pflanzenpräparat** Enthält Schöllkraut und Aloe. Abführmittel wie Aloe sind bei Verdauungsbeschwerden kaum sinnvoll.

Aristochol Konzentrat Kapseln	**Umstrittenes Pflanzenpräparat** Enthält Schöllkraut, Kurkuma und Aloe. Abführmittel wie Aloe sind bei Gallenbeschwerden kaum sinnvoll.
Aristochol N Tropfen	**Umstrittenes Pflanzenpräparat** Enthält eher unterdosierte Zubereitungen aus Schöllkraut, Schafgarbe, Löwenzahn, Katzenpfötchen und Wermut sowie Alkohol, der bei Leberbeschwerden nicht empfehlenswert ist.
Asgocholan »Rhein-Pharma« Tropfen	**Umstrittenes Pflanzenpräparat** Mischung von neun Pflanzen darunter ein Abführmittel (Faulbaum). Abführmittel sind bei Gallenbeschwerden kaum sinnvoll. Enthält Alkohol, der bei Leberbeschwerden nicht empfehlenswert ist.
Bilgast Tropfen Kapseln	**Umstrittene Kombination (kein reines Pflanzenpräparat)** von Mariendistel, Schöllkraut, Kurkuma, Pfefferminze, Faulbaum und tierischer Zubereitung. Abführmittel (Faulbaum) sind bei Gallenbeschwerden kaum sinnvoll. Die Tropfen enthalten Alkohol, der bei Leberbeschwerden nicht empfehlenswert ist.
Bilicura NA Dragees	**Geeignetes Pflanzenpräparat** Enthält Kava-Kava, Artischocke, Mariendistel.
Bilisan Bohnen Dragees	**Umstrittene Kombination (kein reines Pflanzenpräparat)** von acht Pflanzen, darunter einem Abführmittel (Senna), und einer tierischen Zubereitung. Abführmittel sind bei Gallenbeschwerden kaum sinnvoll.
Bilisan forte Flüssigkeit	**Umstrittene Kombination (kein reines Pflanzenpräparat)** von 13 Pflanzen, darunter zwei Abführmitteln (Faulbaum, Senna), tierischen und homöopathischen Zubereitungen und synthetischen Stoffen. Abführmittel sind bei Gallenbeschwerden kaum sinnvoll.
Bilobene Filmtabletten	**Geeignetes Pflanzenpräparat** Enthält standardisierten Extrakt aus Erdrauch.
Boldo »Dr. Eberth« Dragees	**Umstrittene Kombination (kein reines Pflanzenpräparat)** von Artischocke und isolierten reinen Pflanzenstoffen, darunter einem Abführmittel. Dies ist bei Gallenbeschwerden kaum sinnvoll.
Boldo »Hanosan« Mixtur	**Umstrittene Kombination (kein reines Pflanzenpräparat)** von elf Pflanzen, darunter einem Abführmittel (Faulbaum), tierischen und homöopathischen Zubereitun-

gen. Abführmittel sind bei Gallenbeschwerden kaum sinnvoll. Enthält Alkohol, der bei Leberbeschwerden nicht empfehlenswert ist.

Bomagall forte
Tropfen

Kaum sinnvolle Kombination (kein reines Pflanzenpräparat)
von neun Pflanzen, darunter einem Abführmittel (Faulbaum), homöopathischen Zubereitungen und synthetischen Stoffen, darunter Methenamin, das bei Lebererkrankungen nicht angewendet werden darf. Abführmittel sind bei Gallenbeschwerden kaum sinnvoll. Enthält Alkohol, der bei Leberbeschwerden nicht empfehlenswert ist.

Carminagal
Dragees

Umstrittene Kombination (kein reines Pflanzenpräparat)
von Artischocke, tierischen Zubereitungen (Enzyme) und chemischem Stoff.

Cefachol N
Tropfen

Möglicherweise geeignetes Pflanzenpräparat
Enthält Schöllkraut, Mariendistel, Löwenzahn und Alkohol, der bei Leberbeschwerden nicht empfehlenswert ist.

Cheihepar N
Tinktur

Umstrittenes Pflanzenpräparat
Mischung von sieben Pflanzen. Bei mehr als fünf Komponenten können die einzelnen Bestandteile kaum ausreichend dosiert werden. Enthält Alkohol, der bei Leberschäden nicht empfehlenswert ist.

Cheiranthol
Tropfen

Umstrittene Kombination (kein reines Pflanzenpräparat)
Enthält fünf Pflanzen und fünf synthetische Stoffe sowie Alkohol, der bei Leberschäden nicht empfehlenswert ist.

Chelidonium Strath
Tropfen

Umstrittenes Pflanzenpräparat
Enthält Schöllkraut, Odermennig, Salbei und Johanniskraut. Zu den drei letztgenannten Pflanzen gibt es kaum Belege für eine Wirksamkeit bei Gallenbeschwerden. Der enthaltene Alkohol ist bei Leberschäden nicht empfehlenswert.

Chelidophyt N
Tropfen

Möglicherweise geeignetes Pflanzenpräparat
Enthält Schöllkraut, Schafgarbe, Pfefferminze und Glockenbilsenkraut. Angesichts der Nebenwirkungen und Anwendungseinschränkungen des Glockenbilsenkrauts nur bedingt zweckmäßig.

Choanol
Tropfen

Kaum sinnvolles Pflanzenpräparat
Enthält neun Pflanzen, darunter Berberitze, die wegen möglicher Nebenwirkungen nicht mehr verwendet werden sollte. Enthält Alkohol, der bei Leberbeschwerden nicht empfehlenswert ist.

Cholagogum N Nattermann Kapseln	**Geeignetes Pflanzenpräparat** Enthält standardisierte Extrakte aus Schöllkraut und Kurkuma sowie Pfefferminze.
Cholagogum N Nattermann Tropfen	**Möglicherweise geeignetes Pflanzenpräparat** Enthält standardisierte Extrakte aus Schöllkraut und Kurkuma sowie Pfefferminze. Der enthaltene Alkohol ist bei Leberbeschwerden nicht empfehlenswert.
Cholagutt-N Tropfen	**Möglicherweise geeignetes Pflanzenpräparat** Enthält Frischpflanzenauszüge aus Schöllkraut, Lavendel und Pfefferminze. Die Dosierung läßt sich bei dieser Zubereitungsform kaum beurteilen.
Cholaktol forte Dragees	**Geeignetes Pflanzenpräparat** Enthält Öl aus Pfefferminze.
Cholaktol-L Dragees	**Umstrittene Kombination (kein reines Pflanzenpräparat)** von Pfefferminze, Kümmel und drei Abführmitteln (Rhabarber, Aloe, Amerikanischer Faulbaum) sowie synthetischem Stoff. Abführmittel sind bei Gallenbeschwerden kaum sinnvoll.
Cholapret Tropfen	**Kaum sinnvolles Pflanzenpräparat** Enthält Wermut, Anis, Tausendgüldenkraut, Löwenzahn sowie Alant, der wegen möglicher Nebenwirkungen nicht mehr verwendet werden sollte.
Cholarist Tabletten	**Geeignetes Pflanzenpräparat** Enthält standardisierten Extrakt aus Schöllkraut in ausreichender Dosierung.
Choldestal Krugmann forte Lösung Kapseln	**Geeignetes Pflanzenpräparat** Enthält Zubereitung aus Kurkuma in ausreichender Dosierung.
Choleodoron Tropfen	**Möglicherweise geeignetes Pflanzenpräparat** Enthält Schöllkraut und Kurkuma, beide eher unterdosiert. Enthält Alkohol, der bei Leberbeschwerden nicht empfehlenswert ist.
Cholhepan N Dragees	**Umstrittenes Pflanzenpräparat** Enthält Mariendistel, Schöllkraut und das Abführmittel Aloe. Abführmittel sind bei Gallenbeschwerden kaum sinnvoll.
Chol-Komplex (mit Leptandra) Tropfen	**Umstrittene Kombination (kein reines Pflanzenpräparat)** von homöopathischen Zubereitungen und den beiden Abführmitteln Aloe und Amerikanischem Faulbaum. Abführmittel sind bei Gallenbeschwerden kaum sinnvoll.

Chol-Kugeletten Neu Dragees	**Umstrittenes Pflanzenpräparat** Enthält Schöllkraut und das Abführmittel Aloe. Abführmittel sind bei Gallenbeschwerden kaum sinnvoll.
Cholongal Dragees	**Umstrittene Kombination (kein reines Pflanzenpräparat)** von Rhabarber (Abführmittel), Baldrian, Mariendistel, Kardamom und tierischen Zubereitungen. Abführmittel sind bei Gallenbeschwerden kaum sinnvoll.
Cholongal plus Tropfen Saft	**Umstrittene Kombination (kein reines Pflanzenpräparat)** von neun Pflanzen, darunter einem Abführmittel (Rhabarber), einer tierischen Zubereitung sowie synthetischen Stoffen. Abführmittel sind bei Gallenbeschwerden kaum sinnvoll. Enthält Alkohol, der bei Leberbeschwerden nicht empfehlenswert ist.
Cholosom Dragees	**Umstrittene Kombination (kein reines Pflanzenpräparat)** von sieben Pflanzen, darunter zwei Abführmitteln (Aloe, Rhabarber), einer tierischen Zubereitung und einem synthetischen Stoff. Abführmittel sind bei Gallenbeschwerden kaum sinnvoll.
Cholosom N Flüssigkeit	**Umstrittenes Pflanzenpräparat** Enthält die Abführmittel Rhabarber und Amerikanischer Faulbaum sowie Schöllkraut, Kurkuma, Löwenzahn, Kümmel, Pfefferminze. Abführmittel sind bei Gallenbeschwerden kaum sinnvoll. Enthält Alkohol, der bei Leberbeschwerden nicht empfehlenswert ist.
Cholosom Tee Tee	**Geeignetes Pflanzenpräparat** Enthält Kümmel, Kurkuma, Löwenzahn, Mariendistel und Pfefferminze.
Chol-Truw Dragees	**Umstrittenes Pflanzenpräparat** Enthält neun Pflanzen, darunter drei Abführmittel (Rhabarber, Faulbaum und Senna). Abführmittel sind bei Gallenbeschwerden kaum sinnvoll.
Chophytol Dragees Tropfen	**Geeignetes Pflanzenpräparat** Enthält Artischocke in ausreichender Dosierung.
Citaethol Dragees	**Geeignetes Pflanzenpräparat** Enthält Öl aus Pfefferminze.
Cynarix N Dragees Saft	**Geeignetes Pflanzenpräparat** Enthält standardisierten Extrakt aus Artischocke.

Cynarzym N Dragees	**Umstrittenes Pflanzenpräparat** Enthält Artischocke, Boldo und Schöllkraut. Boldo sollte wegen möglicher Nebenwirkungen besser nicht mehr verwendet werden.
dichronase N Dragees	**Umstrittene Kombination (kein reines Pflanzenpräparat)** von Kümmel und tierischen Zubereitungen (Enzyme).
Digest-Merz Filmtabletten	**Umstrittene Kombination (kein reines Pflanzenpräparat)** von Kurkuma, tierischen Zubereitungen (Enzyme) und synthetischem Stoff.
Dr. Kleinschrod's Wörishofener Leber-und Gallensteinmittel Tabletten	**Kaum sinnvolles Pflanzenpräparat** Enthält zwölf Pflanzen, darunter ein Abführmittel (Faulbaum) sowie Berberitze, die wegen möglicher Nebenwirkungen nicht mehr eingenommen werden sollte.
Dr. Klinger's Bergischer Leber- und Gallentee Teegranulat	**Umstrittenes Pflanzenpräparat** Enthält zehn Pflanzen, darunter zwei Abführmittel (Faulbaum, Rhabarber). Abführmittel sind bei Gallenbeschwerden kaum sinnvoll.
durasilymarin Kapseln	**Geeignetes Pflanzenpräparat** Enthält standardisierten Extrakt aus Mariendistel in ausreichender Dosierung.
Enzym-Harongan Dragees	**Umstrittene Kombination (kein reines Pflanzenpräparat)** von Haronga, Kurkuma und tierischen Zubereitungen (Enzyme).
Enzym-Hepaduran V Dragees	**Umstrittene Kombination (kein reines Pflanzenpräparat)** von Kurkuma, Mariendistel und tierischen Zubereitungen (Enzyme).
Esberigal N Dragees Tropflösung Lösung	**Geeignetes Pflanzenpräparat** Enthält Benediktenkraut, Mariendistel, Schöllkraut und Kamille.
Fugacid Gallentee Tee	**Geeignetes Pflanzenpräparat** Enthält Kurkuma, Löwenzahn, Pfefferminze, Schafgarbe, Kamille, Kümmel, Ringelblume und Süßholz. Trotz vieler Komponenten vertretbare Mischung.
Galleb Liquidum	**Umstrittenes Pflanzenpräparat** Enthält acht Pflanzen, darunter ein Abführmittel (Faulbaum). Abführmittel sind bei Gallenbeschwerden kaum sinnvoll. Enthält Alkohol, der bei Leberbeschwerden nicht empfehlenswert ist.

Gallemolan forte Kapseln	**Geeignetes Pflanzenpräparat** Enthält standardisierten Extrakt aus Schöllkraut sowie Wermut und Löwenzahn.
Gallemolan T Tropfen	**Umstrittenes Pflanzenpräparat** Mischung von sechs Pflanzen. Bei mehr als fünf Komponenten können die einzelnen Bestandteile kaum ausreichend dosiert werden.
Gallen-Leber-Tee Cholaflux N Tubentee	**Umstrittenes Pflanzenpräparat** Enthält 15 Pflanzen, darunter zwei Abführmittel (Rhabarber, Aloe). Abführmittel sind bei Gallenbeschwerden kaum sinnvoll.
Gallen-Leber-Tee Cholaflux Teeaufgußpulver	**Umstrittenes Pflanzenpräparat** Enthält zehn Pflanzen, darunter ein Abführmittel (Aloe). Abführmittel sind bei Gallenbeschwerden kaum sinnvoll.
Gallen-Leber-Tee Cholaflux Vegetabiler Tee	**Umstrittenes Pflanzenpräparat** Enthält elf Pflanzen, darunter ein Abführmittel (Senna). Abführmittel sind bei Gallenbeschwerden kaum sinnvoll.
Gallen-Leber-Tee Stada N Tee	**Geeignetes Pflanzenpräparat** Enthält Kurkuma, Löwenzahn, Pfefferminze und Schafgarbe.
Gallensteinkapseln Kapseln	**Umstrittenes Pflanzenpräparat** Enthält Gundelrebe, über deren Wirkungen und Nebenwirkungen kaum etwas bekannt ist.
Gallexier Saft	**Umstrittenes Pflanzenpräparat** Mischung von zwölf Pflanzen. Bei mehr als fünf Komponenten können die einzelnen Bestandteile kaum ausreichend dosiert werden.
Gallitophen Dragees	**Umstrittene Kombination (kein reines Pflanzenpräparat)** von 13 Pflanzen, darunter zwei Abführmitteln (Faulbaum, Senna), homöopathischen und tierischen Zubereitungen sowie synthetischen Stoffen. Derart komplexe Mischungen und Abführmittel sind bei Gallenbeschwerden kaum sinnvoll.
Gallo Merz N Filmdragees	**Umstrittene Kombination (kein reines Pflanzenpräparat)** von standardisiertem Extrakt aus Kurkuma und synthetischem Stoff.
Gallopas 100 Tabletten	**Geeignetes Pflanzenpräparat** Enthält standardisierten Extrakt aus Schöllkraut in ausreichender Dosierung.

gallo sanol N
Dragees

Umstrittene Kombination
(kein reines Pflanzenpräparat)
von zwei pflanzlichen Abführmitteln (Faulbaum, Aloe) und tierischer Zubereitung. Abführmittel sind bei Gallenbeschwerden kaum sinnvoll.

Galloselect N
Dragees

Umstrittene Kombination
(kein reines Pflanzenpräparat)
Mischung von acht Pflanzen. Bei mehr als fünf Komponenten können die einzelnen Bestandteile kaum ausreichend dosiert werden.

Gerner Cholagogum N
Tee

Geeignetes Pflanzenpräparat
Enthält Löwenzahn, Kamille, Schafgarbe, Schöllkraut, Pfefferminze, Heidekraut, Mariendistel. Trotz vieler Komponenten bei Gallenbeschwerden vertretbare Mischung.

Glissitol
Flüssigkeit

Umstrittene Kombination
(kein reines Pflanzenpräparat)
von Rhabarber und tierischer Zubereitung.

Hacko-Kloster-Kräutertee
Teemischung

Kaum sinnvolles Pflanzenpräparat
Enthält elf Pflanzen, darunter zwei Abführmittel (Faulbaum, Senna) und Sassafras, das wegen möglicher Nebenwirkungen nicht mehr verwendet werden sollte. Zudem sind Abführmittel bei Gallenbeschwerden kaum sinnvoll.

Hapeka 39 (Heparcholin)
Tropfen

Umstrittene Kombination
(kein reines Pflanzenpräparat)
von 14 Pflanzen, darunter einem Abführmittel (Faulbaum), und fünf homöopathischen Zubereitungen. Abführmittel sind bei Gallenbeschwerden kaum sinnvoll. Enthält Alkohol, der bei Leberschäden nicht empfehlenswert ist.

Harongan
Tropfen

Geeignetes Pflanzenpräparat
Enthält standardisierte Extrakte aus Haronga.

Hegrimarin
Kapseln

Geeignetes Pflanzenpräparat
Enthält standardisierten Extrakt aus Mariendistel in ausreichender Dosierung.

Hekbilin A
Filmtabletten

Geeignetes Pflanzenpräparat
Enthält standardisierten Extrakt aus Artischocke.

Hepaduran V
Dragees

Geeignetes Pflanzenpräparat
Enthält standardisierten Extrakt aus Mariendistel in ausreichender Dosierung.

Hepafungin Tropfen	**Umstrittenes Pflanzenpräparat** Enthält alkoholische Auszüge aus Mariendistel und Löwenzahn. Präparate mit Alkohol sind bei Leberschäden nicht empfehlenswert.
Hepagallin Dragees	**Umstrittenes Pflanzenpräparat** Enthält neun Pflanzen, darunter ein Abführmittel (Faulbaum). Abführmittel sind bei Gallenbeschwerden kaum sinnvoll.
hepa-loges N Dragees	**Geeignetes Pflanzenpräparat** Enthält standardisierten Extrakt aus Mariendistel in ausreichender Dosierung.
Hepa-Merz Sil Kapseln	**Geeignetes Pflanzenpräparat** Enthält standardisierten Extrakt aus Mariendistel in ausreichender Dosierung.
Heparaxal Dragees	**Umstrittene Kombination** **(kein reines Pflanzenpräparat)** von sieben Pflanzen, darunter zwei Abführmittel (Amerikanischer Faulbaum, Senna), homöopathischer und tierischer Zubereitung sowie synthetischem Stoff. Derart komplexe Mischungen und Abführmittel sind bei Gallenbeschwerden kaum sinnvoll.
Heparchofid S Tropfen	**Kaum sinnvolle Kombination** **(kein reines Pflanzenpräparat)** von fünf homöopathischen Zubereitungen, synthetischem Stoff und acht Pflanzen, darunter Arnika, die wegen möglicher Nebenwirkungen innerlich nicht mehr angewendet werden sollte.
Hepar-Pasc 100 Filmtabletten	**Geeignetes Pflanzenpräparat** Enthält standardisierten Extrakt aus Mariendistel in ausreichender Dosierung.
Hepar-Pasc N Filmtabletten	**Umstrittene Kombination** **(kein reines Pflanzenpräparat)** von Schöllkraut, Mariendistel und synthetischem Stoff.
Hepar SL forte Kapseln	**Geeignetes Pflanzenpräparat** Enthält standardisierten Extrakt aus Artischocke.
Hepaticum-Divinal N Dragees	**Umstrittene Kombination** **(kein reines Pflanzenpräparat)** von elf Pflanzen, darunter zwei Abführmittel (Faulbaum, Senna), tierischen Zubereitungen sowie synthetischen Stoffen. Derart komplexe Mischungen und Abführmittel sind bei Gallenbeschwerden kaum sinnvoll.

Hepaticum-Divinal Tropfen	**Umstrittene Kombination** **(kein reines Pflanzenpräparat)** von 13 Pflanzen, darunter einem Abführmittel (Faulbaum), und synthetischem Stoff. Abführmittel sind bei Gallenbeschwerden kaum sinnvoll.
Hepaticum-Medice N Tabletten Dragees	**Umstrittenes Pflanzenpräparat** Enthält sechs Pflanzen, darunter ein Abführmittel (Aloe). Abführmittel sind bei Gallenbeschwerden kaum sinnvoll.
Hepaticum »Mletzko« Kapseln	**Umstrittene Kombination** **(kein reines Pflanzenpräparat)** von neun Pflanzen, darunter zwei Abführmittel (Aloe, Faulbaum) und synthetischen Stoffen. Abführmittel sind bei Gallenbeschwerden kaum sinnvoll.
Hepaticum Nestmann Tropfen	**Umstrittenes Pflanzenpräparat** Enthält 14 Pflanzen, darunter ein Abführmittel (Senna). Abführmittel sind bei Gallenbeschwerden kaum sinnvoll.
Hepaticum-Pascoe Tabletten	**Umstrittene Kombination** **(kein reines Pflanzenpräparat)** von sechs Pflanzen, darunter drei Abführmittel (Aloe, Senna, Faulbaum), und sieben homöopathischen Zubereitungen. Abführmittel sind bei Gallenbeschwerden kaum sinnvoll.
Hepatimed N Filmtabletten	**Geeignetes Pflanzenpräparat** Enthält standardisierte Extrakte aus Schöllkraut, Kurkuma und Mariendistel.
Hepatofalk Dragees	**Umstrittene Kombination** **(kein reines Pflanzenpräparat)** von neun Pflanzen, darunter zwei Abführmittel (Rhabarber, Faulbaum), tierischer Zubereitung und sechs synthetischen Stoffen. Derart komplexe Mischungen und Abführmittel sind bei Gallenbeschwerden kaum sinnvoll.
Hepatofalk Planta Kapseln	**Geeignetes Pflanzenpräparat** Enthält standardisierte Extrakte aus Mariendistel, Schöllkraut und Kurkuma in ausreichender Dosierung.
Hepaton Tabletten	**Umstrittenes Pflanzenpräparat** Enthält sieben Pflanzen, darunter ein Abführmittel (Aloe). Abführmittel sind bei Gallenbeschwerden kaum sinnvoll.
Heumann Leber- und Gallentee Solu-Hepar NT Pulver	**Geeignetes Pflanzenpräparat** Enthält Boldo, Schöllkraut, Mariendistel und Pfefferminze.

Hevert-Gall Saft	**Umstrittenes Pflanzenpräparat** von zwölf Pflanzen, darunter einem Abführmittel (Faulbaum). Abführmittel sind bei Gallenbeschwerden kaum sinnvoll. Enthält Alkohol, der bei Leberbeschwerden nicht empfehlenswert ist.
Horvilan N Dragees	**Geeignetes Pflanzenpräparat** Enthält Kurkuma, Schöllkraut und Pfefferminze.
Infi-tract Tropfen	**Umstrittene Kombination (kein reines Pflanzenpräparat)** von 13 Pflanzen, darunter drei Abführmittel (Amerikanischer Faulbaum, Rhabarber, Senna), und synthetischem Stoff. Abführmittel sind bei Gallenbeschwerden kaum sinnvoll.
Kneipp Galle- und Leber-Tee N Tee	**Geeignetes Pflanzenpräparat** Enthält Pfefferminze, Kurkuma und Löwenzahn.
Kneipp Löwenzahn-Pflanzensaft Saft	**Geeignetes Pflanzenpräparat** Enthält Preßsaft aus frischem Löwenzahn.
Kneipp Rettich-Pflanzensaft Saft	**Geeignetes Pflanzenpräparat** Enthält Preßsaft aus frischem Rettich.
Knufinke Leber- und Gallen-Tee Hepa-L Teeaufgußpulver	**Möglicherweise geeignetes Pflanzenpräparat** Enthält Kamille, Kümmel, Löwenzahn, Pfefferminze, Brombeerblätter und Pomeranzenblüten. Bei den beiden letztgenannten Pflanzen gibt es kaum Belege für eine Wirksamkeit bei Leber- und Gallenbeschwerden.
Legalon 70/-140/-Suspension Dragees Kapseln Suspension	**Geeignetes Pflanzenpräparat** Enthält standardisierten Extrakt aus Mariendistel in ausreichender Dosierung.
Legapas 100 Tropfen	**Umstrittenes Pflanzenpräparat** Enthält Amerikanischen Faulbaum (Abführmittel). Abführmittel sind bei Gallenbeschwerden kaum sinnvoll.
Legapas N Tropfen	**Umstrittene Kombination (kein reines Pflanzenpräparat)** Enthält Amerikanischen Faulbaum (Abführmittel), Mariendistel, Schöllkraut und Löwenzahn. Abführmittel sind bei Gallenbeschwerden kaum sinnvoll.
Losapan Pulver Granulat	**Umstrittenes Pflanzenpräparat** Enthält neun Pflanzen, darunter ein Abführmittel (Faulbaum). Abführmittel sind bei Gallenbeschwerden kaum sinnvoll.

Ludoxin
Kerne

Umstrittene Kombination
(kein reines Pflanzenpräparat)
von acht Pflanzen, darunter einem Abführmittel (Aloe), und einer tierischen Zubereitung. Abführmittel sind bei Gallenbeschwerden kaum sinnvoll.

Mandrogallan
Dragees
Verschreibungspflichtig

Kaum sinnvolle Kombination
(kein reines Pflanzenpräparat)
von vier Pflanzen, darunter zwei Abführmittel (Aloe, Jalape), tierischer Zubereitung und synthetischen Stoffen. Abführmittel sind bei Gallenbeschwerden kaum sinnvoll. Wegen schwerwiegender Nebenwirkungen sollte Jalape zudem nicht mehr verwendet werden.

Marianon »Dr. Klein«
Tropfen

Möglicherweise geeignetes Pflanzenpräparat
Enthält Mariendistel, Schöllkraut, Schafgarbe, Wermut, Färberkrapp und Johanniskraut. Bei den beiden letztgenannten Pflanzen gibt es kaum Belege für eine Wirksamkeit bei Leber- und Gallenbeschwerden.

Mariendistel-Tropfen Curarina
Tropfen

Umstrittenes Pflanzenpräparat
Enthält unterdosierten alkoholischen Auszug aus Mariendistel. Präparate mit Alkohol sind bei Leberschäden nicht empfehlenswert.

Medichol
Kapseln
Tropfen

Umstrittene Kombination
(kein reines Pflanzenpräparat)
von Schöllkraut, Mariendistel, Kurkuma, isolierten reinen Pflanzenstoffen und synthetischen Substanzen.

Mletzko Tropfen
Tinktur

Umstrittenes Pflanzenpräparat
Enthält acht Pflanzen, darunter zwei Abführmittel (Faulbaum, Aloe). Abführmittel sind bei Gallenbeschwerden kaum sinnvoll. Enthält Alkohol, der bei Leberbeschwerden nicht empfehlenswert ist.

Neo-Gallonorm
Dragees

Umstrittene Kombination
(kein reines Pflanzenpräparat)
von acht Pflanzen, darunter einem Abführmittel (Faulbaum), einer homöopathischen und vier tierischen Zubereitungen sowie fünf synthetischen Stoffen. Derart komplexe Mischungen und Abführmittel sind bei Gallenbeschwerden kaum sinnvoll.

Neo-Lapitrypsin
Kapseln

Umstrittenes Pflanzenpräparat
Mischung von sieben Pflanzen. Bei mehr als fünf Komponenten können die einzelnen Bestandteile kaum ausreichend dosiert werden.

Neurochol N
Dragees
Tropfen

Umstrittenes Pflanzenpräparat
Enthält Artischocke, Löwenzahn, Kamille, Wermut und Rhabarber (Abführmittel). Abführmittel sind bei Gallenbeschwerden kaum sinnvoll.

Oddibil
Filmtabletten

Geeignetes Pflanzenpräparat
Enthält standardisierten Extrakt aus Erdrauch in ausreichender Dosierung.

Opobyl
Dragees
Verschreibungspflichtig

Umstrittene Kombination
(kein reines Pflanzenpräparat)
von Boldo, Aloe (Abführmittel), Tollkirsche, Bilsenkraut und tierischer Zubereitung. Abführmittel sind bei Gallenbeschwerden kaum sinnvoll.

Original-Hico-Gallenheil
Saft

Umstrittene Kombination
(kein reines Pflanzenpräparat)
von neun Pflanzen, darunter zwei Abführmittel (Faulbaum, Senna), sechs homöopathischen Zubereitungen und drei synthetischen Stoffen. Derart komplexe Mischungen und Abführmittel sind bei Gallenbeschwerden kaum sinnvoll.

Orotofalk
Kapseln

Umstrittene Kombination
(kein reines Pflanzenpräparat)
von Artischocke, Kurkuma, und fünf synthetischen Stoffen.

Panchelidon
Kapseln
Tropfen

Umstrittenes Pflanzenpräparat
Enthält standardisierten, aber nicht ausreichend dosierten Extrakt aus Schöllkraut.

Pancholtruw
Dragees

Umstrittene Kombination
(kein reines Pflanzenpräparat)
von Schöllkraut, Mariendistel und Enzymen aus Tieren und Pflanzen.

Pankreaticum-Hevert
Tropfen

Kombination (kein reines Pflanzenpräparat)
von Boldo, Kurkuma und acht homöopathischen Zubereitungen.

Pascohepan
Tropfen

Umstrittenes Pflanzenpräparat
Enthält alkoholische Auszüge aus Schöllkraut, Bitterholz, Mariendistel und Löwenzahn. Präparate mit Alkohol sind bei Leberschäden nicht empfehlenswert.

Pascopankreat
Tropfen

Umstrittene Kombination
(kein reines Pflanzenpräparat)
von neun Pflanzen, darunter einem Abführmittel (Amerikanischer Faulbaum), tierischen Zubereitungen (Enzym und Cholesterin) und isoliertem reinem Pflanzenstoff (Menthol).

Pascopankreat
Dragees

Kaum sinnvolle Kombination
(kein reines Pflanzenpräparat)
Enthält in zwei verschiedenen Tabletten zehn Pflanzen, darunter ein Abführmittel (Amerikanischer Faul-

baum), sowie tierische und homöopathische Zubereitungen.

Poikicholan N
Dragees

Umstrittene Kombination
(kein reines Pflanzenpräparat)
von Artischocke, Kurkuma, Faulbaum (Abführmittel), tierischer Zubereitung und synthetischem Stoff. Abführmittel sind bei Gallenbeschwerden kaum sinnvoll.

Presselin 52 N
Tropfen

Umstrittenes Pflanzenpräparat
Mischung von neun Pflanzen. Bei mehr als fünf Komponenten können die einzelnen Bestandteile kaum ausreichend dosiert werden. Enthält Alkohol, der bei Leberschäden nicht empfehlenswert ist.

Presselin Chol
Tropfen

Umstrittene Kombination
(kein reines Pflanzenpräparat)
von Pfefferminze, Fenchel, Kümmel, sieben homöopathischen Zubereitungen und synthetischem Stoff. Enthält Alkohol, der bei Leberschäden nicht empfehlenswert ist.

Probiophyt V
Dragees

Geeignetes Pflanzenpräparat
Enthält standardisierten Extrakt aus Mariendistel in ausreichender Dosierung.

RD-20
Dragees

Umstrittene Kombination
(kein reines Pflanzenpräparat)
von sechs Pflanzen, darunter drei Abführmittel (Rhabarber, Faulbaum, Aloe), tierischer Zubereitung, isolierten reinen Pflanzenstoffen und synthetischen Stoffen. Abführmittel sind bei Gallenbeschwerden kaum sinnvoll.

Salus Gallexier Kräuter-Dragees
Dragees

Geeignetes Pflanzenpräparat
Enthält Kurkuma, Artischocke, Mariendistel, Löwenzahn, Kamille und Pfefferminze. Alle Kombinationspartner sind relativ hoch dosiert und tragen zur Gesamtwirkung bei.

Salus Leber-Galle-Tee Nr. 18
Tee

Geeignetes Pflanzenpräparat
Enthält Artischocke, Fenchel, Kamille, Löwenzahn, Pfefferminze, Ringelblume, Katzenpfötchen und Schafgarbe.

Silibene 140
Filmtabletten

Geeignetes Pflanzenpräparat
Enthält standardisierten Extrakt aus Mariendistel in ausreichender Dosierung.

Silymarin 70 »Ziethen«
Kapseln

Geeignetes Pflanzenpräparat
Enthält standardisierten Extrakt aus Mariendistel in ausreichender Dosierung.

Spasmo-Bilicura Dragees Verschreibungspflichtig	**Umstrittene Kombination (kein reines Pflanzenpräparat)** von sechs Pflanzen, darunter zwei Abführmittel (Aloe, Faulbaum), tierischer Zubereitung und synthetischen Stoffen. Abführmittel sind bei Gallenbeschwerden kaum sinnvoll.
spasmo gallo sanol N Dragees	**Umstrittene Kombination (kein reines Pflanzenpräparat)** von Aloe (Abführmittel), tierischer Zubereitung und synthetischem Stoff. Abführmittel sind bei Gallenbeschwerden kaum sinnvoll.
Stoffwechseldragees Dragees	**Umstrittene Kombination (kein reines Pflanzenpräparat)** von Kümmel, Brennessel, Fenchel, Kalmus, homöopathischer und tierischer Zubereitung (Enzym) und synthetischen Stoffen.
Sulfolitruw Dragees	**Umstrittene Kombination (kein reines Pflanzenpräparat)** von Mariendistel, Stiefmütterchen, Bärlapp und dreizehn synthetischen Stoffen.
Taraleon Tropfen	**Geeignetes Pflanzenpräparat** Enthält Löwenzahn in ausreichender Dosierung.
Zettagall V Lacktabletten	**Möglicherweise geeignetes Pflanzenpräparat** Enthält eher unterdosiertes Kräuterpulver aus Schöllkraut, Kurkuma, Tausendgüldenkraut und Löwenzahn.

Wichtig:

- *Auch »Geeignete Pflanzenpräparate« sollten nicht bedenkenlos eingenommen werden. Naturheilmittel sind keine Nahrungsmittel.*
- *Die (ärztlich verordnete) Einnahme umstrittener oder kaum sinnvoller Produkte sollte nicht abgebrochen werden, ohne daß Sie mit Ihrem Arzt oder Apotheker darüber sprechen.*
- *Dieses Buch ersetzt nicht die Anweisungen zum Gebrauch von Medikamenten. Lesen Sie immer die Packungsbeilage. Fragen Sie Arzt oder Apotheker nach Nebenwirkungen, Gegenanzeigen, Dosierung und Anwendung.*

Blähungen

Blähungen entstehen überraschenderweise meist nicht durch übermäßige Gasbildung im Magen-Darm-Trakt, sondern durch eine Störung der natürlichen Magen-Darm-Bewegungen. Sie treten oft bei nervösen Beschwerden oder Verstopfungen auf. Bestimmte Nahrungsmittel wie Kohlarten oder Bohnen können ebenfalls Blähungen auslösen. Einige Heilpflanzen helfen, Blähungen zu vermindern und die Verdauung zu normalisieren.

Heilpflanzen gegen Blähungen

Verschiedene Gewürze vermindern Blähungen. Sie werden den Speisen oft sowohl zur Verbesserung des Geschmacks wie auch zur Verringerung von Blähungen beigefügt.

- FENCHEL und KÜMMEL sind am wirksamsten. Dabei schmeckt Fenchel weniger intensiv als Kümmel. Viele Kindertees enthalten deshalb Fenchel.
- ANIS, GALGANT, ENGWER, KAMILLE, KARDAMOMEN, KORIANDER, MELISSE, MUTTERKÜMMEL *(Cuminum cyminum)*, PFEFFERMINZE, STERNANIS und ZIMT werden ebenfalls verwendet.

Magen- und Darmtee I bis XII (Teemischungen nach Standardzulassung)
Diese Tees erhalten Sie in Ihrer Apotheke.

Sie enthalten maximal vier bis fünf wirksame Bestandteile aus einer vorgegebenen Auswahl und entsprechen in bezug auf Qualität und Wirksamkeit den Bestimmungen des Bundesgesundheitsamts. Jeder dieser Tees ist ein »Geeignetes Pflanzenpräparat« gemäß den Kriterien dieses Buches.

Mögliche wirksame Bestandteile: Anis, Fenchel, Koriander, Kümmel, Angelika, Kamille, Pfefferminze, Schafgarbe, Süßholz. Zusätzlich können bis zu 30 Prozent anderer Pflanzen zur Geschmacksverbesserung und Verschönerung der Mischung enthalten sein.

Arzneimittel gegen Blähungen

Bei dieser Anwendung können Tees (ausnahmsweise auch flüssige Arzneiformen) mit mehr als fünf Komponenten als »möglicherweise geeignet« beurteilt werden, sofern die Pflanzen mehrheitlich gleichgerichtet wirken. Die Dosierung der einzelnen Pflanze ist nicht mehr so wichtig wie bei anderen Anwendungsgebieten, wenn die Mischung insgesamt hoch genug dosiert ist.

Amol Heilkräutergeist Flüssigkeit	**Kombination (kein reines Pflanzenpräparat)** von Ölen aus Citronellgras, Muskatnuß, Gewürznelken, Zimt, Zitrone, Pfefferminze und Lavendel sowie isoliertem reinem Pflanzenstoff (Menthol).
Anethol 36 »Lohmann« N Dragees	**Geeignetes Pflanzenpräparat** Enthält Wermut, Kümmel und Pfefferminze.
Anethol 36 »Lohmann« Tropfen	**Umstrittene Kombination (kein reines Pflanzenpräparat)** von zehn Pflanzen, homöopathischer Zubereitung und isoliertem reinem Pflanzenstoff.
Aspasmon N Tropfen	**Geeignetes Pflanzenpräparat** Enthält ätherische Öle aus Pfefferminze, Anis und Kümmel.
Carminativum Babynos Blähungstropfen Lösung	**Geeignetes Pflanzenpräparat** Enthält Fenchel, Koriander und Kamille.

Carminativum Hetterich N Tropfen	**Geeignetes Pflanzenpräparat** Enthält Kamille, Pfefferminze, Fenchel, Kümmel und Pomeranze.
Carminat Tropfen	**Geeignetes Pflanzenpräparat** Enthält Pfefferminze, Koriander, Kümmel, Kardamom und Baldrian.
Carvomin Tropfen	**Möglicherweise geeignetes Pflanzenpräparat** Enthält Angelika, Basilikum, Kalmus, Benediktenkraut, Kümmel, Schöllkraut, Kondurango und Pfefferminze. Trotz vieler Komponenten bei Verdauungsstörungen vertretbare Mischung.
Dr. Maurers Magen-Apotheke Flüssigkeit	**Umstrittene Kombination (kein reines Pflanzenpräparat)** von 15 Pflanzen und tierischer Zubereitung.
Floradix Multipretten Dragees	**Umstrittene Kombination (kein reines Pflanzenpräparat)** von 13 Pflanzen und isolierten reinen Pflanzenstoffen.
Fugacid Neurogast-Tee Tee	**Geeignetes Pflanzenpräparat** Enthält Pfefferminze, Kamille, Süßholz, Baldrian, Malve, Melisse, Ringelblume und Zimt. Trotz vieler Komponenten bei Blähungen vertretbare Mischung.
Gastricard N Tabletten	**Möglicherweise geeignetes Pflanzenpräparat** Enthält Weißdorn, Pfefferminze, Kümmel, Fenchel und Koriander. Vertretbare Zusammensetzung, obwohl Weißdorn bei Blähungen kaum wirksam ist.
Gastricard N Tropfen	**Möglicherweise geeignetes Pflanzenpräparat** Enthält Weißdorn, Enzian, Kümmel, Fenchel, Pfefferminze und Ingwer. Vertretbare Zusammensetzung, obwohl Weißdorn bei Blähungen kaum wirksam ist.
Gastritol »Dr. Klein« Tropfen	**Umstrittenes Pflanzenpräparat** Mischung von sieben Pflanzen. Bei mehr als fünf Komponenten können die einzelnen Bestandteile kaum ausreichend dosiert werden.
Ilioton Dragees	**Umstrittene Kombination (kein reines Pflanzenpräparat)** von synthetischen Stoffen, pflanzlichen Abführmitteln (Rhabarber, Aloe), Fenchel und Kümmel.
Imbak Tabletten	**Umstrittene Kombination (kein reines Pflanzenpräparat)** von Wacholder, Ingwer, Hefe und Stoffwechselprodukten der Milchsäurebakterien.
Kneipp Flatuol Tabletten	**Geeignetes Pflanzenpräparat** Enthält Fenchel, Kümmel, Pfefferminze und Enzian.

Lymphat-Suppositorien Zäpfchen	**Kaum sinnvolles Pflanzenpräparat** Enthält Schierling, Herbstzeitlose, Podophyllum, Bilsenkraut, Fingerhut, Kanadische Gelbwurzel. Mit Ausnahme von Bilsenkraut sollten alle Pflanzen wegen schwerwiegender Nebenwirkungen nicht mehr verwendet werden!
Magen-Tee Stada N Tee	**Geeignetes Pflanzenpräparat** Enthält Kamille, Pfefferminze und Schafgarbe.
Majocarmin forte Tropfen	**Umstrittenes Pflanzenpräparat** Mischung von 15 Pflanzen. Bei mehr als fünf Komponenten können die einzelnen Bestandteile kaum ausreichend dosiert werden.
Majocarmin mite Tropfen	**Umstrittene Kombination** **(kein reines Pflanzenpräparat)** von Wermut, Kalmus, Chinarinde, Enzian, Baldrian, Pfefferminze und synthetischem Stoff.
Majocarmin-Tee Tee	**Geeignetes Pflanzenpräparat** Enthält Anis, Fenchel, Kümmel, Kamille und Pfefferminze.
Makatussin Sternbiene Fencheltee Teeaufgußpulver	**Geeignetes Pflanzenpräparat** Enthält Fenchel, Kümmel, Anis und Koriander.
Meteophyt Tropfen	**Umstrittene Kombination** **(kein reines Pflanzenpräparat)** von sieben Pflanzen, darunter einem Abführmittel (Aloe), und tierischen Zubereitungen.
Meteophyt N Dragees	**Geeignetes Pflanzenpräparat** Enthält Kurkuma in ausreichender Dosierung.
Pasisana Mixtur	**Umstrittene Kombination** **(kein reines Pflanzenpräparat)** von 21 Pflanzen (!) und acht homöopathischen Zubereitungen. Bei mehr als fünf Komponenten können die einzelnen Bestandteile kaum ausreichend dosiert werden.
Pollax Tropfen Tropfen	**Geeignetes Pflanzenpräparat** Enthält Anis, Enzian, Kümmel und Fenchel.
Presselin 214 Tropfen	**Umstrittenes Pflanzenpräparat** Mischung von 22 Pflanzen! Bei mehr als fünf Komponenten können die einzelnen Bestandteile kaum ausreichend dosiert werden.

Röflatol G
Tropfen

Kaum sinnvolle Kombination (kein reines Pflanzenpräparat)
von zehn Pflanzen, drei homöopathischen Zubereitungen und vier synthetischen Stoffen, darunter ein veraltetes Schlafmittel (Kaliumbromid).

Roha-Fenchel-Tee
Teeaufgußpulver

Geeignetes Pflanzenpräparat
Enthält Fenchel.

Stovalid N
Tropfen

Möglicherweise geeignetes Pflanzenpräparat
Enthält Pfefferminze, Wermut, Römische Kamille, Fenchel, Anis, Kümmel, Angelika, Kalmus und Enzian. Trotz vieler Komponenten bei Verdauungsbeschwerden vertretbare Mischung.

Vier-Winde-Tee
Tee

Geeignetes Pflanzenpräparat
Enthält Kümmel, Anis, Fenchel, Pfefferminze, Kamille und Römische Kamille.

Wichtig:

- *Auch »Geeignete Pflanzenpräparate« sollten nicht bedenkenlos eingenommen werden. Naturheilmittel sind keine Nahrungsmittel.*
- *Die (ärztlich verordnete) Einnahme umstrittener oder kaum sinnvoller Produkte sollte nicht abgebrochen werden, ohne daß Sie mit Ihrem Arzt oder Apotheker darüber sprechen.*
- *Dieses Buch ersetzt nicht die Anweisungen zum Gebrauch von Medikamenten. Lesen Sie immer die Packungsbeilage. Fragen Sie Arzt oder Apotheker nach Nebenwirkungen, Gegenanzeigen, Dosierung und Anwendung.*

Verstopfung

Länger andauernde Verstopfung ist die Folge falscher Ernährungsgewohnheiten. In diesen Fällen ist die richtige Behandlung der Verstopfung die Veränderung der Nahrung sowie genügend Flüssigkeitszufuhr und körperliche Aktivität.

Günstig gegen Verstopfung ist die vermehrte Zufuhr ballaststoffreicher Lebensmittel (vor allem Vollkornprodukte, Gemüse und Früchte). Pro Tag sollten 20 bis 60 g Ballaststoffe eingenommen werden. Zum Beispiel enthalten 100 g Roggenvollkornbrot 7,2 g Ballaststoffe.[65]

Die Anwendung von stark wirksamen Abführmitteln ist nur in besonderen Situationen sinnvoll, zum Beispiel vor einer medizinischen Untersuchung, bei Patienten mit blutenden Hämorrhoiden oder wenn jede Anstrengung vermieden werden muß (zum Beispiel nach einem gerade erlittenem Herzinfarkt).

Heilpflanzen gegen Verstopfung

Sehr viele Abführmittel sind Medikamente aus Pflanzen. Gerade bei den Abführmitteln ist die Meinung falsch, daß alle Pflanzenpräparate harmlos wären.

Die pflanzlichen Abführmittel lassen sich in zwei Gruppen unterteilen:

- Quell- und Gleitmittel
- darmwandreizende Abführmittel.

Die *Quell- und Gleitmittel* vermehren das Stuhlvolumen. Sie bewirken dadurch eine Dehnung der Darmwand und führen so zu einer Stuhlentleerung. Dies entspricht weitgehend den normalen Vorgängen im Darm. Diese Abführmittel sind deshalb auch recht harmlos. Leider zeigen die Verkaufszahlen, daß die Quell- und Gleitmittel sehr viel weniger verwendet werden als die darmwandreizenden Abführmittel. Folgende Quell- und Gleitmittel werden gegen Verstopfung eingesetzt:

- AGAR, FLOHSAME, KARAYA, LEINSAMEN, TRAGANT und WEIZENKLEIE wirken langsam (nach einigen Tagen). Es müssen recht hohe Mengen verwendet werden (ca. 20 g pro Tag). Außerdem sollte bei der Einnahme ausreichend Flüssigkeit getrunken werden (mindestens 3 dl). Andernfalls kann es vorkommen, daß diese Stoffe im Magen-Darm-Trakt verklumpen, was schlimmstenfalls sogar zu einem Darmverschluß führen kann.

Eine vermehrte Wasseraufnahme im Darm (und dadurch weicherer und voluminöserer Stuhl) kann unter anderem auch durch folgende Lebensmittel erreicht werden:

- FEIGE, HIBISCUS, MANNA-ESCHE, PFLAUME *(Prunus domestica),* SAUERKRAUT *(Brassica oleracea var. capitata),* TAMARINDENMUS *(Tamarindus indica).*

Die Wirkstoffe der pflanzlichen *darmwandreizenden* Abführmittel wirken vor allem im Dickdarm. Dort stimulieren sie autonome Nerven und vermehren die Darmbewegungen.[66] Es wird dadurch nicht nur die Resorption von Wasser und Mineralsalzen im Darm gehemmt, sondern diese Stoffe werden dem Körper sogar aktiv entzogen. Dies kann bei langfristiger Anwendung zu einem starken Verlust von Mineralsalzen führen. Dadurch werden die normalen Darmbewegungen vermindert, und die Verstopfung wird begünstigt. Derartige Abführmittel können deshalb bei häufigem Gebrauch einen Teufelskreis auslösen, der zu Abführmittelabhängigkeit führt. Folgende darmwandreizende Abführmittel werden gegen Verstopfung eingesetzt:

- ALOE, AMERIKANISCHER FAULBAUM, FAULBAUM, KREUZDORN, RHABARBER und SENNA bzw. die entsprechenden Präparate sollten aus den vorhin genannten Gründen nur kurzfristig, aber keinesfalls über längere Zeit eingenommen werden.
- ALOEund SENNA finden sich zudem, gleichsam versteckt, im Allheilmittel »Schwedentrunk (Schwedentropfen)«. Diese Tinktur enthält außer Aloe eine Vielzahl pflanzlicher Zutaten und wird wegen der sogenannten »allgemein stärkenden und umstimmenden Wirkung« zum Dauergebrauch empfohlen. Gerade diese langfristige Einnahme von Aloe ist risikoreich.
- RIZINUS nimmt eine Sonderstellung ein. Rizinusöl wirkt bereits im Dünndarm darmwandreizend. Es sollte nur kurzfristig und in Ausnahmefällen eingenommen werden.

Arzneimittel gegen Verstopfung

Als »Geeignete Präparate« finden Sie in diesem Abschnitt nur Quell- und Gleitmittel.

Produkte mit darmwandreizenden Wirkstoffen sind höchstens für eine kurzfristige Anwendung geeignet. Ein länger andauernder Gebrauch führt unter anderem zu einer Gewöhnung des Darms und damit zu einer Abführmittelabhängigkeit.

Produkte mit Aloe können nicht mehr empfohlen werden. Aloe weist von allen Pflanzen mit darmwandreizendem Effekt am meisten Nebenwirkungen auf.

Die Nebenwirkungen der darmwandreizenden Abführmittel werden durch den Zusatz krampflösender Pflanzen nicht gemildert. Die Wirkstoffe gelangen zu unterschiedlicher Zeit in den Darm und können dort nicht gleichzeitig aktiv werden.

Abführ-Tee Depuraflux Teeaufgußpulver	**Umstrittenes Pflanzenpräparat** Enthält 14 Pflanzen, darunter zwei Abführmittel (Faulbaum, Senna). Die übrigen zwölf Pflanzen liefern kaum einen Beitrag zur Wirkung.
Abführ-Tee Depuraflux Tee	**Umstrittene Kombination (kein reines Pflanzenpräparat)** von acht Pflanzen, darunter einem Abführmittel (Senna), und synthetischem Stoff. Die übrigen sieben Pflanzen liefern kaum einen Beitrag zur Wirkung.
Abführ-Tee Stada N Tee	**Umstrittenes Pflanzenpräparat** Enthält 13 Pflanzen, darunter drei Abführmittel (Akkerwinde, Faulbaum, Senna). Die übrigen zehn Pflanzen liefern kaum einen Beitrag zur Wirkung.
AdipöRö-Plex Arzneitee (Röwo-714) Tee	**Kaum sinnvolles Pflanzenpräparat** Enthält 14 Pflanzen, darunter zwei Abführmittel (Faulbaum, Senna), und Sassafras, das wegen möglicher Nebenwirkungen nicht mehr verwendet werden sollte.
Agiocur Granulat	**Geeignetes Pflanzenpräparat** Enthält Flohsame.
Agiolax Granulat	**Möglicherweise geeignetes Pflanzenpräparat** Enthält Flohsame und Senna. Nur zweckmäßig zur kurzfristigen Anwendung.
Alasenn Granulat	**Umstrittenes Pflanzenpräparat** Enthält Senna, Hauhechel, Schafgarbe und Löwenzahn. Die drei letztgenannten Pflanzen liefern kaum einen Beitrag zur Wirkung.
Batkaletta Granulat	**Möglicherweise geeignetes Pflanzenpräparat** Enthält Senna, Faulbaum und Kamille. Nur zweckmäßig zur kurzfristigen Anwendung.

Bekunis Kräuter Dragees Dragees	**Möglicherweise geeignetes Pflanzenpräparat** Enthält standardisierten Extrakt aus Senna. Nur zweckmäßig zur kurzfristigen Anwendung.
Bekunis Kräutertee Tee	**Möglicherweise geeignetes Pflanzenpräparat** Enthält standardisierten Extrakt aus Senna. Nur zweckmäßig zur kurzfristigen Anwendung.
Bekunis Senna-Instant Tee Teeaufgußpulver	**Möglicherweise geeignetes Pflanzenpräparat** Enthält standardisierten Extrakt aus Senna. Nur zweckmäßig zur kurzfristigen Anwendung.
Cesralax N Dragees	**Umstrittenes Pflanzenpräparat** Enthält Rhabarber, Senna und Aloe. Präparate mit Aloe sollten wegen möglicher Nebenwirkungen vermieden werden.
Colonorm Sirup	**Möglicherweise geeignetes Pflanzenpräparat** Enthält standardisierten Extrakt aus Senna. Nur zweckmäßig zur kurzfristigen Anwendung.
Daluwal Compretten Dragees	**Umstrittenes Pflanzenpräparat** Enthält Rhabarber, Aloe, Amerikanischen Faulbaum und Pfefferminze. Präparate mit Aloe sollten wegen möglicher Nebenwirkungen vermieden werden.
Daluwal forte Compretten Dragees	**Umstrittene Kombination** **(kein reines Pflanzenpräparat)** von Rhabarber, Aloe, Amerikanischem Faulbaum, Pfefferminze und einem hochdosierten synthetischen Abführmittel. Präparate mit Aloe sollten wegen möglicher Nebenwirkungen vermieden werden.
Depuran Kapseln	**Möglicherweise geeignetes Pflanzenpräparat** Enthält Senna, Anis und Kümmel. Nur zweckmäßig zur kurzfristigen Anwendung.
Dralinsa Abführ-Körner Dragierter Leinsamen	**Möglicherweise geeignetes Pflanzenpräparat** Enthält Lein und Senna. Nur zweckmäßig zur kurzfristigen Anwendung.
Drisi-lax Kapseln	**Möglicherweise geeignetes Pflanzenpräparat** Enthält standardisierten Extrakt aus Senna. Nur zweckmäßig zur kurzfristigen Anwendung.
Drix Abführ-Dragees Dragees	**Möglicherweise geeignetes Pflanzenpräparat** Enthält standardisierten Extrakt aus Senna. Nur zweckmäßig zur kurzfristigen Anwendung.
Drix Richter's Kräutertee Tee	**Umstrittenes Pflanzenpräparat** Enthält zwölf Pflanzen, darunter zwei Abführmittel (Senna, Faulbaum). Die übrigen Pflanzen liefern kaum einen Beitrag zur Wirkung.

Drix Richter's Kräutertee tassenfertig
Teeaufgußpulver

Umstrittenes Pflanzenpräparat
Enthält Senna, Faulbaum, Birke und Weißdorn. Die beiden letztgenannten Pflanzen liefern kaum einen Beitrag zur Wirkung.

Drix Richter's Kräutertee
Filterbeutel

Umstrittenes Pflanzenpräparat
Enthält acht Pflanzen, darunter zwei Abführmittel (Senna, Faulbaum). Die übrigen Pflanzen liefern kaum einen Beitrag zur Wirkung.

Dr. Janssens Teebohnen-N normal/verstärkt
Teebohnen

Umstrittenes Pflanzenpräparat
Enthält Aloe. Präparate mit Aloe sollten wegen möglicher Nebenwirkungen vermieden werden.

Dr. Klinger's Bergischer Abführ- und Verdauungstee
Teegranulat

Kaum sinnvolles Pflanzenpräparat
Enthält neun Pflanzen, darunter die beiden Abführmittel Senna und Faulbaum sowie Sarsaparille, die wegen möglicher Nebenwirkungen nicht mehr verwendet werden sollte.

Dr. Theiss Schweden-Bitter
Lösung

Umstrittene Kombination (kein reines Pflanzenpräparat)
von isoliertem reinem Pflanzenstoff (Kampfer), tierischer Zubereitung und 16 Pflanzen, darunter Aloe und Senna (Abführmittel). Präparate mit Aloe sollten wegen möglicher Nebenwirkungen vermieden werden.

Einsiedler Kräuter-Dragees
Dragees

Umstrittenes Pflanzenpräparat
Enthält Aloe, Kurkuma, Galgant und Faulbaum. Präparate mit Aloe sollten wegen möglicher Nebenwirkungen vermieden werden.

Eupond-F
Dragees

Möglicherweise geeignetes Pflanzenpräparat
Enthält standardisierten Extrakt aus Faulbaum. Nur zweckmäßig zur kurzfristigen Anwendung.

Floradix Maskam Kräuter-Dragees
Dragees

Möglicherweise geeignetes Pflanzenpräparat
Enthält Faulbaum, Rhabarber, Senna und Fenchel. Nur zweckmäßig zur kurzfristigen Anwendung.

Frux
Dragees

Umstrittenes Pflanzenpräparat
Enthält Aloe und Faulbaum. Präparate mit Aloe sollten wegen möglicher Nebenwirkungen vermieden werden.

Göppilax
Dragees

Umstrittenes Pflanzenpräparat
Enthält Aloe, Amerikanischen Faulbaum, Faulbaum und Senna. Präparate mit Aloe sollten wegen möglicher Nebenwirkungen vermieden werden.

Granamon
Granulat

Geeignetes Pflanzenpräparat
Enthält Karaya.

Heumann Abführtee Solubilax N Pulver	**Möglicherweise geeignetes Pflanzenpräparat** Enthält standardisierte Extrakte aus Senna und Faulbaum. Nur zweckmäßig zur kurzfristigen Anwendung.
joghurt milkitten Früchtewürfel	**Möglicherweise geeignetes Pflanzenpräparat** Enthält Joghurt, Pflaumen, Feigen und Senna. Nur zweckmäßig zur kurzfristigen Anwendung.
Kleie 2000 mg Kautabletten	**Geeignetes Pflanzenpräparat** Enthält Weizenkleie.
Kneipp Abführ Dragees N Dragees	**Umstrittenes Pflanzenpräparat** Enthält Aloe, Rhabarber, Faulbaum und Enzian. Präparate mit Aloe sollten wegen möglicher Nebenwirkungen vermieden werden.
Kneipp Abführ Tee Tee	**Möglicherweise geeignetes Pflanzenpräparat** Enthält Faulbaum, Senna, Pfefferminze, Fenchel und Schlehdorn. Nur zweckmäßig zur kurzfristigen Anwendung.
Kneipp Abführwürfel N Würfel	**Möglicherweise geeignetes Pflanzenpräparat** Enthält standardisierten Extrakt aus Senna. Nur zweckmäßig zur kurzfristigen Anwendung.
Kneipp Verdauungs-Tee Tee	**Umstrittenes Pflanzenpräparat** Enthält Senna, Kamille, Tausendgüldenkraut und Brombeerblätter. Die drei letztgenannten Pflanzen liefern kaum einen Beitrag zur Wirkung.
Kneipp Wörisetten Dragees	**Umstrittenes Pflanzenpräparat** Enthält Aloe und Fenchel. Präparate mit Aloe sollten wegen möglicher Nebenwirkungen vermieden werden.
Kräuterlax Dragees	**Umstrittenes Pflanzenpräparat** Enthält Aloe, Senna, Kurkuma und Alraune. Präparate mit Aloe sollten wegen möglicher Nebenwirkungen vermieden werden.
Laxariston Mono Granulat	**Möglicherweise geeignetes Pflanzenpräparat** Enthält standardisierten Extrakt aus Senna. Nur zweckmäßig zur kurzfristigen Anwendung.
Laxatan Dragees	**Umstrittenes Pflanzenpräparat** Enthält Aloe. Präparate mit Aloe sollten wegen möglicher Nebenwirkungen vermieden werden.
Laxherba N Dragees	**Umstrittenes Pflanzenpräparat** Enthält Aloe, Faulbaum und Senna. Präparate mit Aloe sollten wegen möglicher Nebenwirkungen vermieden werden.
Laxiplant Granulat	**Möglicherweise geeignetes Pflanzenpräparat** Enthält Flohsame und Senna. Nur zweckmäßig zur kurzfristigen Anwendung.

Lax-Lorenz Dragees	**Umstrittene Kombination** **(kein reines Pflanzenpräparat)** von zehn Pflanzen, darunter zwei Abführmittel (Aloe und Amerikanischem Faulbaum), sowie synthetischem Abführmittel (Phenolphthalein). Präparate mit Aloe und Phenolphthalein sollten wegen möglicher Nebenwirkungen vermieden werden.
Laxopol/-mild Kapseln	**Möglicherweise geeignetes Pflanzenpräparat** Enthält Rizinusöl. Nur in Ausnahmefällen zweckmäßig zur kurzfristigen Anwendung. Rizinusöl wirkt kräftig, die Bezeichnung »mild« verschleiert dies!
Laxysat mono Bürger Dragees	**Möglicherweise geeignetes Pflanzenpräparat** Enthält standardisierten Extrakt aus Kreuzdorn. Nur zweckmäßig zur kurzfristigen Anwendung.
Leo-Pillen Dragees	**Umstrittenes Pflanzenpräparat** Enthält Aloe. Präparate mit Aloe sollten wegen möglicher Nebenwirkungen vermieden werden.
Linusit Creola Leinsamen	**Geeignetes Pflanzenpräparat** Enthält Leinsamen.
Liquidepur Abführ-Dosiertablette Tabletten	**Möglicherweise geeignetes Pflanzenpräparat** Enthält standardisierten Extrakt aus Senna. Nur zweckmäßig zur kurzfristigen Anwendung.
Liquidepur Flüssigkeit	**Möglicherweise geeignetes Pflanzenpräparat** Enthält standardisierten Extrakt aus Senna sowie Anis und Kümmel. Nur zweckmäßig zur kurzfristigen Anwendung.
M 40 N Dragees	**Umstrittenes Pflanzenpräparat** Enthält Aloe und Faulbaum. Präparate mit Aloe sollten wegen möglicher Nebenwirkungen vermieden werden.
Mandro-Lax Abführdragees Dragees	**Umstrittene Kombination** **(kein reines Pflanzenpräparat)** von Schöllkraut, Kurkuma und synthetischem Abführmittel.
Maskam Kräuter-Tee Tee	**Möglicherweise geeignetes Pflanzenpräparat** Enthält Senna. Nur zweckmäßig zur kurzfristigen Anwendung.
Mediolax Dragees	**Umstrittene Kombination** **(kein reines Pflanzenpräparat)** von Kurkuma, Schöllkraut, Aloe, Senna, Rhabarber, Faulbaum und synthetischem Abführmittel. Präparate mit Aloe sollten wegen möglicher Nebenwirkungen vermieden werden.

Metamucil-Orange Pulver	**Geeignetes Pflanzenpräparat** Enthält Flohsame.
Milkitten S Dragees	**Umstrittene Kombination** **(kein reines Pflanzenpräparat)** von Senna, Schöllkraut und synthetischem Abführmittel.
Mucofalk Pulver	**Geeignetes Pflanzenpräparat** Enthält Flohsame.
Neda Biolax Pulver	**Geeignetes Pflanzenpräparat** Enthält Flohsame.
Neda Früchtewürfel Würfel	**Möglicherweise geeignetes Pflanzenpräparat** Enthält Senna. Nur zweckmäßig zur kurzfristigen Anwendung.
Normacol Granulat	**Möglicherweise geeignetes Pflanzenpräparat** Enthält Tragant und Faulbaum. Nur zweckmäßig zur kurzfristigen Anwendung.
Obstinoletten Dragees	**Umstrittene Kombination** **(kein reines Pflanzenpräparat)** von Aloe, Faulbaum, Amerikanischem Faulbaum, Kümmel, Fenchel und tierischer Zubereitung. Präparate mit Aloe sollten wegen möglicher Nebenwirkungen vermieden werden.
Pascoletten Dragees	**Umstrittenes Pflanzenpräparat** Enthält Amerikanischen Faulbaum, Faulbaum, Rhabarber, Aloe und Kamille. Präparate mit Aloe sollten wegen möglicher Nebenwirkungen vermieden werden.
Pascomucil Pulver	**Geeignetes Pflanzenpräparat** Enthält Flohsame.
Plantoletten Dragees	**Umstrittenes Pflanzenpräparat** Enthält Rhabarber und Aloe. Präparate mit Aloe sollten wegen möglicher Nebenwirkungen vermieden werden.
Presselin Tee	**Kaum sinnvolles Pflanzenpräparat** Enthält 17 Pflanzen, darunter die Abführmittel Senna und Kreuzdorn sowie Berberitze, die wegen möglicher Nebenwirkungen nicht mehr verwendet werden sollte.
Psyllium Kneipp Pulver	**Geeignetes Pflanzenpräparat** Enthält Flohsame.
Puraya Granulat	**Geeignetes Pflanzenpräparat** Enthält Karaya.

Pursennid Dragees	**Möglicherweise geeignetes Pflanzenpräparat** Enthält standardisierten Extrakt aus Senna. Nur zweckmäßig zur kurzfristigen Anwendung.
Ramend-Abführ-Dragees N Dragees	**Möglicherweise geeignetes Pflanzenpräparat** Enthält standardisierten Extrakt aus Senna. Nur zweckmäßig zur kurzfristigen Anwendung.
Ramend-Abführtee Instant Teeaufgußpulver	**Möglicherweise geeignetes Pflanzenpräparat** Enthält standardisierten Extrakt aus Senna sowie Anis, Kümmel, Mate und Koriander. Nur zweckmäßig zur kurzfristigen Anwendung.
Ramend-Kräuter-Abführtee Tee	**Möglicherweise geeignetes Pflanzenpräparat** Enthält standardisierten Extrakt aus Senna sowie Anis, Fenchel, Mate und Koriander. Nur zweckmäßig zur kurzfristigen Anwendung.
Rheogen Dragees Verschreibungspflichtig	**Umstrittenes Pflanzenpräparat** Enthält Rhabarber, Aloe und Tollkirsche. Präparate mit Aloe sollten wegen möglicher Nebenwirkungen vermieden werden.
Rizinuskapseln Pohl 2,0 Kapseln	**Möglicherweise geeignetes Pflanzenpräparat** Enthält Rizinusöl. Nur in Ausnahmefällen zweckmäßig zur kurzfristigen Anwendung.
Salus Abführ-Tee Nr. 2 Tee	**Möglicherweise geeignetes Pflanzenpräparat** Enthält die Abführmittel Senna und Kreuzdorn sowie Fenchel, Kamille, Ringelblume, Hagebutten. Nur zweckmäßig zur kurzfristigen Anwendung.
Sanato-Lax-forte Emulsion	**Kaum sinnvolle Kombination** **(kein reines Pflanzenpräparat)** von Faulbaum, Amerikanischem Faulbaum, Aloe und synthetischem Abführmittel (Paraffin). Präparate mit Aloe und Paraffin sollten wegen möglicher Nebenwirkungen vermieden werden.
Schwedentrunk/-mit Ginseng Flüssigkeit	**Umstrittene Kombination** **(kein reines Pflanzenpräparat)** von zwölf Pflanzen, darunter zwei Abführmittel (Senna, Aloe) und zwei synthetischen Stoffen. Präparate mit Aloe sollten wegen möglicher Nebenwirkungen vermieden werden.
Superlaxol Tee	**Möglicherweise geeignetes Pflanzenpräparat** Enthält Senna. Nur zweckmäßig zur kurzfristigen Anwendung.
Tirgon Dragees	**Umstrittene Kombination** **(kein reines Pflanzenpräparat)** von Faulbaum, Rhabarber, Kümmel, Pfefferminze und synthetischem Abführmittel.

Umkehr Bohnen 14 N Dragees	**Umstrittenes Pflanzenpräparat** Enthält Senna und Aloe. Präparate mit Aloe sollten wegen möglicher Nebenwirkungen vermieden werden.
Vinco Tee Tee	**Möglicherweise geeignetes Pflanzenpräparat** Enthält Senna. Nur zweckmäßig zur kurzfristigen Anwendung.
Vinco V Abführ-Perlen verstärkt Dragees	**Umstrittene Kombination (kein reines Pflanzenpräparat)** von Aloe, Faulbaum und synthetischem Abführmittel. Präparate mit Aloe sollten wegen möglicher Nebenwirkungen vermieden werden.
Wörishofener Dronalax Tabletten	**Umstrittenes Pflanzenpräparat** Enthält Aloe, Fenchel und Kümmel. Präparate mit Aloe sollten wegen möglicher Nebenwirkungen vermieden werden.
Zet 26 V Lacktabletten	**Umstrittenes Pflanzenpräparat** Enthält Aloe, Senna und Faulbaum. Präparate mit Aloe sollten wegen möglicher Nebenwirkungen vermieden werden.

Wichtig:

- *Auch »Geeignete Pflanzenpräparate« sollten nicht bedenkenlos eingenommen werden. Naturheilmittel sind keine Nahrungsmittel.*
- *Die (ärztlich verordnete) Einnahme umstrittener oder kaum sinnvoller Produkte sollte nicht abgebrochen werden, ohne daß Sie mit Ihrem Arzt oder Apotheker darüber sprechen.*
- *Dieses Buch ersetzt nicht die Anweisungen zum Gebrauch von Medikamenten. Lesen Sie immer die Packungsbeilage. Fragen Sie Arzt oder Apotheker nach Nebenwirkungen, Gegenanzeigen, Dosierung und Anwendung.*

Durchfall, Reizdarm

Plötzlich auftretender *Durchfall* wird häufig durch Viren oder (seltener) durch Bakterien ausgelöst.[67] Allerdings kann Durchfall unter anderem auch durch Streß, Medikamente sowie als Begleitsymptom vieler anderer Krankheiten entstehen. Die Ursache des Durchfalls sollte möglichst abgeklärt und behandelt werden. Kinder und ältere Menschen können durch Durchfall rasch schwer krank werden. Sie sollten deshalb von einem Arzt behandelt werden. Hier ist der ausreichende Ersatz verlorener Flüssigkeit und Mineralsalze besonders wichtig.

Leichter, akuter Durchfall bei einer sonst gesunden erwachsenen Person verschwindet oft allein durch Bettruhe und genügend Flüssigkeit. Pflanzliche Medikamente werden jedoch häufig verwendet.

Unter dem Begriff *Reizdarm* (irritables Colonsyndrom) versteht man eine periodische Störung des Dickdarms mit krampfartigen Schmerzen, Völlegefühl,

Blähungen und Wechsel zwischen Durchfall und Verstopfung. Es handelt sich um eine psychosomatische Krankheit. Die Diagnose muß durch einen Arzt gestellt werden, da organische Darmkrankheiten ausgeschlossen werden müssen.

Günstig sind bei der Behandlung der Krankheit eine Psychotherapie, Veränderung der Diät (ballaststoffreiche, nichtblähende Nahrung) und eventuell Psychopharmaka. Mit PFEFFERMINZÖL in Kapseln kann manchmal ebenfalls eine Besserung erzielt werden.

Arzneimittel gegen Reizdarm

Mentacur Kapseln	**Geeignetes Pflanzenpräparat** Enthält Öl aus Pfefferminze in ausreichender Dosierung.

Heilpflanzen gegen Durchfall

Quellmittel wie Pektine (unter anderem in rohen, geriebenen Äpfeln), Weizenkleie oder Schleime (beispielsweise in LEINSAMEN) binden Wasser und sorgen für einen geformten Stuhl. Bei Weizenkleie und Leinsamen besteht deshalb die verblüffende Situation, daß beide sowohl gegen Verstopfung als auch gegen Durchfall angewendet werden können.

Heilpflanzen mit Gerbstoffen wirken stärker als Schleime oder Quellmittel gegen Durchfall. Die Gerbstoffe bilden zusammen mit Eiweiß unlösliche Verbindungen und dichten so die obersten Zellschichten des entzündeten Gewebes ab. Der Wasseraustritt wird gehemmt und der Durchfall klingt ab.

Folgende Heilpflanzen werden gegen Durchfall eingesetzt:

- Milde, gerbstoffhaltige Pflanzen wie BROMBEERBLÄTTER, FRAUENMANGEL, GÄNSEFINGERKRAUT, HAMAMELIS, HEIDELBEERFRÜCHTE, JOHANNISBROT *(Ceratonia siliqua)* ODERMENNIG und SCHWARZER TEE.
- Kräftig wirkende, gerbstoffhaltige Pflanzen wie RATANHIA, TORMENTILL, WALNUSSBLÄTTER.
- UZARA
- Opium, der eingetrocknete Milchsaft aus Schlafmohn (Papaver somniferum), kann den Darm ruhigstellen. Dadurch wird Durchfall rasch gestoppt. Wenn jedoch giftige Stoffe im Darm den Durchfall ausgelöst haben (beispielsweise bei Infektionen), kann durch die Ruhigstellung des Darms die Krankheit sogar verschlimmert werden. Opium wird heute nur noch selten verwendet, dies auch, weil ein anderer synthetischer Wirkstoff (Loperamid), ähnlich wie Opium, bei Durchfall wirkt, jedoch nicht dem Betäubungsmittelgesetz unterliegt.

Arzneimittel gegen Durchfall

Pflanzliche Mittel gegen Durchfall haben in der Medizin keine große Bedeutung. In unseren Breitengraden tritt Durchfall oft überraschend auf, verschwindet aber auch ohne Behandlung wieder in kurzer Zeit. Hält ein massiver

Durchfall jedoch längere Zeit an, sind pflanzliche Mittel zu schwach. Der Betroffene gehört dann in Behandlung eines Arztes, der die Ursache abklärt und behandelt.

Aplona Granulat	**Umstrittene Kombination (kein reines Pflanzenpräparat)** von Äpfeln (Pektine) und synthetischem Stoff.
Carbo Königsfeld Pulver	**Geeignetes Pflanzenpräparat** Enthält Kaffeekohle.
Cefadiarrhon Tropfen	**Geeignetes Pflanzenpräparat** Enthält Tormentill und Kamille.
Diarrhoesan Flüssigkeit	**Geeignetes Pflanzenpräparat** Enthält Zubereitung aus Äpfeln (Pektine) und standardisiertem Extrakt aus Kamille.
entero sanol/-forte Dragees Saft Kapseln	**Umstrittenes Pflanzenpräparat** Mischung von sechs Pflanzen. Bei mehr als fünf Komponenten können die einzelnen Bestandteile kaum ausreichend dosiert werden.
Karaya Bismuth Granulat	**Umstrittene Kombination (kein reines Pflanzenpräparat)** von Karaya und synthetischem Stoff (ein Wismutsalz, das möglicherweise bei langfristiger Anwendung Nervenschäden auslösen kann).
Myrrhinil-Intest Dragees	**Möglicherweise geeignetes Pflanzenpräparat** Enthält Myrrhe, Kamille und Kaffeekohle. Zur innerlichen Anwendung der Myrrhe liegen kaum Angaben vor.
Oralpädon Tabletten	**Kombination (kein reines Pflanzenpräparat)** von synthetischen Stoffen (Zucker, Mineralsalzen), Schwarzem Tee, Kamille und Fenchel. Bei Durchfall vertretbare Zusammensetzung.
Pektan M Tabletten	**Geeignetes Pflanzenpräparat** Enthält Eichenrinde.
Stullmaton Flüssigkeit	**Kaum sinnvolle Kombination (kein reines Pflanzenpräparat)** von Tausendgüldenkraut, Arnika, Melisse, Kamille, Wermut, Kiefer und synthetischen Stoffen. Wegen möglicher Nebenwirkungen sollte Arnika innerlich nicht mehr angewendet werden.
Uzara Dragees Lösung	**Geeignetes Pflanzenpräparat** Enthält Extrakt aus Uzarawurzel in ausreichender Dosierung.

Wichtig:

- *Auch »Geeignete Pflanzenpräparate« sollten nicht bedenkenlos eingenommen werden. Naturheilmittel sind keine Nahrungsmittel.*
- *Die (ärztlich verordnete) Einnahme umstrittener oder kaum sinnvoller Produkte sollte nicht abgebrochen werden, ohne daß Sie mit Ihrem Arzt oder Apotheker darüber sprechen.*
- *Dieses Buch ersetzt nicht die Anweisungen zum Gebrauch von Medikamenten. Lesen Sie immer die Packungsbeilage. Fragen Sie Arzt oder Apotheker nach Nebenwirkungen, Gegenanzeigen, Dosierung und Anwendung.*

Zuckerkrankheit

Die Zuckerkrankheit ist eine relativ häufige Stoffwechselkrankheit. Etwa ein Prozent der Bevölkerung ist davon betroffen[68]. Man unterscheidet zwischen Typ I und Typ II der Zuckerkrankheit.

Typ I tritt in der Regel bei Jugendlichen auf. Die Behandlung besteht meist aus Diät, Insulininjektionen und Anpassung der Lebensweise.

Typ II der Zuckerkrankheit tritt meist beim Erwachsenen auf und wird mit Diät, Anpassung der Lebensweise, Normalisierung des Körpergewichts bei Übergewicht, manchmal auch mit oral verabreichten Medikamenten, selten dagegen mit Insulininjektionen behandelt.

Eine gute Therapie der Zuckerkrankheit ist notwendig, weil dadurch mögliche Spätschäden vermieden werden können.

Heilpflanzen gegen die Zuckerkrankheit

Pflanzliche Heilmittel spielen bei der Zuckerkrankheit eine geringe Rolle:

- Die Wirkung von GARTENBOHNE (Bohnenschalen), GEISSRAUTE und HEIDELBEERBLÄTTERN ist unsicher, zu schwach und kann Nebenwirkungen auslösen. Die volksmedizinische Anwendung dieser Pflanzen ist deshalb bei der Zuckerkrankheit heute nicht mehr gerechtfertigt. Die Hypothese, daß Heilpflanzen mit einem hohen Chromgehalt blutzuckersenkend wirken, bedarf der genaueren Überprüfung.
- Interessant ist die Entdeckung, daß BOCKSHORNKLEE, GUAR *(Cyamopsis tetragonoloba),* KARAYA und TRAGANT sowie ähnliche schleimhaltige Heilpflanzen die Aufnahme von Zucker ins Blut verzögern. Dadurch kommt es zu niedrigeren Blutzuckerspitzenwerten und zu geringerem Insulinbedarf.

Arzneimittel gegen Zuckerkrankheit

Pflanzliche Arzneimittel auf der Basis von Quellmitteln eignen sich zur Unterstützung der Behandlung der Zuckerkrankheit. Voraussetzung für eine sinnvolle Anwendung ist die Einhaltung einer Diät für Zuckerkranke und eine regelmäßige Kontrolle des Blutzuckergehalts.

Alle anderen pflanzlichen Mittel gegen Zuckerkrankheit sind abzulehnen, da sie eine zeitgemäße Behandlung verzögern oder verhindern.

Diabetylin N Tabletten	**Kaum sinnvolle Kombination (kein reines Pflanzenpräparat)** von Hefe, Schwefel, Geißraute und Schalen von Gartenbohnen. Bei Zuckerkrankheit sollten unwirksame Pflanzen wie Geißraute und Bohnenschalen nicht verwendet werden, wenn dadurch eine zeitgemäße Behandlung verhindert wird.
Glucotard Granulat	**Geeignetes Pflanzenpräparat** Enthält Guar. Zweckmäßig zur Unterstützung der Behandlung bei Zuckerkrankheit und erhöhten Blutfettwerten.
Guarem Granulat	**Geeignetes Pflanzenpräparat** Enthält Guar. Zweckmäßig zur Unterstützung der Behandlung bei Zuckerkrankheit und erhöhten Blutfettwerten.
Guar Verlan Granulat	**Geeignetes Pflanzenpräparat** Enthält Guar. Zweckmäßig zur Unterstützung der Behandlung bei Zuckerkrankheit und erhöhten Blutfettwerten.
Pankreas S Tabletten	**Kaum sinnvolle Kombination (kein reines Pflanzenpräparat)** von tierischen und homöopathischen Zubereitungen sowie Geißraute und Schalen von Gartenbohnen. Bei Zuckerkrankheit sollten unwirksame Pflanzen wie Geißraute und Bohnenschalen nicht verwendet werden, wenn dadurch eine zeitgemäße Behandlung verhindert wird.
Sucontral Tropfen	**Kaum sinnvolles Pflanzenpräparat** Enthält Copalchi-Rinde *(Coutarea latiflora)*. Bei Zukkerkrankheit sollten Pflanzen mit ungenügend belegter Wirksamkeit nicht verwendet werden, wenn dadurch eine zeitgemäße Behandlung verhindert wird.

Wichtig:

- *Auch »Geeignete Pflanzenpräparate« sollten nicht bedenkenlos eingenommen werden. Naturheilmittel sind keine Nahrungsmittel.*
- *Die (ärztlich verordnete) Einnahme umstrittener oder kaum sinnvoller Produkte sollte nicht abgebrochen werden, ohne daß Sie mit Ihrem Arzt oder Apotheker darüber sprechen.*
- *Dieses Buch ersetzt nicht die Anweisungen zum Gebrauch von Medikamenten. Lesen Sie immer die Packungsbeilage. Fragen Sie Arzt oder Apotheker nach Nebenwirkungen, Gegenanzeigen, Dosierung und Anwendung.*

Übergewicht

Die Ursache von Übergewicht ist, von seltenen Stoffwechselstörungen abgesehen, sehr einfach. Die Energieaufnahme ist größer als der Energieverbrauch. Ungefähr 50 Prozent der Bevölkerung in den hochindustrialisierten Ländern sind übergewichtig. Dies ist um so bedeutsamer, als Übergewicht zahlreiche Krankheiten begünstigt. Das Idealgewicht liegt bei Frauen 15 Prozent, bei Männern 10 Prozent unter dem sogenannten »Brocaindex« (Körperlänge in cm minus 100).

Wundermittel gegen Übergewicht gibt es auch unter den Heilpflanzen nicht. Diesbezügliche Anpreisungen in der Werbung halten einer Überprüfung nicht stand. Das Rezept gegen Übergewicht ist sehr einfach: Weniger essen, mehr Energie verbrauchen (beispielsweise durch sportliche Aktivität).

Heilpflanzen gegen Übergewicht

- Aus der arabischen Pflanze Kat (Catha edulis) werden Wirkstoffe für verschreibungspflichtige Appetitzügler gewonnen. Diese führen häufig zu Nebenwirkungen. Die Anwendung solcher Appetitzügler ist umstritten. Sie sollte deshalb, wenn überhaupt, unter ärztlicher Kontrolle geschehen.
- Die Wirksamkeit von Ballaststoffen wie KARAYA bei Fettleibigkeit gilt als nicht gesichert.[69]
- Schädlich ist auch die Verwendung von BLASENTANG zur Gewichtsreduktion. Durch den Wirkstoff Jod wird die Funktion der Schilddrüse angeregt. Es kann dadurch zu Schlaflosigkeit, Herzklopfen, Nervosität und weiteren Nebenwirkungen kommen.
- Die Wirksamkeit von Ahornsirup, Birkensaft, HOLUNDERSAFT, ZITRONENSAFT und ähnlichen Wundermitteln bei Übergewicht ist nicht einmal in Ansätzen belegt. Von solchen Präparaten profitieren nur Hersteller und Verkäufer: Dünner wird nur der Geldbeutel!

Gegen Übergewicht gibt es in der Pflanzenheilkunde keine geeignete Pflanze.

Arzneimittel gegen Übergewicht

Geeignete pflanzliche Mittel zur Behandlung von Übergewicht gibt es nicht. Von der Anwendung darmreizender Abführmittel oder jodhaltiger Präparate muß abgeraten werden, da einerseits die Wirksamkeit nicht belegt ist und andererseits bei langfristiger Anwendung mit Nebenwirkungen zu rechnen ist.

Antiviscosin N-Schlankheitstee Tee	**Kaum sinnvolles Pflanzenpräparat** Enthält sechs Pflanzen, darunter Senna und Faulbaum, die abführend wirken. Keine der Pflanzen hat eine nachgewiesene Wirksamkeit gegen Übergewicht.
Decorpa Granulat	**Umstrittenes Pflanzenpräparat** Enthält das Quell- und Füllmittel Karaya. Die Wirksamkeit von Füllmitteln gegen Übergewicht ist umstrit-

ten. Nur zweckmäßig als mildes Abführmittel bei Verstopfung.

Kneipp Schlankheits-Unterstützungstee
Tee

Kaum sinnvolles Pflanzenpräparat
Enthält sechs Pflanzen, darunter Senna, die abführend wirken. Keine der Pflanzen hat eine nachgewiesene Wirksamkeit gegen Übergewicht.

Lipozet
Dragees

Kaum sinnvolle Kombination (kein reines Pflanzenpräparat)
von Aloe, Senna (beides Abführmittel), Orthosiphon, Blasentang, Weißdorn, homöopathischen Zubereitungen und synthetischem Stoff. Blasentang sollte wegen möglicher Nebenwirkungen nicht mehr verwendet werden. Keiner der Inhaltsstoffe hat eine nachgewiesene Wirkung gegen Übergewicht.

Warondo-Abführtee
Tee

Kaum sinnvolles Pflanzenpräparat
Enthält sechs Pflanzen, darunter Senna, die abführend wirken. Keine der Pflanzen hat eine nachgewiesene Wirksamkeit gegen Übergewicht.

3. Beschwerden des Bewegungsapparates

Dazu zählen die rheumatischen Erkrankungen sowie stumpfe Verletzungen. Für die innerliche Anwendung gibt es nur wenige, zudem noch eher schwach wirkende Heilpflanzen. Zur äußerlichen Anwendung (in Form von Salben, Gels, Cremes oder Ölen) werden zahlreiche Pflanzen eingesetzt.

Rheuma

Zu den rheumatischen Erkrankungen zählen verschiedene Krankheiten. Ihr gemeinsamer Nenner ist, daß sie zu Beschwerden des Bewegungsapparates führen. Dazu gehören Muskeln, Gelenke, Knochen und Knorpel sowie Bänder und Sehnen. Im weiteren Sinn werden auch Binde- und Fettgewebe dazugerechnet, ebenso Nerven und Gefäße, welche die vorher genannten Strukturen versorgen. Rheuma kommt in verschiedenen Formen vor.[70]

- degenerativer Rheumatismus, Abnützungserscheinungen (etwa 40%)
- Weichteilrheumatismus (etwa 40%)
- entzündlicher Rheumatismus (etwa 10%)
- übrige rheumatische Erkrankungen (etwa 10%)

Rheuma ist häufig. Die degenerativen Rheumakrankheiten nehmen mit dem Alter zu. Die Mehrheit der über Sechzigjährigen hat Abnützungserscheinungen.[71] Die anderen Rheumaformen treten dagegen auch bei Jüngeren auf.

Die Unterteilung in Abnützungserscheinungen, Weichteilrheumatismus, entzündliches Rheuma und übrige rheumatische Erkrankungen ist für die Behandlung mit Heilpflanzen zu fein. Alle gebräuchlichen Pflanzenmedikamente lindern – wie übrigens die meist verwendeten synthetischen Rheumamittel auch – nur Schmerzen und Entzündungen. Dadurch fördern sie Beweglichkeit und Muskelentspannung. Zur Zeit sind keine Heilpflanzen bekannt, die spezifisch ins Krankheitsgeschehen eingreifen.

Wesentliches Ziel der Behandlung rheumatischer Krankheiten ist, daß eine Linderung der Beschwerden erreicht wird. Dabei ist es unwichtig, ob diese durch die üblichen Methoden oder durch andere Behandlungsweisen (beispielsweise durch Heilpflanzen) erreicht wird, sofern die gewählte Methode nicht langfristig schadet.

Heilpflanzen mit entzündungshemmender Wirkung gegen Rheuma

Entzündungen äußern sich durch Schwellung, Rötung, lokale Überwärmung und Schmerz. Im Entzündungsgebiet findet man vermehrt Prostaglandine. Diese sind Substanzen, die der Körper selbst bildet und die zahlreiche Vorgänge im Körper beeinflussen. Prostaglandine lösen die Symptome der Entzündung aus. Wirkstoffe, welche die Bildung von Prostaglandinen hemmen, werden als entzündungshemmende und schmerzstillende Mittel eingesetzt. Solche Wirkstoffe kommen auch in Pflanzen vor.

Folgende Heilpflanzen mit entzündungshemmender Wirkung werden gegen Rheuma eingesetzt:

- WEIDEN-Arten. In Europa sind etwa 50 WEIDEN-Arten heimisch. Aber nur wenige davon enthalten genügend Wirkstoffe, um eine spürbare Wirkung zu erreichen. Die Wirkungen und möglicherweise auch die Nebenwirkungen sind mit denjenigen des chemischen Stoffes Acetylsalicylsäure (zum Beispiel im chemischen Mittel Aspirin) vergleichbar.
- MÄDESÜSS enthält nur noch Spuren des Wirkstoffs. Die Wirkung von Mädesüß ist deshalb nur noch sehr gering, obschon der Name Aspirin von der lateinischen Bezeichnung von Mädesüß-Blüten *(Spiraeae flos)* abgeleitet wurde.
- Ganz andere Inhaltsstoffe hat dagegen die TEUFELSKRALLE. Diese Pflanze wird als Wunderrheumamittel angepriesen, obwohl kaum wissenschaftliche Untersuchungen vorliegen. Das Bundesgesundheitsamt läßt die Teufelskralle zur Unterstützung der Behandlung bei Rheumakrankheiten zu.
- Viele käufliche Rheumamittel enthalten Pflanzen wie BIRKE, BRENNESSEL, BITTERSÜSS, FAULBAUM, HOLUNDER, LÖWENZAHN und SENNA. Sie werden volksmedizinisch als sogenannte Antidyskratika verwendet. Das sind Mittel gegen chronische Stoffwechselstörungen wie Rheuma[7]. Bei Rheuma und Gicht werden in der Volksmedizin auch folgende Pflanzen eingesetzt: ALPENROSE, ESCHE, NARDE *(Lavandula latifolia,* die das Oleum spicae liefert), PREISELBEERE *(Vitis idaea)*. Die Wirksamkeit dieser Pflanzen bei Rheumaleiden ist wissenschaftlich nicht nachgewiesen. Auch die Verwendung sogenannter »Blutreinigungstees« gegen Rheuma beruht nicht auf wissenschaftlichen Studien.

Innerlich anzuwendende Arzneimittel gegen Rheuma

Geeignete innerlich anzuwendende Pflanzenpräparate gegen Rheuma gibt es nicht. Die Wirksamkeit der meisten verwendeten Pflanzen ist nicht belegt. Teufelskralle eignet sich höchstens zur unterstützenden Behandlung. Weidenrinde ist kaum so hoch dosierbar, daß ein spürbarer Effekt zustande kommt.

Aconitysat Bürger Tropfen Verschreibungspflichtig	**Kaum sinnvolles Pflanzenpräparat** Eisenhut sollte wegen schwerwiegender Nebenwirkungen nicht mehr verwendet werden.
Arthrixyl Forte Tropfen	**Kaum sinnvolle Kombination** von acht Pflanzen und elf homöopathischen Zubereitungen. Wegen Nebenwirkungen sollten Sumpfporst und Arnika (innerlich) nicht mehr verwendet werden.
Arthrodynat Tropfen	**Kombination (kein reines Pflanzenpräparat)** von vier homöopathischen Zubereitungen, Birke, Holunder, Artischocke, Sonnenhut, Schachtelhalm, Brennessel. Die Wirksamkeit dieser Pflanzen bei rheumatischen Beschwerden ist kaum belegt.

Arthrosetten N Dragees	**Kaum sinnvolles Pflanzenpräparat** Enthält sieben Pflanzen, darunter Alpenrose und Zaunrübe, die wegen möglicher Nebenwirkungen nicht mehr angewendet werden sollten.
Colchicum-Strath Tropfen	**Kaum sinnvolles Pflanzenpräparat** Enthält Herbstzeitlose, Giftsumach, Brennessel, Edelweiß und Löwenzahn. Die Wirksamkeit dieser Pflanzen bei rheumatischen Beschwerden ist kaum belegt. Zudem ist die Anwendung nicht standardisierter Zubereitungen aus Herbstzeitlose nicht zu verantworten.
Defencid Teufelskralle Extrakt-Tabletten Filmtabletten	**Möglicherweise geeignetes Pflanzenpräparat** Enthält Teufelskralle, die allenfalls als Unterstützungsmittel bei leichten rheumatischen Beschwerden geeignet ist.
Dolo-Arthrosetten N Dragees	**Umstrittene Kombination** von Kava-Kava, Löwenzahn und synthetischem Stoff.
Doloteffin Filmtabletten	**Möglicherweise geeignetes Pflanzenpräparat** Enthält Teufelskralle, die allenfalls als Unterstützungsmittel bei leichten rheumatischen Beschwerden geeignet ist.
Fugacid Harnsäuretee Tee	**Umstrittenes Pflanzenpräparat** Enthält 13 Pflanzen, darunter die Abführmittel Senna und Faulbaum. Abführmittel sind bei Rheuma kaum geeignet.
Gerner Rheumaticum N Tee	**Umstrittenes Pflanzenpräparat** Enthält zehn Pflanzen, von denen kaum eine Wirksamkeit bei Rheuma beschrieben ist.
Hevert-Gicht-Rheuma-Tee Tee	**Kaum sinnvolles Pflanzenpräparat** Enthält zehn Pflanzen, darunter ein Abführmittel (Faulbaum). Sassafras sollte wegen möglicher Nebenwirkungen nicht mehr verwendet werden.
Kai Fu Kapseln	**Möglicherweise geeignetes Pflanzenpräparat** Enthält Teufelskralle, die allenfalls als Unterstützungsmittel bei leichten rheumatischen Beschwerden geeignet ist.
Kneipp Rheuma Tee N Tee	**Umstrittenes Pflanzenpräparat** Die Wirksamkeit von Bittersüß, Holunder, Wacholder und Rotem Sandelholz bei Rheuma ist nicht belegt. Einzig Weidenrinde zeigt eine gewisse Wirksamkeit bei dieser Anwendung.
Neuro-Demoplas Dragees Verschreibungspflichtig	**Kaum sinnvolle Kombination (kein reines Pflanzenpräparat)** von Roßkastanie und synthetischen Stoffen, darunter zwei starke Schmerzmittel.

Phytodolor N Tinktur	**Umstrittenes Pflanzenpräparat** Die Wirksamkeit von Pappel, Goldrute und Esche bei Rheuma ist nicht nachgewiesen.
Rheuferm Pulver	**Kaum sinnvolle Kombination (kein reines Pflanzenpräparat)** von Ingwer und synthetischen Stoffen, darunter ein Lithiumsalz, das zahlreiche Nebenwirkungen auslösen kann und gegen Rheuma nicht hilft.
Rheuma-Tee Stada Tee	**Umstrittenes Pflanzenpräparat** Mischung von zwölf Pflanzen. Bei mehr als fünf Komponenten können die einzelnen Bestandteile kaum ausreichend dosiert werden.
Rheumex Tee	**Umstrittenes Pflanzenpräparat** Mischung von 19 (!) Pflanzen. Bei mehr als fünf Komponenten können die einzelnen Bestandteile kaum ausreichend dosiert werden.
Romigal Rheuma Tee Tee	**Möglicherweise geeignetes Pflanzenpräparat** Enthält Teufelskralle, die allenfalls als Unterstützungsmittel bei leichten rheumatischen Beschwerden geeignet ist.
Salus Rheuma-Tee Nr. 12 Tee	**Umstrittenes Pflanzenpräparat** Mischung von acht Pflanzen. Bei mehr als fünf Komponenten können die einzelnen Bestandteile kaum ausreichend dosiert werden.
Salus Teufelskralle-Tabletten Tabletten	**Möglicherweise geeignetes Pflanzenpräparat** Enthält Teufelskralle, die allenfalls als Unterstützungsmittel bei leichten rheumatischen Beschwerden geeignet ist.
Schmerzetten Dragees	**Möglicherweise geeignetes Pflanzenpräparat** Enthält nicht standardisierte Weidenrinde. Da Angaben zum Wirkstoffgehalt fehlen, ist eine Wirksamkeit fraglich.
Sparheugin Tropfen	**Kombination (kein reines Pflanzenpräparat)** von zehn Pflanzen und sieben homöopathischen Zubereitungen.
Tamanybonsan Dragees	**Möglicherweise geeignetes Pflanzenpräparat** Enthält nicht standardisierte Weidenrinde. Da Angaben zum Wirkstoffgehalt fehlen, ist eine Wirksamkeit fraglich.
Uriginex N Flüssigkeit	**Umstrittenes Pflanzenpräparat** Mischung von zehn Pflanzen, darunter einem Abführmittel (Senna), dessen Anwendung bei Rheuma kaum sinnvoll ist.

Wichtig:

- *Auch »Geeignete Pflanzenpräparate« sollten nicht bedenkenlos eingenommen werden. Naturheilmittel sind keine Nahrungsmittel.*
- *Die (ärztlich verordnete) Einnahme umstrittener oder kaum sinnvoller Produkte sollte nicht abgebrochen werden, ohne daß Sie mit Ihrem Arzt oder Apotheker darüber sprechen.*
- *Dieses Buch ersetzt nicht die Anweisungen zum Gebrauch von Medikamenten. Lesen Sie immer die Packungsbeilage. Fragen Sie Arzt oder Apotheker nach Nebenwirkungen, Gegenanzeigen, Dosierung und Anwendung.*

Heilpflanzen in äußerlich anzuwendenden Rheumamitteln

Pflanzen sind häufig Bestandteil von Einreibemitteln und Pflastern gegen rheumatische Beschwerden. Die Wirksamkeit dieser Mittel ist umstritten.[72] Viele Patienten glauben jedoch, daß sie ihnen nützen.

Sie werden außer bei ganz leichten Rheumaformen meist nur zusätzlich zu anderen wirksameren Behandlungsmaßnahmen angewendet. WEIDEN-Rinden-Präparate werden auch äußerlich zur Entzündungshemmung gebraucht.

Die meisten übrigen Pflanzen in äußerlichen Rheumamitteln erhöhen die Durchblutung in der Region, auf der sie eingerieben werden. Die Haut rötet sich dort, und es tritt ein intensives Wärmegefühl auf. Dies kann als angenehm und schmerzlindernd empfunden werden.

Folgende Heilpflanzen werden zur Förderung der Durchblutung in äußerlich anzuwendenden Präparaten eingesetzt:

- ARNIKA, FICHTE, KIEFER, ROSMARIN, TERPENTINÖL
- CAYENNEPFEFFER und SENF werden in Rheumapflastern verwendet. Auch diese beiden Pflanzen erhöhen die Durchblutung. Senfpflaster können allerdings bei zu langer Anwendung zu schweren Hautschäden führen und sind deshalb nicht empfehlenswert.
- GRAS (Heublumen), LAVENDEL, PFEFFERMINZE, ROSMARIN und andere Heilpflanzen enthalten oft wohlriechende und leicht durchblutungsfördernde pflanzliche Stoffe. Sie werden bei rheumatischen Beschwerden auch in Badezusätzen verwendet.
- Äußerlich verwendete Rheumamittel enthalten häufig Kampfer. Diese Substanz kann aus dem KAMPFERBAUM *(Cinnamomum camphora)* gewonnen werden. Heute wird Kampfer jedoch auch synthetisch hergestellt. Das gleiche gilt für Methylsalicylat, das aus dem AMERIKANISCHEN IMMERGRÜN *(Gaultheria procumbens)* stammt, heute jedoch vorwiegend synthetisch gewonnen wird.

Äußerlich anzuwendende Arzneimittel gegen Rheuma

Geeignete Pflanzenpräparate zur äußerlichen Anwendung gegen Rheuma sind selten. Sehr oft kombinieren die Hersteller die Pflanzen mit synthetischen durchblutungsfördernden oder entzündungshemmenden Wirkstoffen.

Produkte mit ätherischen Ölen und isolierten reinen Pflanzenstoffen (zum Beispiel Kampfer oder das ebenso synthetisch herstellbare Methylsalicylat) sind als Einreibemittel vertretbare Mischungen. Dies gilt ausnahmsweise auch dann, wenn das Arzneimittel mehr als fünf Wirkstoffe aufweist, da sehr viele ätherische Öle die Hautdurchblutung fördern und damit lindernd bei rheumatischen Beschwerden wirken können. Voraussetzung ist allerdings, daß die Konzentration der ätherischen Öle insgesamt genügend hoch ist.

Einige Präparate enthalten neben Pflanzen auch tierische Zubereitungen aus Nebennierenrinde. Die äußerliche Anwendung dieser Stoffe bei Rheuma ist wissenschaftlich nicht belegt; Nebenwirkungen sind möglich.

Badezusätze können rheumatische Beschwerden lindern. Ihre Wirksamkeit ist jedoch kaum wissenschaftlich untersucht.

ABC Wärme-Pflaster N
Pflaster

Geeignetes Pflanzenpräparat
Enthält Extrakte aus Arnika und Cayennepfeffer (standardisiert).

Aconitysat Bürger
Salbe
Verschreibungspflichtig

Kaum sinnvolles Pflanzenpräparat.
Eisenhut sollte wegen Nebenwirkungen nicht mehr verwendet werden.

AF-Tonic
Flüssigkeit

Umstrittene Kombination
(kein reines Pflanzenpräparat)
von Pflanzen, synthetischem Stoff und homöopathischen Zubereitungen.

Amol Heilkräutergeist
Flüssigkeit

Kombination (kein reines Pflanzenpräparat)
von Ölen aus Melisse, Muskatnuß, Gewürznelke, Zimt, Zitrone, Pfefferminze und Lavendel sowie aus Pflanze isolierter Reinsubstanz (Menthol). Als Einreibemittel bei Rheuma vertretbare Mischung.

Arthrodeformat
Salbe

Umstrittene Kombination
(kein reines Pflanzenpräparat)
von Pflanzen und tierischer Zubereitung (Nebennierenrinden-Extrakt).

Arthrodynat
Salbe

Umstrittenes Pflanzenpräparat
Enthält neun Pflanzen, darunter Beinwell, der nicht mehr uneingeschränkt verwendet werden sollte. Informieren Sie sich bei Ihrem Apotheker.

Arthrosenex N
Salbe

Kombination (kein reines Pflanzenpräparat)
von Arnika und isoliertem reinem Pflanzenstoff (Kampfer). Als Einreibemittel bei Rheuma vertretbare Mischung.

Atemaron R 30
Salbe

Kombination (kein reines Pflanzenpräparat)
von Rosmarin, Kiefer, aus Pflanze isolierter Reinsubstanz (Kampfer) und homöopathischen Zubereitungen.

Auroanalin-forte Salbe Salbe	**Umstrittene Kombination (kein reines Pflanzenpräparat)** von Rosmarin, Kiefer, synthetischen Stoffen und tierischer Zubereitung (Nebennierenrinden-Extrakt).
Bagnisan S med. Rheumabad Badekonzentrat	**Umstrittene Kombination (kein reines Pflanzenpräparat)** von Sonnenhut, Hamamelis und synthetischen Stoffen.
Bartelin N flüssig Flüssigkeit	**Umstrittene Kombination (kein reines Pflanzenpräparat)** von Terpentinöl, synthetischem Stoff und aus Pflanze isolierter Reinsubstanz (Kampfer).
Caye Balsam Salbe	**Umstrittene Kombination (kein reines Pflanzenpräparat)** von Cayennepfeffer und synthetischen Stoffen.
Cefarheumin N Salbe	**Kombination (kein reines Pflanzenpräparat)** von Ölen aus Kiefer und Rosmarin und isoliertem reinem Pflanzenstoff (Kampfer). Als Einreibemittel bei Rheuma vertretbare Mischung.
Contrheuma flüssig N Einreibung	**Umstrittene Kombination (kein reines Pflanzenpräparat)** von Kiefer und synthetischen Stoffen.
Contrheuma V + T Bad N Badezusatz	**Umstrittene Kombination (kein reines Pflanzenpräparat)** von Kiefer und synthetischen Stoffen.
Cuxaflex N Salbe Salbe	**Umstrittene Kombination (kein reines Pflanzenpräparat)** von Terpentinöl und synthetischen Stoffen.
Discmigon Salbe	**Umstrittene Kombination (kein reines Pflanzenpräparat)** von elf Pflanzen, synthetischen Stoffen und tierischer Zubereitung.
Divinal Salbe	**Umstrittene Kombination (kein reines Pflanzenpräparat)** von Pflanzen, aus Pflanzen isolierten Reinsubstanzen und synthetischen Stoffen.
Dolexamed Lösung Salbe	**Geeignetes Pflanzenpräparat** Enthält Öle aus Eukalyptus, Pfefferminze, Gewürznelke, Rosmarin und Guajakholz.
Dolo-cyl Muskel- und Gelenköl Einreibung	**Geeignetes Pflanzenpräparat** Enthält Öle aus Arnika, Eukalyptus, Johanniskraut, Wacholder, Kiefer und Rosmarin.

DoloVisano Salbe	**Umstrittene Kombination** **(kein reines Pflanzenpräparat)** von Pflanzen und synthetischen Stoffen.
Dracodermalin Salbe	**Kombination (kein reines Pflanzenpräparat)** von Terpentin- und Rosmarinöl und isoliertem reinem Pflanzenstoff (Kampfer). Als Einreibemittel bei Rheuma vertretbare Mischung.
Extropin Badekonzentrat	**Umstrittene Kombination** **(kein reines Pflanzenpräparat)** von Eukalyptus, Fichte, Terpentinöl, isolierten reinen Pflanzenstoffen und synthetischen Stoffen.
Finalgon N Schmerzpflaster Pflaster	**Kombination (kein reines Pflanzenpräparat)** von Cayennepfeffer und einem synthetischen Stoff (Methylsalicylat). Vertretbare Zusammensetzung bei Rheuma.
Hewedolor Elixier Einreibung	**Umstrittene Kombination** **(kein reines Pflanzenpräparat)** von Giftsumach, Sumpfporst, Cayennepfeffer und synthetischem Stoff.
Histajodol N Einreibung	**Umstrittene Kombination** **(kein reines Pflanzenpräparat)** von Rosmarin und synthetischen Stoffen.
Hocura-Spondylose Salbe	**Kombination (kein reines Pflanzenpräparat)** von Johanniskraut, aus Pflanze isolierter Reinsubstanz (Kampfer) und homöopathischen Zubereitungen.
Hormonapin-Heilsalbe 3%/-forte 5% Salbe	**Umstrittene Kombination** **(kein reines Pflanzenpräparat)** von Kamille und tierischer Zubereitung.
Hormonapin Liniment Emulsion	**Umstrittene Kombination** **(kein reines Pflanzenpräparat)** von Cayennepfeffer, tierischer Zubereitung und isoliertem reinem Pflanzenstoff (Kampfer).
Hyperiagil Einreibung	**Umstrittene Kombination** **(kein reines Pflanzenpräparat)** von Rosmarin, aus Pflanze isolierter Reinsubstanz (Kampfer) und synthetischen Stoffen.
Infrotto Emulsion	**Umstrittene Kombination** **(kein reines Pflanzenpräparat)** von Terpentinöl, Rosmarin, aus Pflanze isolierter Reinsubstanz (Kampfer) und synthetischen Stoffen.
Kneipp Heupack Herbatherm Kompressen	**Geeignetes Pflanzenpräparat** Enthält Gras (Heublumen) und Steinklee.

Kneipp Rheuma Bad Badekonzentrat	**Möglicherweise geeignetes Pflanzenpräparat** Enthält Öle aus Wacholder und Amerikanischem Immergrün. Die Wirksamkeit von Badezusätzen bei Rheuma ist kaum untersucht.
Kneipp Rheumasalbe Capsicum N Salbe	**Geeignetes Pflanzenpräparat** Enthält standardisierten Extrakt aus Cayennepfeffer.
Kneipp Rheuma Stoffwechsel-Bad Heublumen-Aquasan Badezusatz	**Kombination (kein reines Pflanzenpräparat)** von Pfefferminze, Kümmel, Salbei, Thymian und isoliertem reinem Pflanzenstoff. Die Wirksamkeit von Badezusätzen bei Rheuma ist kaum untersucht.
Kytta-Balsam N Salbe	**Umstrittene Kombination (kein reines Pflanzenpräparat)** Enthält synthetische Stoffe und Beinwell, der nicht mehr uneingeschränkt verwendet werdcen sollte. Informieren Sie sich bei Ihrem Apotheker.
Leukona-Rheuma-Bad N Badezusatz	**Kombination (kein reines Pflanzenpräparat)** von Terpentinöl, Fichte und einem synthetischen Stoff (Methylsalicylat). Als Badezusatz bei Rheuma vertretbare Mischung.
Myalgol Salbe	**Umstrittene Kombination (kein reines Pflanzenpräparat)** von Cayennepfeffer, aus Pflanze isolierter Reinsubstanz (Kampfer) und synthetischen Stoffen.
Mydalgan Balsam	**Umstrittene Kombination (kein reines Pflanzenpräparat)** von Cayennepfeffer und synthetischen Stoffen.
Nervencreme Fides S Salbe	**Geeignetes Pflanzenpräparat** Enthält ätherische Öle aus Pfefferminze und Eukalyptus.
Nervfluid Fides S Mixtur zum Einreiben	**Kombination (kein reines Pflanzenpräparat)** von Eukalyptus, Kiefer und aus Pflanze isolierter Reinsubstanz (Kampfer). Als Einreibemittel bei Rheuma vertretbare Mischung.
Nervpin N Salbe	**Kombination (kein reines Pflanzenpräparat)** von Fichte und isoliertem reinem Pflanzenstoff (Menthol). Als Einreibemittel bei Rheuma vertretbare Mischung.
Ortholan-S Liniment	**Umstrittene Kombination (kein reines Pflanzenpräparat)** von Kiefer und synthetischem Stoff.

Pernionin Voll-Bad N Lösung	**Umstrittene Kombination (kein reines Pflanzenpräparat)** von Fichte und synthetischen Stoffen.
Phardol Rheuma-Balsam Einreibung	**Umstrittene Kombination (kein reines Pflanzenpräparat)** von Öl aus Kiefer und synthetischen Stoffen.
Phönix Kalantol-A Einreibung	**Kombination (kein reines Pflanzenpräparat)** von neun Pflanzen und einer homöopathischen Zubereitung.
Phönix Kalantol-B Einreibung	**Kombination (kein reines Pflanzenpräparat)** von zehn Pflanzen, aus Pflanze isolierter Reinsubstanz und homöopathischen Zubereitungen.
Pin-Alcol Lösung	**Kombination (kein reines Pflanzenpräparat)** von Fichte und aus Pflanze isolierter Reinsubstanz (Kampfer). Als Einreibemittel bei Rheuma vertretbare Mischung.
Retterspitz Quick Salbe	**Kombination (kein reines Pflanzenpräparat)** von Ölen aus Fichte und Rosmarin sowie isolierten reinen Pflanzenstoffen (Kampfer, Menthol, Thymol). Als Einreibemittel bei Rheuma vertretbare Mischung.
RH 50 percutan Einreibung	**Umstrittene Kombination (kein reines Pflanzenpräparat)** von Sonnenhut, einer tierischen Zubereitung (rote Waldameisen) und einem synthetischen Stoff.
rheuma-loges N Balsam Salbe	**Umstrittene Kombination (kein reines Pflanzenpräparat)** von Ölen aus Kiefer und Rosmarin und einem synthetischen Stoff.
Rheuma-Pasc Salbe Salbe	**Umstrittene Kombination (kein reines Pflanzenpräparat)** von Pflanzen und einem synthetischen Stoff.
Rheumaplast N Pflaster	**Geeignetes Pflanzenpräparat** Enthält standardisierten Extrakt aus Cayennepfeffer in ausreichender Dosierung.
Rheumasalbe von ct Salbe	**Umstrittene Kombination (kein reines Pflanzenpräparat)** von Eukalyptus und synthetischen Stoffen.
Rheumasan Bad N Badezusatz	**Umstrittene Kombination (kein reines Pflanzenpräparat)** von Fichte und synthetischen Stoffen.

Rheumex
Badezusatz

Umstrittene Kombination (kein reines Pflanzenpräparat)
von Rosmarin, Arnika, Roßkastanie und synthetischem Stoff.

Rheumex
Salbe

Umstrittene Kombination (kein reines Pflanzenpräparat)
von Rosmarin, Bilsenkraut, Arnika und synthetischen Stoffen.

Rhus-Rheuma-Gel
Gel

Umstrittenes Pflanzenpräparat
Enthält Sumpfporst, Giftsumach, Kiefer sowie Beinwell, der nicht mehr uneingeschränkt verwendet werden sollte. Informieren Sie sich bei Ihrem Apotheker.

Sanato-Rhev
Liniment

Umstrittene Kombination (kein reines Pflanzenpräparat)
von Kiefer, Terpentinöl, homöopathischen Zubereitungen und synthetischen Stoffen.

Segmentocut
Salbe

Umstrittene Kombination (kein reines Pflanzenpräparat)
von Cayennepfeffer, Melaleuca, isoliertem reinem Pflanzenstoff (Menthol) und synthetischen Stoffen.

Silvapin Franzbranntwein
Lösung

Kombination (kein reines Pflanzenpräparat)
von Ölen aus Fichten und Rosmarin sowie isoliertem reinem Pflanzenstoff (Kampfer). Als Einreibemittel bei Rheuma vertretbare Mischung.

Silvapin Heublumen/Kräuter-Extrakt N
Badeextrakt

Möglicherweise geeignetes Pflanzenpräparat
Enthält Heublumen (Gras), Thymian und Salbei. Die Wirksamkeit dieser Pflanzen in Badezusätzen ist fraglich.

stadasan Thermo Fluid
Liniment

Umstrittene Kombination (kein reines Pflanzenpräparat)
von Ölen aus Rosmarin und Kiefer sowie synthetischen Stoffen.

Steinhoff's Fluid Esco Pin
Mixtur

Umstrittene Kombination (kein reines Pflanzenpräparat)
von sechs Pflanzen, isoliertem reinem Pflanzenstoff und synthetischem Stoff.

Syviman N
Salbe

Umstrittenes Pflanzenpräparat
Enthält Mistel und Beinwell, der nicht mehr uneingeschränkt verwendet werden sollte. Informieren Sie sich bei Ihrem Apotheker.

Terbintil-Bade-Essenz
Badezusatz

Umstrittene Kombination (kein reines Pflanzenpräparat)
von Fichte, isoliertem reinem Pflanzenstoff und synthetischen Stoffen.

Terbintil flüssig
Einreibung

Umstrittene Kombination (kein reines Pflanzenpräparat)
von Terpentinöl, isoliertem reinem Pflanzenstoff (Kampfer) und synthetischen Stoffen.

Thermazet
Watte

Kombination (kein reines Pflanzenpräparat)
von Hamamelis und aus Cayennepfeffer isoliertem reinem Pflanzenstoff. Bei Rheuma vertretbares Präparat.

Wichtig:

- *Auch »Geeignete Pflanzenpräparate« sollten nicht bedenkenlos eingenommen werden. Naturheilmittel sind keine Nahrungsmittel.*
- *Die (ärztlich verordnete) Einnahme umstrittener oder kaum sinnvoller Produkte sollte nicht abgebrochen werden, ohne daß Sie mit Ihrem Arzt oder Apotheker darüber sprechen.*
- *Dieses Buch ersetzt nicht die Anweisungen zum Gebrauch von Medikamenten. Lesen Sie immer die Packungsbeilage. Fragen Sie Arzt oder Apotheker nach Nebenwirkungen, Gegenanzeigen, Dosierung und Anwendung.*

Gicht

Gicht ist eine besondere Rheumaform. Sie tritt bei 0,3 Prozent der Bevölkerung auf. 95 Prozent der Patienten sind Männer.[73] Es kommt dabei anfallsweise zur schweren Entzündung mit Schmerzen in meist einem einzelnen Gelenk (häufig Großzehengrundgelenk). Der Anfall tritt ganz plötzlich auf und dauert in der Regel nur einige Stunden bis wenige Tage.

Gicht beruht auf einer Störung des Stoffwechsels der Harnsäure. Meist ist die Harnsäuremenge im Blut erhöht. Unter bestimmten Bedingungen kann es zur Harnsäurekristallbildung in einem Gelenk kommen. Dies löst dann einen Gichtanfall aus.

Man verwendet meist starke synthetische entzündungshemmende Medikamente zur Schmerzlinderung während des Gichtanfalls. Nach Abklingen des Anfalls kommen zur Vorbeugung andere chemische Medikamente zum Einsatz, die die Harnsäuremenge im Blut senken.

Außerdem hilft oft auch eine Umstellung der Lebensgewohnheiten mit Gewichtsabnahme bei Übergewicht, maßvollem Alkoholkonsum, purinarmer Ernährung und reichlicher Flüssigkeitsaufnahme (bis zu drei Liter pro Tag).[74] Purine werden im Stoffwechsel zu Harnsäure umgebaut. Durch purinarme Ernährung kann die Menge der Harnsäure im Blut vermindert werden. Allerdings ist dies weniger wirksam als die Anwendung vorbeugender Medikamente. Viel Purine findet man in Kalbsmilch, Sardellen, Sardinen, Krevetten, Makrelen, Leber, Nieren, Fleischextrakt sowie getrockneten Hülsenfrüchten.[75] Diese sollten also bei Gicht besser wenig oder gar nicht gegessen werden. Die meisten Gichtkranken profitieren auch von einer Reduktion ihres Alkoholkonsums. Sie sollten nur noch minimale Mengen Alkohol trinken.

Heilpflanzen gegen Gicht

- Neben den synthetischen Medikamenten ist der Wirkstoff der HERBSTZEITLOSE, das Colchicin, eines der wirksamsten Mittel bei einem Gichtanfall. Diese Substanz ist jedoch derart giftig, daß sie nur in kleinsten Mengen unter ärztlicher Aufsicht verwendet werden kann.
- Pflanzliche harntreibende Mittel können die Ausscheidung der Harnsäure fördern.

Arzneimittel gegen Gicht

Ein pflanzliches Produkt aus Herbstzeitlose muß unbedingt standardisiert und durch den Arzt sicher dosierbar sein.

Colchicum-Dispert Dragees Verschreibungspflichtig	**Geeignetes Pflanzenpräparat** Enthält standardisierten Extrakt aus Herbstzeitlose. Nur in der Hand des Arztes bei akutem Gichtanfall zweckmäßig. Achtung: Dosierungsvorschrift exakt einhalten!
Colchysat Bürger Tropfen Verschreibungspflichtig	**Kaum sinnvolles Pflanzenpräparat** Enthält im Gegensatz zu Colchicum-Dispert (siehe oben) nicht präzise dosierbaren Extrakt aus Herbstzeitlose.

Stumpfe Verletzungen (Verstauchungen, Verrenkungen, Bluterguß)

Stumpfe Verletzungen durch Fall, Stoß oder Schlag können ohne Beschädigung der Haut zu einer Verletzung der Weichteile führen. Durch Reißen von Gefäßen kann es zu einem Bluterguß kommen. Die verletzte Stelle schwillt an und ist druckschmerzhaft. Solche Verletzungen werden durch Ruhigstellen, Hochlagern und Verbände behandelt.

Heilpflanzen gegen stumpfe Verletzungen

- In der Pflanzenheilkunde wird oft äußerlich ARNIKA eingesetzt. Auch BEINWELL wird für die gleichen Zwecke verwendet. Allerdings sollten Zubereitungen mit Beinwell nicht länger als 6 Wochen pro Jahr angewendet werden.
- Auch die PARAKRESSE *(Spilanthes oleracea)* wird manchmal äußerlich bei stumpfen Verletzungen gebraucht.
- KIEFER und ROSMARIN werden als durchblutungsfördernd angesehen.
- JONANNISKRAUT, KAMILLE, PERUBALSAM und RINGELBLUME wirken entzündungshemmend oder hauterweichend.
- Die Wirkung von ALOE-Saft ist umstritten.

Arzneimittel gegen stumpfe Verletzungen

Geeignete pflanzliche Arzneimittel gegen stumpfe Verletzungen sind selten. Oft enthalten die Einreibemittel Beinwell, der aufgrund seines Gehalts an giftigen Pyrrolizidin-Alkaloiden nicht mehr uneingeschränkt verwendet werden darf.

Kombinationen mit Arnika, Kamille, ätherischen Ölen und isolierten reinen Pflanzenstoffen (zum Beispiel Kampfer oder das auch synthetisch herstellbare Methylsalicylat) sind als Einreibemittel vertretbare Mischungen. Dies gilt ausnahmsweise auch dann, wenn das Arzneimittel mehr als fünf Wirkstoffe aufweist, da sehr viele ätherische Öle die Hautdurchblutung fördern und damit lindernd bei stumpfen Verletzungen wirken können. Voraussetzung ist allerdings, daß die Konzentration der ätherischen Öle insgesamt hoch genug ist.

Arnika Gel Dignos Gel	**Geeignetes Pflanzenpräparat** Enthält Arnika in ausreichender Dosierung.
Atemaron R30 Salbe	**Kombination (kein reines Pflanzenpräparat)** von Kiefer, Rosmarin und homöopathischen Zubereitungen.
Essaven Sportgel Gel	**Umstrittene Kombination (kein reines Pflanzenpräparat)** von Arnika und einem synthetischen Stoff.
Fluid-bipharm Lösung	**Kombination (kein reines Pflanzenpräparat)** von Fichte und isoliertem reinem Pflanzenstoff (Kampfer). Für Zerrungen vertretbare Mischung.
Hyzum N Tinktur	**Geeignetes Pflanzenpräparat** Enthält Arnika.
Kytta-Plasma Umschlagpaste	**Möglicherweise geeignetes Pflanzenpräparat** Enthält Öle aus Kiefer und Lavendel sowie Beinwell, der nicht mehr uneingeschränkt verwendet werden sollte. Informieren Sie sich bei Ihrem Apotheker.
Kytta-Salbe Salbe	**Möglicherweise geeignetes Pflanzenpräparat** Enthält Johanniskraut, Ringelblume, Lavendel, Kiefer sowie Beinwell, der nicht mehr uneingeschränkt verwendet werden sollte. Informieren Sie sich bei Ihrem Apotheker.
Pinofit Sport-Traumen-Balsam N Emulsion	**Umstrittene Kombination (kein reines Pflanzenpräparat)** von Japanischer Minze, aus Pflanze isolierter Reinsubstanz (Menthol) und einem synthetischen Stoff.
Spolera Tinktur Salbe Spray	**Nicht bewertbares Pflanzenpräparat** Enthält Parakresse, zu der kaum publizierte Angaben zu Wirkungen und Nebenwirkungen vorliegen.

Spolera S Gel	**Nicht bewertbares Pflanzenpräparat** Enthält Parakresse zu der kaum publizierte Angaben zu Wirkung und Nebenwirkungen vorliegen.
Sportofit Gel	**Kombination (kein reines Pflanzenpräparat)** von Arnika und tierischer Zubereitung.
Sportupac N Salbe Liquidum	**Umstrittene Kombination** **(kein reines Pflanzenpräparat)** von Roßkastanie, daraus isoliertem reinem Pflanzenstoff (Aescin) und tierischer Zubereitung.
Symphytum Rö-Plex **(Röwo-777)** Salbe	**Umstrittene Kombination** **(kein reines Pflanzenpräparat)** von synthetischem Stoff und Beinwell, der nicht mehr uneingeschränkt verwendet werden sollte. Informieren Sie sich bei Ihrem Apotheker.
Trauma-cyl-Salbe Salbe	**Kombination (kein reines Pflanzenpräparat)** von Kamille, Salbei, Arnika, Roßkastanie, Hamamelis und isoliertem reinem Pflanzenstoff (Kampfer). Als Einreibemittel bei stumpfen Verletzungen vertretbare Mischung.
Traumaplant Salbe	**Möglicherweise geeignetes Pflanzenpräparat** Enthält Beinwell, der nicht mehr uneingeschränkt verwendet werden sollte. Informieren Sie sich bei Ihrem Apotheker.
Trauma-Salbe Rödler 301 Salbe	**Kombination (kein reines Pflanzenpräparat)** von Cayennepfeffer, isolierten reinen Pflanzenstoffen (Menthol und Kampfer) und synthetischem Stoff (Methylsalicylat). Als Einreibemittel bei stumpfen Verletzungen vertretbare Mischung.
Trauma-Salbe Rödler 302 Salbe	**Kombination (kein reines Pflanzenpräparat)** von standardisiertem Extrakt aus Cayennepfeffer, Terpentinöl und synthetischem Stoff (Methylsalicylat). Als Einreibemittel bei stumpfen Verletzungen vertretbare Mischung.
Trauma-Salbe Rödler 303 Salbe	**Kombination (kein reines Pflanzenpräparat)** von Cayennepfeffer, isolierten reinen Pflanzenstoffen (Menthol und Kampfer) und synthetischem Stoff (Methylsalicylat). Als Einreibemittel bei stumpfen Verletzungen vertretbare Mischung.
Varicylum S-Salbe Salbe	**Kombination (kein reines Pflanzenpräparat)** von Arnika, Hamamelis, Roßkastanie, Kamille, Salbei und isolierten reinen Pflanzenstoffen (Kampfer, Thymol). Als Einreibemittel bei stumpfen Verletzungen vertretbare Mischung.

Vaxicum N Salbe	**Umstrittene Kombination** **(kein reines Pflanzenpräparat)** von Rosmarin, isoliertem reinem Pflanzenstoff (Kampfer) und synthetischem Stoff.

Wichtig:

- *Auch »Geeignete Pflanzenpräparate« sollten nicht bedenkenlos eingenommen werden. Naturheilmittel sind keine Nahrungsmittel.*
- *Die (ärztlich verordnete) Einnahme umstrittener oder kaum sinnvoller Produkte sollte nicht abgebrochen werden, ohne daß Sie mit Ihrem Arzt oder Apotheker darüber sprechen.*
- *Dieses Buch ersetzt nicht die Anweisungen zum Gebrauch von Medikamenten. Lesen Sie immer die Packungsbeilage. Fragen Sie Arzt oder Apotheker nach Nebenwirkungen, Gegenanzeigen, Dosierung und Anwendung.*

4. Nieren- und Harnbeschwerden

Die Nieren dienen unter anderem der Ausscheidung wasserlöslicher Stoffe aus dem Körper, der Regulierung des Wasser- und Mineralstoffhaushalts und des Säure-Basen-Gleichgewichts. Pflanzliche Heilmittel werden bei der Selbstbehandlung von Nieren- und Harnwegbeschwerden häufig eingesetzt.[76]

Harntreibende Mittel

Die meisten pflanzlichen harntreibenden Mittel erhöhen die Wasserausscheidung entweder durch verstärkte Nierendurchblutung oder durch osmotische Wirkung. Sie fördern meist jedoch nicht, wie »echte« Diuretika, die Salzausscheidung. Die Mineralstoffbilanz wird kaum verändert. Zur Ausschwemmung von Ödemen oder zur Behandlung des Bluthochdrucks eignen sich Kräutertees nicht. Wegen der Flüssigkeitszufuhr sind sie bei Ödemen sogar nachteilig.

Harntreibende Heilpflanzen werden hauptsächlich zur Durchspülung der Nieren und Harnwege verwendet (zum Beispiel zur Vorbeugung und Behandlung von Nierensteinen).

Harntreibende Heilpflanzen

- Birke, Bruchkraut, Färberginster, Goldrute, Gras, Hauhechel, Löwenzahn, Mais (Griffel), Orthosiphon und Schachtelhalm enthalten Flavonoide, Saponine oder Kalium. Am besten belegt ist die Wirkung bei Goldrute, Hauhechel, Löwenzahn, Mais-Griffel und Orthosiphon. Bei einigen dieser Pflanzen wird auch eine leichte krampflösende Wirkung oder sogar eine Förderung der Salzausscheidung festgestellt.
- Eindeutig nachgewiesen ist auch die harntreibende Wirkung der koffein- bzw. theobrominhaltigen Pflanzen wie Guarana, Kaffee, Kakao, Kola, Mate und Schwarzer Tee. Diese Pflanzen wirken jedoch auch anregend und können deshalb nicht immer und in hohen Mengen eingesetzt werden.
- Pflanzen, welche die Nierendurchblutung steigern, enthalten oft ätherische Öle. Dies betrifft Liebstöckel, Petersilie (als Frucht) und Wacholder. Die harntreibende Wirkung kommt durch Reizung der Nieren zustande. Bei Verwendung während längerer Zeit oder in höheren Mengen können vor allem bei Petersilienfrüchten und Wacholder Nierenschäden auftreten. Von der Anwendung dieser Pflanzen muß abgeraten werden. Es ist unnötig, ein Risiko einzugehen, da unbedenklichere Heilpflanzen für diese Zwecke zur Verfügung stehen (siehe auch oben).

Der Tee ist für die Durchspülungstherapie die beste Arzneiform von Heilpflanzen. Die Wirkung der Pflanzen wird durch die zusätzlich aufgenommene Flüssigkeit nachhaltig unterstützt.

Harnweginfektionen

Bakterielle Infektionen der Nieren oder Harnwege sollten durch den Arzt fachgerecht mit Antibiotika behandelt werden. Pflanzliche Heilmittel dürfen bei diesen Infektionen nur unterstützend eingesetzt werden.

Heilpflanzen gegen Harnwegsinfektionen

- BÄRENTRAUBEN-Blätter können das bakterielle Wachstum hemmen und werden bei Harnweginfektionen eingesetzt. Bei langfristiger Verwendung können jedoch Vergiftungen auftreten.
- Außerdem werden KAPUZINERKRESSE und SANDELHOLZ verwendet. Die Wirkstoffe dieser beiden Pflanzen (ätherische Öle) verursachen oft Magenbeschwerden. Beide Pflanzen werden deshalb in der Regel nur als Fertigpräparate in Form von Kapseln verwendet, die sich erst im Dünndarm auflösen.

Nieren- und Blasensteine

Harnsteinleiden sind häufig. Die meisten Harnsteine (ca. 80 Prozent) enthalten Calcium. Steine in den Harnwegen führen nicht immer, sondern eher selten zu Schmerzen. Starke Beschwerden, Rückenschmerzen oder sogar Nierenkoliken können jedoch auftreten, wenn die Steine den Urinabfluß verlegen. Steine, die Beschwerden auslösen, werden meist entfernt. Während früher solche Steine in der Regel operativ angegangen wurden, können sie heute vielfach auch mit dem Nierensteinzertrümmerer zerstört werden. Leider kommt es nach der Entfernung häufig zu erneuter Steinbildung.

Zur Vorbeugung vor Steinbildung sowie zur Behandlung bestehender Steine, die wenig Beschwerden verursachen, können die harntreibenden Heilpflanzen-Tees verwendet werden, die in diesem Kapitel zuvor genannt wurden. Dadurch wird der Urin verdünnt und die Steinbildung gehemmt.

Heilpflanzen gegen Nieren- und Blasensteine

- Spezifisch gegen die Bildung calciumhaltiger Steine scheint FÄRBERKRAPP zu wirken. Möglicherweise kann die Pflanze derartige Steine mit der Zeit sogar verkleinern.
- BISCHOFSKRAUT wirkt krampflösend auf die Harnwege und wird deshalb bei Harnsteinerkrankungen eingesetzt.

Blasen- und Nierentee I bis VII (Teemischungen nach Standardzulassung)
Diese Tees erhalten Sie in Ihrer Apotheke.

Sie enthalten maximal vier bis fünf wirksame Bestandteile aus einer vorgegebenen Auswahl und entsprechen in bezug auf Qualität und Wirksamkeit den Bestimmungen des Bundesgesundheitsamts. Jeder dieser Tees ist ein »Geeignetes Pflanzenpräparat« gemäß den Kriterien dieses Buches.

Mögliche wirksame Bestandteile: Bärentraube, Birke, Gartenbohne, Goldrute, Hauhechel, Orthosiphon, Quecke, Schachtelhalm. Zusätzlich können bis zu 30 Prozent anderer Pflanzen zur Geschmacksverbesserung und Verschönerung der Mischung enthalten sein.

Arzneimittel gegen Nieren- und Blasenbeschwerden

Pflanzliche Arzneimittel gegen Nieren- und Blasenbeschwerden werden hier in einer Gruppe zusammengefaßt und nicht in die drei Untergruppen (Förderung der Harnausscheidung, Harnweginfektionen, Nieren- und Blasensteine) aufgeteilt. Die Heilanzeigen auf den Packungsbeilagen überschneiden einander oft.

Pflanzenpräparate zur Förderung der Harnausscheidung sind nur zweckmäßig zur Durchspülungstherapie. Bei Ödemen, Herzbeschwerden oder hohem Blutdruck dürfen sie nicht angewendet werden. Der Tee ist sicher die günstigste Arzneiform, da gleichzeitig genügend Wasser aufgenommen wird. Mischungen mit nierenreizenden Stoffen (z. B. Wacholder) eignen sich für eine langfristige Anwendung weniger, da Nebenwirkungen nicht ausgeschlossen werden können. Sie sind hier als »Möglicherweise geeignet« aufgeführt.

Ausnahmsweise kann ein harntreibender Tee mehr als fünf Komponenten mit gleicher Wirkungsrichtung enthalten, sofern die Mischung insgesamt hoch genug dosiert ist.

Pflanzliche Mittel gegen Harnweginfektionen wirken, wenn überhaupt, nur schwach und dürfen auf keinen Fall als Ersatz für ärztlich verordnete Antibiotika angewendet werden. Präparate mit Bärentraube dürfen nicht längere Zeit eingenommen werden.

Harnsteinleiden behandelt man am besten unter ärztlicher Kontrolle.

Einige Produkte werden zur »Blutreinigung« angepriesen. Wissenschaftliche Belege für eine derartige Reinigung des Blutes gibt es jedoch nicht. Solche Arzneimittel sind höchstens zur Durchspülungstherapie bei Nierengrieß vertretbar.

Angocin Dragees	**Möglicherweise geeignetes Pflanzenpräparat** Enthält Kapuzinerkresse, Meerrettich, Sonnenhut und Myrrhe. Die Wirkung der drei letztgenannten Pflanzen bei Harnweginfekten ist umstritten.
Aqualibra Filmtabletten	**Geeignetes Pflanzenpräparat** Enthält Hauhechel, Orthosiphon und Goldrute.
Arctuvan Dragees	**Umstrittene Kombination (kein reines Pflanzenpräparat)** von Bärentraube und synthetischen Stoffen.
Asparagus-P Tabletten	**Möglicherweise geeignetes Pflanzenpräparat** Enthält Spargel und Petersilie. Es ist nicht bekannt, ob Spargel in der vorliegenden Dosierung wirksam ist.
Blasen-Nieren-Tee Stada N Tee	**Geeignetes Pflanzenpräparat** Enthält Birke, Gras (Quecke), Goldrute, Hauhechel und Süßholz.

Blasen-Nieren-Tee Uroflux N Tubentee Teeaufgußpulver	**Möglicherweise geeignetes Pflanzenpräparat** Enthält neun Pflanzen, darunter Bärentraube, die wegen möglicher Nebenwirkungen nicht über längere Zeit eingenommen werden sollte. Trotz vieler Komponenten vertretbare Mischung.
Blasen-Nieren-Tee Uroflux Tee	**Möglicherweise geeignetes Pflanzenpräparat** Enthält sieben Pflanzen, darunter Bärentraube und Wacholder, die wegen möglicher Nebenwirkungen nicht über längere Zeit eingenommen werden sollten. Trotz vieler Komponenten vertretbare Mischung.
Bucco Nestmann Tropfen	**Umstrittenes Pflanzenpräparat** Enthält zwölf Pflanzen, darunter Bärentraube und Wacholder, die wegen möglicher Nebenwirkungen nicht über längere Zeit eingenommen werden sollten.
Buccotean Tee	**Kaum sinnvolle Kombination (kein reines Pflanzenpräparat)** von synthetischem Stoff und 18 Pflanzen, darunter Jaborandiblätter, die wegen möglicher Nebenwirkungen nicht mehr verwendet werden sollten.
Buccotean TF Teeaufgußpulver	**Möglicherweise geeignetes Pflanzenpräparat** Enthält zwölf Pflanzen, darunter Wacholder, der wegen möglicher Nebenwirkungen nicht über längere Zeit eingenommen werden sollte. Trotz vieler Komponenten vertretbare Mischung.
Canephron Tropfen Dragees	**Umstrittenes Pflanzenpräparat** Enthält Tausendgüldenkraut, Hagebutten, Liebstöckel und Rosmarin. Liebstöckel ist eher unterdosiert, für die übrigen Pflanzen ist keine Wirkung bei Harnwegentzündungen belegt.
Carito NA Kapseln	**Umstrittenes Pflanzenpräparat** von Zwiebel, Sonnenhut, Kürbis, Pappel und Grieswurzel. Das Produkt enthält keine Komponenten mit belegter Wirksamkeit bei Harnwegentzündungen.
Cefanephrin N Tropfen	**Möglicherweise geeignetes Pflanzenpräparat** Enthält Goldrute und Bärentraube, die wegen möglicher Nebenwirkungen nicht über längere Zeit eingenommen werden sollte.
Cheplaren S Tropfen	**Kaum sinnvolles Pflanzenpräparat** Enthält Schachtelhalm, Wacholder, Hauhechel, Goldrute und nicht standardisierte Meerzwiebel, die nur noch bei leichter Herzschwäche in standardisierter Form zugelassen ist.
Cystinol Lösung	**Möglicherweise geeignetes Pflanzenpräparat** Enthält Birke, Schachtelhalm, Goldrute und Bären-

traube, die wegen möglicher Nebenwirkungen nicht längere Zeit eingenommen werden sollte.

Dr. Kleinschrod's Wörishofener Nieren- und Blasenmittel
Tabletten

Umstrittenes Pflanzenpräparat
Enthält 15 Pflanzen. Bei mehr als fünf Komponenten können die einzelnen Bestandteile kaum ausreichend dosiert werden.

Dr. Klinger's Bergischer Blasen- und Nierentee
Teegranulat

Geeignetes Pflanzenpräparat
Enthält Orthosiphon, Schachtelhalm, Birke, Hauhechel, Ringelblume und Fenchel.

Dr. Klinger's Bergischer Blutreinigungs- und Stoffwechselkräutertee
Granulat

Umstrittenes Pflanzenpräparat
Enthält Löwenzahn, Schafgarbe, Brennessel, Gras, Fenchel, Birke und Wacholder, der wegen möglicher Nebenwirkungen nicht über längere Zeit eingenommen werden sollte. Höchstens zweckmäßig als harntreibendes Mittel.

Diureticum-Medice
Tabletten

Kaum sinnvolles Pflanzenpräparat
Enthält zwölf Pflanzen, darunter Alant und Petersilien-Früchte, die wegen möglicher Nebenwirkungen nicht mehr verwendet werden sollten. Die ebenfalls enthaltene nicht standardisierte Meerzwiebel ist in standardisierter Form nur noch bei leichter Herzschwäche zugelassen.

Folindor
Tee

Geeignetes Pflanzenpräparat
Enthält Orthosiphon.

Fugacid Blasentee
Tee

Möglicherweise geeignetes Pflanzenpräparat
Mischung von acht Pflanzen, darunter Bärentraube, die wegen möglicher Nebenwirkungen nicht über längere Zeit eingenommen werden sollte. Trotz vieler Komponenten vertretbare Mischung.

Gelosantal
Kapseln

Geeignetes Pflanzenpräparat
Enthält Sandelholz.

Grafobren
Dragees

Umstrittene Kombination
(kein reines Pflanzenpräparat)
von Orthosiphon, Gartenbohne, Petersilie, Goldrute, Hauhechel und synthetischem Stoff.

Harntee 400
Teegranulat

Möglicherweise geeignetes Pflanzenpräparat
Enthält zwölf Pflanzen, darunter Bärentraube und Wacholder, die wegen möglicher Nebenwirkungen nicht über längere Zeit eingenommen werden sollten. Trotz vieler Komponenten vertretbare Mischung.

Hernia-Tee
Tee

Möglicherweise geeignetes Pflanzenpräparat
Enthält Bruchkraut, Schachtelhalm und Bärentraube, die wegen möglicher Nebenwirkungen nicht über län-

gere Zeit eingenommen werden sollte. Trotz vieler Komponenten vertretbare Mischung.

Herniol Tropfen	**Möglicherweise geeignetes Pflanzenpräparat** Enthält Bruchkraut und Bärentraube, die wegen möglicher Nebenwirkungen nicht über längere Zeit eingenommen werden sollte.
Heumann Blasen- und Nierentee Solubitrat N Pulver	**Geeignetes Pflanzenpräparat** Enthält Birke, Orthosiphon, Goldrute und Fenchel.
Hevert-Blasen- und Nieren-Tee Tee	**Möglicherweise geeignetes Pflanzenpräparat** Enthält neun Pflanzen, darunter Bärentraube, die wegen möglicher Nebenwirkungen nicht über längere Zeit eingenommen werden sollte. Trotz vieler Komponenten vertretbare Mischung.
Hevert-Entwässerungs-Tee Tee	**Kaum sinnvolles Pflanzenpräparat** Enthält 13 Pflanzen, darunter nicht standardisierte Meerzwiebel, die nur noch in standardisierter Form bei leichter Herzschwäche zugelassen ist.
Heweberberol-Tee Tee	**Geeignetes Pflanzenpräparat** Enthält Birke, Goldrute, Hauhechel, Orthosiphon, Sandelholz und Süßholz.
Hewenephron duo Tropfen	**Umstrittenes Pflanzenpräparat** Enthält Goldrute und Sonnenhut, von denen keine Wirksamkeit gegen Harnsteine beschrieben ist.
Hocura-Diureticum Flüssigkeit	**Kaum sinnvolle Kombination (kein reines Pflanzenpräparat)** von nicht standardisierten Extrakten aus Meerzwiebel und Adonis sowie Chinarinde, Wacholder und synthetischem Stoff. Meerzwiebel und Adonis sind nur noch in standardisierter Form bei leichter Herzschwäche zugelassen.
Kalkurenal Tropfen	**Kaum sinnvolle Kombination (kein reines Pflanzenpräparat)** von spagyrischen Zubereitungen, Färberkrapp und Berberitze, die wegen möglicher Nebenwirkungen nicht mehr verwendet werden sollte.
Kneipp Birkenblätter-Pflanzensaft Saft	**Geeignetes Pflanzenpräparat** Enthält Birke in ausreichender Dosierung.
Kneipp Blutreinigungs-Tee Tee	**Umstrittenes Pflanzenpräparat** Enthält Pfefferminze, Birke und Wacholder, der wegen möglicher Nebenwirkungen nicht über längere Zeit eingenommen werden sollte. Höchstens zweckmäßig als harntreibendes Mittel.

Kneipp Brennessel-Pflanzensaft Saft	**Geeignetes Pflanzenpräparat** Enthält Brennessel in ausreichender Dosierung.
Kneipp Brunnenkresse-Pflanzensaft Saft	**Umstrittenes Pflanzenpräparat** Enthält Brunnenkresse, die als harntreibendes Mittel kaum wirksam ist.
Kneipp Nieren- und Blasen-Tee Tee	**Möglicherweise geeignetes Pflanzenpräparat** Enthält Färberkrapp, Birke, Schachtelhalm und Bärentraube, die wegen möglicher Nebenwirkungen nicht über längere Zeit eingenommen werden sollte.
Kneipp Pflanzendragees Brennessel Dragees	**Möglicherweise geeignetes Pflanzenpräparat** Enthält Brennessel in ausreichender Dosierung. Nur zweckmäßig als harntreibendes Mittel.
Kneipp Pflanzendragees Petersilie Dragees	**Kaum sinnvolles Pflanzenpräparat** Enthält Kraut, Wurzel und Früchte der Petersilie. Die Früchte sollten wegen möglicher Nebenwirkungen nicht mehr eingenommen werden.
Kneipp Pflanzendragees Wacholder N Dragees	**Möglicherweise geeignetes Pflanzenpräparat** Enthält Wacholder, der wegen möglicher Nebenwirkungen nicht über längere Zeit eingenommen werden sollte.
Kneipp Sellerie-Pflanzensaft Saft	**Umstrittenes Pflanzenpräparat** Enthält Blätter und Wurzeln aus frischem Sellerie in unbekannter Dosierung. Über Wirkungen und Nebenwirkungen von Sellerie ist wenig bekannt.
Knufinke Blasen- und Nieren-Tee Uro-K Teeaufgußpulver	**Möglicherweise geeignetes Pflanzenpräparat** Enthält Hagebutten, Hauhechel, Kamille, Orthosiphon, Schachtelhalm, Weide und Wacholder, der wegen möglicher Nebenwirkungen nicht über längere Zeit eingenommen werden sollte. Trotz vieler Komponenten vertretbare Mischung.
Knufinke Stoffwechsel-Tee Sanguis-L Teeaufgußpulver	**Geeignetes Pflanzenpräparat** Enthält Birke und Orthosiphon.
Late Orphon Tee	**Geeignetes Pflanzenpräparat** Enthält Orthosiphon.
Lespenephryl/-forte Tropfen Verschreibungspflichtig	**Nicht bewertbares Pflanzenpräparat** Enthält Buschklee, zu dem kaum Angaben über Wirkungen und Nebenwirkungen vorliegen.
Liruptin Mixtur	**Kombination (kein reines Pflanzenpräparat)** von zehn Pflanzen und drei homöopathischen Zubereitungen. Enthält unter anderem Bärentraube, die wegen

möglicher Nebenwirkungen nicht mehr verwendet werden sollte.

NB-tee Siegfried
Teegranulat

Möglicherweise geeignetes Pflanzenpräparat
Enthält acht Pflanzen, darunter Bärentraube und Wacholder, die wegen möglicher Nebenwirkungen nicht über längere Zeit eingenommen werden sollten. Trotz vieler Komponenten vertretbare Mischung.

Nephrisan N
Kapseln

Kaum sinnvolle Kombination (kein reines Pflanzenpräparat)
von Meerzwiebel, Weißdorn, Petersilie, Birke, Schachtelhalm und synthetischen Stoffen. Meerzwiebel ist nur noch bei leichter Herzschwäche zugelassen.

Nephrisol
Tropfen

Möglicherweise geeignetes Pflanzenpräparat
Enthält Bruchkraut, Bärentraube und Boldo. Die letzten zwei Pflanzen sollten wegen möglicher Nebenwirkungen nicht über längere Zeit eingenommen werden.

Nephrolith N
Dragees

Geeignetes Pflanzenpräparat
Enthält Färberkrapp, Goldrute und standardisierten Extrakt aus Bischofskraut.

nephro-loges
Flüssigkeit

Geeignetes Pflanzenpräparat
Enthält Schachtelhalm, Goldrute, Hauhechel und Petersilienwurzel.

Nephronorm
Dragees

Kaum sinnvolle Kombination (kein reines Pflanzenpräparat)
von Maiglöckchen, Orthosiphon, Bärentraube, Färberkrapp und synthetischem Stoff. Maiglöckchen ist nur noch bei leichter Herzschwäche zugelassen.

Nephronorm
Tee

Umstrittenes Pflanzenpräparat
Enthält elf Pflanzen, darunter Bärentraube, Boldo und Wacholder, die alle wegen möglicher Nebenwirkungen nicht über längere Zeit eingenommen werden sollten.

Nephropur N
Flüssigkeit

Umstrittenes Pflanzenpräparat
Enthält 13 Pflanzen, darunter Bärentraube, die wegen möglicher Nebenwirkungen nicht über längere Zeit eingenommen werden sollte.

Nephroselect N
Liquidum

Umstrittenes Pflanzenpräparat
Enthält zehn Pflanzen, darunter nicht standardisierte Meerzwiebel, die nur noch in standardisierter Form bei leichter Herzschwäche zugelassen ist.

Nephros-Strath
Tropfen

Umstrittenes Pflanzenpräparat
Enthält Tollkirsche, Mais und Gottesgnadenkraut, das wegen möglicher Nebenwirkungen nicht mehr verwendet werden sollte.

Nephrubin Dragees	**Umstrittene Kombination (kein reines Pflanzenpräparat)** von Färberkrapp, isoliertem reinem Pflanzenstoff und synthetischem Stoff.
Nephrubin Tee	**Kaum sinnvolles Pflanzenpräparat** Enthält elf Pflanzen, darunter Petersilienfrüchte, die wegen möglicher Nebenwirkungen nicht mehr verwendet werden sollten.
Nieral Tropfen	**Möglicherweise geeignetes Pflanzenpräparat** Enthält Färberkrapp, Bischofskraut, Goldrute, Sonnenhut, Löwenzahn, Petersilie und Gartenbohne. Trotz vieler Komponenten vertretbare Mischung zur Vorbeugung von Harnsteinen.
Nieral N Dragees	**Möglicherweise geeignetes Pflanzenpräparat** Enthält Goldrute, Schachtelhalm, Färberkrapp, Orthosiphon und Bärentraube, die wegen möglicher Nebenwirkungen nicht über längere Zeit eingenommen werden sollte.
Nieren-Tee Tee	**Möglicherweise geeignetes Pflanzenpräparat** Enthält 15 Pflanzen, darunter Bärentraube und Wacholder, die wegen möglicher Nebenwirkungen nicht über längere Zeit eingenommen werden sollten. Trotz vieler Komponenten vertretbare Mischung.
Nierentee 2000 Pulver	**Möglicherweise geeignetes Pflanzenpräparat** Enthält Birke, Orthosiphon, Fenchel und Wacholder, der wegen möglicher Nebenwirkungen nicht über längere Zeit eingenommen werden sollte.
Nieron N Flüssigkeit Kapseln	**Geeignetes Pflanzenpräparat** Enthält Färberkrapp, Bischofskraut, Goldrute und Löwenzahn.
Nieron Blasen- und Nierentee VI Tee	**Geeignetes Pflanzenpräparat** Enthält Birke, Hauhechel, Orthosiphon, Riesengoldrute, Pfefferminze und Süßholz.
Nieron-Tee N Pulver	**Geeignetes Pflanzenpräparat** Enthält Birke, Schachtelhalm, Löwenzahn und Hauhechel.
Nieroxin-Harntee Teeaufgußpulver	**Möglicherweise geeignetes Pflanzenpräparat** Enthält Mate, Goldrute, Kakao und Wacholder, der wegen möglicher Nebenwirkungen nicht über längere Zeit eingenommen werden sollte.
Orbis Blasen- und Nierentee Teepulver	**Geeignetes Pflanzenpräparat** Enthält Orthosiphon, Mate, Goldrute, Melisse und Süßholz.

Orthosiphonblätter Indischer Nierentee Fides
Tee

Geeignetes Pflanzenpräparat
Enthält Orthosiphon.

Protitis-Dragees
Dragees

Kaum sinnvolle Kombination (kein reines Pflanzenpräparat)
von acht synthetischen Stoffen und sechs Pflanzen, darunter Glockenbilsenkraut, das bei Blasenentleerungsstörungen nicht angewendet werden sollte.

Protitis-Zäpfchen
Zäpfchen
Verschreibungspflichtig

Kaum sinnvolle Kombination (kein reines Pflanzenpräparat)
von zwei synthetischen Stoffen, Sabal, Sonnenhut, Schöllkraut und Tollkirsche, die bei Blasenentleerungsstörungen nicht angewendet werden sollte.

Pulvhydrops
Kapseln

Kaum sinnvolle Kombination (kein reines Pflanzenpräparat)
von zwei synthetischen Stoffen und acht Pflanzen, darunter nicht standardisierte Meerzwiebel, die nur noch in standardisierter Form bei leichter Herzschwäche zugelassen ist.

Renob Blasen- und Nierentee I
Tee

Geeignetes Pflanzenpräparat
Enthält Birke, Quecke, Riesengoldrute, Hauhechel und Süßholz.

Rhoival Tee
Teeaufgußpulver

Kaum sinnvolles Pflanzenpräparat
Enthält Odermennig, Goldrute, Johanniskraut, Hirtentäschel, Baldrian und Arnika. Außer Goldrute zeigt keiner der Inhaltsstoffe eine Wirkung bei Harnwegerkrankungen. Zudem sollte Arnika wegen möglicher Nebenwirkungen innerlich nicht mehr verwendet werden.

Roleca Wacholder-Kapseln
Kapseln

Möglicherweise geeignetes Pflanzenpräparat
Enthält Wacholder, der wegen möglicher Nebenwirkungen nicht über längere Zeit eingenommen werden sollte.

Roleca Wacholder-Kapseln extra stark
Kapseln

Kaum sinnvolles Pflanzenpräparat
Enthält Wacholder und Rizinus. Kombination einer harntreibenden Pflanze mit einem starken Abführmittel! Beide Pflanzen haben bei längerer Anwendung Nebenwirkungen.

Salus Nieren-Blasen-Tee Nr. 23
Tee

Möglicherweise geeignetes Pflanzenpräparat
Enthält acht Pflanzen, darunter Bärentraube und Wacholder, die wegen möglicher Nebenwirkungen nicht über längere Zeit eingenommen werden sollten. Trotz vieler Komponenten vertretbare Mischung.

Salus Zinnkraut-Tropfen
Tropfen

Möglicherweise geeignetes Pflanzenpräparat
Enthält vermutlich unterdosierten Extrakt aus Schachtelhalm.

Scillase
Teemischung

Kaum sinnvolles Pflanzenpräparat
Enthält Meerzwiebel, Adonis, Petersilienfrüchte, Wacholder, Faulbaum (Abführmittel) und Schachtelhalm. Meerzwiebel und Adonis sind nur noch in standardisierter Form bei leichter Herzschwäche zugelassen. Früchte aus Petersilie sollten nicht mehr angewendet werden.

Solidagoren
Tropfen

Kaum sinnvolles Pflanzenpräparat
Enthält Goldrute, Gänsefingerkraut, Schachtelhalm, Färberkrapp und Früchte der Petersilie, die wegen möglicher Nebenwirkungen nicht mehr angewendet werden sollte.

Solvefort N
Teeaufgußpulver

Möglicherweise geeignetes Pflanzenpräparat
Enthält Birke, Gartenbohnen, Goldrute, Orthosiphon, Schachtelhalm und Bärentraube, die wegen möglicher Nebenwirkungen nicht über längere Zeit angewendet werden sollte.

Uraemol
Tropfen

Möglicherweise geeignetes Pflanzenpräparat
Enthält Bruchkraut, Schachtelhalm und Bärentraube, die wegen möglicher Nebenwirkungen nicht über längere Zeit eingenommen werden sollte.

Urodil N Selz
Dragees

Kaum sinnvolles Pflanzenpräparat
Enthält zehn Pflanzen, darunter nicht standardisierte Meerzwiebel und Jaborandiblätter, die wegen möglicher Nebenwirkungen nicht mehr verwendet werden sollten. Meerzwiebel ist nur noch in standardisierter Form bei leichter Herzschwäche zugelassen.

Uro Fink
Tee

Möglicherweise geeignetes Pflanzenpräparat
Enthält Birke, Goldrute, Orthosiphon, Schwarze Johannisbeere und Bärentraube, die wegen möglicher Nebenwirkungen nicht über längere Zeit eingenommen werden sollte.

Urol N
Kapseln

Geeignetes Pflanzenpräparat
von Färberkrapp, Bischofskraut, Goldrute, Löwenzahn.

Uvalysat Bürger
Tropfen

Möglicherweise geeignetes Pflanzenpräparat
Enthält Bärentraube, die wegen möglicher Nebenwirkungen nicht über längere Zeit eingenommen werden sollte.

Uvirgan
Flüssigkeit

Möglicherweise geeignetes Pflanzenpräparat
Enthält Brennessel, Kürbis, Hauhechel und Bärentraube, die wegen möglicher Nebenwirkungen nicht über längere Zeit eingenommen werden sollte.

Vollmers präparierter grüner Hafertee
Tee

Umstrittenes Pflanzenpräparat
Enthält Hafer, Brennessel, Johanniskraut und Silbermantel. Von keiner Pflanze ist eine Wirksamkeit bei Harnsteinen beschrieben.

Wichtig:

- *Auch »Geeignete Pflanzenpräparate« sollten nicht bedenkenlos eingenommen werden. Naturheilmittel sind keine Nahrungsmittel.*
- *Die (ärztlich verordnete) Einnahme umstrittener oder kaum sinnvoller Produkte sollte nicht abgebrochen werden, ohne daß Sie mit Ihrem Arzt oder Apotheker darüber sprechen.*
- *Dieses Buch ersetzt nicht die Anweisungen zum Gebrauch von Medikamenten. Lesen Sie immer die Packungsbeilage. Fragen Sie Arzt oder Apotheker nach Nebenwirkungen, Gegenanzeigen, Dosierung und Anwendung.*

Prostatabeschwerden, Reizblase

Die gutartige Prostatavergrößerung tritt bei älteren Männern häufig auf. Es kommt zu vermehrtem Harndrang, Verminderung des Harnstrahls und häufigem Lassen kleiner Urinmengen. Fortgeschrittene Krankheitsstadien werden meist operativ behandelt und dadurch häufig geheilt. Bei beginnenden Prostatabeschwerden werden dagegen oft Heilpflanzen eingesetzt.

Frauen leiden nicht ganz selten an einer Reizblase. Diese äußert sich durch den dauernden Drang, kleine Mengen Wasser zu lassen, was manchmal sogar als schmerzhaft empfunden wird. Bevor solche Beschwerden mit Heilpflanzen behandelt werden, sollten andere Ursachen, z. B. eine Harnweginfektion, ausgeschlossen werden. Das Bundesgesundheitsamt läßt KÜRBIS zur Behandlung der Reizblase zu.

Heilpflanzen gegen Prostatabeschwerden

- BRENNESSEL (Wurzel), HYPOXIS *(Hypoxis rooperi),* KÜRBIS (Samen), SABAL. Die Wirksamkeit dieser Heilpflanzen ist umstritten. Es existieren sowohl Studien mit günstigen Ergebnissen[77] wie auch solche, die keine Wirksamkeit zeigten.[5,78] Die verwendeten Heilpflanzen enthalten als mögliche Wirkstoffe Sitosterine. Diese Stoffe sind in der Nahrung weit verbreitet. Es ist daher erstaunlich, daß durch eine zusätzliche Zufuhr eine Wirkung erzielt werden soll.
- Am lautesten werden WEIDENRÖSCHEN angepriesen: Der Weidenröschen-Tee soll laut Maria Treben nicht nur bei gutartigen Prostatabeschwerden, sondern sogar gegen Prostata- und Blasenkrebs helfen. Beweise für diese Behauptung gibt es nicht. Experimentell nachgewiesen wurde nur eine leicht entzündungshemmende Wirkung.

Arzneimittel gegen Prostatabeschwerden oder Reizblase

Mittel gegen Prostatabeschwerden sollten nur dann angewendet werden, wenn durch eine ärztliche Untersuchung zweifelsfrei feststeht, daß es sich um eine gutartige Prostatavergrößerung im Anfangsstadium handelt. Die Einnahme von Heilpflanzenpräparaten darf eine allfällig notwendige Operation nicht verzögern oder verhindern.

Die in einigen Produkten gegen Prostatabeschwerden oder Blasenentleerungsstörungen enthaltenen krampflösenden Pflanzen (Tollkirsche oder Glokkenbilsenkraut) sind kaum sinnvoll, da sie Beschwerden beim Harnlassen noch verstärken können.

Bazoton Kapseln	**Geeignetes Pflanzenpräparat** Enthält ausreichend dosierten Extrakt aus Brennesselwurzel.
Cefasabal Tropfen Tabletten	**Umstrittenes Pflanzenpräparat** Enthält unterdosierte Extrakte aus Sabal, Goldrute und Roßkastanie.
Cysto Fink Kapseln	**Möglicherweise geeignetes Pflanzenpräparat** Enthält Gewürzsumach, Kava-Kava, Hopfen, Kürbis und Bärentraube, die wegen möglichen Nebenwirkungen nicht längere Zeit eingenommen werden sollte.
Eviprostat Dragees	**Umstrittene Kombination** **(kein reines Pflanzenpräparat)** von Schachtelhalm, homöopathischen Zubereitungen und synthetischen Stoffen.
Granufink Kürbiskerne Samen Granulat	**Geeignetes Pflanzenpräparat** Enthält Kürbis.
Granufink **Kürbiskern Kapseln** Kapseln	**Umstrittene Kombination** **(kein reines Pflanzenpräparat)** von Kürbis, Tausendgüldenkraut, Sonnenhut und synthetischem Stoff.
Inconturina S Tropfen	**Umstrittenes Pflanzenpräparat** Mischung von zwölf Pflanzen. Bei mehr als fünf Komponenten können die einzelnen Bestandteile kaum ausreichend dosiert werden.
Nomon N Flüssigkeit Kapseln	**Umstrittenes Pflanzenpräparat** Enthält eher unterdosierte Zubereitung aus Kürbis sowie Zwiebel, Sonnenhut, Pappel und Grieswurzel. Nur für Kürbis (allerdings in ausreichender Dosierung) ist bei Prostatabeschwerden eine gewisse Wirksamkeit beschrieben.

Olren Tabletten Lösung	**Kaum sinnvolle Kombination** **(kein reines Pflanzenpräparat)** von synthetischem Stoff und Glockenbilsenkraut, das bei Blasenentleerungsstörungen nicht angewendet werden sollte.
Prosta Fink N Kapseln	**Möglicherweise geeignetes Pflanzenpräparat** Enthält Sabal und vermutlich ausreichend dosierten Kürbis.
Prostaforton N Dragees	**Geeignetes Pflanzenpräparat** Enthält ausreichend dosierten Extrakt aus Brennesselwurzel.
Prostagalen N Tropfen	**Möglicherweise geeignetes Pflanzenpräparat** Enthält Hamamelis, Hauhechel und vermutlich ausreichend dosierte Extrakte aus Sabal und Brennesselwurzel.
Prostagutt Tropfen	**Möglicherweise geeignetes Pflanzenpräparat** Enthält Pappel und vermutlich eher unterdosierte Extrakte aus Sabal und Brennesselwurzel.
Prostagutt forte Kapseln	**Geeignetes Pflanzenpräparat** Enthält Sabal und Brennesselwurzel in ausreichender Dosierung.
Prostagutt mono Kapseln	**Geeignetes Pflanzenpräparat** Enthält Sabal in ausreichender Dosierung.
Prostaherb cum Belladonna N Dragees Verschreibungspflichtig	**Kaum sinnvolles Pflanzenpräparat** Enthält Brennesselwurzel und Tollkirsche, die bei Blasenentleerungsstörungen nicht angewendet werden sollte.
Prostaherb N Dragees	**Geeignetes Pflanzenpräparat** Enthält Extrakt aus Brennesselwurzel in ausreichender Dosierung.
Prostamed Tabletten	**Möglicherweise geeignetes Pflanzenpräparat** Enthält Goldrute, Pappel und vermutlich eher unterdosierten Kürbis.
Prostatin N Dragees Dragees	**Kaum sinnvolle Kombination** **(kein reines Pflanzenpräparat)** von Bärentraube, Brennesselwurzel und synthetischem Stoff (Ethenzamid), der wegen nicht belegter Wirkung und möglicher Nebenwirkungen nicht mehr verwendet werden sollte.
Prostatin N Liquidum Flüssigkeit	**Möglicherweise geeignetes Pflanzenpräparat** Enthält Brennesselwurzel, Sabal und Bärentraube, die wegen möglicher Nebenwirkungen nicht längere Zeit eingenommen werden sollte.

Prostavigol Dragees Zäpfchen	**Kaum sinnvolle Kombination** **(kein reines Pflanzenpräparat)** von synthetischen Stoffen und sieben Pflanzen, darunter Berberitze, die wegen möglicher Nebenwirkungen nicht mehr verwendet werden sollte.
Remigeron Lösung	**Möglicherweise geeignetes Pflanzenpräparat** Enthält vermutlich unterdosierten Extrakt aus Sabal.
Rhoival Dragees Tropfen Teeaufgußpulver	**Kaum sinnvolles Pflanzenpräparat** Enthält Odermennig, Goldrute, Johanniskraut, Hirtentäschel, Baldrian und Arnika, die innerlich nicht mehr angewendet werden sollte.
Salus Kürbis-Tonikum Compositum Liquidum	**Umstrittene Kombination** **(kein reines Pflanzenpräparat)** von acht Pflanzen und sieben synthetischen Stoffen.
Serenoa-ratiopharm Kapseln	**Geeignetes Pflanzenpräparat** Enthält Sabal in ausreichender Dosierung.
Serrulatum Pflüger Tropfen	**Möglicherweise geeignetes Pflanzenpräparat** Enthält Sonnenhut und vermutlich unterdosierten Extrakt aus Sabal.
Spasmo-Urgenin Dragees Zäpfchen Verschreibungspflichtig	**Umstrittene Kombination** **(kein reines Pflanzenpräparat)** von Sabal, Sonnenhut und synthetischem Stoff.
Strogen forte Kapseln	**Geeignetes Pflanzenpräparat** Enthält Extrakt aus Sabal in ausreichender Dosierung.
Talso/ -Uno Kapseln	**Geeignetes Pflanzenpräparat** Enthält Extrakt aus Sabal in ausreichender Dosierung.
Tumoglin Tropfen	**Umstrittene Kombination** **(kein reines Pflanzenpräparat)** von Walnuß und homöopathischen Zubereitungen. Walnuß zeigt kaum Wirksamkeit bei Prostatabeschwerden.
Urgenin Liquidum Dragees Suppositorien	**Möglicherweise geeignetes Pflanzenpräparat** Enthält Echinacea und vermutlich unterdosierten Extrakt aus Sabal.
Urtica plus Kapseln	**Geeignetes Pflanzenpräparat** Enthält Extrakt aus Brennesselwurzel in ausreichender Dosierung.

Wichtig:

- *Auch »Geeignete Pflanzenpräparate« sollten nicht bedenkenlos eingenommen werden. Naturheilmittel sind keine Nahrungsmittel.*
- *Die (ärztlich verordnete) Einnahme umstrittener oder kaum sinnvoller Produkte sollte nicht abgebrochen werden, ohne daß Sie mit Ihrem Arzt oder Apotheker darüber sprechen.*
- *Dieses Buch ersetzt nicht die Anweisungen zum Gebrauch von Medikamenten. Lesen Sie immer die Packungsbeilage. Fragen Sie Arzt oder Apotheker nach Nebenwirkungen, Gegenanzeigen, Dosierung und Anwendung.*

5. Erkältungskrankheiten, Fieber, Bronchitis

Unter Erkältungskrankheiten versteht man unkomplizierte Erkrankungen im Bereich der oberen Atemwege. Sie sind ansteckend und werden meist durch Viren hervorgerufen. Es gibt bisher keine Medikamente, die gegen Erkältungsviren direkt eingesetzt werden können. Dagegen gibt es viele Medikamente, welche die auftretenden Beschwerden lindern. Heilpflanzen können gegen Halsschmerzen, Husten oder Schnupfen angewendet werden.[79]

Unkomplizierte Erkältungskrankheiten können durch bakterielle Infektionen verschlimmert werden. Die Bakterien können sich auf den durch Viren geschädigten Schleimhäuten ausbreiten. In diesen Fällen sollte ein Arzt beigezogen werden. Die Anwendung von Antibiotika ist nur bei bakteriellen Infektionen sinnvoll.

Fieber und Erkältungen

Als Fieber bezeichnet man die Erhöhung der Körpertemperatur über 37,5 Grad Celsius. Neben der erhöhten Temperatur treten meist noch andere Beschwerden wie Schwitzen, Kopfschmerzen und Unwohlsein auf.

Fieber ist eine Abwehrmaßnahme des Körpers, die bei ausreichender Zeit und Ruhe meist von selbst nachläßt. Wer unter Fieber leidet, sollte viel trinken, weil der Körper durch das Schwitzen viel Flüssigkeit verliert.

Kühl-feuchte Umschläge können fiebersenkend wirken, denn sie entziehen dem Körper Wärme: Man läßt feuchte Wadenwickel und Socken zehn Minuten auf der Haut und entfernt oder erneuert sie dann.

Bei hohem oder anhaltendem Fieber und bei Personen in schlechtem Allgemeinzustand sollte vor allem die Ursache des Fiebers gesucht und, falls möglich, behandelt werden. Fiebersenkende Medikamente sind in diesen Fällen jedoch oft nützlich.

Volksmedizinisch ist die Ansicht tief verankert, daß Schwitzkuren bei einer akuten Erkältung die Heilung beschleunigen. Heute wird dies jedoch angezweifelt. Starkes Schwitzen kann Körperkräfte und Herz stark beanspruchen. Deshalb sollten (wenn überhaupt) nur kreislaufstabile und kräftige Personen Schwitzkuren durchführen.

Heilpflanzen gegen Fieber und Erkältungen

- Die Wirkung von Mäsesüss und Weide beruht auf Salicylglykosiden. Vor allem die Rinde einiger Weiden-Arten enthält solche mit Aspirin verwandten Wirkstoffe. Leider ist es schwierig, diese Wirkung auch als Tee nutzen zu können, da die übliche Handelsware kaum Salicylglykoside enthält. Es ist deshalb besser, standardisierte Fertigpräparate zu verwenden, obwohl auch diese meist nur kleine Mengen der fiebersenkenden Salicylglykoside enthalten.

- Chinarinde oder der daraus stammende Wirkstoff Chinin ist nach wie vor in verschiedenen Fieber- oder Grippemitteln enthalten. Von der Anwendung muß aufgrund der zweifelhaften Wirkung und möglicher Nebenwirkungen abgeraten werden.
- Als Schwitztee verwendet man häufig Holunder und Lindenblüten. Bei Verwendung von Kräutertees wird außer den Pflanzenwirkstoffen immer auch eine große Menge heißes Wasser getrunken. Es ist umstritten, ob die schweißtreibende Wirkung auf dem heißen Wasser, auf den Pflanzen oder auf beiden Komponenten beruht.

Erkältungstee I bis V (Teemischungen nach Standardzulassung)
Diese Tees erhalten Sie in Ihrer Apotheke.

Sie enthalten maximal vier bis fünf wirksame Bestandteile aus einer vorgegebenen Auswahl und entsprechen in bezug auf Qualität und Wirksamkeit den Bestimmungen des Bundesgesundheitsamts. Jeder dieser Tees ist ein »Geeignetes Pflanzenpräparat« gemäß den Kriterien in diesem Buch.

Mögliche wirksame Bestandteile: Holunder, Linde, Mädesüß, Thymian, Weidenrinde. Zusätzlich können bis zu 30 Prozent anderer Pflanzen zur Geschmacksverbesserung und Verschönerung der Mischung enthalten sein.

Arzneimittel gegen Fieber und Erkältungen

Bei äußerlich anzuwendenden Produkten mit ätherischen Ölen oder daraus isolierten reinen Pflanzenstoffen (zum Beispiel Kampfer und Menthol) muß darauf geachtet werden, daß sie bei Säuglingen oder Kleinkindern nicht direkt im Gesicht oder in Form einer konzentrierten Inhalation angewendet werden. Dies könnte zu Kehlkopfkrampf und Atemnot führen.

Bei Inhalationen oder Bädern gilt allgemein, daß die Konzentration des ätherischen Öls nicht zu hoch sein darf. Hohe Konzentrationen hemmen die Tätigkeit der Flimmerhärchen in den Atemwegen und bewirken so das Gegenteil des erwünschten Effekts. Die Konzentration ist richtig, wenn der Geruch des Öls gerade schwach wahrgenommen wird.

Babix-Inhalat Tropfen	**Geeignetes Pflanzenpräparat** Enthält Eukalyptus, Fichte und Terpentinöl. Bei Säuglingen und Kleinkindern nicht im Gesicht anwenden.
Baokang Heilpflanzenöl Tropfen	**Geeignetes Pflanzenpräparat** Enthält Öle aus Pfefferminze und Eukalyptus.
Bronchicum Inhalat N Emulsion	**Geeignetes Pflanzenpräparat** Enthält Öle aus Eukalyptus, Kiefer und Thymian.
Broncholind Erkältungsbad Badezusatz	**Kombination (kein reines Pflanzenpräparat)** von Pfefferminze, Eukalyptus und isoliertem reinem Pflanzenstoff (Menthol). Bei Erkältungen vertretbare Zusammensetzung.

Chinavit Dragees	**Kaum sinnvolle Kombination** **(kein reines Pflanzenpräparat)** von Chinarinde, deren Wirksamkeit bei Erkältungen nicht nachgewiesen ist, sowie zwei synthetischen Stoffen, darunter Salicylamid, das wegen nicht belegter Wirkung und möglicher Nebenwirkungen nicht mehr verwendet werden sollte.
Fugacid Grippetee Tee	**Geeignetes Pflanzenpräparat** Enthält Holunder, Linde, Weide, Brombeere, Fenchel und Hagebutten. Trotz vieler Komponenten vertretbare Mischung.
Grippe-Tee Stada N Tee	**Geeignetes Pflanzenpräparat** Enthält Linde, Holunder und Weide.
Hevert-Erkältungs-Tee Tee	**Geeignetes Pflanzenpräparat** Enthält Holunder, Thymian und Weide.
Inspirol Inhalat Lösung	**Umstrittene Kombination** **(kein reines Pflanzenpräparat)** von sechs Pflanzen, isolierten reinen Pflanzenstoffen und synthetischem Stoff.
Japanisches Minzöl Öl	**Geeignetes Pflanzenpräparat** Enthält Japanische Minze.
JHP Rödler Japanisches Heilpflanzenöl Tropfen	**Geeignetes Pflanzenpräparat** Enthält Japanische Minze.
Kneipp Minzöl Tropfen	**Geeignetes Pflanzenpräparat** Enthält Japanische Minze.
Kolton grippale N Saft Sirup	**Kaum sinnvolle Kombination** **(kein reines Pflanzenpräparat)** von Thymian und synthetischen Stoffen, darunter Ethenzamid, das wegen nicht belegter Wirkung und möglichen Nebenwirkungen nicht mehr verwendet werden sollte.
Leukona-Eukalpin-Bad Badezusatz	**Geeignetes Pflanzenpräparat** Enthält Öle aus Fichte und Eukalyptus.
Mandrorhinon Dragees	**Umstrittene Kombination** **(kein reines Pflanzenpräparat)** von Alraune, Glockenbilsenkraut und sechs synthetischen Stoffen.
Minx-med Heilpflanzenöl Öl	**Geeignetes Pflanzenpräparat** Enthält Japanische Minze.

Ni-No-Fluid
Tropfen

Kombination (kein reines Pflanzenpräparat)
von Pfefferminze und daraus isoliertem Pflanzenstoff (Menthol). Zur Inhalation vertretbare Zusammensetzung.

Pinimenthol Bad
Badezusatz

Kombination (kein reines Pflanzenpräparat)
von Eukalyptus, Kiefer, Fichte, Pomeranze, Terpentinöl und isolierten reinen Pflanzenstoffen.

Pinoidal-Bad
Badezusatz

Kombination (kein reines Pflanzenpräparat)
von Eukalyptus, Fichte, Terpentinöl und isolierten reinen Pflanzenstoffen (Kampfer, Menthol). Bei Erkältungen vertretbare Zusammensetzung.

Röwo-Minz K Heilpflanzenöl
Tropfen

Kombination (kein reines Pflanzenpräparat)
von Japanischer Minze und isoliertem reinem Pflanzenstoff.

Sertürner China Minze
Lösung

Geeignetes Pflanzenpräparat
Enthält Pfefferminze.

Thymian Erkältungsbad S
Badezusatz

Kombination (kein reines Pflanzenpräparat)
von Thymian und daraus isoliertem reinem Pflanzenstoff (Thymol). Bei Erkältungen vertretbare Zusammensetzung.

Wichtig:

- *Auch »Geeignete Pflanzenpräparate« sollten nicht bedenkenlos eingenommen werden. Naturheilmittel sind keine Nahrungsmittel.*
- *Die (ärztlich verordnete) Einnahme umstrittener oder kaum sinnvoller Produkte sollte nicht abgebrochen werden, ohne daß Sie mit Ihrem Arzt oder Apotheker darüber sprechen.*
- *Dieses Buch ersetzt nicht die Anweisungen zum Gebrauch von Medikamenten. Lesen Sie immer die Packungsbeilage. Fragen Sie Arzt oder Apotheker nach Nebenwirkungen, Gegenanzeigen, Dosierung und Anwendung.*

Mund- und Rachenraumentzündungen

Der Wert sogenannter Lokaltherapeutika, also im Mund- und Rachenraum angewendeter Arzneimittel (Lutschtabletten, Gurgellösungen, Sprays usw.) wird unterschiedlich beurteilt. Dies gilt auch für derartige Präparate aus Heilpflanzen.

Diejenigen Produkte, die ätherische Öle enthalten, werden oft als schmerzlindernd empfunden. Da sie kaum Nebenwirkungen auslösen, kann ihr Einsatz gerechtfertigt sein.[80] Einige dieser Medikamente führen zu vermehrter Speichelproduktion. Dadurch wird der Schluckreflex häufiger ausgelöst und der sich anbahnende Hustenreiz unterdrückt.[3]

Heilpflanzen gegen Mund- und Rachenraumentzündungen

Die bei Mund- und Rachenraumentzündungen eingesetzten Heilpflanzen folgen unterschiedlichen Wirkprinzipien:

- Durch den Schleimgehalt wirken EIBISCH, HUFLATTICH, ISLÄNDISCHES MOOS, MALVE, SPTZWEGERICH und WOLLBLUME. Schleime wirken einhüllend und reizlindernd. Auf Huflattich sollte man wegen möglicher Nebenwirkungen verzichten.
- Durch ihren Gerbstoffgehalt wirken HAMAMELIS, ODERMENNIG, RATANHIA, SCHLEHDORN, TORMENTILL und VOGELKNÖTERICH. Gerbstoffe bilden mit dem Eiweiß der Schleimhäute unlösliche Verbindungen. Dadurch sollen die Schleimhäute weniger empfindlich werden.
- Durch ihren Gehalt an ätherischen Ölen wirken BENZOE (Styrax-Arten), BIBERNELLE, GEWÜRZNELKE, KAMILLE, KRAUSEMINZE (Mentha crispa), MYRRHE, PFEFFERMINZE, RÖMISCHE KAMILLE, SALBEI und THYMIAN. Ätherische Öle werden bei Entzündungen im Mundbereich oft als schmerzlindernd empfunden. Sie wirken teilweise desinfizierend, krampflösend und entzündungswidrig. Außerdem geben sie Mundwässern, Mundspray, Gurgelmitteln und Halsschmerztabletten einen spezifischen Geschmack und Geruch.
- Ebenfalls desinfizierend wirken die Flechtensäuren aus der BARTFLECHTE.

Arzneimittel gegen Mund- und Rachenentzündungen

Ad-Muc Salbe	**Geeignetes Pflanzenpräparat** Enthält Kamille und Myrrhe.
aperisan gel Gel	**Geeignetes Pflanzenpräparat** Enthält Salbei.
Blend-a-med Fluid Lösung	**Umstrittene Kombination (kein reines Pflanzenpräparat)** von Arnika, Myrrhe und synthetischen Stoffen.
Bryonia-Strath Tropfen	**Kaum sinnvolles Pflanzenpräparat** Enthält Arnika, Eisenhut, Schierling und Zaunrübe. Alle Pflanzen sollten wegen möglicher Nebenwirkungen nicht mehr eingenommen werden.
Chamo Bürger Perlen Tropfen	**Geeignetes Pflanzenpräparat** Enthält standardisierten Extrakt aus Kamille.
Cional-Kreussler Tropfen	**Umstrittene Kombination (kein reines Pflanzenpräparat)** von Kamille, Salbei, Arnika und synthetischem Stoff.
Dr. Grandel Granobil Rondoletten Lutschpastillen	**Geeignetes Pflanzenpräparat** Enthält Bartflechte in ausreichender Dosierung.

Dynexan Salbe Verschreibungspflichtig	**Umstrittene Kombination (kein reines Pflanzenpräparat)** von Kamille, Salbei, Arnika und synthetischen Stoffen.
Echtrosept-GT Tinktur	**Umstrittene Kombination (kein reines Pflanzenpräparat)** von neun Pflanzen und synthetischem Stoff.
Fluomint-Lysoform-N Lösung	**Umstrittene Kombination (kein reines Pflanzenpräparat)** von Myrrhe, Pfefferminze und synthetischem Stoff.
Gingivitol Lösung	**Umstrittene Kombination (kein reines Pflanzenpräparat)** von Kanadischer Gelbwurzel und synthetischen Stoffen.
Helago-oel Lösung	**Geeignetes Pflanzenpräparat** Enthält Kamille, Salbei, Eukalyptus, Pfefferminze und Anis.
Inspirol N Lösung zum Gurgeln Lösung	**Umstrittene Kombination (kein reines Pflanzenpräparat)** von fünf Pflanzen, isoliertem reinem Pflanzenstoff und synthetischem Stoff.
Inspirol N Lutschtabletten Tabletten	**Umstrittene Kombination (kein reines Pflanzenpräparat)** von Pfefferminze, Eukalyptus, isoliertem reinem Pflanzenstoff und synthetischen Stoffen.
Kamille Spitzner Lösung	**Geeignetes Pflanzenpräparat** Enthält standardisierten Extrakt aus Kamille.
Kamillosan Mundspray N Lösung	**Geeignetes Pflanzenpräparat** Enthält Kamille, Pfefferminze und Anis.
Kamistad-Gel Gel	**Umstrittene Kombination (kein reines Pflanzenpräparat)** von Kamille, isoliertem reinem Pflanzenstoff und synthetischem Stoff.
Mundra Pflanzliches Mundwasser Tropfen	**Geeignetes Pflanzenpräparat** Enthält Tormentill und Pfefferminze.
NeyParadent-Liposome Tropfen	**Umstrittene Kombination (kein reines Pflanzenpräparat)** von synthetischen Stoffen, tierischen Zubereitungen, Kamille, Arnika und Myrrhe.
Para Muc Lösung Verschreibungspflichtig	**Umstrittene Kombination (kein reines Pflanzenpräparat)** von Myrrhe und synthetischen Stoffen.

Perflamint Lutschtabletten	**Umstrittene Kombination (kein reines Pflanzenpräparat)** von Pfefferminze und daraus isoliertem reinem Pflanzenstoff (Menthol) sowie synthetischem Stoff.
Perkamillon Flüssigkeit	**Geeignetes Pflanzenpräparat** Enthält standardisierten Extrakt aus Kamille.
Pfefferminz-Lysoform Lösung	**Umstrittene Kombination (kein reines Pflanzenpräparat)** von Pfefferminze und daraus isoliertem reinem Pflanzenstoff (Menthol) sowie synthetischem Stoff.
Pyralvex Gel Lösung	**Umstrittene Kombination (kein reines Pflanzenpräparat)** von Rhabarber und synthetischem Stoff.
Repha-Os Mundspray Flüssigkeit	**Kombination (kein reines Pflanzenpräparat)** von Tormentill, Ratanhia, Myrrhe, Anis, Eukalyptus, Pfefferminze, Gewürznelke und isoliertem reinem Pflanzenstoff (Menthol). Bei Mund- und Rachenentzündungen vertretbare Zusammensetzung.
Salbei-Bonbons mit Vitamin C Dallmann's Bonbons	**Umstrittene Kombination (kein reines Pflanzenpräparat)** von Salbei und synthetischem Stoff.
Salbei Gurgel-Lösung Lösung	**Geeignetes Pflanzenpräparat** Enthält Salbei und Kamille.
Salbei-Tropfen Curarina Tropfen	**Geeignetes Pflanzenpräparat** Enthält Salbei.
Salus Salbei-Tropfen Tropfen	**Geeignetes Pflanzenpräparat** Enthält Salbei.
Salviathymol Flüssigkeit	**Umstrittene Kombination (kein reines Pflanzenpräparat)** von zehn Pflanzen, isolierten reinen Pflanzenstoffen und synthetischen Stoffen.
Vitosal Fluid Tropfen	**Umstrittene Kombination (kein reines Pflanzenpräparat)** von Arnika, Salbei, Pfefferminze und sechs synthetischen Stoffen.

Wichtig:

- *Auch »Geeignete Pflanzenpräparate« sollten nicht bedenkenlos eingenommen werden. Naturheilmittel sind keine Nahrungsmittel.*
- *Die (ärztlich verordnete) Einnahme umstrittener oder kaum sinnvoller Produkte sollte nicht abgebrochen werden, ohne daß Sie mit Ihrem Arzt oder Apotheker darüber sprechen.*

– *Dieses Buch ersetzt nicht die Anweisungen zum Gebrauch von Medikamenten. Lesen Sie immer die Packungsbeilage. Fragen Sie Arzt oder Apotheker nach Nebenwirkungen, Gegenanzeigen, Dosierung und Anwendung.*

Schnupfen

Auch der Schnupfen wird häufig durch Viren ausgelöst. Er tritt als eigenständiges Symptom wie ebenso als Begleiterscheinung verschiedener Krankheiten (z. B. Grippe) auf. Beim Schnupfen werden nicht die Ursachen, sondern nur die Beschwerden behandelt. Oft werden äußerlich anzuwendende Mittel eingesetzt.

Heilpflanzen gegen Schnupfen

In der Pflanzenmedizin verwendet man gegen Schnupfen Inhalationen oder andere äußerlich anzuwendende Präparate wie Schnupfensalben, -tropfen, -stifte oder -sprays aus

– Eukalyptus, Kamille, Kiefer, Pfefferminze, Römische Kamille, Schafgarbe und Terpentinöl. Diese Pflanzen enthalten ätherische Öle und wirken entzündungshemmend und schleimhautabschwellend. Sie werden auch gegen den allergisch ausgelösten Heuschnupfen eingesetzt.

Synthetisch hergestellte Produkte gegen Schnupfen basieren oft auf dem ursprünglich in Ephedra gefundenen Ephedrin oder synthetisch nahe verwandten Substanzen.

Arzneimittel gegen Schnupfen

Bei äußerlich anzuwendenden Produkten mit ätherischen Ölen oder daraus isolierten reinen Pflanzenstoffen (zum Beispiel Kampfer und Menthol) muß darauf geachtet werden, daß sie bei Säuglingen oder Kleinkindern nicht direkt im Gesicht oder in Form einer konzentrierten Inhalation angewendet werden. Dies könnte zu einem Kehlkopfkrampf und zu Atemnot führen.

Bei Inhalationen oder Bädern gilt allgemein, daß die Konzentration des ätherischen Öls nicht zu hoch sein darf. Hohe Konzentrationen hemmen die Tätigkeit der Flimmerhärchen in den Atemwegen und bewirken so das Gegenteil des erwünschten Effekts. Die Konzentration ist richtig, wenn der Geruch des Öls gerade schwach wahrgenommen wird.

Medikamente gegen Schnupfen sollten keine Kortison-Derivate enthalten, da der mögliche Nutzen im Vergleich zu den möglichen Nebenwirkungen gering ist.

Dexa-Siozwo N Nasensalbe Verschreibungspflichtig	**Kaum sinnvolle Kombination (kein reines Pflanzenpräparat)** von Pfefferminze und synthetischen Stoffen, darunter ein Kortison-Derivat.

Dexa-Turipol
Nasentropfen
Verschreibungspflichtig

Kaum sinnvolle Kombination (kein reines Pflanzenpräparat) von sieben Pflanzen und zwei synthetischen Stoffen, darunter ein Kortison-Derivat.

Emser Nasensalbe echt
Nasensalbe

Umstrittene Kombination (kein reines Pflanzenpräparat) von sechs Pflanzen, zwei isolierten reinen Pflanzenstoffen und synthetischem Stoff.

Endrine/ -mild
Nasen-Gel

Umstrittene Kombination (kein reines Pflanzenpräparat) von Eukalyptus, zwei isolierten reinen Pflanzenstoffen und synthetischem Stoff.

Inspirol Nasensalbe
Salbe

Umstrittene Kombination (kein reines Pflanzenpräparat) von fünf Pflanzen, isoliertem reinem Pflanzenstoff und vier synthetischen Stoffen.

Jod-Turipol
Nasentropfen

Umstrittene Kombination (kein reines Pflanzenpräparat) von sieben Pflanzen und zwei synthetischen Stoffen.

Koryn Nasenöl
Nasenöl

Umstrittene Kombination (kein reines Pflanzenpräparat) von Rosmarin, isolierten reinen Pflanzenstoffen und synthetischem Stoff.

Koryn Nasenöl mild
Nasenöl

Umstrittene Kombination (kein reines Pflanzenpräparat) von Rosmarin, isoliertem reinem Pflanzenstoff und synthetischem Stoff.

Nasenöl-ratiopharm
Nasentropfen

Umstrittene Kombination (kein reines Pflanzenpräparat) von Eukalyptus, isolierten reinen Pflanzenstoffen und synthetischem Stoff.

Nasen-Reflex-Öl forte /-mild
Öl

Umstrittene Kombination (kein reines Pflanzenpräparat) von acht Pflanzen, isoliertem reinem Pflanzenstoff und synthetischem Stoff.

Nasen-Reflex-Salbe
Salbe

Kombination (kein reines Pflanzenpräparat) von Pfefferminze, Zitrone, Eukalyptus und homöopathischen Zubereitungen.

Piniol Nasensalbe N
Salbe

Umstrittene Kombination (kein reines Pflanzenpräparat) von Eukalyptus, Kiefer und isoliertem reinem Pflanzenstoff (Kampfer). Fetthaltige Salben sind für die Anwendung auf der Nasenschleimhaut kaum geeignet.

Pumilen-N Tropfen	**Kombination (kein reines Pflanzenpräparat)** von Eukalyptus, Kiefern, Pfefferminze und isoliertem reinem Pflanzenstoff (Thymol). Zur Inhalation vertretbare Zusammensetzung.
rhino-loges N Nasentropfen	**Kombination (kein reines Pflanzenpräparat)** von Eukalyptus, Salbei, Kiefer und isoliertem reinem Pflanzenstoff. Bei Schnupfen vertretbare Mischung.
Siozwo N Nasensalbe	**Umstrittene Kombination (kein reines Pflanzenpräparat)** von Pfefferminze und synthetischem Stoff.
Soledum Nasentropfen N Nasentropfen	**Umstrittenes Pflanzenpräparat** Enthält Eukalyptus, Kiefer und Kamille. Ölige Tropfen sind für die Anwendung auf der Nasenschleimhaut kaum geeignet.
Turipol Nasentropfen	**Umstrittene Kombination (kein reines Pflanzenpräparat)** von sechs Pflanzen, isoliertem reinem Pflanzenstoff und synthetischem Stoff.

Wichtig:

- *Auch »Geeignete Pflanzenpräparate« sollten nicht bedenkenlos eingenommen werden. Naturheilmittel sind keine Nahrungsmittel.*
- *Die (ärztlich verordnete) Einnahme umstrittener oder kaum sinnvoller Produkte sollte nicht abgebrochen werden, ohne daß Sie mit Ihrem Arzt oder Apotheker darüber sprechen.*
- *Dieses Buch ersetzt nicht die Anweisungen zum Gebrauch von Medikamenten. Lesen Sie immer die Packungsbeilage. Fragen Sie Arzt oder Apotheker nach Nebenwirkungen, Gegenanzeigen, Dosierung und Anwendung.*

Husten

Husten ist ein natürlicher Schutzmechanismus, der die Luftwege von Schleim, Staub und Fremdkörpern freihalten soll. Vermehrter Hustenreiz kann jedoch auch ein Symptom zahlreicher Krankheiten sein. Da Husten durch Rauchen ausgelöst oder verschlimmert werden kann, sollten hustende Raucher als erste Maßnahme mit dem Rauchen aufhören. Die Einnahme von reichlich Flüssigkeit (z.B. in Form von Kräutertees) kann den Auswurf dünnflüssiger und dadurch besser abhustbar machen. Dies kann bei Husten ebenfalls helfen. Falls der Husten mehrere Wochen anhält oder von anderen ernsthaften Beschwerden begleitet wird, sollte zur Abklärung ein Arzt aufgesucht werden.

Der Husten darf mit Medikamenten nur gedämpft werden, wenn kein Auswurf vorhanden ist, da sonst der Schutz der Lungen wegfallen könnte. Zentral im Gehirn wirkt das ursprünglich aus Schlafmohn gewonnene Kodein hustenreizdämpfend.

Heilpflanzen gegen Husten

Schleimhaltige Heilpflanzen werden bei Husten oft in Form von Tee oder Sirup eingesetzt. Sie wirken nicht zentral. Folgende schleimhaltige Heilpflanzen werden gegen Husten verwendet:
- Eibisch, Irländisches Moos (Carrageen, Rotalgen-Arten), Isländisches Moos, Malve, Sitzwegerich und Wollblume werden häufig in Form von Tee oder Sirup angewendet.
- Huflattich kann aufgrund seines Gehalts an giftigen Pyrrolizidin-Alkaloiden nicht mehr empfohlen werden.

Einige Pflanzen wirken *auswurffördernd*. Sie reizen teilweise die Magenschleimhaut. Dies wirkt reflektorisch auch auf die Bronchialschleimhaut und führt zu einer Steigerung der Schleimproduktion. Folgende saponinhaltige, auswurffördernde Heilpflanzen werden gegen Husten eingesetzt:
- Efeu, Sanikel, Schlüsselblume (Wurzel), Seifenkraut, Seifenrinde, Senega, Sonnentau, Süssholz und Stiefmütterichen.
- Bei Ipecacuanha sind Alkaloide für die auswurffördernde Wirkung verantwortlich.

Ganz anders wirken *ätherische Öle*. Innerlich eingenommen, werden sie teilweise über die Lungen ausgeschieden und wirken dort auswurffördernd und krampflösend, sofern sie in genügend hoher Konzentration vorhanden sind. Nachgewiesen ist diese Wirkung jedoch erst bei Verwendung sehr großer, meist bereits giftiger Mengen.[3] Ob diese Bestandteile von Hustentropfen, -säften, -tees oder -dragees bei üblicher Dosierung auswurffördernde Wirkung aufweisen, ist dagegen zweifelhaft. Folgende ätherische Öle enthaltende Heilpflanzen werden gegen Husten eingesetzt:
- Anis, Bibernelle, Brunnenkresse, Fenchel, Meerrettich, Quendel, Sternantis und Thymian.

Salben mit ätherischem Öl aus Heilpflanzen wirken zum Teil über den Geruch wie Inhalationen, zum Teil über eine bessere Durchblutung der sogenannten Head'schen Zonen. Diese Zonen der Haut haben möglicherweise über das Rückenmark eine Art »Fernwirkung« auf innere Organe.[3] Eine Wirkstoffaufnahme über das Blut dürfte in den wenigsten Fällen eine Rolle spielen, da die erreichbaren Blutkonzentrationen meist sehr niedrig sind. Folgende Heilpflanzen werde in Salben gegen Husten eingesetzt:
- Eukalyptus, Fichte, Kiefer, Pfefferminze, Rosmarin, Terpentinöl und Thymian. Verwendet werden auch isolierte, heute meist synthetisch hergestellte Bestandteile aus ätherischen Ölen, wie zum Beispiel Menthol aus Pfefferminze oder Kampfer aus dem Kampferbaum (Cinnamomum camphora).

Am besten gelangen ätherische Öle durch Inhalation in die Atemwege.[3] Es konnte gezeigt werden, daß richtig durchgeführte Inhalationen die Sekretion in den Bronchien steigern.[81]

Dazu wird die Heilpflanze mit kochendem Wasser übergoßen, oder einige Tropfen reines ätherisches Öl werden zu kochendem Wasser gegeben. Man breitet ein großes Handtuch über den Kopf und über das Gefäß mit dem heißen Aufguß. Während der Anwendung wird kräftig durch Mund und Nase geatmet.[3] Wichtig ist, daß die Konzentration des isolierten ätherischen Öls nicht zu hoch wird. Der Geruch sollte gerade schwach wahrnehmbar sein. Hohe Konzentrationen wirken nicht auswurffördernd, sondern sogar auswurfhemmend.[3]

Folgende Heilpflanzen eignen sich für Inhalationen und als Badezusätze:
- FENCHEL, FICHTE, KIEFER, MELISSE, TERPENTINÖL.

Teemischungen nach Standardzulassungen

Diese Tees erhalten Sie in Ihrer Apotheke.

Sie enthalten maximal vier bis fünf wirksame Bestandteile aus einer vorgegebenen Auswahl und entsprechen in bezug auf Qualität und Wirksamkeit den Bestimmungen des Bundesgesundheitsamts. Jeder dieser Tees ist ein »Geeignetes Pflanzenpräparat« gemäß den Kriterien dieses Buches.

Hustentee. Zusammensetzung: Eibisch, Fenchel, Isländisches Moos, Spitzwegerich, Süßholz, Thymian.

Husten- und Bronchialtee I und II. Mögliche wirksame Bestandteile: Anis, Fenchel, Lindenblüten, Spitzwegerich, Süßholzwurzel, Thymian. Zusätzlich können bis zu 30 Prozent anderer Pflanzen zur Geschmacksverbesserung und Verschönerung der Mischung enthalten sein.

Arzneimittel gegen Husten

Innerlich anzuwendende Arzneimittel gegen Husten enthalten neben auswurffördernden Pflanzen manchmal noch synthetische Wirkstoffe, die den Hustenreiz dämpfen. Eine Kombination dieser gegensätzlichen Wirkprinzipien im gleichen Präparat ist nicht sinnvoll, denn: Bei quälendem Husten ohne Auswurf können hustenreizdämpfende Wirkstoffe angewendet werden, Schleim und Eiter müssen dagegen unbedingt ausgehustet werden.

Aerosol Spitzner Flüssigkeit	**Kombination (kein reines Pflanzenpräparat)** von sieben Pflanzen und isoliertem reinem Pflanzenstoff (Kampfer).
Anastil Dragees Tropfen	**Umstrittene Kombination** **(kein reines Pflanzenpräparat)** von Thymian, isolierten reinen Pflanzenstoffen und synthetischen Stoffen.
Anastil Hustensaft	**Umstrittene Kombination** **(kein reines Pflanzenpräparat)** von Thymian, Anis, isoliertem reinem Pflanzenstoff und synthetischen Stoffen.
Angocin N Salbe	**Umstrittene Kombination** **(kein reines Pflanzenpräparat)** von fünf Pflanzen, isolierten reinen Pflanzenstoffen und synthetischem Stoff.

Antibex Saft Saft	**Umstrittene Kombination (kein reines Pflanzenpräparat)** von Isländischem Moos, Thymian und synthetischen Stoffen.
Antussan Pastillen Pastillen	**Umstrittene Kombination (kein reines Pflanzenpräparat)** von sechs Pflanzen, isoliertem reinem Pflanzenstoff und synthetischem Stoff.
Antussan mit Codein Tropfen Verschreibungspflichtig	**Umstrittene Kombination (kein reines Pflanzenpräparat)** von Thymian und synthetischen Stoffen.
Antussan Hustentropfen T Tropfen	**Geeignetes Pflanzenpräparat** Enthält Thymian.
Aspecton-Balsam Balsam	**Kombination (kein reines Pflanzenpräparat)** von Eukalyptus, Thymian und isoliertem reinem Pflanzenstoff (Kampfer). Vertretbare Zusammensetzung bei Husten. Bei Säuglingen und Kleinkindern nicht im Gesicht anwenden.
Aspecton N Lösung	**Kombination (kein reines Pflanzenpräparat)** von Thymian und isoliertem reinem Pflanzenstoff. Bei Husten vertretbare Zusammensetzung.
Aspecton Tropfen	**Umstrittenes Pflanzenpräparat** Mischung von sechs Pflanzen. Bei mehr als fünf Komponenten können die einzelnen Bestandteile kaum ausreichend dosiert werden.
Atmulen E Saft	**Umstrittene Kombination (kein reines Pflanzenpräparat)** von Wacholder, Süßholz, Thymian, Kiefer, Pfefferminze, homöopathischen Zubereitungen und synthetischem Stoff.
Atmulen K für Kinder Saft	**Möglicherweise geeignetes Pflanzenpräparat** Enthält Eibisch, Fenchel, Lungenkraut und Mannstreu. Die beiden letztgenannten Pflanzen sind bei Husten kaum wirksam.
Babiforton Inhalat Tropfen	**Geeignetes Pflanzenpräparat** Enthält Öle aus Eukalyptus, Kiefer und Pfefferminze. Bei Säuglingen und Kleinkindern nicht im Gesicht anwenden.
Baby-Transpulmin Lösung	**Geeignetes Pflanzenpräparat** Enthält Öle aus Eukalyptus und Kiefer. Bei Säuglingen und Kleinkindern nicht im Gesicht anwenden.

Becopekt Pastillen	**Kombination (kein reines Pflanzenpräparat)** von Süßholz, Anis, Eukalyptus, Thymian, isoliertem reinem Pflanzenstoff (Menthol) und homöopathischen Zubereitungen.
Biotuß N Hustensaft	**Kombination (kein reines Pflanzenpräparat)** von Thymian, Eibisch und homöopathischer Zubereitung.
Bisolvomed Tropfen	**Umstrittene Kombination (kein reines Pflanzenpräparat)** von Fenchel, Anis, Thymian, Pfefferminze, isolierten reinen Pflanzenstoffen und synthetischen Stoffen.
Bisolvomed mit Codein Tropfen Verschreibungspflichtig	**Umstrittene Kombination (kein reines Pflanzenpräparat)** von Fenchel, Anis, Thymian, Pfefferminze, isolierten reinen Pflanzenstoffen und synthetischen Stoffen.
Bormelin Balsam	**Kombination (kein reines Pflanzenpräparat)** von Kiefer, Libanonzeder, Muskatnuß und isolierten reinen Pflanzenstoffen.
Bronchangin Tropfen	**Umstrittenes Pflanzenpräparat** Mischung von sieben Pflanzen. Bei mehr als fünf Komponenten können die einzelnen Bestandteile kaum ausreichend dosiert werden. Enthält zudem Beinwell und Huflattich, die nicht mehr uneingeschränkt angewendet werden sollten. Informieren Sie sich bei Ihrem Apotheker.
Bronchialtee 400 Tee-Granulat	**Geeignetes Pflanzenpräparat** Enthält Fenchel, Isländisches Moos, Thymian, Eibisch, Salbei und Linde.
Bronchicum Balsam mit Eukalyptusöl Balsam	**Kombination (kein reines Pflanzenpräparat)** von Eukalyptus, Kiefer und isoliertem reinem Pflanzenstoff (Kampfer). Bei Erkältungen vertretbare Zusammensetzung.
Bronchicum Elixier N Elixier	**Geeignetes Pflanzenpräparat** Enthält Grindelia, Bibernelle, Schlüsselblume, Quebracho und Thymian.
Bronchicum Husten-Pastillen Pastillen	**Geeignetes Pflanzenpräparat** Enthält Thymian.
Bronchicum Husten-Tee Teeaufgußpulver	**Umstrittenes Pflanzenpräparat** Mischung von acht Pflanzen. Bei mehr als fünf Komponenten können die einzelnen Bestandteile kaum ausreichend dosiert werden.

Bronchicum Medizinal-Bad mit Thymian Badezusatz	**Geeignetes Pflanzenpräparat** Enthält Thymian.
Bronchicum Tropfen N Tropfen	**Geeignetes Pflanzenpräparat** Enthält Seifenkraut, Thymian und Quebracho.
Bronchitussin N Tabletten	**Geeignetes Pflanzenpräparat** Enthält Spitzwegerich, Schlüsselblume, Thymian, Eibisch und Süßholz.
Bronchocedin Kapseln	**Kombination (kein reines Pflanzenpräparat)** von Eukalyptus, Anis, Terpentinöl, Kiefer, Pfefferminze und isoliertem reinem Pflanzenstoff. Bei Erkältungskrankheiten vertretbare Zusammensetzung.
Bronchocedin Tropfen Tropfen	**Geeignetes Pflanzenpräparat** Enthält Bibernelle, Thymian und Eukalyptus.
Bronchodurat-Salbe Salbe	**Kombination (kein reines Pflanzenpräparat)** von Eukalyptus, isoliertem reinem Pflanzenstoff (Menthol) und homöopathischer Zubereitung.
Bronchoforton infant Gel	**Geeignetes Pflanzenpräparat** Enthält Öle aus Eukalyptus, Kiefer und Rosmarin. Bei Säuglingen und Kleinkindern nicht im Gesicht anwenden.
Bronchoforton Kapseln Kapseln	**Geeignetes Pflanzenpräparat** Enthält Öle aus Eukalyptus, Anis und Pfefferminze.
Bronchoforton Kinderbalsam Salbe	**Geeignetes Pflanzenpräparat** Enthält Öle aus Eukalyptus und Kiefer. Bei Säuglingen und Kleinkindern nicht im Gesicht anwenden.
Bronchoforton N Salbe	**Kombination (kein reines Pflanzenpräparat)** von Eukalyptus, Kiefer und isoliertem reinem Pflanzenstoff (Menthol). Vertretbare Zusammensetzung bei Erkältungen. Bei Säuglingen und Kleinkindern nicht im Gesicht anwenden.
Bronchoforton Saft Tropfen	**Geeignetes Pflanzenpräparat** Enthält Zubereitung aus Efeu in ausreichender Dosierung.
Broncholind Erkältungs-Balsam Salbe	**Kombination (kein reines Pflanzenpräparat)** von Eukalyptus und isolierten reinen Pflanzenstoffen (Kampfer, Menthol). Vertretbare Zusammensetzung bei Erkältungskrankheiten. Bei Säuglingen und Kleinkindern nicht im Gesicht anwenden.
Broncholind Hustensaft Saft	**Geeignetes Pflanzenpräparat** Enthält Spitzwegerich.

Broncholind Husten-Tropfen Tropfen	**Möglicherweise geeignetes Pflanzenpräparat** Enthält Eukalyptus, Anis, Fenchel, Kamille, Pfefferminze, Salbei und Thymian. Trotz vieler Komponenten vertretbare Zusammensetzung.
broncho sanol Elixier	**Möglicherweise geeignetes Pflanzenpräparat** Enthält eher unterdosierte Zubereitungen aus Thymian, Anis und Fenchel.
Bronchostad Teeaufgußpulver	**Umstrittenes Pflanzenpräparat** Enthält Eibisch, Lungenkraut, Spitzwegerich, Süßholz sowie Huflattich, der nicht mehr uneingeschränkt angewendet werden sollte. Informieren Sie sich bei Ihrem Apotheker.
Brust- und Husten-Tee Stada N Tee	**Geeignetes Pflanzenpräparat** Enthält Fenchel, Spitzwegerich, Süßholz und Thymian.
Cito-Guakalin Hustensaft Saft	**Umstrittene Kombination** **(kein reines Pflanzenpräparat)** von Thymian und synthetischen Stoffen.
Cobed Gel Gel	**Umstrittene Kombination** **(kein reines Pflanzenpräparat)** von Pfefferminze, Rosmarin, Terpentinöl, isolierten reinen Pflanzenstoffen und synthetischen Stoffen.
Codipront cum Expectorans Saft Verschreibungspflichtig	**Umstrittene Kombination** **(kein reines Pflanzenpräparat)** von Thymian und synthetischen Stoffen.
Divinal-Bronchial-Balsam Salbe	**Umstrittene Kombination** **(kein reines Pflanzenpräparat)** von Eukalyptus, Terpentinöl, Kiefer, Rosmarin, Thymian, isolierten reinen Pflanzenstoffen und synthetischem Stoff.
Dorex Hustenpastillen	**Umstrittene Kombination** **(kein reines Pflanzenpräparat)** von Süßholz, Eukalyptus, isolierten reinen Pflanzenstoffen und synthetischen Stoffen.
Dorex Hustensaft N mit Oxeladin Saft	**Umstrittene Kombination** **(kein reines Pflanzenpräparat)** von Thymian, Quendel, Süßholz, Anis, Salbei, isoliertem reinem Pflanzenstoff und synthetischen Stoffen.
Dorex Hustentropfen mit Oxeladin Tropfen	**Umstrittene Kombination** **(kein reines Pflanzenpräparat)** von Thymian, Eukalyptus, Anis, Salbei, isoliertem reinem Pflanzenstoff und synthetischen Stoffen.

Dr. Boether Bronchitten S
Tabletten

Möglicherweise geeignetes Pflanzenpräparat
Enthält Vogelknöterich, Schachtelhalm, Spitzwegerich und Thymian, alle eher unterdosiert. Schachtelhalm ist bei Husten kaum wirksam.

Dr. Klinger's Bergischer Husten- u. Bronchialtee
Teegranulat

Umstrittene Kombination (kein reines Pflanzenpräparat)
von synthetischem Stoff und zehn Pflanzen, darunter Huflattich, der nicht mehr uneingeschränkt angewendet werden sollte. Informieren Sie sich bei Ihrem Apotheker.

Drosithym Bürger
Tropfen

Möglicherweise geeignetes Pflanzenpräparat
Enthält eher unterdosierten Preßsaft aus Sonnentau und Thymian.

Emser Balsam echt
Balsam

Umstrittene Kombination (kein reines Pflanzenpräparat)
von Muskatnuß, Kiefern, Eukalyptus, Libanonzeder, Terpentinöl, isolierten reinen Pflanzenstoffen und synthetischem Stoff.

Ephepect
Pastillen

Umstrittene Kombination (kein reines Pflanzenpräparat)
von sechs Pflanzen und synthetischen Stoffen.

Equisil
Saft

Umstrittene Kombination (kein reines Pflanzenpräparat)
von sechs Pflanzen und synthetischen Stoffen.

Eres N
Lösung

Geeignetes Pflanzenpräparat
Enthält Wollblumen.

Erkältungsbalsam- ratiopharm
Salbe

Kombination (kein reines Pflanzenpräparat)
von Eukalyptus, Terpentinöl, Kiefer, Fichte, Anis und isolierten reinen Pflanzenstoffen (Kampfer, Thymol, Menthol). Vertretbare Zusammensetzung bei Erkältungen. Bei Säuglingen und Kleinkindern nicht im Gesicht anwenden.

Eufimenth-Balsam N
Balsam

Kombination (kein reines Pflanzenpräparat)
von Öl aus Fichtennadeln und isolierten reinen Pflanzenstoffen (Cineol, Menthol). Vertretbare Zusammensetzung bei Husten. Bei Säuglingen und Kleinkindern nicht im Gesicht anwenden.

Eufimenth N mild
Balsam

Geeignetes Pflanzenpräparat
Enthält Öle aus Fichtennadeln und Eukalyptus. Bei Säuglingen und Kleinkindern nicht im Gesicht anwenden.

Eukalyptus Erkältungs-Balsam S
Salbe

Kombination (kein reines Pflanzenpräparat)
von Eukalyptus, Kiefer und isoliertem reinem Pflanzenstoff (Kampfer). Vertretbare Zusammensetzung bei

Husten. Bei Säuglingen und Kleinkindern nicht im Gesicht anwenden.

Eupatal N
Tropfen
Sirup

Geeignetes Pflanzenpräparat
Enthält Thymian, Anis, Fenchel und Süßholz.

Expectal Balsam
Balsam

Umstrittene Kombination
(kein reines Pflanzenpräparat)
von Kiefer, Muskatnuß, Eukalyptus, Thymian, isoliertem reinem Pflanzenstoff und synthetischem Stoff.

Expectal N Sirup/ -Tropfen
Sirup
Tropfen

Geeignetes Pflanzenpräparat
Enthält Thymian in ausreichender Dosierung.

Expectorans Solucampher
Sirup
Verschreibungspflichtig

Kaum sinnvolle Kombination
(kein reines Pflanzenpräparat)
von Senna (Abführmittel), Ipecacuanha, Eisenhut, Tollkirsche und synthetischen Stoffen. Eisenhut sollte wegen schwerwiegender Nebenwirkungen nicht mehr verwendet werden. Die Wirkung des Abführmittels könnte bei plötzlichem Husten äußerst peinliche Folgen haben!

Expectysat Bürger
Hustensaft
Tropfen

Umstrittene Kombination
(kein reines Pflanzenpräparat)
von Stiefmütterchen, Schlüsselblume, Thymian und synthetischem Stoff.

Fugacid Bronchialtee
Tee

Geeignetes Pflanzenpräparat
Enthält Anis, Linde, Thymian, Eibisch, Malve, Quendel und Hagebutten. Trotz vieler Komponenten vertretbare Mischung.

Gelodurat Eukalyptusöl
Öl

Geeignetes Pflanzenpräparat
Enthält Eukalyptus. Bei Säuglingen und Kleinkindern nicht zur Inhalation verwenden.

Gerner Antibronchiticum N
Tee

Geeignetes Pflanzenpräparat
Enthält Schlüsselblume, Salbei, Kiefer, Wollblume, Katzenpfötchen, Pfefferminze, Spitzwegerich und Eibisch. Trotz vieler Komponenten bei Husten vertretbare Mischung.

Guakalin-Saft
Hustensaft

Umstrittene Kombination
(kein reines Pflanzenpräparat)
von sechs Pflanzen und synthetischem Stoff.

Guakalin-Tropfen
Lösung

Umstrittene Kombination
(kein reines Pflanzenpräparat)
von sieben Pflanzen, isolierten reinen Pflanzenstoffen und synthetischen Stoffen.

Heumann Bronchialtee Solubifix N Pulver	**Geeignetes Pflanzenpräparat** Enthält Eibisch, Süßholz, Schlüsselblume, Anis und Thymian.
Hustagil Erkältungsbalsam Salbe	**Geeignetes Pflanzenpräparat** Enthält Öle aus Thymian, Kiefer, Eukalyptus und Gewürznelken. Bei Säuglingen und Kleinkindern nicht im Gesicht anwenden.
Hustagil Inhalationsöl Öl	**Geeignetes Pflanzenpräparat** Enthält Öle aus Thymian, Eukalyptus, Kiefer und Gewürznelken. Bei Säuglingen und Kleinkindern nicht im Gesicht anwenden.
Hustagil Thymian- Hustensaft Saft	**Geeignetes Pflanzenpräparat** Enthält standardisierten Extrakt aus Thymian in ausreichender Dosierung.
Hustagil Thymiantropfen forte Tropfen	**Geeignetes Pflanzenpräparat** Enthält standardisierten Extrakt aus Thymian in ausreichender Dosierung.
Hustensaft Nestmann Saft	**Umstrittenes Pflanzenpräparat** Enthält sieben Pflanzen, darunter Huflattich, der nicht mehr uneingeschränkt angewendet werden sollte. Informieren Sie sich bei Ihrem Apotheker.
Influsanbalm Salbe	**Kombination (kein reines Pflanzenpräparat)** von Terpentinöl und isolierten reinen Pflanzenstoffen (Kampfer, Cineol, Menthol, Thymol). Vertretbare Zusammensetzung bei Erkältungen. Bei Säuglingen und Kleinkindern nicht im Gesicht anwenden.
Iosimitan Salbe	**Kombination (kein reines Pflanzenpräparat)** von Terpentinöl, Eukalyptus, Lavendel und isolierten reinen Pflanzenstoffen. Bei Säuglingen und Kleinkindern nicht im Gesicht anwenden.
Ipalat Pastillen	**Geeignetes Pflanzenpräparat** Enthält Schlüsselblume.
Ipalat Tropfen Verschreibungspflichtig	**Umstrittene Kombination (kein reines Pflanzenpräparat)** von Ipecacuanha und synthetischem Stoff.
Isla-Mint Pastillen Pastillen	**Geeignetes Pflanzenpräparat** Enthält Isländisches Moos und Pfefferminze.
Isla-Moos Pastillen Pastillen	**Geeignetes Pflanzenpräparat** Enthält Isländisches Moos.

Junisana Mixtur	**Umstrittene Kombination (kein reines Pflanzenpräparat)** von Eibisch, Thymian, Guajakholz, Süßholz, Wacholder und synthetischen Stoffen.
Jutussin R8 Saft	**Kombination (kein reines Pflanzenpräparat)** von neun Pflanzen und elf homöopathischen Zubereitungen.
Kneipp Brustkaramellen Karamellen	**Kombination (kein reines Pflanzenpräparat)** von Anis, Salbei und isoliertem reinem Pflanzenstoff (Menthol).
Kneipp Erkältungs-Balsam N Salbe	**Geeignetes Pflanzenpräparat** Enthält Eukalyptus, Kiefer, Rosmarin, Thymian und Terpentinöl. Bei Säuglingen und Kleinkindern nicht im Gesicht anwenden.
Kneipp Husten- und Bronchial-Tee Tee	**Geeignetes Pflanzenpräparat** Enthält Fenchel, Schlüsselblume, Thymian und Spitzwegerich.
Kneipp Kräuter Hustensaft Saft	**Geeignetes Pflanzenpräparat** Enthält Anis, Fichte, Kiefer und Schlüsselblume.
Kneipp Spitzwegerich-Pflanzensaft Hustentrost Saft	**Geeignetes Pflanzenpräparat** Enthält Spitzwegerich.
Kneipp Thymian-Pflanzensaft Saft	**Geeignetes Pflanzenpräparat** Enthält Thymian.
Kneipp Zinnkraut-Pflanzensaft Saft	**Umstrittenes Pflanzenpräparat** Enthält Schachtelhalm, der bei Husten kaum wirksam ist.
Knufinke Broncholind Husten- und Erkältungs-Tee Teeaufgußpulver	**Geeignetes Pflanzenpräparat** Enthält Anis, Bibernelle, Eibisch, Fenchel, Süßholz und Thymian. Trotz vieler Komponenten bei Husten vertretbare Mischung.
Lakriment Neu Bronchial Pastillen Pastillen	**Geeignetes Pflanzenpräparat** Enthält Süßholz.
Leukona-Sauna-Konzentrat Flüssigkeit	**Kombination (kein reines Pflanzenpräparat)** von Eukalyptus, Fichte, Thymian und isolierten reinen Pflanzenstoffen (Kampfer, Menthol).
Liniplant Inhalat Flüssigkeit	**Geeignetes Pflanzenpräparat** Enthält Eukalyptus und Melaleuca (Cajeputöl). Bei Säuglingen und Kleinkindern nicht im Gesicht anwenden.

Lyobalsam S ohne Menthol Salbe	**Kombination (kein reines Pflanzenpräparat)** von Eukalyptus und isoliertem reinem Pflanzenstoff (Kampfer). Vertretbare Zusammensetzung bei Erkältungen. Bei Säuglingen und Kleinkindern nicht im Gesicht anwenden.
Lyobalsam S Salbe	**Kombination (kein reines Pflanzenpräparat)** von Eukalyptus und isolierten reinen Pflanzenstoffen (Kampfer, Menthol). Vertretbare Zusammensetzung bei Erkältungen. Bei Säuglingen und Kleinkindern nicht im Gesicht anwenden.
Makatussin Balsam Menthol Balsam	**Kombination (kein reines Pflanzenpräparat)** von Eukalyptus, Thymian und isolierten reinen Pflanzenstoffen (Menthol). Vertretbare Zusammensetzung bei Erkältungen. Bei Säuglingen und Kleinkindern nicht im Gesicht anwenden.
Makatussin Balsam Mild Balsam	**Geeignetes Pflanzenpräparat** Enthält Eukalyptus und Thymian. Bei Säuglingen und Kleinkindern nicht im Gesicht anwenden.
Makatussin Inhalat Menthol Lösung	**Geeignetes Pflanzenpräparat** Enthält Eukalyptus, Pfefferminze und Thymian. Bei Säuglingen und Kleinkindern nicht im Gesicht anwenden.
Makatussin Inhalat mild Lösung	**Geeignetes Pflanzenpräparat** Enthält Eukalyptus und Thymian. Bei Säuglingen und Kleinkindern nicht im Gesicht anwenden.
Makatussin Saft forte zuckerfrei/-Tropfen forte Saft Tropfen Verschreibungspflichtig	**Umstrittene Kombination (kein reines Pflanzenpräparat)** von Sonnentau und synthetischem Stoff.
Makatussin Saft zuckerfrei Saft	**Geeignetes Pflanzenpräparat** Enthält Thymian.
Makatussin Tropfen Tropfen	**Geeignetes Pflanzenpräparat** Enthält Thymian und Sternanis.
Makatussin Saft Drosera zuckerfrei/ -Tropfen Drosera Saft Tropfen	**Geeignetes Pflanzenpräparat** Enthält Sonnentau.
Makatussin Sternbiene Fenchelhonig Sirup	**Geeignetes Pflanzenpräparat** Enthält Fenchel.

Melrosum Hustenbalsam für Kinder Salbe	**Kombination (kein reines Pflanzenpräparat)** von Kiefer und isolierten reinen Pflanzenstoffen (Kampfer, Menthol). Vertretbare Zusammensetzung bei Erkältungskrankheiten. Bei Säuglingen und Kleinkindern nicht im Gesicht anwenden.
Melrosum Hustensirup N Sirup	**Möglicherweise geeignetes Pflanzenpräparat** Enthält eher unterdosierte Tinkturen aus Grindelia, Bibernelle, Schlüsselblume, Thymian sowie Rosenblüte, die bei Erkältungen kaum wirksam ist.
Menthamel Röwo-211 Sirup	**Umstrittene Kombination (kein reines Pflanzenpräparat)** von Anis, Eukalyptus, Thymian, homöopathischen Zubereitungen und synthetischen Stoffen.
Mentholon Original N Salbe	**Kombination (kein reines Pflanzenpräparat)** von Eukalyptus und isolierten reinen Pflanzenstoffen (Kampfer, Menthol). Vertretbare Zusammensetzung bei Erkältungen. Bei Säuglingen und Kleinkindern nicht im Gesicht anwenden.
Mintetten S Dragees	**Kombination (kein reines Pflanzenpräparat)** von Thymian, Süßholz, Eukalyptus, Pfefferminze und isoliertem reinem Pflanzenstoff (Menthol).
Mirfusot N Sirup Tropfen	**Geeignetes Pflanzenpräparat** Enthält Thymian.
Monapax N Hustenbalsam Balsam	**Kombination (kein reines Pflanzenpräparat)** von Eukalyptus, Kiefer und isoliertem reinem Pflanzenstoff (Kampfer). Vertretbare Zusammensetzung bei Husten. Bei Säuglingen und Kleinkindern nicht im Gesicht anwenden.
Naranopect P Tropfen	**Geeignetes Pflanzenpräparat** Enthält Extrakt aus Efeu in ausreichender Dosierung.
Optipect Neo Dragees	**Kombination (kein reines Pflanzenpräparat)** von Pfefferminze und isolierten reinen Pflanzenstoffen (Kampfer, Menthol).
Optipect N Tropfen Tropfen	**Kombination (kein reines Pflanzenpräparat)** von Pfefferminze und isolierten reinen Pflanzenstoffen (Menthol, Kampfer).
Orbis Husten- und Bronchialtee Teepulver	**Umstrittenes Pflanzenpräparat** Enthält neun Pflanzen, darunter Huflattich, der nicht mehr uneingeschränkt angewendet werden sollte. Informieren Sie sich bei Ihrem Apotheker.
Ozothin Zäpfchen	**Umstrittene Kombination (kein reines Pflanzenpräparat)** von Kiefer und synthetischem Schmerzmittel.

Palatol Destillat	**Geeignetes Pflanzenpräparat** Enthält Eukalyptus, Pfefferminze und Öle aus Melaleuca-Arten. Bei Säuglingen und Kleinkindern nicht im Gesicht anwenden.
Palatol Salbe	**Kombination (kein reines Pflanzenpräparat)** von Hamamelis, Pfefferminze, Melaleuca-Arten, Eukalyptus und homöopathischen Zubereitungen. Bei Säuglingen und Kleinkindern nicht im Gesicht anwenden.
Perdiphen-N Saft	**Umstrittene Kombination (kein reines Pflanzenpräparat)** von Thymian, Schlüsselblume und synthetischem Schmerzmittel.
Pertussin Saft	**Möglicherweise geeignetes Pflanzenpräparat** Enthält Thymian und eher unterdosierten Extrakt aus Sonnentau.
Phytobronchin N Tinktur	**Geeignetes Pflanzenpräparat** Enthält Schlüsselblume, Thymian, Eukalyptus und Anis.
Phytpulmon Tropfen	**Kaum sinnvolles Pflanzenpräparat** Enthält elf Pflanzen, darunter Alant, der wegen möglicher Nebenwirkungen nicht mehr verwendet werden sollte.
Pinimenthol Gel	**Kombination (kein reines Pflanzenpräparat)** von Eukalyptus, Kiefer, Fichte, Terpentinöl und isolierten reinen Pflanzenstoffen (Kampfer, Menthol). Vertretbare Zusammensetzung bei Husten. Bei Säuglingen und Kleinkindern nicht im Gesicht anwenden.
Pinimenthol Liquidum N/ -N Salbe Flüssigkeit Salbe	**Kombination (kein reines Pflanzenpräparat)** von Eukalyptus, Kiefer und isoliertem reinem Pflanzenstoff (Menthol). Vertretbare Zusammensetzung bei Husten. Bei Säuglingen und Kleinkindern nicht im Gesicht anwenden.
Pinimenthol-Oral N Kapseln	**Kombination (kein reines Pflanzenpräparat)** von Kiefer und isolierten reinen Pflanzenstoffen.
Pinimenthol-S Salbe Salbe	**Geeignetes Pflanzenpräparat** Enthält Eukalyptus, Kiefer und Terpentinöl. Bei Säuglingen und Kleinkindern nicht im Gesicht anwenden.
Piniol Balsam N Salbe	**Kombination (kein reines Pflanzenpräparat)** von Eukalyptus, Kiefer und isoliertem reinem Pflanzenstoff (Kampfer). Bei Erkältungen vertretbare Zusammensetzung. Bei Säuglingen und Kleinkindern nicht im Gesicht anwenden.

Primotussan N mit Codein Tropfen Verschreibungs-pflichtig	**Umstrittene Kombination (kein reines Pflanzenpräparat)** von Schlüsselblume, Thymian, Sonnentau und synthetischem Stoff.
Primotussan N Tropfen	**Möglicherweise geeignetes Pflanzenpräparat** Enthält eher unterdosierte Extrakte aus Schlüsselblume, Thymian und Sonnentau.
Pro-Pecton Balsam Salbe	**Umstrittene Kombination (kein reines Pflanzenpräparat)** von acht Pflanzen, isolierten Pflanzenstoffen und chemischem Stoff.
Pro-Pecton Codein Hustentropfen Tropfen Verschreibungs-pflichtig	**Umstrittene Kombination (kein reines Pflanzenpräparat)** von vier synthetischen Stoffen, Lungenkraut, Hohlzahn, Spitzwegerich, Quendel sowie Huflattich, der nicht mehr uneingeschränkt angewendet werden sollte. Informieren Sie sich bei Ihrem Apotheker.
Pro-Pecton / -forte Hustensaft Saft	**Umstrittene Kombination (kein reines Pflanzenpräparat)** von synthetischen Stoffen, Lungenkraut, Hohlzahn, Spitzwegerich, Quendel sowie Huflattich, der nicht mehr uneingeschränkt angewendet werden sollte. Informieren Sie sich bei Ihrem Apotheker.
Pro-Pecton Hustentropfen Tropfen	**Umstrittene Kombination (kein reines Pflanzenpräparat)** von drei synthetischen Stoffen, Lungenkraut, Hohlzahn, Spitzwegerich, Quendel sowie Huflattich, der nicht mehr uneingeschränkt angewendet werden sollte. Informieren Sie sich bei Ihrem Apotheker.
Prospan Tropfen Zäpfchen Kindersaft	**Geeignetes Pflanzenpräparat** Enthält standardisierten Extrakt aus Efeu.
Pulmocordio forte Saft	**Umstrittene Kombination (kein reines Pflanzenpräparat)** von Edelkastanie, Thymian, homöopathischen Zubereitungen und synthetischen Stoffen.
Pumilen-Balsam Salbe	**Umstrittene Kombination (kein reines Pflanzenpräparat)** von Eukalyptus, Kiefer, Terpentinöl, isolierten reinen Pflanzenstoffen und synthetischem Stoff.
Retterspitz Aerosol Inhalationslösung	**Umstrittene Kombination (kein reines Pflanzenpräparat)** von Kiefer, Thymian, isolierten reinen Pflanzenstoffen und synthetischem Stoff.

Rhinotussal E Balsam Salbe	**Kombination (kein reines Pflanzenpräparat)** von Kiefer, Pfefferminze, Eukalyptus, Rosmarin und isoliertem reinem Pflanzenstoff (Kampfer). Vertretbare Zusammensetzung bei Erkältungen. Bei Säuglingen und Kleinkindern nicht im Gesicht anwenden.
Rhinotussal S-Balsam Salbe	**Kombination (kein reines Pflanzenpräparat)** von Kiefer, Eukalyptus, Terpentinöl und isoliertem reinem Pflanzenstoff (Kampfer). Vertretbare Zusammensetzung bei Erkältungen. Bei Säuglingen und Kleinkindern nicht im Gesicht anwenden.
Salus Bronchial-Tee Nr. 8a Tee	**Kaum sinnvolles Pflanzenpräparat** Enthält 23 (!) Pflanzen, darunter Arnika, die wegen möglicher Nebenwirkungen innerlich nicht mehr angewendet werden sollte.
Sedotussin Expectorans Sirup	**Umstrittene Kombination (kein reines Pflanzenpräparat)** von Thymian, isolierten reinen Pflanzenstoffen und synthetischen Stoffen.
Silphoscalin Tabletten	**Umstrittene Kombination (kein reines Pflanzenpräparat)** von neun Pflanzen und synthetischen Stoffen.
Sinupret Dragees Tropfen	**Nicht bewertbares Pflanzenpräparat** Enthält Enzian, Schlüsselblume, Sauerampfer, Holunder und Eisenkraut. Zu keiner der Pflanzen sind uns Hinweise über eine Wirksamkeit bei Entzündungen der Nasennebenhöhlen bekannt.
Soledum Hustensaft/ – Hustentropfen Saft Tropfen	**Geeignetes Pflanzenpräparat** Enthält Thymian in ausreichender Dosierung.
Spitzwegerich Hustensaft Lösung	**Geeignetes Pflanzenpräparat** Enthält Spitzwegerich.
stas Erkältungs-Salbe Salbe	**Kombination (kein reines Pflanzenpräparat)** von Eukalyptus, Kiefer und isoliertem reinem Pflanzenstoff (Kampfer). Vertretbare Zusammensetzung bei Erkältungen. Bei Säuglingen und Kleinkindern nicht im Gesicht anwenden.
stas Erkältungs-Salbe mild Salbe	**Geeignetes Pflanzenpräparat** Enthält Öle aus Eukalyptus und Kiefer. Bei Säuglingen und Kleinkindern nicht im Gesicht anwenden.
Terpestrol-Inhalat Inhalationslösung	**Geeignetes Pflanzenpräparat** Enthält Öle aus Fichte, Pfefferminze, Kiefer sowie Terpentinöl. Bei Säuglingen und Kleinkindern nicht im Gesicht anwenden.

Thymian-Tropfen Curarina
Tropfen

Geeignetes Pflanzenpräparat
Enthält Thymian.

Thymipin N Balsam
Creme

Kombination (kein reines Pflanzenpräparat)
von Thymian, Rosmarin, Eukalyptus und isoliertem reinem Pflanzenstoff (Kampfer). Vertretbare Zusammensetzung bei Husten. Bei Säuglingen und Kleinkindern nicht im Gesicht anwenden.

Thymipin N
Saft
Tropfen

Geeignetes Pflanzenpräparat
Enthält Thymian in ausreichender Dosierung.

Thymitussin-Dragees
Dragees

Umstrittene Kombination (kein reines Pflanzenpräparat)
von sechs synthetischen Stoffen und neun Pflanzen, darunter Huflattich, der nicht mehr uneingeschränkt angewendet werden sollte. Informieren Sie sich bei Ihrem Apotheker.

Thymitussin-Tropfen
Tropfen

Umstrittene Kombination (kein reines Pflanzenpräparat)
von Thymian, Kamille, Schöllkraut, Sonnentau, isolierten reinen Pflanzenstoffen und synthetischen Stoffen.

Transpulmin Kinderbalsam N
Creme

Kombination (kein reines Pflanzenpräparat)
von Kamille und isoliertem reinem Pflanzenstoff (Cineol). Vertretbare Zusammensetzung bei Husten. Bei Säuglingen und Kleinkindern nicht im Gesicht anwenden.

Tumarol-Balsam
Balsam

Kombination (kein reines Pflanzenpräparat)
von Eukalyptus, Terpentinöl, Atlaszeder und isolierten reinen Pflanzenstoffen (Kampfer, Menthol, Thymol). Vertretbare Zusammensetzung bei Erkältungen. Bei Säuglingen und Kleinkindern nicht im Gesicht anwenden.

Tumarol-Balsam sine mentholo
Balsam

Kombination (kein reines Pflanzenpräparat)
von Eukalyptus, Atlaszeder, Terpentinöl, Kiefer und isolierten reinen Pflanzenstoffen (Kampfer, Thymol). Vertretbare Zusammensetzung bei Erkältungen. Bei Säuglingen und Kleinkindern nicht im Gesicht anwenden.

Tussamag
Saft
Tropfen

Kombination (kein reines Pflanzenpräparat)
von Thymian und isoliertem reinem Pflanzenstoff.

Tussamag
Zäpfchen

Umstrittene Kombination (kein reines Pflanzenpräparat)
von Thymian und synthetischem Stoff.

Tussamag mit Codein Saft Tropfen Verschreibungs- pflichtig	**Umstrittene Kombination** **(kein reines Pflanzenpräparat)** von Thymian, isoliertem reinem Pflanzenstoff und synthetischem Stoff
Tussamag **Erkältungsbalsam** Creme	**Kombination (kein reines Pflanzenpräparat)** von Terpentinöl, Kiefer, Thymian, Eukalyptus und isolierten reinen Pflanzenstoffen (Kampfer, Menthol). Vertretbare Zusammensetzung bei Husten. Bei Säuglingen und Kleinkindern nicht im Gesicht anwenden.
Tussiflorin forte Tropfen	**Geeignetes Pflanzenpräparat** Enthält Efeu, Schlüsselblume und Thymian.
Tussiflorin Hustensaft N Saft	**Geeignetes Pflanzenpräparat** Enthält Schlüsselblume, Vogelknöterich, Sanikel und Hohlzahn.
Tussinfantum Flüssigkeit	**Umstrittene Kombination** **(kein reines Pflanzenpräparat)** von Thymian, Schlüsselblume und synthetischen Stoffen.
Tussipect Sirup mit Codein Sirup Verschreibungs- pflichtig	**Umstrittene Kombination** **(kein reines Pflanzenpräparat)** von Thymian, isoliertem reinem Pflanzenstoff und synthetischen Stoffen.
Tussipect Sirup N/ **-Tropfen N** Sirup Tropfen	**Umstrittene Kombination** **(kein reines Pflanzenpräparat)** von Thymian und synthetischem Stoff.
Tussisana Pulver	**Kombination (kein reines Pflanzenpräparat)** von Thymian und elf homöopathischen Zubereitungen.
Tussiverlan Dragees Tropfen	**Umstrittene Kombination** **(kein reines Pflanzenpräparat)** von Thymian, Spitzwegerich und synthetischen Stoffen.

Wichtig:

- *Auch »Geeignete Pflanzenpräparate« sollten nicht bedenkenlos eingenommen werden. Naturheilmittel sind keine Nahrungsmittel.*
- *Die (ärztlich verordnete) Einnahme umstrittener oder kaum sinnvoller Produkte sollte nicht abgebrochen werden, ohne daß Sie mit Ihrem Arzt oder Apotheker darüber sprechen.*
- *Dieses Buch ersetzt nicht die Anweisungen zum Gebrauch von Medikamenten. Lesen Sie immer die Packungsbeilage. Fragen Sie Arzt oder Apotheker nach Nebenwirkungen, Gegenanzeigen, Dosierung und Anwendung.*

Chronische Bronchitis und Asthma

Bei der chronischen Bronchitis kommt es zu Husten mit Auswurf, in schweren Fällen auch zu Atemnot, Herzschwäche und Leistungsunfähigkeit. Der Husten hält wochenlang an. Die chronische Bronchitis ist häufig. Die Krankheit tritt vor allem bei Rauchern auf. Durch eine bakterielle Infektion kann sie sich plötzlich verschlechtern. Dann ist der Einsatz von Antibiotika dringend nötig.

Es gibt einige schulmedizinische Medikamente, welche die Symptome der chronischen Bronchitis lindern. Eine echte Heilung wird dagegen kaum je erzielt. Wichtig ist, daß die geschädigten Atemwege vor weiterer Reizung durch Zigarettenrauch geschützt werden und nur so viel körperliches Training betrieben wird, wie ohne Atemnot möglich ist.

Auch Asthma ist eine schwere Erkrankung der Atemwege. Im Gegensatz zur chronischen Bronchitis sind beim Asthma jedoch die Atemwege besser reaktionsfähig und können durch Medikamente erweitert werden. Pflanzen spielen heute bei der Behandlung von Asthma eine geringe Rolle, wenn auch einige der gegen Asthma verwendeten Heilmittel von Heilpflanzen abstammen. Zum Beispiel stammt das Theophyllin aus Blättern des SCHWARZEN TEES und das Ephedrin aus EPHEDRA. Früher rauchten manche Asthmatiker auch Zigaretten mit STECHAPFELBLÄTTERN.

Heilpflanzen gegen Bronchitis und Asthma

- Die unter der Überschrift »Husten« aufgeführten Heilpflanzen können ebenfalls angewendet werden.
- Außerdem ist eine bestimmte Rasse der HASELWURZ bei chronischer Bronchitis wirksam. Für diese Pflanze gibt es auch einige neue Hinweise über eine erfolgreiche Anwendung bei Asthma.

Arzneimittel gegen Bronchitis und Asthma

Viele der Produkte, die bei Husten aufgeführt sind, werden auch bei Bronchitis verwendet. Die Anwendungsgebiete überschneiden einander.

Geeignete pflanzliche Produkte gegen Asthma gibt es nicht. Asthma muß unbedingt mit zeitgemäßen Mitteln ärztlich behandelt werden.

Antibex cum Ephedrino Saft Verschreibungs- pflichtig	**Umstrittene Kombination** **(kein reines Pflanzenpräparat)** von Isländischem Moos, Pfefferminze und synthetischen Stoffen.
Asthma 6-N-flüssig Liquidum	**Umstrittene Kombination** **(kein reines Pflanzenpräparat)** von Grindelia, Senega und synthetischem Stoff.

Asthmacolat Tropfen Sirup Verschreibungs- pflichtig	**Kaum sinnvolle Kombination** **(kein reines Pflanzenpräparat)** von Stechapfel, Adonis, Arnika, Tollkirsche und synthetischen Stoffen. Arnika und Stechapfel sollten wegen möglicher Nebenwirkungen nicht mehr eingenommen werden.
Cefedrin N Tropfen	**Umstrittenes Pflanzenpräparat** Enthält standardisierte Extrakte aus Ephedra und Bischofskraut in nicht ausreichender Dosierung sowie Thymian.
Colomba N Tabletten	**Kaum sinnvolle Kombination** **(kein reines Pflanzenpräparat)** von Grindelia, isoliertem reinem Pflanzenstoff (Menthol), homöopathischer Zubereitung und synthetischen Stoffen, darunter ein Salicylsäure-Derivat, das Asthmaanfälle auslösen kann.
Dr. Boether **Bronchitten forte N** Kapseln	**Umstrittene Kombination** **(kein reines Pflanzenpräparat)** von Thymian, Schlüsselblume und synthetischen Stoffen.
Efisalin N Pulver Tabletten	**Umstrittene Kombination** **(kein reines Pflanzenpräparat)** von Quebracho, isolierten reinen Pflanzenstoffen und synthetischen Substanzen.
Escarol Dragees	**Geeignetes Pflanzenpräparat** Enthält standardisierten Extrakt aus der Haselwurz.
Hevertopect Saft	**Kombination (kein reines Pflanzenpräparat)** von neun Pflanzen und homöopathischen Zubereitungen.
Older Tropfen Verschreibungs- pflichtig	**Umstrittene Kombination** **(kein reines Pflanzenpräparat)** von Schlüsselblume, Thymian, Spitzwegerich, Lungenkraut und synthetischen Stoffen.
Pneumonium LA Tropfen	**Umstrittenes Pflanzenpräparat** Enthält Pestwurz, der nicht mehr uneingeschränkt angewendet werden sollte. Informieren Sie sich bei Ihrem Apotheker.

Wichtig:

- *Auch »Geeignete Pflanzenpräparate« sollten nicht bedenkenlos eingenommen werden. Naturheilmittel sind keine Nahrungsmittel.*
- *Die (ärztlich verordnete) Einnahme umstrittener oder kaum sinnvoller Produkte sollte nicht abgebrochen werden, ohne daß Sie mit Ihrem Arzt oder Apotheker darüber sprechen.*

- *Dieses Buch ersetzt nicht die Anweisungen zum Gebrauch von Medikamenten. Lesen Sie immer die Packungsbeilage. Fragen Sie Arzt oder Apotheker nach Nebenwirkungen, Gegenanzeigen, Dosierung und Anwendung.*

Resistenzsteigernde Mittel

In diesem Abschnitt handelt es sich nicht um ein eigentliches Krankheitsbild, sondern um die Frage, wie das körpereigene Abwehrsystem bereits vor dem Ausbruch der Krankheit gestärkt werden kann. Da dieser Themenkreis eng mit den vorher behandelten Krankheitsbildern zusammenhängt, wird er an dieser Stelle ausgeführt.

Heilpflanzen als resistenzsteigernde Mittel

- Der SONNENHUT wird zur Steigerung der körpereigenen Abwehr angeboten, vor allem zur Vorbeugung und Behandlung von Erkältungskrankheiten und Grippe. Die Verwendung des Sonnenhuts hat ihren Ursprung bei den Indianerstämmen Nordamerikas. Einige Forscher halten den Sonnenhut für unbedenklich und die Wirksamkeit in zahlreichen Studien für bewiesen.[82] Andere ziehen die Wirksamkeit in Zweifel und weisen auf mögliche Nebenwirkungen hin.[83]
- WILDER INDIGO *(Baptisia-tinctoria)* wird ebenfalls zur Steigerung der körpereigenen Abwehr eingesetzt. Er ist aber viel weniger gut untersucht als der Sonnenhut.
- Auch Vitamin-C-haltige Heilpflanzen werden zur Steigerung der körpereigenen Abwehr angeboten. Solche Pflanzen sind: ACEROLA (Früchte), HAGEBUTTE und SANDDORN. Die ausschließlich in Fertigpräparaten eingesetzten unreifen Acerolafrüchte enthalten bis 100mal mehr Vitamin C als Zitronen. Im Gegensatz dazu sind in Handelsware von Hagebutten oft nur noch Spuren von Vitamin C nachzuweisen, da der Vitamin-Gehalt nur in frisch geernteten und schonend getrockneten Hagebutten erhalten bleibt. Bei ausgewogener Ernährung mit Früchten, Salaten und Gemüsen wird der Vitamin-C-Bedarf gut gedeckt. Der Tagesbedarf des Erwachsenen beträgt 60 Milligramm. Erhöht ist er während der Schwangerschaft (80 Milligramm pro Tag) sowie nach Operationen, Verletzungen (bis zu 250 Milligramm pro Tag) und möglicherweise bei Infektionskrankheiten.[84]

Die zusätzliche Einnahme von Vitamin C hilft jedoch entgegen dem weitverbreiteten Glauben, der durch die Pharmawerbung tatkräftig unterstützt wird, *nicht* zur Vorbeugung und Behandlung von Erkältungskrankheiten und Grippe.[85]

Arzneimittel zur Resistenzsteigerung

Als geeignete pflanzliche Präparate zur Resistenzsteigerung können nach heutigen Erkenntnissen praktisch nur solche mit Sonnenhut bezeichnet werden.

Zur wirksamen Dosis findet man kaum verläßliche Angaben, so daß die Konzentration des Sonnenhuts nicht in die Bewertung einbezogen werden konnte.

Bronchicum Echinacea Tropfen	**Geeignetes Pflanzenpräparat** Enthält Sonnenhut.
Cefaktivon »novum« Tropfen	**Umstrittene Kombination (kein reines Pflanzenpräparat)** von Sonnenhut, Johanniskraut, Fieberklee, Ringelblume und synthetischem Stoff.
Cefasept Tabletten	**Geeignetes Pflanzenpräparat** Enthält Sonnenhut.
Contra Infekt Flüssigkeit	**Geeignetes Pflanzenpräparat** Enthält Sonnenhut.
Dr. Grandel Granobil Baumflechten Tonikum Flüssigkeit	**Umstrittenes Pflanzenpräparat** Enthält Bartflechte, zu der kaum Angaben zur Stärkung der körpereigenen Abwehrkräfte vorliegen.
Echi 500 Tropfen	**Geeignetes Pflanzenpräparat** Enthält Sonnenhut.
Echinacea Hevert/ -forte Tropfen	**Geeignetes Pflanzenpräparat** Enthält Sonnenhut.
Echinacea-ratiopharm Tabletten Tropfen	**Geeignetes Pflanzenpräparat** Enthält Sonnenhut.
Echinacin Flüssigkeit Lutschpastillen	**Geeignetes Pflanzenpräparat** Enthält Sonnenhut.
Eleu-Kokk/-M Lösung Dragees	**Geeignetes Pflanzenpräparat** Enthält Taigawurzel in ausreichender Dosierung.
Ermsech Kapseln	**Umstrittene Kombination (kein reines Pflanzenpräparat)** von Sonnenhut und synthetischem Stoff.
Esberitox N Lösung Tabletten Zäpfchen	**Möglicherweise geeignetes Pflanzenpräparat** Enthält Sonnenhut, Wilden Indigo und Lebensbaum. Zu den beiden letztenannten Pflanzen, die vor allem in der Homöopathie verwendet werden, gibt es kaum Hinweise zu Wirkungen und Nebenwirkungen.
Hevert-Echinacea Tee	**Geeignetes Pflanzenpräparat** Enthält Sonnenhut.

Hevertotox Tropfen	**Kombination (kein reines Pflanzenpräparat)** Enthält Sonnenhut und Lebensbaum sowie homöopathische Zubereitungen.
Hovnizym Tropfen	**Kaum sinnvolle Kombination (kein reines Pflanzenpräparat)** von 13 homöopathischen Zubereitungen, Sonnenhut, Frauenmantel, Kamille, Schafgarbe und Arnika, die wegen möglicher Nebenwirkungen innerlich nicht mehr verwendet werden sollte.
Imunaps Tropfen	**Geeignetes Pflanzenpräparat** Enthält Sonnenhut.
Lymphozil K/ -forte E Tabletten	**Kombination (kein reines Pflanzenpräparat)** von Sonnenhut und homöopathischen Zubereitungen.
Pascotox 100 Tabletten	**Geeignetes Pflanzenpräparat** Enthält Sonnenhut.
Pascotox/-N Tabletten Tropfen	**Kombination (kein reines Pflanzenpräparat)** von Sonnenhut und homöopathischen Zubereitungen.
Presselin Olin 1 Tabletten	**Kombination (kein reines Pflanzenpräparat)** von Sonnenhut und homöopathischen Zubereitungen.
Salus Echinacea Tropfen Tropfen	**Geeignetes Pflanzenpräparat** Enthält Sonnenhut.
Tonsilgon N Dragees Tropfen	**Umstrittenes Pflanzenpräparat** Enthält sieben Pflanzen, von denen keine zur Steigerung der körpereigenen Abwehrkräfte wirksam erscheint.
toxi-loges C Tabletten	**Kaum sinnvolle Kombination (kein reines Pflanzenpräparat)** von Sonnenhut, Zaunrübe, Chinarinde, homöopathischen Zubereitungen und synthetischem Stoff. Die Zaunrübe sollte wegen möglicher Nebenwirkungen nicht mehr verwendet werden.
Toxorephan Flüssigkeit	**Kombination (kein reines Pflanzenpräparat)** von Sonnenhut, Sternmiere, Andorn und homöopathischen Zubereitungen.
Umckaloabo Tropfen	**Nicht bewertbares Pflanzenpräparat** Enthält Umckaloabo-Wurzel. Zu dieser Pflanze sind uns keine Angaben zu Wirksamkeit und Nebenwirkungen bekannt.

Wichtig:

- *Auch »Geeignete Pflanzenpräparate« sollten nicht bedenkenlos eingenommen werden. Naturheilmittel sind keine Nahrungsmittel.*
- *Die (ärztlich verordnete) Einnahme umstrittener oder kaum sinnvoller Produkte sollte nicht abgebrochen werden, ohne daß Sie mit Ihrem Arzt oder Apotheker darüber sprechen.*
- *Dieses Buch ersetzt nicht die Anweisungen zum Gebrauch von Medikamenten. Lesen Sie immer die Packungsbeilage. Fragen Sie Arzt oder Apotheker nach Nebenwirkungen, Gegenanzeigen, Dosierung und Anwendung.*

6. Erkrankungen des Nervensystems

In diesem Kapitel sind die Pflanzen aufgeführt, die gegen Nervosität, Schlaflosigkeit, depressive Verstimmung und Schmerzen angewendet werden.

Nervosität und Schlaflosigkeit

In unserer hektischen Zeit gibt es viele gestreßte, nervöse und ängstliche Menschen, die über Nervosität und Schlaflosigkeit klagen. Oft beruhen die Unruhezustände nicht auf organischen Krankheiten, die von der Ursache her behandelt werden müssen, sondern auf ungesunden Lebensumständen. Mit der Einnahme von Schlafmitteln muß größte Zurückhaltung geübt werden, da vor allem synthetische Präparate rasch zu einer Abhängigkeit führen können.

Heilpflanzen gegen Nervosität und Schlaflosigkeit

Vor einigen Jahrzehnten schienen pflanzliche Mittel gegen Nervosität und Schlaflosigkeit durch die stark wirksamen synthetischen Präparate (erst Barbiturate, dann Tranquilizer und Schlafmittel aus der Wirkstoffgruppe der Benzodiazepine) überholt und veraltet. In der Zwischenzeit zeigten sich jedoch die Nachteile der synthetischen Neuentwicklungen immer deutlicher.

Vor allem war lange nicht beachtet worden, daß diese synthetischen Substanzen bereits nach wenigen Wochen zu Medikamentenabhängigkeit führen können[86] und daß sie oft die Leistungsfähigkeit (zum Beispiel beim Autofahren) vermindern. Auch heute noch werden diese Medikamente bei geringfügigen Beschwerden eingesetzt, wodurch dem Patienten oft eher Schaden als Nutzen zugefügt wird. Gerade in Krankenhäusern wird an vielen Orten praktisch allen Patienten ein derartiges Medikament regelmäßig gegeben. Nach der Entlassung stehen die Patienten dann vor dem Problem, wie sie nun ohne diese Hilfsmittel einschlafen sollen, oder sie nehmen diese Medikamente zuhause weiter.

Die synthetischen Schlaf- und Beruhigungsmittel helfen zwar kurzfristig, langfristig verstärken sie dagegen das Schlafproblem eher. Etwa die Hälfte der Menschen mit Schlafproblemen sind inzwischen schlafmittelabhängig.[87] Ältere Menschen sind häufiger schlafmittelabhängig als jüngere, und dies, obwohl die Nebenwirkungen bei Älteren schwerwiegender sind. Es treten bei ihnen häufiger Verwirrtheit, Gangunsicherheit, Stürze und dadurch Verletzungen auf.[88]

Man kommt wegen den Nachteilen der synthetischen Präparate wieder auf die pflanzlichen Mittel zurück. Allerdings wirken die Pflanzen bei Nervosität und Schlafproblemen kurzfristig schwächer als synthetische Mittel. Sie führen jedoch auch zu weniger Nebenwirkungen, und es gibt bisher keine Hinweise, daß sie die Leistungsfähigkeit beeinträchtigen.

Es ist schwer, die Wirkung der einzelnen Pflanze einem einzigen Wirkstoff zuzuschreiben. Wissenschaftliche Untersuchungen zeigen laufend neue, möglicherweise wirksame Inhaltsstoffe. Dies erschwert eine Klärung der komplexen Wirkungen, welche die Pflanzen auf das Nervensystem ausüben.[89,90,91]

Heilpflanzen gegen Nervosität und Schlaflosigkeit

- Die im europäischen Kulturkreis wichtigste beruhigende Pflanze ist der BALDRIAN. Baldrian wirkt von allen für diesen Bereich bekannten Pflanzen am stärksten und ist auch am besten erforscht.
  Neben der bei uns heimischen *Valeriana officinalis* werden eine ganze Reihe anderer Arten und Unterarten verwendet (zum Beispiel *mexikanischer* und *indischer* Baldrian). Die Gesamtwirkung des Baldrians beruht nach neueren Untersuchungen auf synthetisch völlig unterschiedlichen Wirkstoffen, die im einzelnen unbekannt sind. Im ätherischen Öl enthaltene Valerensäuren wirken beruhigend und krampflösend. Die Valepotriate zeigen im Experiment eine deutliche zentral dämpfende Wirkung, kommen aber in Zubereitungen des heimischen Baldrians, wenn überhaupt, nur in Spuren vor. Es gibt Handelspräparate (Kapseln, Dragees) aus indischem und mexikanischem Baldrian, die einen hohen Gehalt an Valepotriaten aufweisen. Bei diesen valepotriathaltigen Mitteln sind die Risiken einer langfristigen Einnahme aber noch zuwenig untersucht.[25]
- Im HOPFEN wurde eine flüchtige Substanz gefunden, die im Experiment eine ausgeprägt beruhigende Wirkung zeigt. Diese Erkenntnis liefert möglicherweise eine Rechtfertigung für die volksmedizinische Anwendung des »Hopfenkissens«, das durch den Geruch beruhigend wirken soll. Es ist jedoch zu bezweifeln, daß die Konzentration dieser Stoffe in Handelsware oder Medikamenten für eine Wirkung genügt. Die für die Bierherstellung wichtigen Bitterstoffe im Hopfen wirken selbst nicht beruhigend, sondern spalten während der Lagerung des Hopfens den erwähnten flüchtigen Stoff ab.
- Auch HAFER und PASSIONSBLUME sind als Beruhigungsmittel weit verbreitet. Die Wirkstoffe dieser Pflanzen sind unbekannt. In den verwendeten Dosierungen ist die Wirksamkeit nicht nachgewiesen.
- Volksmedizinisch werden außerdem LAVENDEL, MELISSE und Orangenblüten (POMERANZE) gegen Nervosität eingesetzt. Diese Pflanzen enthalten ätherische Öle und wirken im Experiment leicht krampflösend und beruhigend. Gesicherte Untersuchungen gibt es jedoch kaum. Nicht auszuschließen ist jedoch eine gewisse entspannende Wirkung durch den angenehmen Geruch der Heilpflanzen.[88]

Beruhigungstee I bis VIII (Teemischungen nach Standardzulassung)
Diese Tees erhalten Sie in Ihrer Apotheke.

Sie enthalten maximal vier bis fünf wirksame Bestandteile aus einer vorgegebenen Auswahl und entsprechen in bezug auf Qualität und Wirksamkeit den Bestimmungen des Bundesgesundheitsamts. Jeder dieser Tees ist ein »Geeignetes Pflanzenpräparat« gemäß den Kriterien dieses Buches.

Mögliche wirksame Bestandteile: Baldrian, Hopfen, Lavendel, Melisse, Passionsblume, Pfefferminze. Zusätzlich können bis zu 30 Prozent anderer Pflanzen zur Geschmacksverbesserung und Verschönerung der Mischung enthalten sein.

Arzneimittel gegen Nervosität und Schlafstörungen

Enthält ein Arzneimittel Baldrian in ausreichender Dosierung und daneben keine anderen Pflanzen mit Nebenwirkungen, kann das Präparat als geeignet betrachtet werden. Im Vergleich zu Baldrian ist die Wirkung anderer möglicher Komponenten wie Melisse, Passionsblume und Hopfen schwach.

Produkte mit mexikanischem oder indischem Baldrian wurden dagegen als »Umstrittenes Pflanzenpräparat« bezeichnet, weil über die möglichen Nebenwirkungen dieser Baldrianarten noch zuwenig bekannt ist.

Eine Kombination von Baldrian oder einer anderen beruhigend wirkenden Heilpflanze mit einem stark wirksamen synthetischen Schlafmittel ist nicht sinnvoll, da Wirkungen und Nebenwirkungen (Abhängigkeit!) vom synthetischen Wirkstoff bestimmt werden. Der neutrale Beobachter wird hier den Verdacht nicht los, daß Baldrian und andere Pflanzen in einem derartigen Produkt nur als »Biomäntelchen« mißbraucht werden.

Ardeydystin Kapseln	**Umstrittene Kombination (kein reines Pflanzenpräparat)** von außereuropäischem Baldrian, Weißdorn und isoliertem reinem Pflanzenstoff (Kavain). Die möglichen Nebenwirkungen bei langfristiger Einnahme sind bei dieser Baldrianart noch ungenügend erforscht.
Ardeysedon Dragees	**Geeignetes Pflanzenpräparat** Enthält Baldrian in ausreichender Dosierung und Hopfen.
Avedorm N Tropfen	**Kombination (kein reines Pflanzenpräparat)** von Hopfen sowie zwei homöopathischen Zubereitungen.
B 12 Nervinfant Liquidum	**Umstrittene Kombination (kein reines Pflanzenpräparat)** von Hopfen, Passionsblume, Fischrinde, Mistel und fünf synthetischen Stoffen.
Baldrian-Dispert Dragees	**Geeignetes Pflanzenpräparat** Enthält Baldrian in ausreichender Dosierung.
Baldrian-Phyton 250 Dragees	**Geeignetes Pflanzenpräparat** Enthält Baldrian in ausreichender Dosierung.
Baldriparan Dragees	**Möglicherweise geeignetes Pflanzenpräparat** Enthält Baldrian in annähernd ausreichender Dosierung, Hopfen, Weißdorn und Mistel. Für die Mistel ist keine Wirkung bei nervösen Störungen beschrieben.
Baldriparan Nerven Tonikum Flüssigkeit	**Möglicherweise geeignetes Pflanzenpräparat** Enthält vermutlich unterdosierte Zubereitungen aus Baldrian, Weißdorn, Johanniskraut, Hopfen und Melisse.

Baldriparan stark Dragees	**Umstrittene Kombination (kein reines Pflanzenpräparat)** von Baldrian, Hopfen, Weißdorn, Mistel und synthetischem Stoff.
Baldrisedon Kapseln	**Umstrittenes Pflanzenpräparat** Enthält mexikanischen Baldrian. Die möglichen Nebenwirkungen bei langfristiger Einnahme sind bei dieser Baldrianart noch ungenügend erforscht.
Bardo-dorm Tropfen Tropfen	**Möglicherweise geeignetes Pflanzenpräparat** Enthält eher unterdosierte Zubereitungen aus Baldrian und Hopfen.
Bellaravil/ -retard Dragees	**Kaum sinnvolle Kombination (kein reines Pflanzenpräparat)** von Mutterkorn, Tollkirsche und synthetischen Stoffen, darunter ein starkes synthetisches Schlafmittel. Mutterkorn sollte zudem wegen möglicher Nebenwirkungen nicht mehr verwendet werden.
Beruhigungs-Tee Nervoflux Teeaufgußpulver	**Umstrittenes Pflanzenpräparat** Mischung von sechs Pflanzen. Bei mehr als fünf Komponenten können die einzelnen Bestandteile kaum ausreichend dosiert werden.
Biral N Dragees	**Geeignetes Pflanzenpräparat** Enthält Baldrian in ausreichender Dosierung und Passionsblume.
Blaue Baldrian-Dragees von Scarabaeus Dragees	**Möglicherweise geeignetes Pflanzenpräparat** Enthält Baldrian und Hopfen, deren Dosierung aufgrund der Angaben nicht beurteilt werden kann.
Bonased Dragees Tropfen	**Möglicherweise geeignetes Pflanzenpräparat** Enthält eher unterdosierten Baldrian, Hopfen, Weißdorn und Mistel. Für die Mistel ist keine Wirkung bei nervösen Störungen beschrieben.
Bunetten Dragees	**Umstrittenes Pflanzenpräparat** Enthält Weißdorn, Passionsblume, Hopfen und indischen Baldrian. Die möglichen Nebenwirkungen bei langfristiger Einnahme sind bei dieser Baldrianart noch ungenügend erforscht.
Dr. Klinger's Bergischer Nerven- und Beruhigungstee Teegranulat	**Umstrittenes Pflanzenpräparat** Mischung von acht Pflanzen. Bei mehr als fünf Komponenten können die einzelnen Bestandteile kaum ausreichend dosiert werden.
Esberi-Nervin Tropfen	**Umstrittenes Pflanzenpräparat** Enthält unterdosierten Baldrian, Pfefferminze, Gänsefingerkraut, Hafer und Melisse.

Euchon Kapseln Verschreibungs-pflichtig	**Umstrittene Kombination** **(kein reines Pflanzenpräparat)** von Baldrian und einem synthetischen Stoff.
Eupronerv Tropfen	**Umstrittene Kombination** **(kein reines Pflanzenpräparat)** von Pomeranze, Baldrian, Melisse, Weißdorn, Passionsblume, Hafer und synthetischen Stoffen.
Euvegal-Dragees forte Dragees	**Geeignetes Pflanzenpräparat** Enthält Baldrian in ausreichender Dosierung und Melisse.
Euvegal-Dragees N Dragees	**Möglicherweise geeignetes Pflanzenpräparat** Enthält Hopfen und Baldrian in kaum ausreichender Dosierung.
Euvegal-Saft Saft	**Möglicherweise geeignetes Pflanzenpräparat** Enthält eher unterdosierten Baldrian, Hopfen und Gänsefingerkraut.
Euvegal-Tropfen N Tropfen	**Geeignetes Pflanzenpräparat** Enthält Extrakt aus Baldrianwurzel in ausreichender Dosierung, Melisse und Passionsblume.
Fugacid Sedativumtee Tee	**Geeignetes Pflanzenpräparat** Enthält Baldrian, Hopfen, Passionsblume, Pfefferminze, Hagebutten und Süßholz. Trotz vieler Komponenten vertretbare Mischung.
Gerner Nervinum N Tee	**Umstrittenes Pflanzenpräparat** Enthält neun Pflanzen, darunter Kamille, Salbei und Rosmarin, die bei Schlafstörungen kaum wirken.
herz plus nerven Kapseln	**Umstrittenes Pflanzenpräparat** Enthält unterdosierten Baldrian, Weißdorn, Hopfen, Melisse und Mistel, die bei nervösen Störungen kaum wirksam ist.
Heumann Beruhigungsdragees Tenerval N Dragees	**Geeignetes Pflanzenpräparat** Enthält Baldrian und Melisse in ausreichender Dosierung.
Heumann Beruhigungstee Tenerval N Pulver	**Geeignetes Pflanzenpräparat** Enthält Extrakt aus Baldrianwurzel in ausreichender Dosierung und Melisse.
Hovaletten N Filmtabletten	**Geeignetes Pflanzenpräparat** Enthält Extrakt aus Baldrianwurzel in ausreichender Dosierung und Hopfen.

Hova-Zäpfchen Zäpfchen	**Geeignetes Pflanzenpräparat** Enthält Extrakt aus Baldrianwurzel in ausreichender Dosierung und Hopfen.
Kavain Harras Plus Kapseln	**Kombination (kein reines Pflanzenpräparat)** von Kava-Kava und daraus isoliertem reinem Kavain. Bei nervösen Störungen vertretbare Zusammensetzung.
Kavosporal Dragees	**Geeignetes Pflanzenpräparat** Enthält Extrakt aus Baldrianwurzel in ausreichender Dosierung und Kava-Kava.
Klosterfrau Melissengeist Flüssigkeit	**Kaum sinnvolles Pflanzenpräparat** Mischung von 13 Pflanzen. Bei mehr als fünf Komponenten können die einzelnen Bestandteile kaum ausreichend dosiert werden. Zudem sollte Alant wegen möglicher Nebenwirkungen nicht mehr verwendet werden.
Kneipp Baldrian-Pflanzensaft Nerventrost Saft	**Geeignetes Pflanzenpräparat** Enthält Saft aus frischer Baldrianwurzel in ausreichender Dosierung.
Kneipp Melissen-Pflanzensaft Saft	**Möglicherweise geeignetes Pflanzenpräparat** Enthält Melisse, deren beruhigende Wirkung noch nicht überzeugend nachgewiesen ist.
Kneipp Nerven- und Schlaf-Tee N Tee	**Möglicherweise geeignetes Pflanzenpräparat** Enthält Baldrian, Melisse und Pomeranze in vermutlich ausreichender Dosierung.
Kneipp Pflanzendragees Baldrian Dragees	**Geeignetes Pflanzenpräparat** Enthält Extrakt aus Baldrianwurzel in ausreichender Dosierung.
Kneipp Sedativ-Bad Baldrian-Melisse-Aquasan Badezusatz	**Möglicherweise geeignetes Pflanzenpräparat** Enthält Baldrian, Hopfen und Melisse. Die Wirksamkeit von Badezusätzen als Beruhigungsmittel ist kaum untersucht.
Knufinke Beruhigungs-Tee Nervenruh Teeaufgußpulver	**Möglicherweise geeignetes Pflanzenpräparat** Enthält vermutlich unterdosierten Baldrian, Herzgespann, Hopfen, Melisse und Pfefferminze.
Kytta-Sedativum N Tropfen	**Umstrittenes Pflanzenpräparat** Mischung von sieben Pflanzen. Bei mehr als fünf Komponenten können die einzelnen Bestandteile kaum ausreichend dosiert werden.
Kytta-Sedativum Dragees	**Möglicherweise geeignetes Pflanzenpräparat** Enthält Baldrian in annähernd ausreichender Dosierung, Hopfen, Weißdorn, Passionsblume und Mistel.

Für die Mistel ist keine Wirkung bei nervösen Störungen beschrieben.

Leukona-Sedativ-Bad
Badezusatz
Verschreibungspflichtig

Kaum sinnvolle Kombination (kein reines Pflanzenpräparat)
von Baldrian, Hopfen und starkem synthetischem Schlafmittel, dessen Wirkung in Badezusätzen nicht belegt ist.

Leukona-Sedativ-Bad sine Chloralhydrat
Badezusatz

Möglicherweise geeignetes Pflanzenpräparat
Enthält Baldrian und Hopfen. Die Wirksamkeit von Badezusätzen als Beruhigungsmittel ist kaum untersucht.

Luvased
Dragees

Geeignetes Pflanzenpräparat
Enthält Extrakt aus Baldrianwurzel in ausreichender Dosierung und Hopfen.

Luvased-Tropfen N
Tropfen

Geeignetes Pflanzenpräparat
Enthält Baldrian, Hopfen, Melisse und Passionsblume.

Moradorm
Filmtabletten

Umstrittene Kombination (kein reines Pflanzenpräparat)
von Baldrian, Passionsblume und einem synthetischen Stoff.

Moradorm S
Filmtabletten

Geeignetes Pflanzenpräparat
Enthält Extrakt aus Baldrianwurzel in ausreichender Dosierung, Passionsblume und Hopfen.

Nervendragees-ratiopharm
Dragees

Geeignetes Pflanzenpräparat
Enthält standardisierten Extrakt aus Baldrian in ausreichender Dosierung, Hopfen und Passionsblume.

Nervenruh forte
Dragees

Möglicherweise geeignetes Pflanzenpräparat
Enthält Baldrian und Hopfen, deren Dosierung aufgrund der Angaben nicht beurteilt werden kann.

Nerven-Tee Stada N
Tee

Geeignetes Pflanzenpräparat
Enthält Baldrian, Melisse, Passionsblume und Pfefferminze.

Nervinfant
Liquidum

Umstrittene Kombination (kein reines Pflanzenpräparat)
von Hopfen, Passionsblume, Fischrinde, Mistel und synthetischen Stoffen.

Nervinfant
Zäpfchen

Umstrittene Kombination (kein reines Pflanzenpräparat)
von Baldrian und synthetischem Stoff.

Nervinum Stada
Lösung
Verschreibungspflichtig

Kaum sinnvolle Kombination (kein reines Pflanzenpräparat)
von Baldrian und einem starken synthetischen Schlafmittel.

Nervipan Kapseln	**Umstrittenes Pflanzenpräparat** Enthält mexikanischen Baldrian. Die möglichen Nebenwirkungen bei langfristiger Einnahme sind bei dieser Baldrianart noch ungenügend erforscht.
Nervisal Dragees Elixier Verschreibungspflichtig	**Kaum sinnvolle Kombination (kein reines Pflanzenpräparat)** von Baldrian, Hopfen, Quebracho und synthetischen Stoffen, darunter ein starkes Schlafmittel.
Nervosana Mixtur	**Umstrittenes Pflanzenpräparat** Mischung von neun Pflanzen. Bei mehr als fünf Komponenten können die einzelnen Bestandteile kaum ausreichend dosiert werden.
Nervospur Tropfen	**Kaum sinnvolle Kombination (kein reines Pflanzenpräparat)** von 15 homöopathischen Zubereitungen, synthetischen Stoffen und zwölf Pflanzen, darunter Arnika und Raute, die wegen möglicher Nebenwirkungen nicht mehr eingenommen werden sollten.
Nervostabil S Schuck Dragees	**Geeignetes Pflanzenpräparat** Enthält Baldrian in ausreichender Dosierung, Hopfen und Passionsblume.
Neuro-Presselin Tropfen	**Umstrittene Kombination (kein reines Pflanzenpräparat)** von Passionsblume, Johanniskraut, homöopathischen Zubereitungen und synthetischen Stoffen.
Orasedon Kapseln	**Umstrittenes Pflanzenpräparat** Enthält mexikanischen Baldrian. Die möglichen Nebenwirkungen bei langfristiger Einnahme sind bei dieser Baldrianart noch ungenügend erforscht.
Orbis Nerven- und Beruhigungstee Teepulver	**Umstrittenes Pflanzenpräparat** Mischung von sieben Pflanzen. Bei mehr als fünf Komponenten können die einzelnen Bestandteile kaum ausreichend dosiert werden.
Pan-Nerventonikum Tonikum	**Kaum sinnvolles Pflanzenpräparat** Mischung von acht Pflanzen. Bei mehr als fünf Komponenten können die einzelnen Bestandteile kaum ausreichend dosiert werden. Zudem sollte Gelber Jasmin wegen schwerwiegender Nebenwirkungen nicht mehr verwendet werden.
Pascosedon S Filmtabletten	**Geeignetes Pflanzenpräparat** Enthält Baldrian in ausreichender Dosierung, Melisse und Hopfen.

Passiflora-Tropfen Curarina Tropfen	**Umstrittenes Pflanzenpräparat** Enthält unterdosierten Extrakt aus Passionsblume.
Passiorin Dragees	**Umstrittene Kombination (kein reines Pflanzenpräparat)** von Weißdorn, Passionsblume, Weidenrinde und synthetischem Stoff.
Passiorin N Saft	**Möglicherweise geeignetes Pflanzenpräparat** Enthält Passionsblume und Weißdorn, der bei Schlafstörungen kaum wirksam ist.
Phytogran Dragees	**Umstrittenes Pflanzenpräparat** Enthält Hopfen und Johanniskraut, beides vermutlich unterdosiert.
Phytonoxon N Tinktur	**Umstrittenes Pflanzenpräparat** Enthält Lerchensporn und Kalifornischen Mohn. Wirkungen und Nebenwirkungen dieser Pflanzen sind bisher ungenügend dokumentiert.
Plantival-N/-forte Tropfen Dragees	**Geeignetes Pflanzenpräparat** Enthält Baldrian in ausreichender Dosierung und Passionsblume.
Plantival-N plus Dragees Verschreibungspflichtig	**Umstrittene Kombination (kein reines Pflanzenpräparat)** von Baldrian, Passionsblume und synthetischem Schlafmittel.
Pronervon N Dragees Liquidum Verschreibungspflichtig	**Kaum sinnvolle Kombination (kein reines Pflanzenpräparat)** von massiv unterdosierten Extrakten aus Melisse, Baldrian, Angelika, Passionsblume und Heidekraut sowie zwei starken synthetischen Schlafmitteln, auf denen die Wirkung beruht.
Recvalysat Bürger Tropfen	**Möglicherweise geeignetes Pflanzenpräparat** Enthält standardisierten Extrakt aus Baldrian in vermutlich ausreichender Dosierung.
Requiesan Tropfen	**Umstrittenes Pflanzenpräparat** Enthält Hafer und Kalifornischer Mohn. Bei beiden Pflanzen gibt es kaum Belege für eine Wirksamkeit bei Schlafstörungen.
Roleca Hopfen-Baldrian-Kapseln Kapseln	**Nicht bewertbares Pflanzenpräparat** Enthält ölige Auszüge aus Baldrian und Hopfen. Für diese Zubereitungsart sind uns keine Untersuchungen zur Wirksamkeit bekannt.

Salus Gutnacht Kräuter Dragees
Dragees

Möglicherweise geeignetes Pflanzenpräparat
Enthält Baldrian in ausreichender Dosierung, Passionsblume, Hopfen, Johanniskraut, Melisse sowie Indische Narde, über deren Wirkungen und Nebenwirkungen wenig bekannt ist.

Salus Gutnacht-Kräutertonikum
Flüssigkeit

Geeignetes Pflanzenpräparat
Enthält ausreichend dosierten Extrakt aus Baldrian, Johanniskraut, Melisse, Rosmarin, Kamille und Pfefferminze. Die Wirksamkeit der drei letztgenannten Pflanzen bei Schlafstörungen ist nicht belegt.

Salus Nerven-Schlaf-Tee Nr. 22
Tee

Umstrittenes Pflanzenpräparat
Mischung von elf Pflanzen. Bei mehr als fünf Komponenten können die einzelnen Bestandteile kaum ausreichend dosiert werden.

Secafobell
Dragees
Verschreibungspflichtig

Kaum sinnvolle Kombination (kein reines Pflanzenpräparat)
von Tollkirsche, Mutterkorn und starkem synthetischem Schlafmittel. Mutterkorn sollte zudem wegen möglicher Nebenwirkungen nicht mehr verwendet werden.

Seda Kneipp
Dragees

Möglicherweise geeignetes Pflanzenpräparat
Enthält Extrakt aus Baldrianwurzel in vermutlich ausreichender Dosierung und Hopfen.

Sedalint Baldrian
Filmtabletten

Geeignetes Pflanzenpräparat
Enthält Baldrian in ausreichender Dosierung.

Seda-Pasc N
Fiilmtabletten

Umstrittene Kombination (kein reines Pflanzenpräparat)
Enthält sechs Pflanzen, darunter kaum ausreichend dosierten Baldrian, und synthetischen Stoff.

Sedaphytar
Dragees

Geeignetes Pflanzenpräparat
Enthält Baldrian in ausreichender Dosierung und Hopfen.

Sedaselect
Dragees

Möglicherweise geeignetes Pflanzenpräparat
Enthält Baldrian in vermutlich ausreichender Dosierung, Weißdorn, Passionsblume, Hopfen und Melisse.

Sedatruw
Dragees

Möglicherweise geeignetes Pflanzenpräparat
Enthält Baldrian in vermutlich ausreichender Dosierung, Hopfen, Melisse, Lavendel, Hafer und Kamille.

Sedinfant
Liquidum

Umstrittenes Pflanzenpräparat
Enthält unterdosierten Baldrian, Hopfen, Passionsblume, Fischrinde und Mistel. Für die beiden letztgenannten Pflanzen ist keine Wirkung bei Schlafstörungen belegt.

Sensinerv forte Dragees	**Geeignetes Pflanzenpräparat** Enthält Baldrian in ausreichender Dosierung und Hopfen.
Silvapin Baldrianwurzel-Extrakt N Badeextrakt	**Möglicherweise geeignetes Pflanzenpräparat** Enthält Baldrian. Die Wirksamkeit von Badezusätzen als Beruhigungsmittel ist kaum untersucht.
Silvapin Fichtennadel-Extrakt E Badeextrakt	**Umstrittenes Pflanzenpräparat** Enthält Auszüge aus Fichte, die bei Schlafstörungen kaum wirksam sind.
Somnium Dragees	**Umstrittene Kombination (kein reines Pflanzenpräparat)** von Kalifornischem Mohn, Hafer, Baldrian, Hopfen, Passionsblume und synthetischen Stoffen.
Somnium forte Dragees Verschreibungspflichtig	**Kaum sinnvolle Kombination (kein reines Pflanzenpräparat)** von Kalifornischem Mohn, Baldrian und veraltetem starkem synthetischem Schlafmittel.
Somnuvis Dragees	**Geeignetes Pflanzenpräparat** Enthält Extrakt aus Baldrianwurzel in ausreichender Dosierung, Hopfen, Fischrinde, Passionsblume und Kava-Kava.
Valdispert Dragees	**Geeignetes Pflanzenpräparat** Enthält Extrakt aus Baldrianwurzel in ausreichender Dosierung.
Valeriana comp.-Hevert Dragees	**Umstrittene Kombination (kein reines Pflanzenpräparat)** Enthält acht Pflanzen und synthetische Stoffe, darunter ein Schlafmittel.
Valeriana forte-Hevert Beruhigungskapseln Kapseln	**Umstrittene Kombination (kein reines Pflanzenpräparat)** Enthält Baldrian, Hopfen und ein synthetisches Schlafmittel.
Valomenth Dragees Tropfen	**Geeignetes Pflanzenpräparat** Enthält Extrakt aus Baldrianwurzel in ausreichender Dosierung und Pfefferminze.
Valometten Dragees	**Umstrittene Kombination (kein reines Pflanzenpräparat)** von Baldrian, isoliertem reinem Pflanzenstoff (Menthol) und synthetischem Stoff.
Vegomed Dragees Verschreibungspflichtig	**Kaum sinnvolle Kombination (kein reines Pflanzenpräparat)** von Tollkirsche, Mariendistel und synthetischen Stoffen, darunter ein starkes Schlafmittel.

Visinal Dragees	**Geeignetes Pflanzenpräparat** Enthält Extrakt aus Baldrianwurzel in ausreichender Dosierung, Hopfen und Passionsblume.
Vivinox-Beruhigungsdragees Dragees	**Geeignetes Pflanzenpräparat** Enthält ausreichend dosierten Baldrian, Hafer, Hopfen und Mistel, von der keine Wirksamkeit bei Nervosität belegt ist.
Vivinox-Schlafdragees Dragees	**Umstrittene Kombination** **(kein reines Pflanzenpräparat)** von Baldrian, Hopfen und synthetischem Schlafmittel.

Wichtig:
- *Auch »Geeignete Pflanzenpräparate« sollten nicht bedenkenlos eingenommen werden. Naturheilmittel sind keine Nahrungsmittel.*
- *Die (ärztlich verordnete) Einnahme umstrittener oder kaum sinnvoller Produkte sollte nicht abgebrochen werden, ohne daß Sie mit Ihrem Arzt oder Apotheker darüber sprechen.*
- *Dieses Buch ersetzt nicht die Anweisungen zum Gebrauch von Medikamenten. Lesen Sie immer die Packungsbeilage. Fragen Sie Arzt oder Apotheker nach Nebenwirkungen, Gegenanzeigen, Dosierung und Anwendung.*

Schwitzen, Nervosität und Unruhe bei Schilddrüsenüberfunktion

Die Schilddrüse ist eine kleine Drüse im Halsbereich mit etwa 20 g Gewicht. Sie nimmt aus dem Blut Jod auf und produziert damit verschiedene Hormone, die das Ausmaß des Körperstoffwechsels steuern.

Funktionsstörungen der Schilddrüse sind nicht selten. Bei jüngeren Menschen sind die Symptome der ungenügenden oder überschießenden Schilddrüsenfunktion recht typisch. Bei älteren Menschen können Schilddrüsenfunktionsstörungen dagegen übersehen werden, da sich die Symptome der Krankheit im Alter weniger zeigen als beim jüngeren Menschen. Klarheit kann die Messung des Gehalts an Schilddrüsenhormonen im Blut schaffen.

Bei Mangel an Schilddrüsenhormonen nimmt die Stoffwechselaktivität ab. Der Betroffene friert dauernd und leidet unter Verstopfung. Er nimmt zu, obwohl er kaum ißt. Das Gesicht und die Haut verändern sich. Die Stimme wird tiefer, der Puls langsamer. Der Haarwuchs vermindert sich. Außerdem kommt es zu Müdigkeit, Antriebslosigkeit und Veränderung der Persönlichkeit. Die Unterfunktion der Schilddrüse kann durch Gabe von Schilddrüsenhormonen wirksam behandelt werden.

Bei der Überfunktion der Schilddrüse treten ständige Unruhe und Nervosität auf. Zudem schwitzt der Betroffene häufig, zittert und leidet an Herzklopfen. Ein solcher Mensch braucht häufig auch im Winter den Mantel nur, um in der Öffentlichkeit kein Aufsehen zu erregen, obwohl er im Mantel schwitzt. Beim Händedruck fällt auf, daß die Hände auffallend warm und schweißig sind. Nachts wacht er unter Umständen schweißgebadet auf und muß den Schlafanzug und das Bettuch wechseln. Nimmt die Überfunktion der Schilddrüse zu, treten zusätzlich noch Abmagerung trotz reichlichen Essens, Rastlosigkeit, zu schneller Puls und Herzrhythmusstörungen, Durchfall, schwere Schlafstörungen, Muskelschwäche, Haut- und Augenveränderungen auf. Häufig kann eine Geschwulst am Hals (Kropf) getastet werden.

Bei schweren Überfunktionen können pflanzliche Heilmittel nicht mehr ausreichend helfen. In diesen Fällen müssen chirurgische Maßnahmen oder synthetische Wirkstoffe eingesetzt werden.

Heilpflanzen gegen Nervosität bei Schilddrüsenüberfunktion

- Bei leichter Schilddrüsenüberfunktion hat sich Wolfstrapp bewährt.

Arzneimittel gegen Nervosität bei Schilddrüsenüberfunktion

Cefavale Tropfen	**Geeignetes Pflanzenpräparat** Enthält Wolfstrapp in ausreichender Dosierung.
Lycoaktin N Tabletten Tinktur	**Möglicherweise geeignetes Pflanzenpräparat** Enthält eher unterdosierte Zubereitungen aus Wolfstrapp, Herzgespann, Weißdorn und Rosmarin.
Mutellon Tropfen	**Geeignetes Pflanzenpräparat** Enthält Wolfstrapp in ausreichender Dosierung, Herzgespann und Baldrian.
Thyreogutt Tropfen Tabletten	**Geeignetes Pflanzenpräparat** Enthält Wolfstrapp in ausreichender Dosierung und Herzgespann.
thyreo-loges N Tabletten	**Geeignetes Pflanzenpräparat** Enthält Wolfstrapp in ausreichender Dosierung.

Depressive Verstimmung

Eine Depression ist eine seelische Störung. Sie kann zu seelischen Beschwerden, wie Verlust der Lebensfreude, Niedergeschlagenheit, Antriebsmangel, innerer Unruhe oder Schlafstörungen führen, und wird oft von körperlichen Beschwerden, wie Kopfschmerzen, Kreuz- und Rückenschmerzen sowie Magen-Darmstörungen, begleitet.

Schwere Depressionen müssen als Krankheit erkannt und psychotherapeutisch behandelt werden. Medikamente, synthetische wie pflanzliche, sind nicht als Ersatz, sondern als Vorbereitung und Begleitung einer Psychotherapie zu betrachten.

Heilpflanzen gegen depressive Verstimmung

- JOHANNISKRAUT wird bei depressiver Verstimmung, Unruhe und streßbedingter Übererregbarkeit angewendet. Der Wirkungsmechanismus ist wenig erforscht.
- KAVA-KAVA, eine in Polynesien heimische Pflanze, wird bei Nervosität, depressiver Stimmung und gegen verspannte Muskulatur angewendet.

Arzneimittel gegen depressive Verstimmung

Pflanzenpräparate mit Johanniskraut und/oder Kava-Kava in ausreichender Dosierung können als »Geeignete Pflanzenprodukte« bewertet werden.

Dagegen sind Arzneimittel mit Rauwolfia kaum sinnvoll, da die Wirkstoffe dieser Pflanze unter anderem als Nebenwirkung eine depressive Verstimmung hervorrufen können.

Antares Tabletten	**Geeignetes Pflanzenpräparat** Enthält standardisierten Extrakt aus Kava-Kava in ausreichender Dosierung.
Cesradyston 200 Tropfen Kapseln	**Geeignetes Pflanzenpräparat** Enthält standardisierten Extrakt aus Johanniskraut in ausreichender Dosierung.
Esbericum Kapseln	**Geeignetes Pflanzenpräparat** Enthält standardisierten Extrakt aus Johanniskraut in ausreichender Dosierung.
Hewepsychon Duo Tropfen	**Umstrittenes Pflanzenpräparat** Enthält unterdosierten Extrakt aus Kava-Kava und Johanniskraut.
Hyperforat Dragees	**Umstrittene Kombination** **(kein reines Pflanzenpräparat)** von Johanniskraut und synthetischen Stoffen.
Hyperforat forte Tropfen Verschreibungspflichtig	**Kaum sinnvolle Kombination** **(kein reines Pflanzenpräparat)** von Johanniskraut, Rauwolfia und synthetischen Stoffen. Rauwolfia kann als Nebenwirkung unter anderem Depressionen erzeugen!
Hyperforat Tropfen	**Geeignetes Pflanzenpräparat** Enthält standardisierten Extrakt aus Johanniskraut in ausreichender Dosierung.
Jarsin Dragees	**Geeignetes Pflanzenpräparat** Enthält standardisierten Extrakt aus Johanniskraut in ausreichender Dosierung.

Kavaform Kapseln	**Umstrittene Kombination** **(kein reines Pflanzenpräparat)** von Weinrebe, synthetischen Stoffen und isoliertem reinem Pflanzenstoff (Kavain).
Kavasedon Kapseln Tropfen	**Geeignetes Pflanzenpräparat** Enthält standardisierten Extrakt aus Kava-Kava in ausreichender Dosierung.
Kavosporal forte Kapseln	**Geeignetes Pflanzenpräparat** Enthält standardisierten Extrakt aus Kava-Kava in ausreichender Dosierung.
Kneipp Johanniskraut-Pflanzensaft N Saft	**Möglicherweise geeignetes Pflanzenpräparat** Enthält nicht standardisierten Auszug aus frischem Johanniskraut in vermutlich ausreichender Dosierung.
Kneipp Pflanzendragees Johanniskraut 300 Dragees	**Möglicherweise geeignetes Pflanzenpräparat** Enthält nicht standardisierten Auszug aus Johanniskraut in vermutlich ausreichender Dosierung.
Laitan / – 100 Kapseln	**Geeignetes Pflanzenpräparat** Enthält standardisierten Extrakt aus Kava-Kava in ausreichender Dosierung.
Nerviguttum forte Tropfen Verschreibungspflichtig	**Kaum sinnvolles Pflanzenpräparat** Enthält acht Pflanzen, darunter Rauwolfia, die als Nebenwirkung unter anderem Depressionen erzeugen kann!
Nervoregin Dragees	**Umstrittene Kombination** **(kein reines Pflanzenpräparat)** von vier Pflanzen, acht homöopathischen Zubereitungen und vier synthetischen Stoffen.
Neurapas Filmtabletten	**Umstrittene Kombination** **(kein reines Pflanzenpräparat)** Enthält eine homöopathische Zubereitung, Johanniskraut, Baldrian, Passionsblume sowie Lerchensporn und Kalifornischen Mohn. Wirkungen und Nebenwirkungen der beiden letztgenannten Pflanzen sind bisher ungenügend dokumentiert.
Neuraston Tropfen	**Kombination (kein reines Pflanzenpräparat)** von 13 homöopathischen Zubereitungen, Ginseng, Passionsblume und Hopfen.
Neuroplant Kapseln	**Geeignetes Pflanzenpräparat** Enthält standardisierten Extrakt aus Johanniskraut in ausreichender Dosierung.

Psychatrin Jossa Dragees	**Umstrittene Kombination** **(kein reines Pflanzenpräparat)** von ausreichend dosiertem Johanniskrautextrakt und synthetischem Stoff.
Psychotonin M Tinktur	**Geeignetes Pflanzenpräparat** Enthält standardisierten Extrakt aus Johanniskraut in ausreichender Dosierung.
Regium retard Dragees Verschreibungs-pflichtig	**Kaum sinnvolle Kombination** **(kein reines Pflanzenpräparat)** von Tollkirsche und zwei stark wirksamen synthetischen Stoffen.
Sedariston Konzentrat Kapseln	**Geeignetes Pflanzenpräparat** Enthält Extrakte aus Johanniskraut und Baldrian in ausreichender Dosierung.
Sedariston Tropfen	**Umstrittenes Pflanzenpräparat** Enthält unterdosierte Extrakte aus Baldrian und Johanniskraut sowie Melisse.

Wichtig:
- *Auch »Geeignete Pflanzenpräparate« sollten nicht bedenkenlos eingenommen werden. Naturheilmittel sind keine Nahrungsmittel.*
- *Die (ärztlich verordnete) Einnahme umstrittener oder kaum sinnvoller Produkte sollte nicht abgebrochen werden, ohne daß Sie mit Ihrem Arzt oder Apotheker darüber sprechen.*
- *Dieses Buch ersetzt nicht die Anweisungen zum Gebrauch von Medikamenten. Lesen Sie immer die Packungsbeilage. Fragen Sie Arzt oder Apotheker nach Nebenwirkungen, Gegenanzeigen, Dosierung und Anwendung.*

Schmerzen

Die Schmerzempfindung ist ein komplexes Geschehen. Sie ist individuell sehr verschieden und entsteht durch Erregung der peripheren Nerven und Weiterleitung der Impulse ins Gehirn mit anschließender Verarbeitung. Bei der schmerzerzeugenden Zellschädigung spielen verschiedene biochemische Substanzen eine Rolle. Die verschiedenen Schmerzmittel greifen an verschiedenen Orten der Schmerzleitung ein.

Bei der Schmerzbehandlung sollte zunächst die Ursache gesucht und, falls möglich, behoben werden. Ist das nicht möglich, gibt es zahlreiche medikamentöse und andere Behandlungsmöglichkeiten, wie zum Beispiel Massagen, physiotherapeutische Behandlungen, Akupunktur, Bäder und Suggestion. Auch Scheinmedikamente (Placebos) sind bei Schmerzen oft erstaunlich wirksam.

Heilpflanzen gegen Schmerzen

Aus dem Gebiet der Heilpflanzen stammen einerseits die starken Schmerzmittel wie das Morphin, das aus SCHLAFMOHN *(Papaver somniferum)* gewonnen wird, und andererseits relativ milde Wirkstoffe wie Salicylglykoside. Leider sind bis heute keine mittelstark wirksamen Pflanzeninhaltsstoffe bekannt. Die allgemeine Anwendung von Morphin verbietet sich angesichts der Rauschgiftproblematik von selbst. Es stehen deshalb zur Selbstmedikation nur Pflanzen mit Wirkstoffen zur Verfügung, die zwar etwa die Wirkungsstärke des synthetischen Aspirins haben, jedoch nur geringe Wirkstoffkonzentrationen aufweisen. Folgende Heilpflanzen werden gegen Schmerzen eingesetzt:

- MÄDESUSS-Blüten und WEIDE enthalten Salicylsäureglykoside, die entzündungswidrig und schmerzstillend wirken. Am höchsten ist der Gehalt an Wirkstoffen in bestimmten Weiden-Arten (zum Beispiel *Salix purpurea*). Mädesüß enthält nur Spuren wirksamer Glykoside.
  Leider ist selbst bei der Weidenrinde nicht garantiert, daß die handelsübliche Ware auch genügend Wirkstoffe enthält. Es ist auch Rinde von Weidenarten im Handel, die keine oder nur sehr wenig Wirkstoffe enthalten. Am zuverlässigsten sind Fertigpräparate, die auf Salicin standardisiert sind und bei leichteren Formen von Kopfschmerzen, Gelenkschmerzen und Fieber eingesetzt werden können.
- Gegen krampfartige Weichteilschmerzen können außer Schmerzmitteln auch krampflösende Mittel verwendet werden. Von den Heilpflanzen werden dafür PESTWURZ und TOLLKIRSCHE eingesetzt. Bei der Tollkirsche treten in höheren Mengen allerdings starke Nebenwirkungen auf, und die Pestwurz sollte wegen möglicher Nebenwirkungen besser nicht mehr verwendet werden.
- Rheumatische Schmerzen sind im Kapitel »Beschwerden des Bewegungsapparates« aufgeführt.

Arzneimittel gegen Schmerzen

Gegen Schmerzen gibt es kein geeignetes pflanzliches Arzneimittel.

Migräne

Als Migräne bezeichnet man einseitig auftretende, anfallsartige Kopfschmerzen, die oft mit Übelkeit, Erbrechen und Lichtscheu einhergehen. In leichten Fällen ist die Vermeidung anfallauslösender Faktoren, wie Streß, starker Alkoholkonsum, bestimmte Nahrungsmittel oder Mangel an Schlaf (jedoch auch zuviel Schlaf) häufig ausreichend. In schweren Fällen ist eine vorbeugende Behandlung nötig.

Heilpflanzen gegen Migräne

- Isolierte Reinstoffe, die aus dem MUTTERKORN gewonnen wurden. Das Mutterkorn ist eine Pilzart, die auf Roggenähren wächst.
- Mutterkorn darf nicht mit MUTTERKRAUT verwechselt werden. Präparate aus Mutterkraut werden vorbeugend, also nicht im akuten Anfall gegen Migräne empfohlen. Tatsächlich nehmen bei dauernder Anwendung Häufigkeit und Schwere der Migräneanfälle ab. Trotzdem sollte die Pflanze nur dann versucht werden, wenn alle anderen Präparate versagen. Mutterkraut löst nämlich häufig allergische Reaktionen aus und verursacht oft Mundschleimhautentzündungen.

Arzneimittel gegen Migräne

Gegen Migräne gibt es kein geeignetes pflanzliches Arzneimittel.

Migränex Dragees Verschreibungspflichtig	**Kaum sinnvolle Kombination (kein reines Pflanzenpräparat)** von Johanniskraut, Gelbem Jasmin (sollte wegen schwerwiegender Nebenwirkungen nicht mehr verwendet werden) und synthetischen Stoffen, darunter ein starkes Schmerzmittel.
Migränex spezial N Zäpfchen Verschreibungspflichtig	**Kaum sinnvolle Kombination (kein reines Pflanzenpräparat)** von synthetischen Stoffen, darunter ein starkes Schlafmittel und Gelbem Jasmin, der wegen schwerwiegender Nebenwirkungen nicht mehr verwendet werden sollte.
Petadolex Kapseln	**Umstrittenes Pflanzenpräparat** Enthält Pestwurz, der nicht mehr uneingeschränkt angewendet werden sollte. Informieren Sie sich bei Ihrem Apotheker.

7. Frauenkrankheiten

Beschwerden vor und während der Monatsblutung und während der Wechseljahre haben häufig keine organischen Ursachen. Leichtere Beschwerden treten im Rahmen des normalen hormonellen Zyklus oft auf. Es ist umstritten, ob derartige Beschwerden überhaupt mit Medikamenten behandelt werden sollten. Änderungen der Einstellung zum eigenen Körper oder der Lebensweise helfen dabei meist mehr als Medikamente.[93]

Verschiedene pflanzliche Mittel wurden und werden jedoch traditionellerweise bei diesen Befindlichkeitsstörungen verwendet.

Beschwerden vor und während der Menstruation

An den Tagen vor Eintritt der Menstruation kann es zu zahlreichen verschiedenen Beschwerden kommen, wie Spannungsgefühl in den Brüsten, Gewichtszunahme wegen vermehrter Wassereinlagerung, Wasseransammlung in Händen und Beinen, Kopf-, Kreuz- und Unterleibsschmerzen, seelischer Unausgeglichenheit, Niedergeschlagenheit und Nervosität. Schulmedizinisch behandelt man diese Erscheinungen in der Regel mit Psychopharmaka, wassertreibenden Mitteln und bei starken Beschwerden auch mit Hormonen.

Heilpflanzen gegen Beschwerden vor der Menstruation

- Zur Wirkung des MÖNCHSPFEFFER gibt es einige klinische Studien. Die Wirksamkeit der Früchte scheint mit der Wirksamkeit von Hormonen vergleichbar zu sein, obwohl Mönchspfeffer selbst keine Hormone enthält.
- Die Wirkung der NACHTKERZE bei Beschwerden kurz vor der Monatsblutung ist umstritten.

Arzneimittel gegen Beschwerden vor der Menstruation

Agnolyt Tropfen	**Geeignetes Pflanzenpräparat.** Enthält Mönchspfeffer in ausreichender Dosierung.
Castufemin Tropfen	**Geeignetes Pflanzenpräparat** Enthält Mönchspfeffer in ausreichender Dosierung.
Strotan Kapseln Tropfen	**Geeignetes Pflanzenpräparat** Enthält Mönchspfeffer in ausreichender Dosierung.

Wichtig:

- *Auch »Geeignete Pflanzenpräparate« sollten nicht bedenkenlos eingenommen werden. Naturheilmittel sind keine Nahrungsmittel.*

- *Die (ärztlich verordnete) Einnahme umstrittener oder kaum sinnvoller Produkte sollte nicht abgebrochen werden, ohne daß Sie mit Ihrem Arzt oder Apotheker darüber sprechen.*
- *Dieses Buch ersetzt nicht die Anweisungen zum Gebrauch von Medikamenten. Lesen Sie immer die Packungsbeilage. Fragen Sie Arzt oder Apotheker nach Nebenwirkungen, Gegenanzeigen, Dosierung und Anwendung.*

Heilpflanzen gegen Beschwerden während der Menstruation

- Menstruationsschmerzen werden auch mit schmerzstillenden und krampflösenden Mitteln behandelt. Die Heilpflanzen eignen sich dafür nur in beschränktem Maß (siehe auch Kapitel »Erkrankungen des Nervensystems« und »Verdauungsbeschwerden«). Gegen Schmerzen kann WEIDE eingesetzt werden. Bei krampfartigen Menstruationsbeschwerden hilft oft schon ein Tee aus KAMILLE, RÖMISCHER KAMILLE oder SCHAFGARBE.
- Außerdem werden bei Krämpfen PESTWURZ oder TOLLKIRSCHE verwendet (siehe dazu den Abschnitt »Schmerzen«).
- Es gibt ältere ärztliche Erfahrungsberichte zur Anwendung des GÄNSEFINGERKRAUT bei Menstruationsbeschwerden.
- Die Wirksamkeit von EHRENPREIS, EISENKRAUT, HIRTENTÄSCHEL und SCHNEEBALLBAUM gegen Menstruationsbeschwerden ist nicht ausreichend nachgewiesen.
- RAUTE sollte wegen möglicher Nebenwirkungen nicht mehr angewendet werden.

Arzneimittel gegen Menstruationsbeschwerden

Femisana-forte Mixtur	**Kaum sinnvolle Kombination (kein reines Pflanzenpräparat)** von Pflanzen und homöopathischer Zubereitung. Enthält Küchenschelle, die wegen Nebenwirkungen nicht mehr verwendet werden sollte.
Menstrualin Tabletten	**Umstrittene Kombination (kein reines Pflanzenpräparat)** von Pflanzen und synthetischem Stoff. Für Hirtentäschel, Frauenmantel und Johanniskraut ist die Wirksamkeit bei Menstruationsbeschwerden nicht belegt.

Weißfluß

Vermehrter Ausfluß aus den äußeren weiblichen Geschlechtsteilen ist ein häufiges Leiden. Die Ursachen sind vielfältig und müssen vor einer Behandlung abgeklärt werden. Häufig ist die Ursache eine Infektion mit Bakterien, tierischen Einzellern oder Pilzen. Oft kommt es jedoch vor, daß keine sichere Ursache gefunden werden kann oder der Weißfluß trotz ausreichender Behandlung weiterbesteht.[94] In diesen Fällen können Pflanzenpräparate versucht werden. Allerdings gibt es dazu bisher kaum zuverlässige Untersuchungen.

Heilpflanzen gegen Weißfluß

Folgende Heilpflanzen werden gegen Weißfluß eingesetzt:
- Volksmedizinisch werden FRAUENMANTEL und TAUBNESSEL als Tee und Badezusatz angewendet.

Arzneimittel gegen Weißfluß

Kamillen Spuman Scheidenzäpfchen	**Möglicherweise geeignetes Pflanzenpräparat** Enthält Kamille, die bei Weißfluß ohne nachweisbaren Erreger geeignet sein kann.

Wechseljahrbeschwerden

Als Wechseljahre bezeichnet man den Übergang vom gebärfähigen zum nichtgebärfähigen Alter der Frau, gewöhnlich zwischen dem 45. und 55. Lebensjahr. In diesen Zeitraum fällt die letzte Menstruationsblutung, die Menopause. Etwa ein Drittel der Frauen hat während der Wechseljahre keine Beschwerden, ein Drittel hat leichte und ein Drittel leidet unter starken Beschwerden.[95]

Während der Wechseljahre verändern sich verschiedene Hormonspiegel im Blut drastisch. Vor allem der Mangel an Östrogenen führt zu den typischen Beschwerden: Hitzewallungen, Schweißausbrüchen, Kopfschmerzen, Schwindelgefühle, Veränderungen der Schleimhaut der Geschlechtsorgane, Osteoporose, seelische Niedergeschlagenheit, Stimmungsschwankungen, Schlafstörungen, Nervosität und Reizbarkeit.

Medizinisch werden schwere Wechseljahrbeschwerden mit Hormonen behandelt, die oft sehr gut wirken. Dies kann jedoch zum Wiederauftreten der genitalen Blutungen nach der Menopause führen. Auch andere Nebenwirkungen wie Übelkeit und Gewichtszunahme können durch Hormone ausgelöst werden.

Heilpflanze gegen Wechseljahrbeschwerden

- Die TRAUBENSILBERKERZE ist die wichtigste der bei uns gebräuchlichen Heilpflanzen gegen leichtere Wechseljahrbeschwerden für Frauen, die keine Hormone einnehmen wollen oder sie nicht vertragen.

Arzneimittel gegen Wechseljahrbeschwerden

Cimisan T-Tropfen Tropfen	**Geeignetes Pflanzenpräparat** Enthält Traubensilberkerze in ausreichender Dosierung.

Laifem Forte Tropfen	**Kombination (kein reines Pflanzenpräparat)** von Hamamelis mit 14 homöopathischen Zubereitungen. Die Wirksamkeit von Hamamelis bei Wechseljahrbeschwerden ist nicht nachgewiesen.
Phytoestrol Dragees	**Kaum sinnvolles Pflanzenpräparat** mit Hopfen und Rhapontikrhabarber. Diese Pflanze sollte wegen möglicher Nebenwirkungen nicht mehr verwendet werden.
Remifemin Tabletten Tropfen	**Geeignetes Pflanzenpräparat** Enthält standardisierten Extrakt aus Traubensilberkerze in ausreichender Dosierung.

Wichtig:

- *Auch »Geeignete Pflanzenpräparate« sollten nicht bedenkenlos eingenommen werden. Naturheilmittel sind keine Nahrungsmittel.*
- *Die (ärztlich verordnete) Einnahme umstrittener oder kaum sinnvoller Produkte sollte nicht abgebrochen werden, ohne daß Sie mit Ihrem Arzt oder Apotheker darüber sprechen.*
- *Dieses Buch ersetzt nicht die Anweisungen zum Gebrauch von Medikamenten. Lesen Sie immer die Packungsbeilage. Fragen Sie Arzt oder Apotheker nach Nebenwirkungen, Gegenanzeigen, Dosierung und Anwendung.*

8. Hauterkrankungen

Pflanzliche Mittel werden bei Ekzemen, Furunkeln, Akne und Entzündungen sowie volksmedizinisch bei Warzen eingesetzt. Meist werden sie äußerlich in Form von Umschlägen, Bädern, Tinkturen oder Salben verwendet.

Wunden und Verbrennungen

Größere Wunden und Verbrennungen sollten durch einen Arzt behandelt werden. Pflanzliche Arzneimittel spielen bei der ärztlichen Behandlung kaum eine Rolle.

Kleine Hautverletzungen wie Schnitt-, Schürf- oder Kratzwunden werden normalerweise selbst behandelt. Falls die Wunden verschmutzt sind, sollten sie mit Wasser gereinigt und desinfiziert werden. Die saubere Wunde wird danach verbunden. Außerdem sollte überprüft werden, ob der Impfschutz gegen Tetanus (Starrkrampf) noch ausreichend ist, da Erreger dieser sehr schwerwiegenden Krankheit durch Wunden in den Körper gelangen können. Falls die letzte Auffrischimpfung mehr als fünf Jahre zurückliegt, sollte ein Arzt die Notwendigkeit einer erneuten Impfung abklären.

Kleine Wunden heilen normalerweise in einigen Tagen ohne weitere Behandlung. Wund- und Heilsalben können die Wundheilung unter Umständen sogar verzögern. Sie können jedoch auch die Haut schützen und Krusten erweichen.

Heilpflanzen gegen Wunden und Verbrennungen

Zur Förderung der Wundheilung werden häufig Pflanzen verwendet. Die Wirkungsweise der verschiedenen, zum Teil seit Jahrhunderten verwendeten Pflanzenextrakte ist zum größten Teil unbekannt. Folgende Heilpflanzen werden gegen Wunden und Verbrennungen eingesetzt:

- Schlecht heilende Wunden werden mit Spülungen und Umschlägen von KAMILLE, RINGELBLUME und SONNENHUT behandelt. Bei stumpfen Verletzungen werden teilweise andere Pflanzen eingesetzt (siehe dort).
- MYRRHE, PERUBALSAM und ätherische Öle wirken lokal reizend und verstärken so die Blutzufuhr im Gewebe. Perubalsam ist in Wundsalben besonders häufig anzutreffen. Dieser hat jedoch den Nachteil, häufig zu allergischen Reaktionen der Haut zu führen.[96]
- Die Sekretabsonderung stark nässender Wunden kann durch Gerbstoffbehandlung vermindert werden. Man verwendet dafür Bäder mit EICHENRINDEN- oder HAMAMELIS-Extrakt.
- Bei leichten Verbrennungen wird ALOE-Saft und JOHANNISKRAUT-ÖL gebraucht. Der in der Kosmetik angewendete Aloesaft erwies sich in Tests allerdings als unwirksam.

– Zur Blutstillung bei oberflächlich blutenden Hautverletzungen kann HIRTENTÄSCHEL angewendet werden.

Arzneimittel bei Wunden und Verbrennungen

Arnikamill Wund- und Heilsalbe Salbe	**Umstrittenes Pflanzenpräparat** Enthält Kamille und Arnika, die für längere Anwendung auf geschädigter Haut kaum geeignet ist.
Azulon Kamillen Puder Puder	**Geeignetes Pflanzenpräparat** Enthält standardisierten Extrakt aus Kamille.
Bagnisan med. Heilbad Badekonzentrat	**Umstrittene Kombination (kein reines Pflanzenpräparat)** von Sonnenhut, Hamamelis und synthetischem Stoff.
Cefakutan Salbe	**Umstrittenes Pflanzenpräparat** Enthält Ringelblume und Arnika, die für längere Anwendung auf geschädigter Haut kaum geeignet ist.
Chamo Bürger Puder Salbe	**Geeignetes Pflanzenpräparat** Enthält standardisierten Extrakt aus Kamille.
Contractubex Gel	**Kombination (kein reines Pflanzenpräparat)** von Zwiebel, isoliertem reinem Pflanzenstoff und tierischer Zubereitung.
derma-loges N Wund- und Heilsalbe	**Umstrittenes Pflanzenpräparat** Enthält Kamille, Perubalsam, Hamamelis und Arnika, die für längere Anwendung auf geschädigter Haut kaum geeignet ist.
Diaporin Tinktur	**Kaum sinnvolle Kombination (kein reines Pflanzenpräparat)** von synthetischem Stoff und Eisenhut, der auch bei äußerlicher Anwendung schwere Nebenwirkungen aufweisen kann.
Dr. Theiß Arnika-Salbe Salbe	**Umstrittenes Pflanzenpräparat** Enthält Arnika, die für längere Anwendung auf geschädigter Haut kaum geeignet ist.
Dr. Theiß Ringelblumen-Salbe Salbe	**Geeignetes Pflanzenpräparat** Enthält Ringelblume.
Echinacin-Salbe Salbe	**Geeignetes Pflanzenpräparat** Enthält Sonnenhut.
Emdecassol Salbe	**Kombination (kein reines Pflanzenpräparat)** von standardisiertem Extrakt aus Asiatischem Wassernabel und aus dieser Pflanze isoliertem reinem Pflan-

zenstoff. Bei Störungen der Wundheilung geeignetes Produkt.

Eukamillat
Liquidum

Geeignetes Pflanzenpräparat
Enthält Kamille.

Hamasana
Salbe

Geeignetes Pflanzenpräparat
Enthält Hamamelis.

Hametum
Creme
Salbe
Extrakt

Geeignetes Pflanzenpräparat
Enthält standardisierten Extrakt aus Hamamelis.

Kamillenbad »Robugen«
Lösung

Geeignetes Pflanzenpräparat
Enthält standardisierten Extrakt aus Kamille.

Kamillencreme-ratiopharm N
Creme

Geeignetes Pflanzenpräparat
Enthält standardisierten Extrakt aus Kamille.

Kamillenextrakt Steierl
Lösung

Geeignetes Pflanzenpräparat
Enthält standardisierten Extrakt aus Kamille.

Kamillosan
Creme
Lösung
Salbe

Geeignetes Pflanzenpräparat
Enthält standardisierten Extrakt aus Kamille.

Kneipp Johanniskraut-Öl N
Öl

Geeignetes Pflanzenpräparat
Enthält öligen Auszug aus Johanniskraut.

Kremulsion
Salbe

Kombination (kein reines Pflanzenpräparat)
von Perubalsam und tierischer Zubereitung.

Lomaherpan
Creme

Geeignetes Pflanzenpräparat
Enthält Extrakt aus Melisse. Zur Behandlung von Fieberbläschen.

Matmille
Badezusatz
Salbe

Geeignetes Pflanzenpräparat
Enthält standardisierten Extrakt aus Kamille.

PC 30
Flüssigkeit

Kombination (kein reines Pflanzenpräparat)
von Kamille, Hefe, Weizenkeimen und isolierten reinen Pflanzenstoffen.

PC 30 V
Flüssigkeit

Umstrittene Kombination
(kein reines Pflanzenpräparat)
von Roßkastanie, Kamille, isoliertem reinem Pflanzenstoff und synthetischem Stoff.

Perkamillon
Salbe

Geeignetes Pflanzenpräparat
Enthält standardisierten Extrakt aus Kamille und Hamamelis.

Phönix Kalophön-Salbe Salbe	**Umstrittene Kombination** **(kein reines Pflanzenpräparat)** von homöopathischer Zubereitung und neun Pflanzen, darunter Arnika, die für längere Anwendung auf geschädigter Haut kaum geeignet ist.
Rekomill Kamillen-Konzentrat Lösung	**Geeignetes Pflanzenpräparat** Enthält Kamille.
Retterspitz Heilsalbe Salbe	**Kombination (kein reines Pflanzenpräparat)** von Ölen aus Kiefer und isolierten reinen Pflanzenstoffen.
Robusanon Puder	**Umstrittene Kombination** **(kein reines Pflanzenpräparat)** von Fingerhut und synthetischen Stoffen.
Salvysat Bürger Tropfen Dragees	**Geeignetes Pflanzenpräparat** Enthält standardisierten Extrakt aus Salbei zur Behandlung von übermäßigem Schwitzen.
Silvapin Kamillenblüten-Extrakt N Badezusatz	**Geeignetes Pflanzenpräparat** Enthält Kamille.
Silvapin Weizenkleie-Extrakt E Badezusatz	**Geeignetes Pflanzenpräparat** Enthält Weizenkleie.
Siozwo N Heilsalbe	**Umstrittene Kombination** **(kein reines Pflanzenpräparat)** von Hamamelis und synthetischen Stoffen.
Sweatosan N Dragees	**Geeignetes Pflanzenpräparat** Enthält Salbei zur Behandlung von übermäßigem Schwitzen.
tulle gras lumiere Wundkompresse	**Geeignetes Pflanzenpräparat** Enthält Perubalsam.
Ucee N Wundsalbe Kytta Salbe	**Umstrittene Kombination** **(kein reines Pflanzenpräparat)** von Ringelblume, Johanniskraut und synthetischem Stoff.
Vulnoagil Salbe	**Umstrittene Kombination** **(kein reines Pflanzenpräparat)** von Hamamelis, tierischer Zubereitung und synthetischem Stoff.
Wund-Heilsalbe S Salbe	**Umstrittene Kombination** **(kein reines Pflanzenpräparat)** von fünf Pflanzen, 17 homöopathischen Zubereitungen und synthetischen Stoffen.

Wichtig:
- *Auch »Geeignete Pflanzenpräparate« sollten nicht bedenkenlos eingenommen werden. Naturheilmittel sind keine Nahrungsmittel.*
- *Die (ärztlich verordnete) Einnahme umstrittener oder kaum sinnvoller Produkte sollte nicht abgebrochen werden, ohne daß Sie mit Ihrem Arzt oder Apotheker darüber sprechen.*
- *Dieses Buch ersetzt nicht die Anweisungen zum Gebrauch von Medikamenten. Lesen Sie immer die Packungsbeilage. Fragen Sie Arzt oder Apotheker nach Nebenwirkungen, Gegenanzeigen, Dosierung und Anwendung.*

Ekzeme, Furunkel, Akne

Die meisten Ekzeme sind Kontaktekzeme, bei denen eine allergieauslösende oder giftige Substanz von außen auf die Haut einwirkt. Furunkel sind lokale Infektionen mit Eitererregern. Akne ist eine Erkrankung der Talgdrüsen und der Haarwurzeln. Sie wird durch Hormone ausgelöst und kann durch verschiedene Nahrungsmittel verschlimmert werden. Derartige Hautkrankheiten sind weit verbreitet und in der Regel unangenehm, aber meist ungefährlich. Folgende Heilpflanzen werden gegen Ekzeme, Furunkel und Akne eingesetzt:
- Nässende Ekzeme werden in der Pflanzenheilkunde mit Umschlägen aus BITTERSÜSS, EICHENRINDE oder WALNUSS-Blättern behandelt. Die beiden letztgenannten Pflanzen enthalten Gerbstoffe. Sie vermindern die Absonderung von Sekret, indem das Eiweiß der obersten Hautschicht ausgefällt (gegerbt) wird.
- Umschläge mit der schleimhaltigen MALVE wirken erweichend und reizlindernd.
- In Salben findet man oft Pflanzenteere (Birkenteer, Buchenholzteer, Nadelholzteer, Wacholderholzteer). Sie wirken äußerlich gegen Entzündungen und Juckreiz und je nach Konzentration hautschichterweichend (keratolytisch) oder hautschichtverdickend (keratoplastisch). Pflanzenteere werden nur in Fertigpräparaten verwendet.
- STIEFMÜTTERCHEN-Kraut wird bei verschiedenen Hauterkrankungen (Ekzemen, Flechten, Akne, Schuppen, Hautjucken, Milchschorf) eingesetzt, ohne daß über den Wirkungsmechanismus genaueres bekannt ist.
- Die Heilung von Furunkeln kann durch örtliche Wärmeanwendung beschleunigt werden. Als Hausmittel eignen sich dafür Leinsamenpackungen. Ganze LEINSAMEN werden in einem Tuchbeutel kurz aufgekocht. Die Samen quellen dabei erheblich. Das überschüssige Wasser wird vorsichtig ausgedrückt. Dann wird der heiße Beutel mit einem trockenen Tuch eingeschlagen und auf den Furunkel gelegt.
- Den gleichen Zweck erfüllen BOCKSHORNKLEE-Samen oder Heublumen (GRAS) in Form von Breiumschlägen.

Arzneimittel bei Ekzemen, Furunkeln und Akne

APS Hautbad med Badezusatz	**Möglicherweise geeignetes Pflanzenpräparat** Enthält eher unterdosiertes Öl aus Kamille.
Befelka-Oel Öl	**Geeignetes Pflanzenpräparat** Enthält Johanniskraut, Ringelblume, Kamille, Stiefmütterchen und Olivenöl.
Calendula-Öl Nestmann Öl	**Umstrittenes Pflanzenpräparat** Mischung von acht Pflanzen. Bei mehr als fünf Komponenten können die einzelnen Bestandteile kaum ausreichend dosiert werden.
Cefabene Tropfen	**Geeignetes Pflanzenpräparat** Enthält Bittersüß.
Contravenenum M Mixtur	**Kaum sinnvolle Kombination (kein reines Pflanzenpräparat)** von homöopathischen Zubereitungen und mehr als zehn Pflanzen, darunter Sarsaparille und Arnika, die wegen möglicher Nebenwirkungen nicht mehr eingenommen werden sollten.
Dolexaderm S Salbe	**Geeignetes Pflanzenpräparat** Enthält Stiefmütterchen.
Dr. Hotz-Kinderbad/-Vollbad Badezusatz	**Umstrittene Kombination (kein reines Pflanzenpräparat)** von acht Pflanzen und synthetischen Stoffen.
Epogam Kapseln	**Umstrittenes Pflanzenpräparat** Enthält Nachtkerze. Eine Wirksamkeit bei Ekzemen (Neurodermitis) ist nicht ausreichend belegt.
Hewekzem novo Salbe	**Umstrittene Kombination (kein reines Pflanzenpräparat)** von Kamille, homöopathischen Zubereitungen und synthetischen Stoffen.
Ilon-Abszeß-Salbe Salbe	**Geeignetes Pflanzenpräparat** Enthält Terpentinöl.
Kamillen-Bad N Ritsert Badezusatz	**Geeignetes Pflanzenpräparat** Enthält standardisierte Zubereitung aus Kamille.
Kamillobad Flüssigkeit	**Geeignetes Pflanzenpräparat** Enthält standardisierten Auszug aus Kamille.
Mederma Akne-Dragees Verschreibungspflichtig	**Kaum sinnvolle Kombination (kein reines Pflanzenpräparat)** von Sonnenhut, Hefe, tierischer Zubereitung und synthetischen Stoffen, darunter sehr hohe Mengen von Vi-

tamin A, die bei längerer Anwendung zu Vergiftungserscheinungen führen können.

Sarsapsor Bürger
Tabletten

Kaum sinnvolles Pflanzenpräparat
Enthält Sarsaparille, die wegen möglicher Nebenwirkungen nicht mehr verwendet werden sollte.

Silvapin Eichenrinden-Extrakt E
Badezusatz

Geeignetes Pflanzenpräparat
Enthält Eichenrinde.

Töpfer Kinderbad mit Teer
Pulver

Umstrittene Kombination (kein reines Pflanzenpräparat)
von sechs Pflanzen und synthetischem Stoff.

Töpfer Teerkleiebad
Pulver

Umstrittene Kombination (kein reines Pflanzenpräparat)
von sechs Pflanzen und synthetischem Stoff.

Wichtig:
- *Auch »Geeignete Pflanzenpräparate« sollten nicht bedenkenlos eingenommen werden. Naturheilmittel sind keine Nahrungsmittel.*
- *Die (ärztlich verordnete) Einnahme umstrittener oder kaum sinnvoller Produkte sollte nicht abgebrochen werden, ohne daß Sie mit Ihrem Arzt oder Apotheker darüber sprechen.*
- *Dieses Buch ersetzt nicht die Anweisungen zum Gebrauch von Medikamenten. Lesen Sie immer die Packungsbeilage. Fragen Sie Arzt oder Apotheker nach Nebenwirkungen, Gegenanzeigen, Dosierung und Anwendung.*

Frostbeulen, Warzen, Haarausfall

Für diese Anwendungen kennt die Volksmedizin eine ganze Reihe von Rezepten zur Behandlung. Diese Rezepte sind jedoch nie wissenschaftlich überprüft worden. So ist unklar, wie sicher und wirksam sie sind. Aus wissenschaftlicher Sicht können sie deshalb nicht empfohlen werden.

Heilpflanzen gegen Frostbeulen, Warzen, Haarausfall

- Gegen Frostbeulen werden Fuß- oder Handbäder mit EICHE volksmedizinisch eingesetzt.
- Warzen behandelt man volksmedizinisch durch Betupfen mit frischem Milchsaft aus SCHÖLLKRAUT. Dieser Milchsaft soll eintrocknen und möglichst lange auf der Warze bleiben. Dieses Vorgehen wird täglich wiederholt, bis die Warze verschwunden ist. Ähnliche Anwendungsvorschriften werden auch für den SADEBAUM *(Juniperus sabina)* und den LEBENSBAUM *(Thuja occidentalis)* angegeben.

– Für die Behandlung des Haarausfalls gibt es ebenfalls keine Heilpflanze, die sicher wirkt. Es gilt auch hier, den vollmundigen Versprechungen der Werbung gegenüber kritisch zu sein.

Arzneimittel gegen Frostbeulen, Warzen und Haarausfall

Criniton Lösung	**Umstrittene Kombination (kein reines Pflanzenpräparat)** von Rosmarin, isoliertem reinem Pflanzenstoff und synthetischem Stoff.
Crinocedin Haartonikum	**Umstrittene Kombination (kein reines Pflanzenpräparat)** von Brennessel, Rosmarin und synthetischem Stoff. Für beide Pflanzen ist keine Wirksamkeit bei Haarwuchsstörungen belegt.

Wichtig:
- *Auch »Geeignete Pflanzenpräparate« sollten nicht bedenkenlos eingenommen werden. Naturheilmittel sind keine Nahrungsmittel.*
- *Die (ärztlich verordnete) Einnahme umstrittener oder kaum sinnvoller Produkte sollte nicht abgebrochen werden, ohne daß Sie mit Ihrem Arzt oder Apotheker darüber sprechen.*
- *Dieses Buch ersetzt nicht die Anweisungen zum Gebrauch von Medikamenten. Lesen Sie immer die Packungsbeilage. Fragen Sie Arzt oder Apotheker nach Nebenwirkungen, Gegenanzeigen, Dosierung und Anwendung.*

9. Altersbeschwerden

Altwerden ist ein natürlicher Vorgang und keine Krankheit. Der Anteil der älteren Menschen nimmt in den Industrieländern zu. Die Lebenssituation älterer Menschen ist oft deutlich schlechter als die jüngerer. Viele alte Menschen sind im Alter plötzlich durch Tod des Ehegatten alleinstehend, nachdem sie ihr Leben lang mit einem Partner zusammengelebt haben. Das Einkommen ist oft geringer als das der jüngeren. Die Wohnverhältnisse sind nicht mehr den Bedürfnissen und Möglichkeiten angepaßt. Der Körper wird als schwach und wenig attraktiv erlebt. Auch der Umgang mit Jüngeren verändert sich. Lebenserfahrungen sind kaum mehr gefragt.

Der alte Mensch wird unter Umständen wie ein Kind behandelt. Verständlicherweise fühlen alte Menschen sich deshalb oft krank, gehen häufiger zum Arzt und hoffen, daß Medikamente Hilfe bringen. Die Erfahrung zeigt, daß sozial integrierte und wohlversorgte alte Menschen weniger Altersbeschwerden zeigen und daß die körperliche und geistige Leistungsfähigkeit bis ins hohe Alter anhalten kann.

Im Alter wie auch in allen anderen Lebensphasen gilt, daß nur durch Training Fähigkeiten und Kenntnisse erworben werden und erhalten bleiben. Eine Verminderung der Aktivität führt rasch zum Abbau körperlicher und geistiger Fähigkeiten.

Für die Wirksamkeit der Medikamente gegen das Altern gibt es keinen wissenschaftlich anerkannten Beweis. Die sogenannten »Geriatrika« spielen deshalb in den Standardwerken der Heilmittelkunde kaum eine Rolle.

Ganz im Gegensatz dazu steht der riesige Markt der Stärkungs- und Aufbaumittel. Die Werbung für Geriatrika weckt oft Erwartungen, die nach heutigem Wissensstand jeden Bezug zur Realität vermissen lassen. Selbstverständlich müssen Krankheiten im Alter ebenso wie bei jüngeren Menschen richtig festgestellt und behandelt werden, wobei für die Behandlung sowohl Medikamente als auch nichtmedikamentöse Methoden angewendet werden können (zum Beispiel Physiotherapie, Psychotherapie, Akupunktur, Änderungen der Lebensgewohnheiten).

Medikamente führen bei älteren Menschen häufiger zu Nebenwirkungen und Arzneimittelwechselwirkungen als bei jüngeren[97]. Alte Menschen sollten deshalb nur wirklich notwendige Arzneimittel einnehmen. Die Notwendigkeit eines Medikaments sollte auch regelmäßig überprüft werden. Denn immer wieder werden sogar verschreibungspflichtige Medikamente jahrelang ohne triftigen Grund eingenommen.

Ein Versuch, synthetische Medikamente durch pflanzliche Heilmittel zu ersetzen, kann wegen der sanften Wirkung und selteneren Nebenwirkungen gerade für ältere Menschen günstig sein. Bei ernsten Beschwerden sollte eine solche Umstellung allerdings unter ärztlicher Kontrolle geschehen.

Dies trifft zum Beispiel bei Schlafstörungen, Herz- und Kreislaufbeschwerden sowie Prostatabeschwerden und Wechseljahrleiden zu.

Allgemeine Alterserscheinungen

Präparate, die gegen das Altern angeboten werden, enthalten oft Vitamine. Diese Vitaminzusätze sind aus verschiedenen Gründen wenig sinnvoll. Vitaminmangel ist bei alten Menschen selten anzutreffen.[98] Eine zu geringe Versorgung mit Vitaminen durch die Nahrung führt auch zu einer Unterversorgung mit Mineralsalzen und Ballaststoffen. Die einzig sinnvolle Maßnahme in diesen Fällen ist die Änderung der Ernährungsgewohnheiten.

Gerade alte Menschen sollten genügend Früchte, Gemüse und Vollkornprodukte essen und ausreichend Flüssigkeit zu sich nehmen.

Heilpflanzen gegen allgemeine Alterserscheinungen

Zwei Pflanzen, die in vielen Präparaten enthalten sind, kommen der Vorstellung des Allheilmittels am nächsten: GINSENG und TAIGAWURZEL *(Eleutherococcus)*.

- GINSENG wird in der traditionellen Heilkunde Südostasiens seit mindestens 2000 Jahren als Stärkungsmittel verwendet. Obwohl Ginseng in zahlreichen Studien untersucht wurde, gibt es unterschiedliche Meinungen zur Wirksamkeit.[99, 100]
- Die aus der gleichen Pflanzenfamilie stammende TAIGAWURZEL wird wie Ginseng eingesetzt, ist jedoch wesentlich weniger erforscht.

Arzneimittel gegen allgemeine Alterserscheinungen

Als geeignet können Produkte bezeichnet werden, die Ginseng oder Taigawurzel in ausreichender Dosierung enthalten. Leider werden bei den Ginsengprodukten keine Angaben zur Standardisierung gemacht, obschon dies heute durchaus möglich ist.

Ardey aktiv Pastillen	**Geeignetes Pflanzenpräparat** Enthält Ginseng.
Chlorophyll liquid »Schuh« Tropfen	**Umstrittene Kombination** **(kein reines Pflanzenpräparat)** von synthetischem Stoff und Weißdorn, der bei Schwächezuständen kaum wirksam ist.
Dr. Grandel Brennessel Vital Tonikum Flüssigkeit	**Umstrittenes Pflanzenpräparat** Enthält Brennessel, die bei Leistungsschwäche kaum wirksam ist.
energen royale Trinkampullen	**Umstrittene Kombination** **(kein reines Pflanzenpräparat)** von Ginseng, Weißdorn, tierischer Zubereitung (Gelee royale) und Weizenkeimen.

Floradix Kräuterblut-Dragees Dragees	**Umstrittene Kombination (kein reines Pflanzenpräparat)** von sechs Pflanzen und sieben synthetischen Stoffen.
Floradix Kräuterblut-S-Saft Saft	**Umstrittene Kombination (kein reines Pflanzenpräparat)** von 13 Pflanzen und sechs synthetischen Stoffen.
Geriatric Pharmaton Kapseln	**Umstrittene Kombination (kein reines Pflanzenpräparat)** von Ginseng und 26 synthetischen Stoffen.
Gerner Lymphaticum neu Tee	**Kaum sinnvolles Pflanzenpräparat** von acht Pflanzen, darunter Raute, die wegen möglicher Nebenwirkungen nicht mehr eingenommen werden sollte.
Ginsana Ginseng Kapseln Flüssigkeit	**Geeignetes Pflanzenpräparat** Enthält Ginseng in ausreichender Dosierung.
Ginseng-Complex »Schuh« Saft	**Umstrittene Kombination (kein reines Pflanzenpräparat)** von eher unterdosierten Zubereitungen aus Ginseng und Weißdorn sowie synthetischem Stoff.
Ginseng Kneipp Dragees Dragees	**Geeignetes Pflanzenpräparat** Enthält Ginseng in ausreichender Dosierung.
Herz-Punkt forte Stärkungstonikum Mixtur	**Umstrittene Kombination (kein reines Pflanzenpräparat)** von eher unterdosiertem Ginseng, Weißdorn, Melisse und synthetischem Stoff.
Hevert-Nerv Dragees	**Umstrittene Kombination (kein reines Pflanzenpräparat)** von eher unterdosiertem Ginseng, Kola, tierischen Zubereitungen und synthetischen Stoffen.
Kaukafin Dragees	**Geeignetes Pflanzenpräparat** Enthält Taigawurzel in ausreichender Dosierung.
Klosterfrau Vitaltonikum (Energeticum) Liquidum	**Kaum sinnvolle Kombination (kein reines Pflanzenpräparat)** von synthetischen Stoffen und 20 Pflanzen, darunter Arnika und Alant, die wegen möglicher Nebenwirkungen nicht mehr eingenommen werden sollten.
Kneipp Diabetiker Sanddorn Saft	**Umstrittene Kombination (kein reines Pflanzenpräparat)** von synthetischem Stoff und Sanddorn. Der Vitamin-C-Gehalt des Produkts wird nicht deklariert, obwohl das Präparat gegen Vitamin-C-Mangel verwendet werden soll.

Kneipp Multivitamin Dragees Dragees	**Umstrittene Kombination (kein reines Pflanzenpräparat)** von neun synthetischen Stoffen, Rosmarin, Wacholder und Johanniskraut. Die Pflanzen sind bei Leistungsschwäche kaum wirksam.
Kneipp Tonikum-Bad Fichtennadel-Aquasan Badezusatz	**Umstrittenes Pflanzenpräparat** Enthält Fichte, Eukalyptus und Terpentinöl. Die Wirksamkeit dieser Pflanzen als Stärkungsmittel ist fraglich.
Kumsang Ginseng Kapseln Lösung	**Geeignetes Pflanzenpräparat** Enthält Ginseng.
Marvina Lösung	**Kaum sinnvolle Kombination (kein reines Pflanzenpräparat)** von synthetischem Stoff und sieben Pflanzen, darunter Arnika, die wegen möglicher Nebenwirkungen innerlich nicht mehr angewendet werden sollte.
Phyto-Geriatikum Dragees	**Umstrittene Kombination (kein reines Pflanzenpräparat)** von Teufelskralle, Kava-Kava, Ginseng, Weißdorn, isolierten reinen Pflanzenstoffen und tierischer Zubereitung.
Poikigeron Kapseln	**Umstrittene Kombination (kein reines Pflanzenpräparat)** von Ginkgo und neun synthetischen Stoffen.
Protopanyl Kapseln	**Umstrittene Kombination (kein reines Pflanzenpräparat)** von 16 synthetischen Stoffen und Hopfen.
regazell energen Trinkampullen und Kapseln	**Umstrittene Kombination (kein reines Pflanzenpräparat)** Das Präparat besteht aus Ginseng, Weißdorn, tierischer Zubereitung (Gelee royale) und Weizenkeimen in Trinkampullen sowie Pollen in Kapseln.
Roter Ginseng von Scarabaeus Kapseln	**Geeignetes Pflanzenpräparat** Enthält Ginseng.
Salus Multi-Vitamin-Energeticum Flüssigkeit	**Umstrittene Kombination (kein reines Pflanzenpräparat)** von sieben Pflanzen und neun synthetischen Stoffen.
Scordal Pulver Kapseln	**Umstrittenes Pflanzenpräparat** Enthält Waldgamander, über dessen Wirkungen und Nebenwirkungen kaum etwas bekannt ist.

Scordal Tropfen	**Umstrittene Kombination** **(kein reines Pflanzenpräparat)** von synthetischem Stoff und Waldgamander, über dessen Wirkungen und Nebenwirkungen kaum etwas bekannt ist.
Sensinerv Roborans Pulver	**Umstrittene Kombination** **(kein reines Pflanzenpräparat)** von Eberraute, Baldrian, Hafer, einer tierischen und homöopathischen Zubereitungen und synthetischem Stoff.
Vital-Dragees (Röwo-540) Dragees	**Kaum sinnvolle Kombination** **(kein reines Pflanzenpräparat)** von Kola, Potenzholz, zehn homöopathischen Zubereitungen, sechs synthetischen Stoffen und tierischen Zubereitungen.
Vital-Kapseln-ratiopharm Kapseln	**Geeignetes Pflanzenpräparat** Enthält Taigawurzel.
Vital-Saft-ratiopharm Saft	**Umstrittene Kombination** **(kein reines Pflanzenpräparat)** von Taigawurzel und fünf synthetischen Stoffen.
Vitanal Flüssigkeit	**Kaum sinnvolle Kombination** **(kein reines Pflanzenpräparat)** von synthetischen Stoffen und 14 Pflanzen, darunter die abführend wirkenden Senna und Faulbaum sowie Sassafras, das wegen möglicher Nebenwirkungen nicht mehr verwendet werden sollte.
Vitasana-Lebenstropfen Mixtur	**Kaum sinnvolles Pflanzenpräparat** Enthält 16 Pflanzen, darunter Raute, die wegen möglicher Nebenwirkungen nicht mehr verwendet werden sollte.

Wichtig:

- *Auch »Geeignete Pflanzenpräparate« sollten nicht bedenkenlos eingenommen werden. Naturheilmittel sind keine Nahrungsmittel.*
- *Die (ärztlich verordnete) Einnahme umstrittener oder kaum sinnvoller Produkte sollte nicht abgebrochen werden, ohne daß Sie mit Ihrem Arzt oder Apotheker darüber sprechen.*
- *Dieses Buch ersetzt nicht die Anweisungen zum Gebrauch von Medikamenten. Lesen Sie immer die Packungsbeilage. Fragen Sie Arzt oder Apotheker nach Nebenwirkungen, Gegenanzeigen, Dosierung und Anwendung.*

Kurzfristige Leistungssteigerung

- Ein weltweit angewendetes Mittel zur kurzfristigen Leistungssteigerung ist das Koffein. GUARANA, KAFFEE, KAKAO, KOLA, MATE und SCHWARZER TEE enthalten Koffein oder ähnliche Verbindungen. Sie wirken alle zentral anregend, beschleunigen den Puls, erweitern die Blutgefäße und sind harntreibend. Die Wirkung tritt nach etwa fünfzehn Minuten ein und dauert fünf bis sechs Stunden an.[8] Die Handelspräparate sind jedoch oft sehr niedrig dosiert, so daß sie schwächer als eine Tasse Kaffee oder Schwarzer Tee wirken. Eine Tasse Kaffee enthält knapp 100 Milligramm Koffein.

Arzneimittel zur kurzfristigen Leistungssteigerung

Zur kurzfristigen Leistungssteigerung gibt es keine geeigneten pflanzlichen Produkte. Eine Tasse Kaffee wirkt meist deutlich stärker als eine Tablette.

Kola-Dallmann/ für Diabetiker Kautabletten	**Kombination (kein reines Pflanzenpräparat)** von Kola und isoliertem reinem Pflanzenstoff (Koffein). Drei Tabletten entsprechen etwa einer Tasse Kaffee.
Kola-Dallmann mit Lecithin Kautabletten	**Kombination (kein reines Pflanzenpräparat)** von Kola, isoliertem reinem Pflanzenstoff (Koffein) und Lecithin. Drei Tabletten entsprechen etwa einer Tasse Kaffee.
Kola-Traubenzucker Dallmann's Kautabletten	**Kombination (kein reines Pflanzenpräparat)** von Traubenzucker und koffeinhaltigem Kola. 50 Tabletten entsprechen etwa einer Tasse Kaffee.

Potenzsteigernde Mittel

Die menschliche Sexualität wird außer von körperlichen vor allem auch von seelischen Faktoren beeinflußt. Stärker als andere Arzneimittel wirken gerade deshalb potenzsteigernde Mittel auch suggestiv. Die Werbung für solche Mittel unterstützt den Eindruck, durch die Einnahme solcher Produkte dem gängigen Bild männlicher Potenz besser zu entsprechen. Gewisse Genuß- und Arzneimittel können über das Zentralnervensystem oder durch Reizung der Geschlechtsorgane den Eindruck erzeugen, die sexuelle Potenz zu erhöhen.

Dazu gehören alkoholische Getränke in kleinen Mengen (größere Mengen vermindern die Potenz) und die Rauschgifte Haschisch und Amphetamin.

Heilpflanzen als potenzsteigernde Mittel

- Die früheren Hexentränke und Hexensalben basierten meist auf TOLLKIRSCHE und verwandten Pflanzen. Sie können in hohen Dosen tatsächlich sexuell stimulierend wirken. Allerdings können die dafür notwendigen hohen Mengen bereits zu schweren Vergiftungserscheinungen führen.
- Verschiedentlich angepriesene Wundermittel zur Steigerung der sexuellen Potenz enthalten manchmal folgende Pflanzen: DAMIANA, POTHENZHOLZ und YOHIMBE. Bei keiner dieser Pflanzen ist es gelungen, in ungiftigen Mengen eine potenzsteigernde Wirkung nachzuweisen.

Arzneimittel zur Potenzsteigerung

Es gibt keine geeigneten pflanzlichen Produkte zur Potenzsteigerung. Lassen Sie sich von der Werbung nicht beeinflussen.

Afrodor 2000 Dragees Verschreibungspflichtig	**Kaum sinnvolle Kombination (kein reines Pflanzenpräparat)** von Quebracho und synthetischen Stoffen, darunter einem veralteten Schlafmittel. Für Quebracho ist keine potenzsteigernde Wirkung bekannt.
Puamin Dragees	**Kaum sinnvolle Kombination (kein reines Pflanzenpräparat)** von Potenzholz, Yohimbe und synthetischen Stoffen. Für keine der Pflanzen ist eine potenzsteigernde Wirkung bekannt. Zudem sollte Yohimbe wegen möglicher Nebenwirkungen nicht mehr verwendet werden.
Repursan M Dragees	**Kaum sinnvolle Kombination (kein reines Pflanzenpräparat)** von Yohimbe, Potenzholz, Kola, tierischer Zubereitung und synthetischen Stoffen. Für keine der Pflanzen ist eine potenzsteigernde Wirkung bekannt. Zudem sollte Yohimbe wegen möglicher Nebenwirkungen nicht mehr verwendet werden.
testasa Kapseln	**Kaum sinnvolle Kombination (kein reines Pflanzenpräparat)** von synthetischem Stoff, Kola, Potenzholz und Yohimbe. Für keine der Pflanzen ist eine potenzsteigernde Wirkung bekannt. Zudem sollte Yohimbe wegen möglicher Nebenwirkungen nicht mehr verwendet werden.
Tonaton N Dragees Verschreibungspflichtig	**Kaum sinnvolle Kombination (kein reines Pflanzenpräparat)** von synthetischen Stoffen und Yohimbe, für die keine potenzsteigernde Wirkung bekannt ist und die wegen möglicher Nebenwirkungen nicht mehr verwendet werden sollte.

Wichtig:

- *Auch »Geeignete Pflanzenpräparate« sollten nicht bedenkenlos eingenommen werden. Naturheilmittel sind keine Nahrungsmittel.*
- *Die (ärztlich verordnete) Einnahme umstrittener oder kaum sinnvoller Produkte sollte nicht abgebrochen werden, ohne daß Sie mit Ihrem Arzt oder Apotheker darüber sprechen.*
- *Dieses Buch ersetzt nicht die Anweisungen zum Gebrauch von Medikamenten. Lesen Sie immer die Packungsbeilage. Fragen Sie Arzt oder Apotheker nach Nebenwirkungen, Gegenanzeigen, Dosierung und Anwendung.*

Teil 3
Pflanzenbeschreibungen von A bis Z

Acerola

Andere Namen: Acerolakirsche, Barbadoskirsche
Botanische Bezeichnung: Malpighia emarginata
Verwendete Pflanzenteile: Früchte (Malpighia fructus, Acerolae fructus)
Wichtigste Inhaltsstoffe: Vitamin C

Verwendungszweck
Acerola ist eine der Vitamin-C-reichsten Pflanzen. Die Früchte enthalten viel mehr Vitamin C als Zitronen oder Orangen.[18] Durchschnittlich hat die reife Acerolafrucht 1700 Milligramm Vitamin C pro 100 Gramm, die unreife Acerolafrucht sogar bis 6000 Milligramm pro 100 Gramm.[101] Dagegen enthalten 100 Gramm Orangen oder Zitronen durchschnittlich nur etwa 50 Milligramm Vitamin C.

Nebenwirkungen und Anwendungseinschränkungen
Keine bekannt.

Anwendung
Fertigpräparate mit standardisiertem Vitamin-C-Gehalt

Besondere Hinweise
Durch ausgewogene Ernährung wird der Bedarf an Vitamin C gut gedeckt. Vitamin-C-Mangel kann auftreten, wenn keine Kartoffeln und Zitrusfrüchte gegessen werden. Erhöhter Vitamin-C-Bedarf tritt nach Operationen, Verletzungen[102] sowie bei Rauchern[20] auf. Es ist umstritten, ob Infektionskrankheiten durch Vitamin C günstig beeinflußt werden können.

Adonis

Andere Namen: Frühlings-Adonisröschen, Sonnenröschen, Teufelsauge
Botanische Bezeichnung: Adonis vernalis
Verwendete Pflanzenteile: Kraut (Adonidis herba)
Wichtigste Inhaltsstoffe: Herzwirksame Glykoside und Flavonoide

Verwendungszweck
Adoniskraut wird bei nervösen Herzbeschwerden sowie bei leicht eingeschränkter Herzleistung verwendet.[1] Es enthält eine komplexe Mischung verschiedener Glykoside. Diese Glykoside können die Leistung des Herzens bei Herzschwäche erhöhen.

Die Wirkstoffe des Adoniskraut können bei falscher Dosierung schwerwiegende Nebenwirkungen auslösen. Obwohl die Kenntnisse des Verhaltens der Adonis-Glykoside im Körper für die exakte Anwendung notwendig ist, fehlen bisher die entsprechenden Untersuchungen.[25] Es ist umstritten, ob Adonis überhaupt noch verwendet werden sollte.[3] Dies beruht darauf, daß besser untersuchte Wirkstoffe mit gleicher Wirkart existieren, die mögliche Wirkung des Adoniskrauts eher gering ist und bei falscher Dosierung Nebenwirkungen nicht ausbleiben.

Nebenwirkungen
Bei Überdosierung können Übelkeit und Erbrechen auftreten.[1]

Anwendungseinschränkung
Adoniskraut darf bei Kaliummangel nicht eingesetzt werden. Außerdem sollte es nicht zusammen mit Digitalisglykosiden verwendet werden.[1]

Anwendung
Nur in Form standardisierter Präparate. Die Tagesdosis soll 0,6 Gramm eingestelltem Adonispulver (gemäß dem deutschen Arzneimittelbuch 9) entsprechen.

Besondere Hinweise
- Aufgrund der möglichen Schwankungen der Menge der wirksamen Inhaltsstoffe darf Adonis nur in Form standardisierter Präparate angewendet werden.
- Adonis kann die Wirkungen und Nebenwirkungen zahlreicher Medikamente verändern (z.B. Abführmittel, Calcium, Chinidin, Glukokortikoide, harntreibende Medikamente). Fragen Sie Ihren Arzt oder Apotheker, ob eine parallele Anwendung sinnvoll ist, falls Sie Adonis zusammen mit anderen Medikamenten verwenden.[1]

Agar

Botanische Bezeichnung: Verschiedene Algenarten, vor allem Gelidium amansii
Verwendete Pflanzenteile: Aus den Zellen gewonnene Kohlenhydrate[14] (Agar)
Wichtigste Inhaltsstoffe: Kohlenhydrate

Verwendungszweck
Agar quillt mit Wasser im Darm stark auf. Dadurch wird der Darminhalt voluminös und schlüpfrig. Agar wirkt mild abführend.[3] Die Wirkung tritt langsam ein (nach einigen Tagen).

Nebenwirkungen
Falls Agar mit zuwenig Flüssigkeit eingenommen wird, kann er in der Speiseröhre, im Magen oder im Darm verklumpen. Dies führt dann zu sehr schmerzhaften Verschlüssen. Außerdem treten gelegentlich Blähungen auf. Allergische Reaktionen sind selten.

Anwendungseinschränkungen
Personen mit Verengungen im Magen-Darm-Trakt sollten kein Agar einnehmen.

Anwendung
Als Fertigpräparate, die mit ausreichend Flüssigkeit (mindestens 3 Deziliter) eingenommen werden müssen.

Alant

Andere Namen: Edelherzwurz, Helenenkraut
Botanische Bezeichnung: Inula helenium
Verwendete Pflanzenteile: Wurzelstock (Helenii rhizoma)
Wichtigste Inhaltsstoffe: Ätherisches Öl und bittere Sesquiterpenlaktone

Verwendungszweck
In der Volksmedizin wird Alantwurzel als Antiseptikum bei Erkrankungen der Atemwege (Bronchitis, Husten) und der Harnwege sowie bei Verdauungsbeschwerden (appetitanregend, gallenflußfördernd) angewendet.[1,5] Einzelne Wirkungen konnten experimentell nachgewiesen werden. Insgesamt ist die Wirksamkeit jedoch wenig belegt.[1,5] Da Nebenwirkungen auftreten können, sollte diese Pflanze nicht mehr verwendet werden.

Nebenwirkungen
Größere Mengen führen zu Erbrechen, Durchfall, Krämpfen und Lähmungen[1]. Außerdem entwickeln sich durch die Anwendung gelegentlich allergische Hautreaktionen, die anschließend manchmal sogar durch verwandte Pflanzen ausgelöst werden können,[3,5]

Anwendung
Kann nicht empfohlen werden.[1]

Alkanna

Andere Namen: Schminkwurzel, Färberkraut
Botanische Bezeichnung: Alkanna tinctoria
Verwendete Pflanzenteile: Wurzel (Alkannae radix)
Wichtigste Inhaltsstoffe: Rote Farbstoffe

Verwendungszweck
Die Alkannawurzel hat keine medizinische Bedeutung. Sie wird als Farbstofflieferant für Kosmetika verwendet. Zum Färben von Lebensmitteln ist sie in vielen Ländern nicht mehr zugelassen.[5]

Nebenwirkungen und Anwendungseinschränkungen
Keine bekannt.

Anwendung
Nur als Farbstoff.

Aloe

Botanische Bezeichnung: Aloe barbadensis, Aloe capensis
Verwendete Pflanzenteile: Extrakt aus Blättern (Aloe, Aloe barbadensis, Aloe capensis)
Wichtigste Inhaltsstoffe: Anthrachinonglykoside

Verwendungszweck

Starkes Abführmittel. Aloe-Extrakt reizt die Darmschleimhaut und steigert die Schleimsekretion. Außerdem hemmt es die Rückresorption von Wasser und Mineralsalzen.[5] Man kann diese Pflanze anwenden, wenn eine Darmentleerung oder weicher Stuhl kurzfristig nötig sind (zum Beispiel zur Vorbereitung eines medizinischen Eingriffs, nach einem Herzinfarkt). Die Wirkung tritt in zehn bis zwölf Stunden ein.

Nebenwirkungen

Kurzfristig und in richtiger Dosierung angewendet, sind keine Nebenwirkungen zu erwarten.[1] Es kann jedoch gelegentlich zu Bauchkrämpfen, Bauchschmerzen und Durchfall kommen.

Dic ständige Anwendung führt zu Verlusten von Mineralsalzen (vor allem Kalium). Die normale Darmbewegung wird nachhaltig gestört.[1] Dadurch ist oft der normale spontane Stuhlgang kaum mehr möglich, und es kann eine Abführmittelabhängigkeit auftreten. Selten kommt es zur Nierenschädigung mit Abgang von Eiweiß und Blut im Urin.

Langfristige Anwendung kann auch eine schwarze Verfärbung der Darmschleimhaut bewirken. Diese verschwindet meist vier bis zwölf Wochen nach Absetzen des Abführmittels und ist in der Regel harmlos.[20]

Anwendungseinschränkungen

Personen mit Verengungen im Magen-Darm-Trakt, Patienten mit Bauchkrämpfen, Übelkeit[20] oder Hämorrhoiden[21] sowie Nierenkranke[5] sollten die Pflanze nicht nehmen. Menstruierende, schwangere und stillende Frauen nur nach Rücksprache mit einem Arzt.

Anwendung

Aloe sollte nicht als Tee verwendet werden, sondern nur in Form von standardisierten Fertigpräparaten. Die Dosis beträgt 100 bis 200 Milligramm Aloepulver bzw. 50 bis 100 Milligramm Aloe-Extrakt.

Besondere Hinweise

- Aloe führt häufiger als Aloe-Extrakt zu Nebenwirkungen.
- Es kann zu einer harmlosen gelb-braunen bis rot-braunen Verfärbung des Urins kommen.
- Die Wirkung bestimmter Herzmittel (Digitalispräparate und Diuretika) kann verändert werden.
- Der Saft der Schleimzellen im Inneren der Aloepflanzen wird zur äußerlichen Anwendung als »Aloe-vera-Gel« angeboten. Dieses Gel soll angeblich

entzündungswidrig, antibakteriell und feuchtigkeitsspendend wirken. Die Wirkungen sind jedoch umstritten.[103]

Alpenrose

Andere Namen: Almenrausch, Steinrose
Botanische Bezeichnung: Rhododendron ferrugineum
Verwendete Pflanzenteile: Blätter (Rhododendri ferruginei folium)
Wichtigste Inhaltsstoffe: Andromedotoxine

Verwendungszweck
Alpenrosenblätter sollten heute nicht mehr verwendet werden. Eine medizinische Wirkung wurde nicht nachgewiesen, dagegen sind schwere Nebenwirkungen bei der Anwendung beobachtet worden.[1]

Nebenwirkungen
Es können schwere Vergiftungen auftreten.

Anwendung
Keine.

Andorn

Andere Namen: Mauer-Andorn, Weißer Andorn
Botanische Bezeichnung: Marrubium vulgare
Verwendete Pflanzenteile: Kraut (Marrubii herba)
Wichtigste Inhaltsstoffe: Bitterstoffe

Verwendungszweck
Andorn fördert die Magensaft- und Gallenproduktion und wird deshalb bei Verdauungsbeschwerden nach fetter Nahrung eingesetzt.[5] Die Anwendung bei Katarrhen der Luftwege ist möglich[1], aber eher veraltet.[3] Für diese Indikation gibt es wirksamere Pflanzen.

Nebenwirkungen und Anwendungseinschränkungen
Keine bekannt.

Anwendung
- Als Tee[5]: Einen bis zwei Teelöffel Andornkraut mit einer Tasse kochendem Wasser übergießen. Fünf bis zehn Minuten ziehen lassen, dann abseihen. Vor den Mahlzeiten eine Tasse trinken.
- Als Fertigpräparate.

Angelika

Andere Namen: Brustwurz, Engelwurz, Heiligenbitter, Erzengelwurz
Botanische Bezeichnung: Angelica archangelica
Verwendete Pflanzenteile: Wurzel (Angelicae radix)
Wichtigste Inhaltsstoffe: Ätherisches Öl und Bitterstoffe

Verwendungszweck
Angelika fördert die Tätigkeit des Magens und der Bauchspeicheldrüse. Sie wird zur Anregung des Appetits, zur Förderung der Verdauung sowie gegen Blähungen verwendet.[1,104]

Nebenwirkungen
Angelikawurzel enthält auch Furanocumarine. Diese führen gelegentlich zu Lichtüberempfindlichkeit der Haut. Dadurch können Hautschäden entstehen.[5] Bei den Teezubereitungen sind jedoch diese Nebenwirkungen kaum zu erwarten, da sich die Furanocumarine schlecht im Wasser lösen.

Anwendungseinschränkungen
Patienten mit Magen- oder Zwölffingerdarmgeschwüren sollten keine Pflanzen mit Bitterstoffen einnehmen.[2]

Anwendung
- Als Tee:[5] Einen Teelöffel fein geschnittene Angelikawurzel mit einer Tasse kaltem Wasser übergießen und kurz aufkochen. Eine Tasse wird eine halbe Stunde vor den Mahlzeiten getrunken.
- Als Fertigpräparate. Die Tagesdosis beträgt 4,5 Gramm Angelikawurzel bzw. der entsprechenden Menge einer Zubereitung.[1]

Besonderer Hinweis
Die Wirksamkeit von Angelikafrüchten und Angelikakraut ist nicht belegt; diese Pflanzenteile sollten nicht mehr verwendet werden.[1]

Anis

Andere Namen: Süßer Kümmel
Botanische Bezeichnung: Pimpinella anisum
Verwendete Pflanzenteile: Früchte (Anisi fructus)
Wichtigste Inhaltsstoffe: Ätherisches Öl

Verwendungszweck
Anis wirkt schleimlösend, schwach krampflösend und desinfizierend. Er wird bei Verdauungsbeschwerden mit Blähungen und zur Förderung der Schleimlösung bei Atemwegerkrankungen angewendet.[1,2] Mit Anistee oder Anisöl kann bei Erkältungen auch inhaliert werden. Anis wirkt ähnlich wie Fenchel (siehe dort).

Nebenwirkungen
Gelegentlich Überempfindlichkeitsreaktionen auf Anis.[1]

Anwendungseinschränkungen
Bei Überempfindlichkeit sollte Anis nicht genommen werden.

Anwendung
- Als Tee:[5] Anisfrüchte kurz vor Gebrauch zerstoßen. Einen Teelöffel davon mit einer Tasse kochendem Wasser übergießen. In zugedeckter Tasse zehn bis fünfzehn Minuten lang ziehen lassen.
- Als Fertigpräparate. Mittlere Tagesdosis: 3 Gramm Anisfrüchte; Zubereitungen entsprechend.[1]

Arnika

Andere Namen: Bergwohlverleih, Wundkraut, Fallkraut
Botanische Bezeichnung: Arnica montana, Arnica chamissonis
Verwendete Pflanzenteile: Blüten (Arnicae flos)
Wichtigste Inhaltsstoffe: Sesquiterpenlaktone, Flavonoide, ätherisches Öl

Verwendungszweck
Arnika wird äußerlich gegen Entzündungen und Schmerzen bei Verstauchungen, Prellungen, Quetschungen, Blutergüssen, rheumatischen Beschwerden, Furunkeln und Insektenstichen angewendet.[104] Mundspülungen mit Arnika werden bei Schleimhautentzündungen eingesetzt.[1] Wegen Nebenwirkungen sollte Arnika nicht innerlich angewendet werden.[2,5]

Nebenwirkungen
- Bei äußerlicher Anwendung: gelegentlich Hautallergien.[105]
- Bei innerlicher Anwendung: Arnika enthält giftige Substanzen (Sesquiterpenlactone). Schwere Vergiftungen sind möglich.[106]

Anwendungseinschränkungen
Bei Überempfindlichkeit gegen Korbblütler wie Arnika, Kamille, Ringelblume, Schafgarbe usw.[2] sollte die Pflanze nicht angewendet werden.

Anwendung
- Äußerlich: Am häufigsten wird die alkoholische Arnika-Tinktur verwendet. Diese wird für Umschläge drei bis zehnfach mit Wasser verdünnt, für Mundspülungen zehnfach.[1]
- Für Umschläge kann auch Arnika-Tee verwendet werden: Vier Teelöffel Arnikablüten werden mit einer Tasse heißem Wasser übergossen und nach zehn Minuten abgeseiht.[2]

Artischocke

Botanische Bezeichnung: Cynara scolymus
Verwendete Pflanzenteile: Blätter (Cynarae folium)
Wichtigste Inhaltsstoffe: Cynarin und Bitterstoffe

Verwendungszweck
Die Artischocke enthält Bitterstoffe, welche die Magensaftbildung anregen. Das Cynarin fördert die Gallenproduktion[3] und soll den Abbau des giftigen Ammoniaks durch die Leber begünstigen.[4] Bei Tieren hat man auch die Regeneration von Lebergewebe durch Cynarin beobachtet.[4] Die Artischocke wird bei Verdauungsbeschwerden wegen zu geringer Magensaft- oder Gallenbildung angewendet.

Nebenwirkungen
Es treten manchmal Leber- und Nierenschäden nach langfristiger Anwendung in hohen Dosen[4] auf. Außerdem sind allergische Reaktionen möglich.

Anwendungseinschränkungen
Patienten mit Gallensteinen oder Gallenwegverschlüssen und Patienten mit Magen- oder Zwölffingerdarmgeschwüren sollten keine Pflanzen mit Bitterstoffen einnehmen.[2] Das gleiche gilt bei Überempfindlichkeit gegen Artischokken und andere Korbblütler.

Anwendung
Meist als Fertigpräparate. Die mittlere Tagesdosis beträgt 6 Gramm Artischockenblätter bzw. der entsprechenden Menge einer Zubereitung.[1]

Augentrost

Botanische Bezeichnung: Euphrasia rostkoviana, Euphrasia stricta
Verwendete Pflanzenteile: Kraut (Euphrasiae herba)
Wichtigste Inhaltsstoffe: Iridoidglykoside, Flavonoide

Verwendungszweck
Volksmedizinisch äußerlich bei Augenleiden. Die Wirkungen der Pflanze sind wenig untersucht. Sie wird innerlich kaum je gebraucht. Äußerlich angewendet soll Augentrost bei verschiedenen Augenleiden wie Ermüdung, Lidrand- und Bindehautentzündungen sowie Gerstenkorn helfen.[5]

Nebenwirkungen und Anwendungseinschränkungen
Keine bekannt.

Anwendung
- Tee für Augenspülungen und Augenumschläge: Einen bis zwei Teelöffel fein geschnittenes Kraut mit einer Tasse kaltem Wasser übergießen und kurz

aufkochen. Nach zehn Minuten abgießen. Täglich drei- bis viermal anwenden.[5]
- Außerdem gibt es Augentropfen und Augenwässer als Fertigpräparate. Man verwendet entsprechende Mengen.

Baldrian

Andere Namen: Katzenwurzel
Botanische Bezeichnung: Valeriana officinalis
Verwendete Pflanzenteile: Wurzel (Valerianae radix)
Wichtigste Inhaltsstoffe: Ätherisches Öl mit Valerensäure (siehe auch unter Hinweise)

Verwendungszweck
Baldrian wird zur Beruhigung bei Angst- und Spannungszuständen verwendet.[1,5] Er begünstigt durch die Beruhigung auch das Einschlafen, ist jedoch kein Schlafmittel.

Nebenwirkungen und Anwendungseinschränkungen
Keine bekannt.

Anwendung
- Als Tee: Ein bis zwei Teelöffel fein geschnittener Baldrianwurzel werden mit einer Tasse kochendem Wasser übergossen und nach zehn bis fünfzehn Minuten abgeseiht.[5] Ein- bis mehrmals täglich eine Tasse trinken.[2]
- Als Tinktur: Oft wird zuwenig Tinktur genommen.[107] Nicht wenige Tropfen, sondern besser teelöffelweise mehrmals täglich einnehmen!
- Sonstige Fertigpräparate: Eine Dosis sollte 2 bis 3 Gramm Baldrianwurzel entsprechen.

Besondere Hinweise
Obwohl viel zu dieser Pflanze geforscht wurde, ist weiterhin unbekannt, durch welche Inhaltsstoffe die Wirkung des Baldrians zustande kommt.[108]

Zubereitungen aus dem mexikanischen bzw. indischen Baldrian (Valeriana edulis, Valeriana wallachii) werden als pflanzliche Tranquilizer bei Unruhe, Konzentrationsschwäche und psychosomatischen Beschwerden verwendet.[5] Die Wirksamkeit und Sicherheit dieser Fertigpräparate ist umstritten.[109]

Gegen Unruhe und Schlafstörungen gibt es sehr wirksame synthetische Medikamente. Diese Mittel sind anfänglich sicher deutlich wirksamer als der Baldrian. Allerdings können sie abhängig machen und auch die Leistungsfähigkeit reduzieren. Wir empfehlen deshalb bei Nervosität und Schlafstörungen erst einmal einen Versuch mit genügend dosiertem Baldrian.

Bärentraube

Andere Namen: Wilder Buchs, Wolfsbeere, Sandbeere
Botanische Bezeichnung: Arctostaphylos uva-ursi
Verwendete Pflanzenteile: Blätter (Uvae ursi folium)
Wichtigste Inhaltsstoffe: Hydrochinonderivate, vor allem Arbutin

Verwendungszweck

Bei Harnwegleiden. Bärentraubenblätter werden zur Unterstützung der Behandlung von Blasen- und Nierenbeckenentzündungen verwendet. Im Organismus werden aus Arbutin Stoffwechselprodukte gebildet, welche das Wachstum zahlreicher Bakterienarten hemmen können.[1,3,111] Das Wirkungsmaximum wird nach drei bis vier Stunden erreicht.[1]

Allerdings funktioniert dies nur im alkalischen (basischen) Urin. Der Urin muß deshalb durch geeignete Nahrungsmittel (Milch, Gemüse, Früchte, Kartoffeln oder Fruchtsäfte) oder durch die Einnahme geeigneter Medikamente (siehe unten) alkalisch gemacht werden. Bärentraubenblätter wirken nicht harntreibend.[5]

Von einigen Autoren wird die Wirksamkeit der Bärentraube angezweifelt. Die Anwendung dieser Pflanze bei bakteriellen Harnwegsinfekten könnte sogar gefährlich sein, wenn dadurch eine schnelle und wirksame Therapie mit synthetischen Antibiotika versäumt wird.[25]

Nebenwirkungen

Gelegentlich Übelkeit und Erbrechen.[1,5] Bei dauernder Verwendung können Vergiftungen auftreten.[3]

Anwendungseinschränkungen

Bei Schwangerschaft sollte die Pflanze nicht eingenommen werden.[3] Bärentraubenblätter sollten nicht längere Zeit ohne Rücksprache mit einem Arzt eingenommen werden, da Vergiftungserscheinungen möglich sind.

Anwendung

- Als Tee: Einen knappen Teelöffel fein geschnittener Bärentraubenblätter mit einer Tasse kaltem Wasser übergießen, sechs bis zwölf Stunden lang stehenlassen. Anschließend abseihen. Drei- bis viermal täglich eine Tasse trinken. Diese Zubereitungsart ist ebenso wirksam wie der Aufguß mit heißem Wasser, aber besser magenverträglich.[5]
- Als Fertigpräparate. Mittlere Tagesdosis 10 Gramm Bärentraubenblätter; Zubereitungen entsprechend.[1]

Besondere Hinweise

Blasen- und Nierenbeckenentzündungen sollten unter Kontrolle eines Arztes behandelt werden.

Das Trinken von viel Flüssigkeit (zwei bis drei Liter pro Tag) hilft bei der Abheilung von Harnweginfekten.

Saure Medikamente oder Nahrungsmittel können die Wirkung der Bärentraube vermindern (z. B. Vitamin C).

Der Urin kann durch Nahrungsmittel, aber auch durch Medikamente wie zum Beispiel magensäurebindende Mittel alkalisch gemacht werden.

Man kann mittels pH-Papierstreifen kontrollieren, ob der Urin ausreichend basisch geworden ist: der pH-Wert sollte 8,0 oder mehr betragen. Solche pH-Papierstreifen erhält man in der Apotheke.

Bärlapp

Andere Namen: Drudenkraut, Kolben-Bärlapp, Keulen-Bärlapp
Botanische Bezeichnung: Lycopodium clavatum
Verwendete Pflanzenteile: Kraut (Lycopodii herba)
Wichtigste Inhaltsstoffe: Alkaloide

Verwendungszweck

Bärlapp wird volksmedizinisch als wassertreibendes Mittel eingesetzt.[5] Die Wirkung des Bärlapps ist wissenschaftlich nicht nachgewiesen.

Er enthält einige giftige Substanzen (Alkaloide), die bei längerer Einnahme schleimhautreizend wirken können.

Da es besser wirksame und unschädlichere wassertreibende Pflanzen gibt, sollte auf die Verwendung des Bärlapps verzichtet werden.

Nebenwirkungen

Erbrechen und Durchfall sind möglich. Bei längerer Einnahme auch Reizung der Schleimhäute.[5]

Anwendung

Auf eine Anwendung sollte verzichtet werden, da die Nebenwirkungen besser dokumentiert sind als die Wirkung.

Bärlauch

Andere Namen: Waldknoblauch, Wilder Lauch
Botanische Bezeichnung: Allium ursinum
Verwendete Pflanzenteile: Kraut (Allii ursini herba)
Wichtigste Inhaltsstoffe: Ätherisches Öl (Lauchöl)

Verwendungszweck

Bärlauch enthält ähnliche Wirkstoffe wie Knoblauch und wird volksmedizinisch auch wie dieser bei Magen-Darm-Störungen, Bluthochdruck sowie Arterienverkalkung verwendet.[5]

Bärlauch ist jedoch wesentlich weniger untersucht als Knoblauch und weist nach heutigem Stand des Wissens auch keine Vorteile im Vergleich zum Knoblauch auf.

Nebenwirkungen und Anwendungseinschränkungen
Keine bekannt.

Anwendung
Die frischen Blätter werden in erster Linie als Gewürz verwendet. Bei der Trocknung geht ein großer Teil des wichtigsten Inhaltsstoffes (Lauchöl) verloren. Da hauptsächlich das Lauchöl den Geschmack des Bärlauchs bewirkt, sind frische Blätter aromatischer als die getrockneten.[5]

Bartflechte

Botanische Bezeichnung: Verschiedene Usnea-Arten, vor allem Usnea barbata
Verwendete Pflanzenteile: Flechte (Usnea barbata)
Wichtigste Inhaltsstoffe: Flechtensäuren

Verwendungszweck
Gegen Halsschmerzen. Eine Studie zeigt, daß die Bartflechte das Wachstum verschiedener Bakterienarten hemmt.[110] Man verwendet die Bartflechte gegen Entzündungen im Mund- und Rachenraum als desinfizierende Substanz in Lutschtabletten.[1]

Nebenwirkungen und Anwendungseinschränkungen
Keine bekannt.

Anwendung
Nur als Fertigpräparate. Lutschtabletten mit Zubereitungen entsprechend 100 Milligramm Bartflechte.[1]

Basilikum

Andere Namen: Basilienkraut, Herrenkraut, Königskraut
Botanische Bezeichnung: Ocimum basilicum
Verwendete Pflanzenteile: Kraut (Basilici herba)
Wichtigste Inhaltsstoffe: Ätherisches Öl

Verwendungszweck
Basilikum ist in erster Linie ein Gewürz. Volksmedizinisch wird es auch bei Appetitlosigkeit, Völlegefühl oder Blähungen verwendet.[2,5]

Nebenwirkungen und Anwendungseinschränkungen
Keine bekannt.

Anwendung

- Als Tee: Ein bis zwei gehäufte Teelöffel getrockneten Basilikumkrauts werden mit einer Tasse kochendem Wasser übergossen und nach zehn Minuten abgeseiht. Bei Bedarf eine Tasse ungesüßten frisch zubereiteten Tee trinken.[2,5]
- Als Fertigpräparate.

Beifuß

Andere Namen: Wilder Wermut, Fliegenkraut
Botanische Bezeichnung: Artemisia vulgaris
Verwendete Pflanzenteile: Kraut (Artemisia herba)
Wichtigste Inhaltsstoffe: Ätherisches Öl

Verwendungszweck
Volksmedizinisch bei verschiedenen Verdauungsbeschwerden wie Verdauungsschwäche, Appetitlosigkeit, Blähungen, Magenschleimhautentzündungen. Die Wirksamkeit ist nicht nachgewiesen.[1]

Nebenwirkungen
Allergische Reaktionen sind gelegentlich beobachtet worden.

Anwendungseinschränkungen
Schwangere Frauen sollten die Pflanze nicht einnehmen.

Anwendung
Beifuß kann nicht empfohlen werden, da die Wirksamkeit nicht nachgewiesen ist. Es gibt andere, wirksamere Pflanzen für diese Verwendungszwecke.

Beinwell

Andere Namen: Beinwurz, Wallwurz
Botanische Bezeichnung: Symphytum officinale
Verwendete Pflanzenteile: Wurzeln (Symphyti radix), Blätter (Symphyti folium), Kraut (Symphyti herba)
Wichtigste Inhaltsstoffe: Allantoin, Schleim

Verwendungszweck
Äußerlich bei Verletzungen und rheumatischen Beschwerden. Beinwell wird in Form von Umschlägen und Pasten zur Entzündungshemmung und Schmerzlinderung bei Knochenhautreizungen, Gelenkentzündungen, Gichtknoten, Sehnenscheidenentzündungen, Verstauchungen, Blutergüssen sowie zur Förderung der Heilung bei Knochenbrüchen verwendet.[5] Von der innerlichen Verwendung muß wegen Nebenwirkungen abgeraten werden.[5]

Nebenwirkungen

Beinwell enthält Pyrrolizidin-Alkaloide, die nach langfristiger Einnahme bei Tieren zu Leberschäden, Krebs und Veränderungen des Erbguts führten.[111]

Bei äußerlicher Anwendung kommt es nur zu einer geringen Aufnahme dieser Substanzen durch die Haut. Die pro Tag aufgebrachte Menge darf nicht mehr als 100 Mikrogramm Pyrrolizidin-Alkaloide enthalten.[1] Fragen Sie Ihren Apotheker!

Anwendungseinschränkungen

Beinwellpräparate dürfen nur auf unverletzter Haut und nicht länger als vier bis sechs Wochen pro Jahr angewendet werden.[1]

Anwendung

Äußerlich in Fertigpräparaten.

Benediktenkraut

Andere Namen: Bitterdistel, Kardobenediktenkraut, Spinnendistel, Distelkraut
Botanische Bezeichnung: Cnicus benedictus
Verwendete Pflanzenteile: Kraut (Cnici benedicti herba, Cardui benedicti herba)
Wichtigste Inhaltsstoffe: Bitterstoffe und wenig ätherisches Öl

Verwendungszweck

Benediktenkraut fördert die Speichel- und Magensaftausschüttung.[1,5] Es wird bei Appetitlosigkeit und Verdauungsbeschwerden angewendet.

Nebenwirkungen

Allergische Reaktionen können gelegentlich auftreten.[1]

Anwendungseinschränkungen

Patienten mit bekannten Allergien gegen Benediktenkraut oder andere Korbblütler[1] oder mit Magen- oder Zwölffingerdarmgeschwüren sollten keine Pflanzen mit Bitterstoffen einnehmen.[2]

Anwendung

- Als Tee: Einen bis zwei Teelöffel fein geschnittenes Kraut mit einer Tasse kochendem Wasser übergießen. Nach fünf bis zehn Minuten abgießen. Eine halbe Stunde vor den Mahlzeiten ungesüßt trinken.
- Als Fertigpräparate, entsprechend einer mittleren Tagesdosis von 4 bis 6 Gramm Benediktenkraut.[1]

Berberitze

Andere Namen: Sauerdorn
Botanische Bezeichnung: Berberis vulgaris
Verwendete Pflanzenteile: Früchte (Berberidis fructus), Rinde (Berberidis cortex), Wurzel (Berberidis radix), Wurzelrinde (Berberidis radicis cortex)
Wichtigste Inhaltsstoffe: Alkaloide, hauptsächlich Berberin

Verwendungszweck
Berberitze wird volksmedizinisch als »blutreinigendes« Mittel sowie bei Beschwerden verschiedener Organe empfohlen (Magen-Darm-Trakt, Leber, Nieren und Harnwege). Man findet diese Pflanze auch in einigen Husten- und Herzstärkungsmitteln.[1]

Die Wirksamkeit ist bei keinem der Anwendungsgebiete nachgewiesen.

Nebenwirkungen
Mit Ausnahme der Früchte sind alle Pflanzenteile giftig. Es kann bei Anwendung hoher Mengen zu Benommenheit, Nasenbluten, Atemnot sowie Reizungen der Haut, Augen und Nieren kommen.[1]

Anwendung
Kann nicht empfohlen werden.[1]

Besenginster

Andere Namen: Gelbe Scharte, Gilbkraut
Botanische Bezeichnung: Cytisus scoparius (Sarothamnus scoparius)
Verwendete Pflanzenteile: Blüten (Cytisi scoparii flos), Kraut (Cytisi scoparii herba)
Wichtigste Inhaltsstoffe: Die Blüten enthalten Tyramin und Alkaloide, das Kraut Alkaloide. Hauptalkaloid ist Spartein.

Verwendungszweck
Das Kraut wird bei funktionellen Herz- und Kreislaufbeschwerden eingesetzt.[1] Der Wirkstoff ist möglicherweise das Spartein. Diese Substanz wird auch in reiner Form bei Herzrhythmusstörungen verwendet. Dann allerdings in hundertfach höherer Dosierung.[25] Sowohl die Verwendung des Besenginsterkrauts bei funktionellen Herzbeschwerden[3] als auch die des Sparteins bei Herzrhythmusstörungen ist umstritten.[21]

Bei den Blüten wurde bisher keine Wirksamkeit nachgewiesen.[1] Sie sollten deshalb nicht mehr zu therapeutischen Zwecken verwendet werden.

Nebenwirkungen
Bisher sind keine Nebenwirkungen bekannt geworden.[1] Der Reinstoff Spartein kann bei Menschen, die das Spartein nicht über den Stoffwechsel abbauen

können, zu nikotinähnlichen Vergiftungen führen.[25] Diese Stoffwechselanomalie ist nicht ganz selten.

Anwendungseinschränkungen
Schwangere Frauen sowie Personen mit erhöhtem Blutdruck sollten Besenginster nicht anwenden.[2]

Anwendung
- Als Tee: Ein knapper Teelöffel Besenginsterkraut wird mit einer Tasse siedendem Wasser übergossen und nach zehn Minuten abgeseiht. Drei- bis viermal täglich eine Tasse frisch zubereiteten Tee trinken.[2]
- Als Fertigpräparat: Die Tagesdosis beträgt 1 bis 1,5 Gramm Besenginsterkraut.[1] Zubereitungen entsprechend.

Besonderer Hinweis
Besenginster sollte nicht zusammen mit Medikamenten gegen Depressionen vom Typ MAO-Hemmer verwendet werden. Wegen des Tyramingehaltes der Pflanze kann es bei gleichzeitiger Verwendung zur Blutdruckkrise kommen.[1]

Bibernelle

Andere Namen: Bockwurz, Pfefferwurzel
Botanische Bezeichnung: Pimpinella major, Pimpinella saxifraga
Verwendete Pflanzenteile: Wurzel (Pimpinellae radix)
Wichtigste Inhaltsstoffe: Ätherisches Öl, Saponine

Verwendungszweck
Als schleimlösendes und hustenstillendes Mittel bei Bronchitis und anderen Infektionen der oberen Luftwege. Genauere Untersuchungen zur Wirksamkeit fehlen. Manchmal wird diese Pflanze auch gegen Verdauungsstörungen und als harntreibendes Mittel verwendet. Darüber gibt es jedoch keine gesicherten Kenntnisse.[5]

Außerdem wird Bibernelle als Gurgelmittel gegen Schleimhautentzündungen in Mund und Rachen eingesetzt.

Nebenwirkungen
Keine bekannt.

Anwendung
- Als Tee: Zwei Teelöffel fein geschnittene Bibernellwurzel mit einer Tasse kochendem Wasser übergießen. Zehn Minuten stehenlassen, dann abseihen. Als Hustentee drei- bis viermal täglich eine Tasse trinken.[5]
- Als Fertigpräparat. Mittlere Tagesdosis 6 bis 12 Gramm Bibernellwurzel.[1]

Besonderer Hinweis
Die Anwendung von Bibernellkraut ist veraltet und kann nicht mehr befürwortet werden.[1]

Birke

Andere Namen: Für Betula pendula: Weißbirke, Rauhbirke, Sandbirke, Warzenbirke; für Betula pubescens: Besenbirke, Haarbirke
Botanische Bezeichnung: Betula pendula und Betula pubescens
Verwendete Pflanzenteile: Blätter (Betulae folium)
Wichtigste Inhaltsstoffe: Flavonoide

Verwendungszweck
Man verwendet sie bei Harnweginfekten und bei Nierengrieß zur Schwemmtherapie, da Birkenblätter die Urinproduktion steigern.[1]

Bei Harnweginfekten mit Bakterien im Urin genügt die Schwemmtherapie alleine oft nicht,[5] sondern es müssen auch noch Medikamente verwendet werden, die das Bakterienwachstum hemmen (Antibiotika).

Für die Anwendung der Birkenblätter bei weiteren Krankheiten (wie Rheuma, Gicht, Haarausfall und Hautausschlägen) gibt es keine gesicherten Kenntnisse.

Anwendungseinschränkungen
Personen mit Ödemen aufgrund von Herz- oder Nierenschwäche sollten keine Schwemmtherapie machen.[2]

Anwendung
Bei einem harntreibenden Mittel ist die Anwendung als Tee besonders sinnvoll, da dann gleichzeitig die notwendige Wassermenge aufgenommen wird.
- Als Tee: Zwei bis drei Teelöffel fein geschnittene Birkenblätter mit einer Tasse kochendem Wasser übergießen. Eine Viertelstunde stehen lassen, dann abseihen. Mehrmals täglich eine Tasse zwischen den Mahlzeiten trinken.
- Als Fertigpräparat. Mittlere Tagesdosis mehrmals täglich 2 bis 3 Gramm Droge; Zubereitungen entsprechend.[1]

Besonderer Hinweis
Bei Harnweginfekten mit Fieber, schweren Bauch- oder Rückenschmerzen soll der Arzt aufgesucht werden.

Bischofskraut

Andere Namen: Khella, Zahnstocher-Ammei, Ammi visnaga
Botanische Bezeichnung: Ammi visnaga
Verwendete Pflanzenteile: Früchte (Ammeos visnagae fructus)
Wichtigste Inhaltsstoffe: Furanochromone wie Khellin und Visnagin sowie Pyranocumarine wie Visnadin

Verwendungszweck
Bischofskraut wirkt krampflösend auf die glatte Muskulatur und steigert die Durchblutung der Herzkranzgefäße und des Herzmuskels. Vom Bundesge-

sundheitsamt wird Bischofskraut bei leichter Angina pectoris und zur Unterstützung der Behandlung leichter Atembeschwerden wegen Atemwegsverengungen zugelassen.[1,114]

Die Anwendung von Bischofskraut bei Angina pectoris sollte nur bei ganz geringen Beschwerden erfolgen. Bei stärkeren Beschwerden stehen einige synthetische Wirkstoffe zur Verfügung (z. B. Nitrate, Calcium- und Betablocker), die nicht nur die Beschwerden lindern, sondern auch das Fortschreiten der Krankheit verlangsamen können.[28]

Nebenwirkungen
Bei längerer Anwendung oder Überdosierung können Übelkeit, Schwindel, Verstopfung, Appetitlosigkeit, Kopfschmerzen, Juckreiz und Schlafstörungen auftreten.[5,25]

Anwendungseinschränkungen
Keine bekannt.

Anwendung
- Als Tee kaum gebräuchlich: Ein Fünftel eines Teelöffels (0,5 Gramm) voll Früchte zerstoßen, mit einer Tasse kochendem Wasser übergießen und nach zehn bis fünfzehn Minuten abgießen.[5] Zwei bis vier Tassen täglich trinken.
- Fertigpräparate sollten einer Tagesdosis von 20 Milligramm Khellin entsprechen.[1]

Bitterholz

Andere Namen: Quassiaholz, Fliegenholz
Botanische Bezeichnung: Quassia amara
Verwendete Pflanzenteile: Holz (Quassiae lignum)
Wichtigste Inhaltsstoffe: Bitterstoffe

Verwendungszweck
Bitterholz hat einen anhaltenden bitteren Geschmack.[25] Es wird wie andere Bittermittel zur Anregung des Appetits und als verdauungsförderndes Mittel eingesetzt.[5]

Nebenwirkungen
Größere Mengen reizen die Magenschleimhaut und können Erbrechen auslösen.[5,25]

Anwendungseinschränkungen
Patienten mit Magen- oder Darmgeschwüren sowie schwangere Frauen sollten kein Bitterholz verwenden.

Anwendung
- Als Tee: Etwa ein Fünftel Teelöffel feingeschnittenes Bitterholz wird mit kochendem Wasser übergossen und nach zehn Minuten abgeseiht. Gegen

Appetitlosigkeit wird etwa eine halbe Stunde vor dem Essen eine Tasse Bitterholztee getrunken.[5]
- Als Fertigpräparate.

Bittersüß

Andere Namen: Bittersüßer Nachtschatten, Glanzbeere
Botanische Bezeichnung: Solanum dulcamara
Verwendete Pflanzenteile: Stengel (Dulcamarae stipites)
Wichtigste Inhaltsstoffe: Gerbstoffe, Alkaloide und Saponine

Verwendungszweck
Bittersüßstengel werden zur Unterstützung der Behandlung chronischer Hautausschläge (Ekzeme) empfohlen.[1]

Nebenwirkungen und Anwendungseinschränkungen
Keine bekannt.

Anwendung
- Innerlich als Tee kaum gebräuchlich.
- Fertigpräparate entsprechend einer Tagesdosis von 1 bis 2 Gramm Bittersüßstengel.
- Äußerlich: Ein Teelöffel Bittersüßstengel wird mit einer Tasse kochendem Wasser übergossen und nach fünfzehn Minuten abgeseiht. Dieser Aufguß wird für Umschläge und Waschungen verwendet.

Blasentang

Andere Namen: Tang, Meereiche
Botanische Bezeichnung: Fucus vesiculosus
Verwendete Pflanzenteile: Ganze getrocknete Pflanze (Fucus, Fucus vesiculosus)
Wichtigste Inhaltsstoffe: Jodverbindungen

Verwendungszweck
Blasentang wird immer noch zur Jodtherapie bei Jodmangel angewendet.[1] Die Behandlung des Jodmangels sollte jedoch besser unter ärztlicher Aufsicht mit exakt dosierbaren Produkten erfolgen, da sonst schwere Nebenwirkungen möglich sind.

Die Pflanze wird heute gelegentlich als Entfettungs- und Schlankheitsmittel propagiert.[3] Durch Erhöhung des Grundumsatzes soll es zum Abbau von überschüssigem Körperfett kommen. Eine solche Anwendung ist wegen Nebenwirkungen jedoch strikt abzulehnen. Völlig unsinnig ist auch die immer wieder angepriesene Anwendung in »Schlankheitsbädern«.[5]

Nebenwirkungen
Bei längerer Einnahme können Symptome der Schilddrüsenüberfunktion (Augenveränderungen, Herzbeschwerden, Schweißausbrüche, Unruhe, Zittern, Schlaflosigkeit, Durchfälle, Muskelschwäche, Haarausfall) auftreten.[5] Außerdem sind gelegentlich allergische Reaktionen möglich.

Anwendung
Blasentang kann nicht empfohlen werden.[1]

Bockshornklee

Andere Namen: Griechische Heusamen, Kuhbohnen
Botanische Bezeichnung: Trigonella foenum-graecum
Verwendete Pflanzenteile: Samen (Foenugraeci semen)
Wichtigste Inhaltsstoffe: Schleimstoffe

Verwendungszweck
Bockshornklee wird für Umschläge zur Hauterweichung bei Furunkeln, Ekzemen und schmerzhafter Hornhaut benützt.[5]

Innerlich eingenommen soll der Samen erhöhte Cholesterin- und Zuckerwerte im Blut senken und die Milchbildung fördern. Tatsächlich wurde bei Tieren diese Wirkung des Samens auf Cholesterin und Zucker im Blut beobachtet.[115,116] Vermutlich beruht dies darauf, daß die Schleimstoffe die Aufnahme der Nährstoffe im Darm verzögern. Andere schleimstoffhaltige Pflanzen zeigen ähnliche Wirkungen.[5] Damit diese Wirkung eintritt, müssen täglich 20 bis 30 Gramm Samen eingenommen werden.[3]

Nebenwirkungen und Anwendungseinschränkungen
Keine bekannt.

Anwendung
In der Regel nur äußerlich. 50 Gramm pulverisierte Samen werden mit einem Viertelliter heißem Wasser zu einem festen Brei angerührt. Diesen verwendet man als Umschlag, den man etwa eine halbe Stunde beläßt.[1,3]

Boldo

Botanische Bezeichnung: Peumus boldus
Verwendete Pflanzenteile: Blätter (Boldo folium)
Wichtigste Inhaltsstoffe: Alkaloide, ätherisches Öl

Verwendungszweck
Boldoblätter wirken krampflösend und fördern die Gallen- und Magensaftausschüttung. Sie werden deshalb bei leichten krampfartigen Störungen des Magen-Darm-Trakts sowie bei Verdauungsbeschwerden verwendet.[1]

Nebenwirkungen
Boldoblätter können Vergiftungen bewirken, wenn sie in großen Mengen angewendet werden.[3]

Anwendungseinschränkungen
Bei schweren Lebererkrankungen und Verschluß der Gallenwege sollte Boldo nicht eingenommen werden.

Anwendung
Es gibt so viele unbedenklichere Pflanzen für die Verwendungszwecke der Boldoblätter, daß diese Pflanze nicht mehr verwendet werden sollte.[3] Falls jemand sie dennoch anwenden möchte, hier die Angaben für die Teeherstellung: Einen Teelöffel Boldoblätter mit einer Tasse kochendem Wasser übergießen. Zehn Minuten stehenlassen, daß abseihen. Zwei- bis dreimal täglich eine Teetasse trinken.[5]

Besondere Hinweise
Bei der Teezubereitung gehen bis zu 80 Prozent der Wirkstoffe verloren. Wirksamer ist deshalb die Verwendung standardisierter Fertigpräparate.[5] Reines ätherisches Öl sowie Destillate aus Boldoblättern dürfen nicht verwendet werden.[1]

Brechnuß

Botanische Bezeichnung: Strychnos nux-vomica
Verwendete Pflanzenteile: Samen (Strychni semen)
Wichtigste Inhaltsstoffe: Alkaloide, vor allem Strychnin und Brucin

Verwendungszweck
Keinen. Strychnin ist ein sehr starkes Gift. Weder für Brechnußsamen noch für reines Strychnin gibt es eine medizinisch sinnvolle Anwendung.[1,3] Man findet diese Pflanze immer noch gelegentlich in sogenannten »Stärkungsmitteln«.

Nebenwirkungen
Sehr schwere Vergiftungen sind möglich.[4]

Anwendung
Kann nicht empfohlen werden.

Brennessel

Andere Namen: Haarnessel, Nesselkraut
Botanische Bezeichnung: Urtica dioica. Urtica urens
Verwendete Pflanzenteile: Früchte (Urticae fructus), Kraut (Urticae herba), Wurzel (Urticae radix)

Wichtigste Inhaltsstoffe: Frucht: Eiweiß, Schleim und fettes Öl. Kraut: Flavonoide und Mineralsalze. Wurzel: verschiedene Sterole, vor allem ß-Sitosterin, Polysaccharide, Isolektine.

Verwendungszweck
- Frucht: Wird in der Volksmedizin äußerlich bei Rheuma und Hautleiden verwendet und innerlich zur Stärkung und Milchbildung. Für die Wirksamkeit dieser Anwendungen gibt es keine sicheren Nachweise.[5]
- Kraut: Soll die Urinproduktion leicht steigern. Es wird deshalb zur Schwemmtherapie bei Harnweginfekten und Nierengrieß verwendet.[1,5] Außerdem wird das Brennesselkraut innerlich und äußerlich bei rheumatischen Beschwerden[1] sowie für weitere Zwecke (Blutbildung, Gallenwegerkrankungen, Haarausfall, Kopfschuppen, Wundheilung) eingesetzt. Die Wirksamkeit ist für alle diese Zwecke nicht eindeutig nachgewiesen. Die Anwendung sollte deshalb kritisch hinterfragt werden.[112]
- Wurzel: Wird gegen Schwierigkeiten beim Harnlassen wegen Prostatavergrößerung eingesetzt. Hier gibt es unterschiedliche Meinungen zur Wirksamkeit. Es existieren sowohl Studien mit günstigen Ergebnissen[113] als auch solche, die keine Wirksamkeit zeigten.[5,119]

Nebenwirkungen
- Frucht: Keine bekannt.
- Kraut: Selten allergische Reaktionen.[5]
- Wurzel: Gelegentlich leichte Magen-Darm-Beschwerden.[1]

Anwendungseinschränkungen
Kraut: Personen mit Ödemen aufgrund von Herz- oder Nierenschwäche sollten keine Schwemmtherapie machen.[1]

Anwendung
- Frucht: Als Tee, aber kaum gebräuchlich.
- Kraut: Als Tee. Zwei Teelöffel Brennesselkraut mit einer Tasse kaltem Wasser ansetzen und kurz aufkochen (es ist auch möglich, das Brennesselkraut direkt mit kochendem Wasser zu übergießen). Nach zehn Minuten abgießen. Mehrmals täglich eine Tasse zwischen den Mahlzeiten trinken.[5]
  Als Fertigpräparate in vergleichbaren Mengen.
- Wurzel: Als Tee. Einen Teelöffel Brennesselwurzel mit einer Tasse kaltem Wasser ansetzen. Kurz aufkochen und anschließend zehn Minuten lang bedeckt stehenlassen. Dann abseihen. Täglich zwei bis drei Tassen trinken.
  Als Fertigpräparat: Brennesselwurzel wird häufig als Fertigpräparat verwendet und nur selten als Tee.

Besonderer Hinweis
Die Behandlung von Prostatabeschwerden sollte durch einen Arzt überwacht werden.

Brombeere

Andere Namen: Kratzbeere
Botanische Bezeichnung: Rubus fruticosus
Verwendete Pflanzenteile: Blätter (Rubi fruticosi folium)
Wichtigste Inhaltsstoffe: Gerbstoffe

Verwendungszweck
Gegen leichten Durchfall.[1,2] Brombeerblätter enthalten Gerbstoffe. Gerbstoffe wirken unspezifisch bei akuten Durchfallerkrankungen sowie bei leichten Entzündungen der Mund- und Rachenschleimhaut.[1]

Nebenwirkungen
Keine bekannt.

Anwendungseinschränkungen
Durchfälle bei kleinen Kindern sollten durch einen Arzt behandelt werden. Erwachsene sollten den Arzt aufsuchen, falls die Durchfälle mehrere Tage andauern,[2] blutig sind oder Fieber auftritt.

Anwendung
- Als Tee: Zwei Teelöffel fein zerkleinerte Brombeerblätter mit einer Tasse kochendem Wasser übergießen. Zehn bis fünfzehn Minuten stehenlassen, dann abseihen.[5] Mehrmals täglich eine Tasse frisch zubereiteten Tee zwischen den Mahlzeiten trinken.[2]
- Als Fertigpräparate. Tagesdosis 4,5 Gramm Brombeerblätter, Zubereitungen entsprechend.[1]

Besondere Hinweise
Genußtees enthalten manchmal speziell vorbehandelte (fermentierte) Brombeerblätter als Schwarztee-Ersatz. Trotz ähnlichen Geschmacks wirkt ein solcher Tee nicht anregend.[5]

Die Anwendung von Brombeerwurzel (Rubi fruticosi radix) bei »Wassersucht« ist nicht ausreichend belegt und kann nicht befürwortet werden.[1]

Bruchkraut

Andere Namen: Harnkraut, Jungfernkraut
Botanische Bezeichnung: Herniaria glabra
Verwendete Pflanzenteile: Kraut (Herniariae herba)
Wichtigste Inhaltsstoffe: Saponine und Flavonoide

Verwendungszweck
Als mildes Mittel zur Steigerung der Harnproduktion. Die Wirksamkeit ist nicht ausreichend belegt.[1,3,5] Es gibt wirksamere Pflanzen für diese Verwendung, z. B. Hauhechel oder Goldrute (siehe dort).

Nebenwirkungen und Anwendungseinschränkungen
Keine bekannt.

Anwendung
- Als Tee: Ein Teelöffel fein geschnittenes Bruchkraut mit einer Tasse kaltem Wasser ansetzen und kurz aufkochen. Fünf Minuten stehen lassen, dann abseihen. Zwei- bis dreimal täglich eine Tasse zwischen den Mahlzeiten trinken.[5]
- Als Fertigpräparate.

Brunnenkresse

Andere Namen: Bitterkraut, Wassersenf
Botanische Bezeichnung: Nasturtium officinale
Verwendete Pflanzenteile: Kraut (Nasturtii herba)
Wichtigste Inhaltsstoffe: Senfölglykoside und Senföl

Verwendungszweck
Brunnenkresse ist gegen Erkältungen der Luftwege zugelassen.[1] Volksmedizinisch wird sie außerdem als galletreibendes Mittel, für »Frühjahrskuren« und in »Blutreinigungs-Präparaten« verwendet.[5]

Nebenwirkungen
Brunnenkresse sollte nicht in größeren Mengen über längere Zeit eingenommen werden, da sonst Magen-Darm-Beschwerden auftreten können.[1,5]

Anwendungseinschränkungen
Kinder unter vier Jahren sowie Personen mit Magen-Darm-Geschwüren oder Nierenkrankheiten sollten sie nicht verwenden.[1,5]

Anwendung
- Als Tee wenig gebräuchlich.
- Als Fertigpräparate mit einer Tagesdosis von 4 bis 6 Gramm getrocknetem oder 20 bis 30 Gramm frischem Kraut; Zubereitungen entsprechend.

Bucco

Botanische Bezeichnung: Barosma betulina und andere Barosma-Arten
Verwendete Pflanzenteile: Blätter (Bucco folium oder Barosmae folium)
Wichtigste Inhaltsstoffe: Ätherisches Öl, Schleim, Harze und Flavonoide

Verwendungszweck
Man verwendet Buccoblätter bei leichten Harnweginfekten zur Steigerung der Harnproduktion. Die Wirksamkeit ist nicht nachgewiesen.[1] Es gibt wirksamere Pflanzen für diese Verwendung, z. B. Hauhechel oder Goldrute (siehe dort).

Nebenwirkungen
Gelegentlich Magen-Darm-Beschwerden.[3]

Anwendungseinschränkungen
Personen mit Ödemen aufgrund von Herz- oder Nierenschwäche sollten keine Schwemmtherapie durchführen.[2]

Anwendung
- Als Tee: Einen Teelöffel Buccoblätter mit einer Tasse kochendem Wasser übergießen und zehn Minuten stehen lassen. Anschließend abseihen. Mehrmals täglich eine Tasse voll trinken.
- Als Fertigpräparate.

Besonderer Hinweis
Gegen die Verwendung als Geruchs- oder Geschmackskorrigens in Teemischungen bestehen keine Bedenken.[1]

Cayennepfeffer

Botanische Bezeichnung: Capsicum frutescens
Verwendete Pflanzenteile: Früchte (Capsici fructus)
Wichtigste Inhaltsstoffe: Capsaicinoide

Verwendungszweck
Äußerlich bei Rheuma. Cayennepfeffer erzeugt Brennen und Schmerzen auf der Haut oder Schleimhaut. Außerdem wird die lokale Durchblutung stark gesteigert.[3] Es kommt jedoch nicht zur Zellschädigung.[4] Deshalb kann ein Cayennepfeffer-Pflaster im Gegensatz zum hautschädigenden Senfpflaster auch längere Zeit auf der Haut gelassen werden.

Cayennepfeffer wird in Form von Pflastern, Salben oder Einreibemitteln als hautreizende Substanz bei Muskelschmerzen und Rheuma eingesetzt.[3]

Innerlich wird Cayennepfeffer zur Steigerung der Magensaftproduktion und gegen Blähungen angewendet. Er ist ein scharfes Gewürz und wird auch beim Kochen gebraucht.

Nebenwirkungen
Selten treten Überempfindlichkeitsreaktionen auf.[1]

Anwendungseinschränkungen
Nur auf gesunder Haut anwenden.[1]

Anwendung
Innerlich als Gewürz, äußerlich nur als Fertigpräparate.

Chinarinde

Andere Namen: Fieberrinde
Botanische Bezeichnung: Cinchona pubescens, Cinchona succirubra und andere Cinchonaarten
Verwendete Pflanzenteile: Rinde (Cinchonae cortex, Cortex Chinae)
Wichtigste Inhaltsstoffe: Etwa dreißig verschiedene, zum Teil bitter schmeckende Alkaloide, darunter vor allem Chinin, Chinidin, Cinchonin und Cinchonidin.

Verwendungszweck

Diese Pflanze wurde früher gegen Malaria, Fieber, Wadenkrämpfe und Herzrhythmusstörungen eingesetzt. Für diese Zwecke gibt es jedoch heute bessere Medikamente.

Chinarinde sollte nur noch bei Verdauungsbeschwerden und Appetitlosigkeit eingesetzt werden.[1,3] Allerdings gibt es auch für diese Verwendungszwecke Medikamente mit weniger Nebenwirkungen.

Nebenwirkungen

Gelegentlich allergische Reaktionen, Fieber, Blutungsneigung, außerdem Herzrhythmusstörungen, Übelkeit, Brechdurchfall, Hör- und Sehstörungen.

Anwendungseinschränkungen

Schwangere Frauen sollten die Pflanze nicht einnehmen. Bei Magen- und Darmbeschwerden sowie bei bekannter Chininüberempfindlichkeit nicht anwenden. Besondere Vorsicht bei Herzrhythmusstörungen.

Anwendung

Für alle Verwendungszwecke gibt es Präparate, die seltener Nebenwirkungen auslösen. Falls jemand dennoch Chinarinde anwenden möchte, hier die Angaben zur Teeherstellung:

- Einen halben Teelöffel fein geschnittene Chinarinde wird mit einer Tasse siedendem Wasser übergossen. Zehn Minuten stehenlassen, dann abseihen. Eine Tasse Tee dreißig Minuten vor jeder Mahlzeit trinken.[2]
- Als Fertigpräparate.

Besondere Hinweise

Die Wirkstoffe Chinin und Chinidin werden aus der Chinarinde isoliert und in der Medizin angewendet. Reines Chinidin wird als Mittel gegen Herzrhythmusstörungen verwendet. Reines Chinin ist oft wirksam gegen Wadenkrämpfe sowie bei der Behandlung von Malaria.[114] Chinarinde verändert die Wirkung zahlreicher anderer Medikamente.

Citronellgras

Andere Namen: Lemongras, Cymbopogon. Das ätherische Öl wird Citronellöl oder Indisches Melissenöl genannt.
Botanische Bezeichnung: Cymbopogon nardus, Cymbopogon citratus, Cymbopogon winterianus
Verwendete Pflanzenteile: Kraut (Cymbopogonis herba), ätherisches Öl (Cymbopogonis aetheroleum)
Wichtigste Inhaltsstoffe: Ätherisches Öl mit Citral

Verwendungszweck
Das ätherische Öl wird in Kombination mit anderen Ölen innerlich gegen Beschwerden im Magen-Darm-Trakt und äußerlich bei Muskelschmerzen, Erkältungskrankheiten und zur Abwehr von Insekten angeboten. Auch das Citronellkraut ist immer noch in vereinzelten Mitteln gegen Magen-Darm-Beschwerden zu finden. Für alle diese Verwendungszwecke ist die Wirksamkeit nicht nachgewiesen.[1]

Nebenwirkungen
Selten sind allergische Reaktionen und Vergiftungen beobachtet worden, darunter sehr schwerwiegende.[1] Die Nebenwirkungen werden vermutlich vor allem durch den Inhaltsstoff Citral ausgelöst.

Anwendung
Da schwerwiegende Nebenwirkungen möglich sind und die Wirksamkeit nicht nachgewiesen ist, kann die medizinische Anwendung von Citronellgras nicht empfohlen werden.[1]

Citronellgras, das wenig Citral enthält, darf als Geruchs- oder Geschmacksträger verwendet werden.[1]

Damiana

Botanische Bezeichnung: Turnera diffusa
Verwendete Pflanzenteile: Blätter (Turnerae folium, Damianae folium)
Wichtigste Inhaltsstoffe: Ätherisches Öl, Bitterstoffe

Verwendungszweck
Damiana wird verwendet zur Steigerung der sexuellen Potenz, zur Vorbeugung und Behandlung von Sexualstörungen, zur Kräftigung und Anregung bei Überarbeitung, geistiger Überforderung sowie bei nervöser Schwäche.[1] Die Wirksamkeit für diese Zwecke konnte jedoch bisher wissenschaftlich nicht nachgewiesen werden.[1,3]

Nebenwirkungen und Anwendungseinschränkungen
Keine bekannt.

Anwendung
Kann nicht empfohlen werden, da die Wirksamkeit nicht nachgewiesen ist.[1]

Dill

Andere Namen: Blähkraut, Gurkenkümmel
Botanische Bezeichnung: Anethum graveolens
Verwendete Pflanzenteile: Früchte (Anethi fructus), Kraut (Anethi herba)
Wichtigste Inhaltsstoffe: Ätherisches Öl

Verwendungszweck
Dillfrüchte fördern die Magensaftausschüttung und werden bei Verdauungsbeschwerden eingesetzt.[1,25]

Dillkraut sollte medizinisch nicht mehr verwendet werden, da keine Wirksamkeit nachgewiesen ist.[1] Gegen die Anwendung des Dillkrauts als Gewürz (z. B. für Gurken) ist nichts einzuwenden.

Nebenwirkungen und Anwendungseinschränkungen
Keine bekannt.

Anwendung
- Als Tee kaum gebräuchlich.
- In Teemischungen oder Fertigpräparaten in einer Tagesdosis, die 3 Gramm Dillfrüchten entspricht.[1]

Dost

Andere Namen: Brauner Dost, Oregano
Botanische Bezeichnung: Origanum vulgare
Verwendete Pflanzenteile: Kraut (Origani vulgaris herba)
Wichtigste Inhaltsstoffe: Ätherisches Öl

Verwendungszweck
Dost wird volksmedizinisch für eine ganze Reihe von Beschwerden empfohlen, z. B. Husten, Gallenleiden, Rheuma oder Verdauungsbeschwerden. Die Wirksamkeit ist bei allen diesen Verwendungszwecken nicht nachgewiesen.[1]

Gegen die Verwendung als Gewürz, vor allem in der italienischen Küche, bestehen keine Bedenken.

Anwendung
Nur als Gewürz.

Eberesche

Andere Namen: Drosselbeeren, Eibschen, Vogelbeeren
Botanische Bezeichnung: Sorbus aucuparia
Verwendete Pflanzenteile: Früchte (Sorbi aucupariae fructus)
Wichtigste Inhaltsstoffe: Sorbit, Fruchtsäuren

Verwendungszweck
Die Früchte der Eberesche (Vogelbeeren) werden für verschiedene Beschwerden empfohlen, z.B. Nierenkrankheiten, Rheuma, Blutreinigung oder Vitamin-C-Mangel. Die Wirksamkeit ist bei allen diesen Verwendungszwecken nicht nachgewiesen.[1] Der Vitamin-C-Gehalt der Vogelbeeren ist gering.

Nebenwirkungen
Keine bekannt.

Anwendung
Wegen mangelndem Nachweis der Wirksamkeit sollten die Früchte der Eberesche medizinisch nicht verwendet werden.

Besondere Hinweise
Frische Vogelbeeren enthalten eine Substanz, die lokale Reizerscheinungen auslösen kann. Diese Substanz wird beim Trocknen weitgehend abgebaut und durch Kochen zerstört.[1]

Eberwurz

Andere Namen: Silberdistel, Wetterdistel, Sonnendistel
Botanische Bezeichnung: Carlina acaulis
Verwendete Pflanzenteile: Wurzel (Carlinae radix)
Wichtigste Inhaltsstoffe: Ungenügend untersucht, vermutlich ein ätherisches Öl sowie Carlinaoxid

Verwendungszweck
Eberwurz wird volksmedizinisch als Bestandteil der »Schwedenkräuter« im »Schwedenbitter« als Allheilmittel verwendet.[3]

Für die Anwendung bei Gallenwegserkrankungen gibt es keine wissenschaftliche Grundlage.

Eberwurz enthält Carlinaoxid, einen Wirkstoff, der sich nur in Lösungsmitteln, jedoch nicht im Wasser löst. Er hat eine starke Wirkung gegen einige Bakterienarten (Erreger von Typhus, Paratyphus und Ruhr). Dieser Wirkstoff ist jedoch giftig und wird deshalb nicht mehr verwendet.[3] Möglicherweise beruht jedoch die mittelalterliche Einschätzung der Eberwurz »wider allerlei Gift, sonderlich aber wider die Pestilenz« auf diesem antibakteriellen Wirkstoff.

Nebenwirkungen und Anwendungseinschränkungen
Beim wäßerigen Extrakt keine bekannt.

Anwendung
Ist nicht mehr zeitgemäß.

Edelkastanie

Andere Namen: Eßkastanie
Botanische Bezeichnung: Castanea sativa (Castanea vesca oder Castanea vulgaris)
Verwendete Pflanzenteile: Blätter (Castaneae folium)
Wichtigste Inhaltsstoffe: Gerbstoffe

Verwendungszweck
Für die volksmedizinische Anwendung der Kastanienblätter gegen Erkrankungen der Atemwege gibt es keine Belege.[1] Die Gerbstoffe der Kastanienblätter können möglicherweise unspezifisch innerlich bei Durchfall oder äußerlich gegen Entzündungen der Haut und der Schleimhäute wirken. Da es jedoch geeignetere gerbstoffhaltige Pflanzen für diese Zwecke gibt (Eichenrinde, Tormentill), können Kastanienblätter für diese Zwecke ebenfalls nicht empfohlen werden.

Nebenwirkungen
Keine bekannt.

Anwendung
Die Anwendung kann wegen fehlendem Nachweis der Wirksamkeit nicht empfohlen werden.

Besondere Hinweise
Die Früchte sind als »Maronen« eßbar.

Efeu

Botanische Bezeichnung: Hedera helix
Verwendete Pflanzenteile: Blätter (Hederae folium)
Wichtigste Inhaltsstoffe: Saponine

Verwendungszweck
Efeublätter wirken krampflösend und sekretverflüssigend.[1] Sie werden bei Keuchhusten, krampfartiger Bronchitis und chronischen Erkrankungen der oberen Luftwege angewendet.[1,5] Bisher fehlt eine allgemein anerkannte Erklärung für die Wirksamkeit.[3]

Nebenwirkungen
Frische Efeublätter können Allergien auslösen. Von getrockneten Efeublättern sind bisher keine Nebenwirkungen bekannt.[5]

Anwendungseinschränkungen
Keine bekannt.

Anwendung
- Als Tee wenig gebräuchlich. Einen halben Teelöffel Kraut mit einer Tasse kochendem Wasser übergießen. Zehn Minuten stehenlassen, dann abseihen. Ein- bis dreimal täglich eine Tasse trinken.[5] Mit etwas Honig wird der Geschmack besser.
- Als Fertigpräparate. Die mittlere Tagesdosis entspricht 0,3 Gramm Efeublätter.[1]

Ehrenpreis

Andere Namen: Wundkraut, Grundheilkraut
Botanische Bezeichnung: Veronica officinalis
Verwendete Pflanzenteile: Kraut (Veronicae herba)
Wichtigste Inhaltsstoffe: Glykoside

Verwendungszweck
Ehrenpreis wird volksmedizinisch als Husten-, Rheuma-, Gicht-, Blutreinigungs- und Stärkungsmittel propagiert. Die Wirksamkeit ist bei allen diesen Beschwerden nicht nachgewiesen.[1]

Nebenwirkungen
Keine bekannt.

Anwendung
Wegen mangelndem Nachweis der Wirksamkeit sollte Ehrenpreis nicht verwendet werden.[1]

Eibisch

Andere Namen: Altheeblätter
Botanische Bezeichnung: Althaea officinalis
Verwendete Pflanzenteile: Blätter (Althaeae folium), Wurzel (Althaeae radix)

Wichtigste Inhaltsstoffe: Schleimstoffe

Verwendungszweck
Zur Reizlinderung. Eibisch wird bei Reizhusten und bei Entzündungen der Schleimhäute (in Mund, Rachen, Magen und Darm) eingesetzt.[5] Eibischwurzeln werden auch für Umschläge bei Hautentzündungen verwendet.[5]

Nebenwirkungen und Anwendungseinschränkungen
Keine bekannt.

Anwendung

- Als Tee aus den Blättern: Einen gehäuften Teelöffel Eibischblätter mit einer Tasse heißem Wasser übergießen, zehn Minuten stehenlassen, dann abseihen.[5] Mehrmals täglich eine Tasse trinken.[2]
- Als Tee aus den Wurzeln: Einen bis zwei Teelöffel fein zerkleinerter Wurzeln mit einer Tasse kaltem Wasser ansetzen. Bei Zimmertemperatur eine halbe Stunde stehenlassen, dabei häufig umrühren. Anschließend abseihen.[5] Mehrmals täglich eine Tasse trinken.[5]
- Als Fertigpräparate.

Besonderer Hinweis

Die Aufnahme anderer, gleichzeitig eingenommener Medikamente ins Blut kann verzögert werden.[1]

Eiche

Andere Namen: Eichenlohe, Sommereiche, Wintereiche
Botanische Bezeichnung: Quercus robur, Quercus petraea
Verwendete Pflanzenteile: Rinde (Quercus cortex)
Wichtigste Inhaltsstoffe: Gerbstoffe

Verwendungszweck

Eichenrinde wird vor allem äußerlich in Form von Bädern, Umschlägen oder Pinselungen bei Hautrissen, Frostbeulen, Hämorrhoiden, Afterrissen, Ekzemen, Krampfadern oder übermäßiger Schweißabsonderung verwendet.[2,3,5]

Nebenwirkungen und Anwendungseinschränkungen

Keine bekannt.

Anwendung

- Als Spül- und Gurgellösung: Zwei Eßlöffel fein geschnittener Eichenrinde in einem halben Liter Wasser fünfzehn bis zwanzig Minuten kochen, anschließend abseihen. Mehrmals täglich mit der unverdünnten Abkochung gurgeln.[2]
- Als Teilbad: 500 Gramm Eichenrinde auf vier bis fünf Liter Wasser. Zweimal täglich fünfzehn bis zwanzig Minuten baden.[2]

Besonderer Hinweis

Benutztes Geschirr, Badewanne und Wäsche können fleckig werden.[3]

Eisenhut

Andere Namen: Sturmhut, Giftkraut, Fuchswurz
Botanische Bezeichnung: Aconitum napellus
Verwendete Pflanzenteile: Knollen (Aconiti tuber), Kraut (Aconiti herba)
Wichtigste Inhaltsstoffe: Alkaloide, vor allem Aconitin

Verwendungszweck
Eisenhut ist eine hochgiftige Pflanze. Die Verwendung ist deshalb nicht gerechtfertigt.[1] Dies umso mehr, als die Wirksamkeit bei den meisten traditionellen Verwendungszwecken nicht nachgewiesen ist. Für die Anwendung bei Nervenschmerzen gibt es wesentlich geeignetere Maßnahmen und Medikamente.

Nebenwirkungen
Bereits in kleinsten Mengen können schwere Vergiftungen auftreten.[1]

Anwendung
Keine.

Eisenkraut

Andere Namen: Taubenkraut, Katzenblutkraut
Botanische Bezeichnung: Verbena officinalis
Verwendete Pflanzenteile: Kraut (Verbenae herba)
Wichtigste Inhaltsstoffe: Iridoidglykoside, wenig ätherisches Öl

Verwendungszweck
Über die Wirkung des Eisenkrauts ist wenig bekannt. Volksmedizinisch wird es innerlich als wassertreibendes und auswurfförderndes Mittel sowie bei Periodenstörungen[3] wie unregelmäßiger oder fehlender Periode verwendet. Äußerlich wird es in der Volksmedizin bei schlecht heilenden Wunden gebraucht. Die Wirksamkeit bei diesen Anwendungsgebieten ist nicht nachgewiesen.[1]

Nebenwirkungen
Keine bekannt.

Anwendungseinschränkungen
Schwangere Frauen sollten kein Eisenkraut einnehmen.[3]

Anwendung
Als Tee: Einen Teelöffel fein geschnittenes Eisenkraut mit einer Tasse kochendem Wasser übergießen. Zehn Minuten stehenlassen, anschließend abseihen.[5] Mehrmals täglich eine Tasse frisch zubereiteten Tee trinken.

Enzian

Andere Namen: Bitterwurz, Fieberwurzel
Botanische Bezeichnung: Gentiana lutea (gelber Enzian und nicht, wie oft abgebildet, der blaue Enzian)
Verwendete Pflanzenteile: Wurzel (Gentianae radix)
Wichtigste Inhaltsstoffe: Verschiedene Bitterstoffe, darunter das äußerst bittere Amarogentin.

Verwendungszweck

Enzianwurzel ist ein kräftiges Bittermittel, das die Geschmacksnerven reizt. Dadurch wird die Ausschüttung von Speichel und Magensaft angeregt. Er wird bei Appetitlosigkeit, Völlegefühl und Blähungen angewendet. Sofern körperlicher Schwäche zu geringe Nahrungsaufnahme zugrunde liegt, wirkt Enzian durch die Appetitsteigerung auch als Stärkungsmittel.[1]

Nebenwirkungen

Gelegentlich Kopfschmerzen.[1] Bei Verwendung großer Mengen Übelkeit bis zum Erbrechen.[3]

Anwendungseinschränkungen

Patienten mit Magen- oder Darmgeschwüren sollten keine Bitterstoffpflanzen einnehmen.[1]

Anwendung

- Als Tee: Einen halben Teelöffel fein geschnittene Enzianwurzel mit einer Tasse kochendem Wasser übergießen, fünf bis zehn Minuten stehenlassen, anschließend abseihen.[5] Eine Tasse Tee wird kalt oder lauwarm eine halbe Stunde vor den Mahlzeiten getrunken.[2]
- Als Fertigpräparate entsprechend einer Tagesdosis von 2 bis 4 Gramm Enzianwurzel.

Ephedra

Andere Namen: Meerträubel, Ma-Huang
Botanische Bezeichnung: Verschiedene Ephedra-Arten, vor allem Ephedra sinica
Verwendete Pflanzenteile: Kraut (Ephedrae herba)
Wichtigste Inhaltsstoffe: Hauptalkaloid ist Ephedrin

Verwendungszweck

Ephedrakraut ist gelegentlich Bestandteil von Hustenpräparaten. Ephedrakraut ist zur Anwendung gegen Atemwegerkrankungen bei Erwachsenen und Schulkindern zugelassen, wenn die Luftwege wegen Krämpfen der Bronchialmuskulatur leicht verengt sind.[1]

Ephedrin findet man in zahlreichen Husten- und Schnupfenmitteln. Der Wirkstoff Ephedrin erweitert die Bronchien, erhöht die Herzfrequenz, verengt die Blutgefäße und steigert den Blutdruck.[29] Außerdem kann Ephedrin stimulierend auf das Gehirn wirken und dadurch Nervosität, Unruhe und Schlaflosigkeit auslösen.

Gegen Husten und Schnupfen gibt es sicherere synthetische Wirkstoffe, deshalb ist die Anwendung des Wirkstoffes Ephedrin umstritten.

Nebenwirkungen

Es können Schlaflosigkeit, Unruhe, Reizbarkeit, Kopfschmerzen, Übelkeit, Erbrechen, Herzrhythmusstörungen, Blutdruckanstieg sowie Schwierigkeiten beim Urinieren auftreten.[1]

Anwendungseinschränkungen
Kleine Kinder, Personen mit Angst- und Unruhezuständen, Patienten mit erhöhtem Blutdruck, grünem Star, Prostatabeschwerden oder Durchblutungsstörungen des Gehirns, erhöhter Schilddrüsenfunktion oder vermehrter Adrenalinproduktion dürfen Ephedrakraut nicht anwenden.[1]

Anwendung
Nur in Form exakt standardisierter Fertigpräparate.

Besondere Hinweise
- Ephedrinhaltige Arzneimittel stehen auf der Dopingliste des Internationalen Olympischen Komitees und des deutschen Sportbundes. Sie dürfen deshalb von Leistungssportlern nicht verwendet werden.
- Ephedrakraut darf nur kurzfristig angewendet werden. Sonst kann eine Abhängigkeit entstehen.
- Ephedrakraut kann die Wirkungen und Nebenwirkungen zahlreicher anderer Medikamente verändern. Fragen Sie Ihren Apotheker oder Arzt, bevor Sie Ephedrakraut zusammen mit weiteren Arzneimitteln verwenden.

Erdbeere

Andere Namen: Walderdbeere
Botanische Bezeichnung: Verschiedene Fragaria-Arten, vor allem Fragaria vesca
Verwendete Pflanzenteile: Blätter (Fragariae folium)
Wichtigste Inhaltsstoffe: Gerbstoffe, Flavonoide

Verwendungszweck
Volksmedizinisch werden Erdbeerblätter als mildes Mittel gegen Durchfall verwendet.[5] Oft sind die Blätter aber auch Bestandteil von Tees zur »Blutreinigung« sowie zur Behandlung von Rheuma, Gicht, Nierenleiden, Nervosität und vielen anderen Krankheiten.[1] Die Wirksamkeit ist bei keinem der Verwendungszwecke nachgewiesen.[1]

Nebenwirkungen
Personen mit Allergien gegen Erdbeeren können auch auf Erdbeerblätter allergisch reagieren.[1]

Anwendungseinschränkungen
Keine bekannt.

Anwendung
Es gibt wirksamere Pflanzen gegen Durchfall (z. B. Tormentill). Falls Sie dennoch einen Erdbeerblättertee herstellen möchten, hier das Rezept:
- Ein Teelöffel getrockneter Erdbeerblätter wird mit einer Tasse kochendem

Wasser übergossen und nach zehn Minuten abgegossen.[5] Mehrmals täglich eine Tasse trinken.

Besondere Hinweise
Junge Erdbeerblätter werden auch als Ersatz für Schwarztee verwendet.[5]

Erdrauch

Andere Namen: Ackerrautenkraut, Erdrautenkraut
Botanische Bezeichnung: Fumaria officinalis
Verwendete Pflanzenteile: Kraut (Fumariae herba)
Wichtigste Inhaltsstoffe: Alkaloide, Flavonoide

Verwendungszweck
Erdrauch wirkt leicht krampflösend im oberen Verdauungstrakt. Er wird bei krampfartigen Beschwerden im Bereich des Magen-Darm-Trakts sowie der Gallenblase und der Gallenwege verwendet.[1,2]

Einer der Inhaltsstoffe scheint den Gallenfluß zu normalisieren, das heißt, zu starke Gallenaüsschüttung zu hemmen und zu schwache zu fördern.[5] Volksmedizinisch wird er außerdem als wassertreibendes und abführendes Mittel sowie äußerlich gegen Schuppenflechte empfohlen.[5] Diese Wirkungen sind jedoch nicht ausreichend belegt.

Nebenwirkungen und Anwendungseinschränkungen
Keine bekannt.

Anwendung
- Als Tee: Etwa zwei Teelöffel fein geschnittenes Erdrauchkraut mit einer Tasse kochendem Wasser übergießen, zehn Minuten stehenlassen, dann abseihen. Jeweils vor den Mahlzeiten eine Tasse frisch zubereiteten Tee trinken.[5]
- Als Fertigpräparate. Mittlere Tagesdosis 6 Gramm Erdrauchkraut; Zubereitungen entsprechend.[1]

Esche

Andere Namen: Geisbaum, Wundbaum
Botanische Bezeichnung: Fraxinus excelsior
Verwendete Pflanzenteile: Rinde (Fraxini cortex), Blätter (Fraxini folium)
Wichtigste Inhaltsstoffe: Glykoside

Verwendungszweck
Eschenrinde findet man in Fiebermitteln, Eschenblätter in Produkten, die gegen Rheuma, Gicht, Blasenleiden und zur Harnförderung propagiert werden. Die Wirksamkeit ist für alle diese Zwecke nicht nachgewiesen.[1]

Nebenwirkungen und Anwendungseinschränkungen
Keine bekannt.

Anwendung
Wegen mangelndem Nachweis der Wirksamkeit kann die Anwendung nicht empfohlen werden.[1]

Eukalyptus

Botanische Bezeichnung: Eucalyptus globulus
Verwendete Pflanzenteile: Blätter (Eucalypti folium), ätherisches Öl (Eucalypti aetheroleum)
Wichtigste Inhaltsstoffe: Ätherisches Öl

Verwendungszweck
Eukalyptus wirkt auswurffördernd, geruchshemmend und schwach krampflösend. Die Blätter selbst werden kaum mehr gebraucht. Man verwendet das ätherische Öl, das aus den Blättern gewonnen wird, bei Erkältungskrankheiten der oberen Luftwege[1,5] sowie als Einreibemittel bei rheumatischen Beschwerden.[1] Das Öl kann eingenommen, eingerieben oder inhaliert werden. Es wird ins Blut aufgenommen und teilweise durch die Lungen ausgeschieden.

Nebenwirkungen
Selten Übelkeit, Erbrechen oder Durchfall.[1]

Anwendungseinschränkungen
Personen mit schweren Lebererkrankungen, entzündlichen Erkrankungen des Magen-Darm-Traktes oder der Gallenwege sollten die Pflanze nicht einnehmen. Bei Säuglingen und Kleinkindern sollen Eukalyptuszubereitungen nicht im Gesicht angewendet werden.[1]

Anwendung
- Als Tee wenig gebräuchlich. Ein Teelöffel fein geschnittener Eukalyptusblätter mit einer Tasse kochendem Wasser übergießen, fünf bis zehn Minuten stehenlassen, dann abgießen. Dreimal täglich eine Tasse frisch zubereiteten Tee trinken.[2]
- Als Fertigpräparate. Mittlere Tagesdosis bei Einnahme 0,3 bis 0,6 Gramm Eukalyptusöl.

Besondere Hinweise
Eukalyptuszubereitungen können die Wirkung anderer Medikamente verändern, denn sie beeinflussen die Stoffwechselfunktion der Leber.[1] Nach Einnahme von Eukalyptusöl kann der Urin veilchenähnlich riechen.[3]

Färberginster

Andere Namen: Farbkraut, Gilbkraut, Grünholz
Botanische Bezeichnung: Genista tinctoria
Verwendete Pflanzenteile: Kraut (Genistae tinctoriae herba)
Wichtigste Inhaltsstoffe: Flavonoide, Alkaloide

Verwendungszweck
Färberginster wird vor allem volksmedizinisch als harntreibendes Mittel bei Nierengrieß oder Harnsteinen angewendet.[2,5]

Nebenwirkungen
Bei Überschreiten der unten angebenen Tagesdosis können Durchfälle auftreten.[2]

Anwendungseinschränkungen
Bei chronischen Nierenerkrankungen sollte vor der Anwendung von Färberginster der Arzt gefragt werden. Personen mit Ödemen aufgrund von Herz- oder Nierenschwäche sowie solche mit Bluthochdruck sollten keine Färberginsterzubereitungen anwenden.

Anwendung
Bei einem harntreibenden Mittel ist die Anwendung als Tee besonders sinnvoll, da so gleichzeitig die notwendige Wassermenge aufgenommen wird. Wegen der möglichen Nebenwirkungen des Färberginsters sind andere harntreibende Pflanzen (z. B. Goldrute, Hauhechel) jedoch vorzuziehen.
- Als Tee: Ein Teelöffel feingeschnittenes Färberginsterkraut mit einer Tasse kochendem Wasser übergießen und nach zehn Minuten abseihen. Bis zu dreimal täglich eine Tasse frisch bereiteten Teeaufguß trinken.[2]

Färberkrapp

Andere Namen: Krappwurzel, Färberröte
Botanische Bezeichnung: Rubia tinctorum
Verwendete Pflanzenteile: Wurzel (Rubiae tinctorum radix)
Wichtigste Inhaltsstoffe: Hydroxy-Anthracenderivate

Verwendungszweck
Färberkrapp wird zur unterstützenden Behandlung und zur Vorbeugung bei calciumhaltigen Steinen in den Harnwegen angewendet.[1] Die meisten Harnsteine (75 bis 85 Prozent) enthalten Calcium.[115] Färberkrapp hemmt die Bildung solcher Harnsteine.

Nebenwirkungen
Bei längerer Anwendung tritt eine harmlose Rotfärbung des Urins auf.[1]

Anwendungseinschränkungen
Schwangere und stillende Frauen sollten die Pflanze nicht einnehmen.[1]

Anwendung
- Als Tee: nicht gebräuchlich.
- Als Fertigpräparate: Fertigpräparate sollten so standardisiert sein, daß eine mittlere Tagesdosis von 30 Milligramm Hydroxyanthracen-Derivaten erreicht wird.

Besondere Hinweise
Zur Vorbeugung der Bildung von Harnsteinen sollte viel getrunken werden. Experimentell konnte nachgewiesen werden, daß die Wirkstoffe des Färberkrapps die Ausfällung von Calciumphosphat und Calciumoxalat weitgehend hemmen.[4] Calciumphosphat und Calciumoxalat sind zwei Hauptbestandteile der calciumhaltigen Harnsteine.

Faulbaum

Andere Namen: Gelbholz, Pulverholz, Wegdorn
Botanische Bezeichnung: Rhamnus frangula
Verwendete Pflanzenteile: Rinde (Frangulae cortex)
Wichtigste Inhaltsstoffe: Anthrachinonglykoside

Verwendungszweck
Starkes Abführmittel. Man kann diese Pflanze anwenden,[1] wenn eine Darmentleerung oder weicher Stuhl kurzfristig nötig sind (z.B. zur Vorbereitung eines medizinischen Eingriffs, nach einem Herzinfarkt, bei Hämorrhoiden oder Afterrissen). Die Wirkung tritt nach sechs bis acht Stunden ein.[5]

Nebenwirkungen
Kurzfristig und in richtiger Dosierung angewendet, sind keine Nebenwirkungen zu erwarten.[1] Es kann jedoch gelegentlich zu Bauchkrämpfen, Bauchschmerzen und Durchfall kommen.

Die ständige Anwendung führt zu Verlust von Mineralsalzen (vor allem Kalium). Die normale Darmbewegung wird nachhaltig gestört.[1] Dadurch ist oft der normale spontane Stuhlgang kaum mehr möglich. Es kann eine Abführmittelabhängigkeit auftreten.

Selten kommt es zu Nierenschädigung mit Abgang von Eiweiß und Blut im Urin. Weiterhin kann es zu einer harmlosen gelbbraunen bis rotbraunen Verfärbung des Urins kommen.[5]

Langfristige Anwendung kann auch eine schwarze Verfärbung der Darmschleimhaut bewirken. Diese verschwindet meist vier bis zwölf Wochen nach Absetzen des Abführmittels und ist in der Regel harmlos.[20]

Anwendungseinschränkungen
Personen mit Verengungen im Magen-Darm-Trakt sowie Patienten mit Bauchkrämpfen oder Übelkeit[20] sollten die Pflanze nicht einnehmen. Schwangere und stillende Frauen nur nach Rücksprache mit einem Arzt.[1]

Anwendung

Abführmittel mit Anthrachinonglykosiden sollten in der Regel nur kurzfristig während weniger Tage angewendet werden.

- Als Tee: Einen Teelöffel fein geschnittene Faulbaumrinde mit einer Tasse kochendem Wasser übergießen, zehn bis fünfzehn Minuten stehenlassen, dann abseihen.[5] Morgens und/oder abends eine Tasse frisch zubereiteten Tee trinken.[2]
- Als Fertigpräparate: Fertigpräparate werden oft auf einen Gehalt an Anthrachinonglykosiden standardisiert. Die mittlere Tagesdosis entspricht 20 bis 180 Milligramm Hydroxy-Anthracenderivaten.[1]

Besondere Hinweise

Die frische Rinde enthält stark magenschleimhautreizende Wirkstoffe. Dadurch können Erbrechen, Koliken und blutige Durchfälle ausgelöst werden. Durch Lagerung werden diese Wirkstoffe teilweise abgebaut. Deshalb darf nur Rinde verwendet und verkauft werden, die mindestens ein Jahr gelagert wurde.[116]

Die Wirkung bestimmter Herzmittel (Digitalis-Präparate und Diuretika) kann verändert werden. Nehmen Sie in diesem Fall das Mittel nicht ein, ohne vorher mit Ihrem Arzt gesprochen zu haben.

Amerikanischer Faulbaum

Andere Namen: Cascara, Sagradarinde
Botanische Bezeichnung: Rhamnus purshianus
Verwendete Pflanzenteile: Rinde (Rhamni purshiani cortex)
Wichtigste Inhaltsstoffe: Anthrachinonglykoside

Verwendungszweck

Starkes Abführmittel. Man kann diese Pflanze anwenden, wenn eine Darmentleerung oder weicher Stuhl kurzfristig nötig sind (z. B. zur Vorbereitung eines medizinischen Eingriffs, nach einem Herzinfarkt, bei Hämorrhoiden oder Afterrissen). Die Wirkung tritt nach zehn bis zwölf Stunden ein.[5]

Nebenwirkungen

Kurzfristig und in richtiger Dosierung angewendet, sind keine Nebenwirkungen zu erwarten.[1] Es kann jedoch gelegentlich zu Bauchkrämpfen, Bauchschmerzen und Durchfall kommen.

Die ständige Anwendung führt zu Verlusten von Mineralsalzen (vor allem Kalium). Die normale Darmbewegung wird nachhaltig gestört.[1] Dadurch ist oft der normale spontane Stuhlgang kaum mehr möglich. Es kann eine Abführmittelabhängigkeit auftreten.

Selten kommt es zu Nierenschädigung mit Abgang von Eiweiß und Blut im Urin. Weiterhin kann es zu einer harmlosen gelbbraunen bis rotbraunen Verfärbung des Urins kommen.[5]

Langfristige Anwendung kann auch eine schwarze Verfärbung der Darmschleimhaut bewirken. Diese verschwindet meist vier bis zwölf Wochen nach Absetzen des Abführmittels und ist in der Regel harmlos.[20]

Anwendungseinschränkungen
Personen mit Verengungen im Magen-Darm-Trakt sowie Patienten mit Bauchkrämpfen oder Übelkeit[20] sollten die Pflanze nicht einnehmen. Schwangere und stillende Frauen nur nach Rücksprache mit einem Arzt.[1]

Anwendung
Abführmittel mit Anthrachinonglykosiden sollten in der Regel nur kurzfristig während weniger Tage angewendet werden.
- Als Tee: Einen Teelöffel fein geschnittene Rinde mit einer Tasse kochendem Wasser übergießen, zehn Minuten stehenlassen, dann abseihen.[5] Morgens und/oder abends eine Tasse frisch zubereiteten Tee trinken.[2]
- Als Fertigpräparate: Fertigpräparate werden oft auf einen Gehalt an Anthrachinonglykosiden standardisiert. Die mittlere Tagesdosis entspricht 20 bis 160 Milligramm Hydroxy-Anthracenderivaten.[1]

Besondere Hinweise
Die frische Rinde enthält stark magenschleimhautreizende Wirkstoffe. Dadurch können Erbrechen, Koliken und blutige Durchfälle ausgelöst werden. Durch Lagerung werden diese Wirkstoffe teilweise abgebaut. Deshalb darf nur Rinde verwendet und verkauft werden, die mindestens ein Jahr gelagert wurde.[5]

Die Wirkung bestimmter Herzmittel (Digitalis-Präparate und Diuretika) kann verändert werden. Nehmen Sie in diesem Fall das Mittel nicht ein, ohne vorher mit Ihrem Arzt gesprochen zu haben.

Feige

Botanische Bezeichnung: Ficus carica
Verwendete Pflanzenteile: Früchte (Caricae fructus)
Wichtigste Inhaltsstoffe: Zucker, Kalium

Verwendungszweck
Feigenfrüchte werden als Abführmittel angewendet. Die Wirksamkeit ist jedoch nicht nachgewiesen.[1]

Nebenwirkungen und Anwendungseinschränkungen
Keine bekannt.

Anwendung
Die getrockneten Früchte sowie in Fertigpräparaten. Als Tee nicht gebräuchlich.

Fenchel

Andere Namen: Bitterfenchel
Botanische Bezeichnung: Foeniculum vulgare
Verwendete Pflanzenteile: Früchte (Foeniculi fructus), Ätherisches Öl (Foeniculi aetheroleum)
Wichtigste Inhaltsstoffe: Ätherisches Öl

Verwendungszweck
Blähungshemmend, auswurffördernd.[117] Fenchel wird gegen Blähungen und krampfartige Beschwerden im Magen-Darm-Trakt besonders bei Säuglingen und Kleinkindern eingesetzt.[2] Außerdem wird er zur Schleimlösung in den Atemwegen angewendet.[1] Fenchel wirkt ähnlich wie Anis.

Nebenwirkungen
Vereinzelt treten Überempfindlichkeitsreaktionen der Haut und der Atemwege auf.[1]

Anwendungseinschränkungen
Schwangere Frauen, Säuglinge und Kleinkinder sollten das ätherische Öl nicht verwenden.[1] Falls sich die Beschwerden nicht innerhalb von Wochen bessern, sollte ein Arzt oder Apotheker konsultiert werden.[1]

Anwendung
- Als Tee: Einen Teelöffel unmittelbar vorher zerstoßene Fenchelfrüchte mit einer Tasse kochendem Wasser übergießen. In bedecktem Gefäß zehn bis fünfzehn Minuten stehenlassen, anschließend abseihen.[5]
  Erwachsene trinken bei Magen-Darm-Beschwerden zwei- bis viermal eine Tasse frisch zubereiteten Tee warm zwischen den Mahlzeiten. Bei Säuglingen und Kleinkindern kann der Tee auch zum Verdünnen von Milch oder Breinahrung verwendet werden.[2]
- Als Fertigpräparate: Die mittlere Tagesdosis beträgt 5 bis 7 Gramm Fenchelfrüchte oder 0,1 bis 0,6 Gramm Fenchelöl; Zubereitungen entsprechend.[1]

Fichte

Botanische Bezeichnung: Verschiedene Picea-(Abies-)Arten, z. B. Picea abies, Abies alba, Abies sibirica.
Verwendete Pflanzenteile: Ätherisches Öl (Piceae aetheroleum), frische Fichtenspitzen (Piceae turiones recentes)
Wichtigste Inhaltsstoffe: Ätherisches Öl

Verwendungszweck
Inhalationen mit dem ätherischen Öl der Fichte wirken auswurffördernd bei Husten und Erkältungen.[1] Äußerlich wird das ätherische Öl bei leichten Muskel- und Nervenschmerzen verwendet.[1]

Da die Wirkung der Fichtenspitzen ebenfalls auf dem ätherischen Öl basiert, ist sie vergleichbar.

Nebenwirkungen
Inhalationen mit Fichte können Verkrampfungen der Bronchien verstärken. Außerdem kann das ätherische Öl die Haut oder die Schleimhäute reizen.[1]

Anwendungseinschränkungen
Patienten mit Verkrampfungen der Bronchien, Bronchialasthma oder Keuchhusten sollten Fichtenpräparate nicht anwenden.[1]

Anwendung
Ätherisches Öl:
- Inhalationen: Einige Tropfen in heißes Wasser geben und die Dämpfe einatmen.
- Äußerlich: Fertigpräparate zum Einreiben.

Frische Fichtenspitzen werden in Zubereitungen innerlich in einer Tagesdosis von 5 bis 6 Gramm oder zu Bädern verwendet (200 bis 300 Gramm für ein Vollbad).

Fieberklee

Andere Namen: Bitterklee, Sumpfklee
Botanische Bezeichnung: Menyanthes trifoliata
Verwendete Pflanzenteile: Blätter (Menyanthidis folium, Trifolii fibrini folium)
Wichtigste Inhaltsstoffe: Verschiedene Bitterstoffe

Verwendungszweck
Fieberklee wird wie Enzian als appetitanregendes und die Magensaftausschüttung steigerndes Mittel verwendet.

Trotz seines deutschen Namens hat Fieberklee keine fiebersenkende Wirkung.[5] Die unterstützende Anwendung bei Muskelrheuma beruht auf Erfahrung, ist jedoch durch Studien nicht belegt.[3]

Nebenwirkungen
Bei Anwendung in größeren Mengen kann Erbrechen auftreten.

Anwendungseinschränkungen
Bei Durchfall oder Darmentzündung nicht einnehmen.[3] Patienten mit Magen- oder Darmgeschwüren sollten keine Bitterstoffpflanzen anwenden.

Anwendung
- Als Tee: Einen Teelöffel fein geschnittene Fieberkleeblätter mit einer Tasse kochendem Wasser übergießen. Fünf bis zehn Minuten stehenlassen, an-

schließend abseihen. Eine Tasse Tee wird eine halbe Stunde vor den Mahlzeiten getrunken.[5]
- Als Fertigpräparate in einer Tagesdosis von 1,5 bis 3 Gramm Fieberkleeblätter.[1]

Fingerhut

Andere Namen: Roter Fingerhut, Handschuhkraut (Digitalis purpurea); Wolliger Fingerhut, Samtfingerhut (Digitalis lanata)
Botanische Bezeichnung: Digitalis purpurea und Digitalis lanata
Verwendete Pflanzenteile: Blätter (Digitalis folium)
Wichtigste Inhaltsstoffe: Herzwirksame Glykoside

Verwendungszweck
Die verschiedenen Fingerhutarten enthalten eine Mischung herzwirksamer Glykoside. Diese Glykoside können die Leistung des Herzens bei Herzschwäche erhöhen. Die aus Fingerhut gewonnenen und teilweise chemisch veränderten Reinsubstanzen sind wichtige Bestandteile von Präparaten zur Stärkung der Herzmuskulatur bei Herzschwäche. Diese Reinsubstanzen sind verschreibungspflichtig und werden häufig verwendet.

Die Wirkstoffe der Fingerhutblätter können bei falscher Dosierung schwerwiegende Nebenwirkungen auslösen. Fingerhutblätter sollten nicht mehr eingesetzt werden, da die notwendige exakte Dosierung der Wirkstoffe in der vorliegenden komplexen Mischung trotz Standardisierung nicht sicher möglich ist.

Anwendung
Nur als Rohstoff zur Gewinnung der Reinsubstanzen (Glykoside).

Flohsamen

Andere Namen: Psyllium, Indische Flohsamen, Ispaghula
Botanische Bezeichnung: Plantago psyllium, Plantago indica, Plantago ovata
Verwendete Pflanzenteile: Samen (Plantaginis ovatae semen, Psyllii semen), Samenschalen (Plantaginis ovatae testa)
Wichtigste Inhaltsstoffe: Schleimstoffe

Verwendungszweck
Mildes Abführmittel. Flohsamen quellen stark in Flüssigkeit. Der Dehnungsreiz, der durch die Erhöhung des Füllvolumens im Darm entsteht, fördert die natürliche Darmbewegung. Flohsamen wirken dadurch abführend. Die abführende Wirkung tritt langsam ein, meist nach zwölf bis vierundzwanzig Stunden, gelegentlich auch erst nach einigen Tagen.[3] Die Schleimstoffe des Flohsamens verbessern auch die Gleitfähigkeit des Darminhalts.[5]

Flohsamen vermindern außerdem die Lipidmenge im Blut. Diese Wirkung ist jedoch gering.[5]

Nebenwirkungen
Selten Überempfindlichkeitsreaktionen, vor allem bei pulverisierten und flüssigen Zubereitungen.[1]

Anwendungseinschränkungen
Personen mit Verengungen im Magen-Darm-Trakt sollten die Pflanze nicht nehmen.

Anwendung
- Zwei Teelöffel Flohsamen mit einer Tasse Wasser quellen lassen. Diese Menge morgens und abends einnehmen. Wichtig ist, daß anschließend pro Teelöffel Samen mindestens ein Glas Wasser (150 Milliliter) getrunken wird.[1] Erst dadurch kommt die volle abführende Wirkung zustande.
- Als Fertigpräparate.

Frauenmantel

Andere Namen: Marienmantel, Taumantel, Silberkraut
Botanische Bezeichnung: Alchemilla vulgaris
Verwendete Pflanzenteile: Kraut (Alchemillae vulgaris herba)
Wichtigste Inhaltsstoffe: Gerbstoffe

Verwendungszweck
Die Inhaltsstoffe dieser Pflanze, die Gerbstoffe, wirken unspezifisch bei akuten Durchfallerkrankungen. Frauenmantel wird bei leichten Durchfallerkrankungen angewendet.[1] Der Gerbstoffgehalt ist im Vergleich zu Tormentill gering. Die Wirkung von Frauenmantel bei Durchfällen ist deshalb eher schwach. Frauenmantel wird auch bei verschiedenen Frauenleiden empfohlen. Diese Anwendungen sind jedoch nicht wissenschaftlich nachgewiesen.[5]

Nebenwirkungen
Keine bekannt.

Anwendungseinschränkungen
Durchfälle bei kleinen Kindern sollten durch einen Arzt behandelt werden. Erwachsene sollten den Arzt aufsuchen, falls die Durchfälle mehrere Tage andauern,[1] blutig sind oder Fieber auftritt.

Anwendung
- Als Tee: Zwei Teelöffel Frauenmantel mit einer Tasse heißem Wasser übergießen, zehn Minuten stehenlassen, dann abseihen. Täglich drei Tassen frisch zubereiteten Tee zwischen den Mahlzeiten trinken.[2]
- Als Fertigpräparate mit einer mittleren Tagesdosis von 5 bis 10 Gramm Frauenmantelkraut; Zubereitungen entsprechend.[1]

Fuchskreuzkraut

Andere Namen: Haingreiskraut, Hainkreuzkraut
Botanische Bezeichnung: Senecio nemorensis ssp. fuchsii
Verwendete Pflanzenteile: Kraut (Senecionis herba)
Wichtigste Inhaltsstoffe: Pyrrolizidin-Alkaloide, ätherisches Öl

Verwendungszweck
Fuchskreuzkraut findet man in Mitteln, die gegen Blutungen, Zuckerkrankheit oder wegen ihrer Wirkung auf die Gebärmutter angeboten werden. Für alle diese Zwecke ist die Wirksamkeit nicht nachgewiesen.[1]

Nebenwirkungen
Fuchskreuzkraut kann krebserzeugend wirken. Es enthält nämlich erhebliche Mengen giftiger Pyrrolizidin-Alkaloide, die die Leber schädigen.

Anwendung
Fuchskreuzkraut enthält Giftstoffe und hat keine nachgewiesene Wirksamkeit. Es sollte deshalb nicht verwendet werden.[1]

Gänsefingerkraut

Andere Namen: Gänserich, Silberkraut, Fingerkraut
Botanische Bezeichnung: Potentilla anserina
Verwendete Pflanzenteile: Kraut (Anserinae herba)
Wichtigste Inhaltsstoffe: Gerbstoffe, Flavonoide

Verwendungszweck
Die Gerbstoffe dieser Pflanze wirken unspezifisch bei akuten Durchfallerkrankungen. Gänsefingerkraut wird zur Unterstützung der Behandlung leichter Durchfallerkrankungen angewendet.[1,2] Außerdem wird es äußerlich bei leichten Entzündungen im Mund- und Rachenbereich eingesetzt.[1] Darüber hinaus gibt es ärztliche Erfahrungsberichte, die auf eine Wirksamkeit gegen Menstruationsbeschwerden hinweisen.[1] Zur krampflösenden Wirkung gibt es widersprüchliche Studien.[5,6,124,125]

Nebenwirkungen
Gänsefingerkraut kann Beschwerden bei empfindlichem Magen verstärken.[1]

Anwendungseinschränkungen
Durchfälle bei kleinen Kindern sollten durch einen Arzt behandelt werden. Erwachsene sollten den Arzt aufsuchen, falls die Durchfälle mehrere Tage andauern,[1] blutig sind oder Fieber auftritt.

Anwendung
- Als Tee: Zwei bis drei Teelöffel fein geschnittenes Kraut mit einer Tasse kochendem Wasser übergießen, zehn Minuten stehenlassen, dann absei-

hen.[5] Mehrmals täglich eine Tasse frisch zubereiteten Tee zwischen den Mahlzeiten einnehmen.[2]
- Als Fertigpräparate mit einer Tagesdosis von 4 bis 6 Gramm Gänsefingerkraut; Zubereitungen entsprechend.[1]

Galgant

Botanische Bezeichnung: Alpinia officinarum
Verwendete Pflanzenteile: Wurzelstock (Galangae rhizoma)
Wichtigste Inhaltsstoffe: Ätherisches Öl und Scharfstoffe

Verwendungszweck
Galgant wird bei Appetitlosigkeit und Verdauungsschwäche angewendet.[1] Einige Inhaltsstoffe wirken entzündungshemmend.[1,5] Es gibt jedoch bisher keine Präparate, die zur Entzündungshemmung eingesetzt werden.

Nebenwirkungen und Anwendungseinschränkungen
Keine bekannt.

Anwendung
- Als Tee: Einen halben Teelöffel fein geschnittene Galgantwurzel mit einer Tasse kochendem Wasser übergießen, fünf bis zehn Minuten stehenlassen, danach abseihen. Jeweils eine Tasse eine halbe Stunde vor den Mahlzeiten trinken.[5]
- Als Fertigpräparate in einer Tagesdosis von 2 bis 4 Gramm Galgantwurzel; Zubereitungen entsprechend.[1]

Gartenbohne

Botanische Bezeichnung: Phaseolus vulgaris
Verwendete Pflanzenteile: Samenfreie getrocknete Gartenbohnenhülsen (Phaseoli pericarpium, Phaseoli fructus sine semine)
Wichtigste Inhaltsstoffe: Arginin, Kieselsäure, Chromsalze

Verwendungszweck
Bohnenschalen werden als schwach harntreibendes Mittel zur Erhöhung der Harnmenge sowie zur Vorbeugung der Bildung von Harngrieß und Harnsteinen angewendet.[1] Volksmedizinisch wird diese chromreiche Pflanze auch gegen Zuckerkrankheit eingesetzt. Chrom fördert zusammen mit Insulin die normale Glukoseverwertung im Körper.[23] Es wird nun untersucht, ob die schwache zuckersenkende Wirkung der Gartenbohne mit dem Chromgehalt zusammenhängt.[126]

Die Verwendung der Bohnenschalen als harntreibendes Mittel und gegen Zuckerkrankheit ist problematisch. Die Wirkungen sind insgesamt schwach und noch ungenügend untersucht.[5]

Nebenwirkungen und Anwendungseinschränkungen
Keine bekannt.

Anwendung
- Als Tee: Einen Eßlöffel zerkleinerte Bohnenschalen mit einer Tasse kochendem Wasser übergießen, zehn bis fünfzehn Minuten stehenlassen, danach abseihen. Zwei- bis dreimal täglich eine Tasse zwischen den Mahlzeiten trinken.[5]
- Als Fertigpräparate mit einer Tagesdosis 5 bis 15 Gramm Bohnenschalen; Zubereitungen entsprechend.[1]

Geißraute

Andere Namen: Geißklee, Ziegenraute
Botanische Bezeichnung: Galega officinalis
Verwendete Pflanzenteile: Kraut (Galegae herba)
Wichtigste Inhaltsstoffe: Guanidin-Derivate, Chromsalze

Verwendungszweck
Eine Verwendung dieser Pflanze ist wegen der unsicheren Wirkung abzulehnen.[3,5] Volksmedizinisch wird diese chromreiche Pflanze gegen Zuckerkrankheit eingesetzt. In älteren Studien wurde bei Tieren eine schwache blutzuckersenkende Wirkung der Geißraute beobachtet. Chrom fördert zusammen mit Insulin die normale Glukoseverwertung im Körper.[23] Möglicherweise hängt die schwache zuckersenkende Wirkung der Geißraute mit dem Chromgehalt zusammen.

Nebenwirkungen
Nach langfristiger Einnahme hoher Mengen können Vergiftungserscheinungen auftreten.[5]

Anwendung
Kann nicht empfohlen werden.

Gewürznelken

Botanische Bezeichnung: Syzygium aromaticum
Verwendete Pflanzenteile: Blütenknospen (Caryophylli flos)
Wichtigste Inhaltsstoffe: Ätherisches Öl mit Eugenol

Verwendungszweck
Die Gewürznelke wird vor allem als Gewürz verwendet. Sie wirkt krampflösend. Das ätherische Öl der Gewürznelke wirkt gegen zahlreiche Bakterien, Viren und Pilze. Werden Schleimhäute mit dem ätherischen Öl betupft, wird

die Schmerzempfindlichkeit vermindert.[1,3] Präparate aus Gewürznelken werden vor allem äußerlich bei Mund- und Rachenschleimhautentzündungen sowie in der Zahnmedizin eingesetzt.[1,5]

Nebenwirkungen
In konzentrierter Form reizt das ätherische Nelkenöl das Gewebe.

Anwendung
Als reines ätherisches Öl in der Zahnheilkunde, sonst in Form von Mundwässern, Tinkturen usw.

Ginkgo

Andere Namen: Fächerblattbaum, Silberaprikose, Tempelbaum
Botanische Bezeichnung: Ginkgo biloba
Verwendete Pflanzenteile: Blätter (Ginkgo bilobae folium)
Wichtigste Inhaltsstoffe: Flavonoide, Ginkgolide

Verwendungszweck
Die Wirkung von Ginkgo ist umstritten,[21] obwohl es sich um eine der am besten erforschten Pflanzen handelt. Ginkgo wird bei Durchblutungsstöungen des Gehirns, arteriellen Verschlüssen der Beine (Raucherbein), Schwindel, Kopfschmerzen, Ohrensausen, zur Steigerung des Konzentrationsvermögens und zur Verbesserung des Kurzzeitgedächtnisses angewendet.[4,25,127]

Nebenwirkungen
In seltenen Fällen Kopfschmerzen, Schwindel, Herzklopfen, Magen- und Darm-Beschwerden sowie gelegentlich allergische Hautreaktionen.[128]

Anwendungseinschränkungen
Keine bekannt.

Anwendung
Nur als Fertigpräparat, keine Tees, keine Tinkturen. Man verwendet pro Tag 120 Milligramm des patentierten Extraktes oder Zubereitungen in entsprechenden Mengen.

Besondere Hinweise
Alle klinischen Studien wurden mit hochdosierten patentierten Extrakten durchgeführt. Selbstgebraute Tees oder Tinkturen enthalten immer zuwenig Wirkstoff.

Zwei Ginkgo-Präparate erwirtschaften in der Bundesrepublik zusammen mehr als 250 Millionen DM Umsatz (1990). Die Wirkung ist allerdings immer noch umstritten, obschon es unwahrscheinlich erscheint, daß gänzlich unwirksame Produkte einen derart großen Umsatz erreichen können.

Ginseng

Botanische Bezeichnung: Panax ginseng
Verwendete Pflanzenteile: Wurzel (Ginseng radix)
Wichtigste Inhaltsstoffe: Triterpensaponine (Ginsenoside)

Verwendungszweck
Ginseng wird in der ostasiatischen Medizin seit Jahrtausenden als Stärkungsmittel verwendet. Er gilt als Mittel, das die Anpassungsfähigkeit des Organismus an innere und äußere Störungen verbessern kann.[129] Ginseng wird bei uns zur Verbesserung der Abwehrkraft gegen Krankheiten und Umwelteinflüsse sowie zur Steigerung der Leistung, des Reaktionsvermögens und als Stärkungsmittel nach Krankheiten eingesetzt.[1,5,25] Obwohl Ginseng in zahlreichen Studien untersucht wurde, gibt es unterschiedliche Meinungen zur Wirksamkeit.[130,131]

Nebenwirkungen
Selten und nur bei hoher Dosierung Schlaflosigkeit, Nervosität, Durchfall, erhöhter Blutdruck.[5] Außerdem selten erneutes Auftreten von Blutungen nach den Wechseljahren. Es ist allerdings umstritten, ob diese Nebenwirkungen bei deutschen Ginsengpräparaten auftreten,[132] da sie bisher hauptsächlich bei ausländischen Produkten unbekannter Qualität beobachtet wurden.

Anwendungseinschränkungen
Vorsicht bei erhöhtem Blutdruck.[3]

Anwendung
- Die Wurzel kann direkt gekaut werden.
- Als Tee wenig gebräuchlich. Einen Teelöffel fein geschnittene Wurzel mit einer Tasse kochendem Wasser übergießen, fünf bis zehn Minuten stehenlassen, danach abseihen. Ein- bis dreimal täglich eine Tasse über mindestens drei Wochen einnehmen.
- Als Fertigpräparate: Es gibt große Qualitätsunterschiede. Viele Präparate sind hoffnungslos unterdosiert.[133] Standardisierte Präparate sollten gegenüber nicht standardisierten bevorzugt werden.[5,134] Die mittlere Tagesdosis beträgt 1 bis 2 Gramm Ginsengwurzel; Zubereitungen entsprechend.[1]

Besondere Hinweise
Ginseng sollte nicht zusammen mit koffeinhaltigen Getränken (Kaffee, Schwarzem Tee, Cola-Getränken) verwendet werden.[3] In der chinesischen Medizin wurde und wird Ginseng über längere Zeiträume eingenommen, da eine Wirkung nicht rasch erwartet werden kann.[5]

Goldrute

Andere Namen: Heidnisch Wundkraut, Schoßkraut, Goldwundkraut
Botanische Bezeichnung: Solidago virgaurea und andere Solidago-Arten
Verwendete Pflanzenteile: Kraut (Virgaureae herba, Solidaginis herba)
Wichtigste Inhaltsstoffe: Flavonoide, Saponine, Phenolglykoside

Verwendungszweck
Goldrute wirkt harntreibend, schwach krampflösend und entzündungswidrig. Man verwendet sie bei Harnweginfekten, bei Nierengrieß und Harnsteinen zur Schwemmtherapie, da sie die Urinproduktion steigert.[1] Außerdem wird sie zur Vorbeugung von Harnsteinen eingesetzt.

Nebenwirkungen
Keine bekannt.

Anwendungseinschränkungen
Bei chronischen Nierenerkrankungen sollte vor der Anwendung von Goldrutenpräparaten der Arzt gefragt werden.[2] Personen mit Ödemen aufgrund von Herz- oder Nierenschwäche sollten keine Schwemmtherapie machen.[1]

Anwendung
Bei einem harntreibenden Mittel ist die Anwendung als Tee besonders sinnvoll, da dann gleichzeitig die notwendige Wassermenge aufgenommen wird.
- Als Tee: Einen Teelöffel fein geschnittenes Goldrutenkraut mit einer Tasse kaltem Wasser übergießen und kurz aufkochen. Zehn Minuten stehenlassen, danach abseihen. Täglich drei bis fünf Tassen zwischen den Mahlzeiten trinken.[5]
- Als Fertigpräparate: Die mittlere Tagesdosis beträgt 6 bis 12 Gramm Goldrutenkraut; Zubereitungen entsprechend.[1]

Besondere Hinweise
Riesengoldrutenkraut (Solidaginis giganteae herba) wirkt ähnlich wie Goldrute.

Gras (Heublumen, Quecke)

Andere Namen: Grasblüten, Graswurzel, Gemeine Quecke, Queckenwurzel
Botanische Bezeichnung: Elymus repens und andere Grasarten
Verwendete Pflanzenteile: Blüten (Graminis flos), Kraut (Graminis rhizoma)
Wichtigste Inhaltsstoffe: Polysaccharide, Mineralsalze, wenig ätherisches Öl

Verwendungszweck
- Wurzel: Sie wird volksmedizinisch als schwach harntreibendes Mittel bei Harnweginfektionen zur Erhöhung der Harnmenge verwendet.[1,2] Pharmakologische und klinische Untersuchungen fehlen.[5]
- Blüten: Sie werden äußerlich zur lokalen Wärmetherapie bei Rheuma ver-

wendet.[1] Die Anwendung beruht auf Erfahrungen und nicht auf wissenschaftlichen Studien.[5]

Nebenwirkungen

Bei der äußerlichen Anwendung der Heublumen können selten allergische Reaktionen (Heuschnupfen) ausgelöst werden.

Anwendungseinschränkungen

Bei offenen Verletzungen, Entzündungen oder akuten rheumatischen Schüben sollten Heublumen nicht verwendet werden. Personen mit Ödemen aufgrund von Herz- oder Nierenschäden sollten keine Schwemmtherapie machen.[1]

Anwendung

- Wurzel: Als Tee. Einen Teelöffel voll fein geschnittene Queckenwurzel mit einer Tasse kochendem Wasser übergießen, fünf bis zehn Minuten stehenlassen, danach abseihen. Viermal täglich eine Tasse frisch bereiteten Tee trinken.[2]
- Blüten: Als Vollbad. Für ein Vollbad 500 Gramm Heublumen mit drei bis vier Liter Wasser übergießen, eine Minute lang kochen. Eine halbe Stunde stehenlassen, dann abseihen und dem Vollbad zugeben. Die Badedauer beträgt fünfzehn Minuten, nachher Bettruhe während einer Stunde.[5]
- Als Wickel: Feucht-heiße Kompresse auflegen, während etwa 45 Minuten liegen lassen.[1] Denselben Wickel nur einmal verwenden.

Grindelia

Botanische Bezeichnung: Grindelia robusta und Grindelia squarrosa
Verwendete Pflanzenteile: Kraut (Grindeliae herba)
Wichtigste Inhaltsstoffe: Ätherisches Öl

Verwendungszweck

Grindelia soll auswurffördernd wirken und wird bei Erkältungen der oberen Luftwege angewendet.[1,25] Untersuchungen darüber, wie die Wirkung zustande kommt, fehlen leider bisher.[25]

Nebenwirkungen

Selten treten Reizungen der Magenschleimhaut auf.[1]

Anwendungseinschränkungen

Keine bekannt.

Anwendung

- Als Tee: Zwei Teelöffel Grindelia-Kraut werden mit einer Tasse kochendem Wasser übergossen und nach zehn Minuten abgeseiht. Pro Tag drei Tassen frisch zubereiteten Tee nach den Mahlzeiten trinken.
- In Fertigpräparaten entsprechend einer Tagesdosis von 4 bis 6 Gramm Grindeliakraut.

Guajakholz

Botanische Bezeichnung: Guajaci officinale oder Guajacum sanctum
Verwendete Pflanzenteile: Holz (Guajaci lignum)
Wichtigste Inhaltsstoffe: Harze und Saponine

Verwendungszweck
Guajakholz oder Guajakharz wird zur Unterstützung der Rheumabehandlung empfohlen, außerdem auch als mild abführendes und harntreibendes Mittel.[1,3] Wissenschaftliche Untersuchungen zur Wirkung liegen kaum vor.

Nebenwirkungen und Anwendungseinschränkungen
Keine bekannt.

Anwendung
Nur in Form von Fertigpräparaten mit einer mittleren Tagesdosis von 4,5 Gramm Guajakholz; Zubereitungen entsprechend.[1]

Guarana

Botanische Bezeichnung: Paullinia cupana
Verwendete Pflanzenteile: Samen (Guarana semen)
Wichtigste Inhaltsstoffe: Koffein, Theobromin

Verwendungszweck
Guarana wirkt wie Kaffee, Schwarztee oder Cola-Getränke zentral anregend durch den Gehalt an Koffein und Theobromin. Guarana findet man in Stärkungsmitteln.[3] Es wird zur Steigerung der Leistungsfähigkeit, Wachheit, Herz- und Nierentätigkeit eingesetzt.

Nebenwirkungen und Anwendungseinschränkungen
Keine bekannt.

Anwendung
Nur in Form von Fertigpräparaten.

Hafer

Botanische Bezeichnung: Avena sativa
Verwendete Pflanzenteile: Kraut (Avenae herba), Früchte (Avenae fructus), Stroh (Avenae stramentum)
Wichtigste Inhaltsstoffe: Kieselsäure, Mineralsalze, Flavonoide

Verwendungszweck

- Haferkraut und Haferfrüchte werden bei verschiedenen Beschwerden, wie nervöse Erschöpfung, Schlaflosigkeit, Nervenschwäche, Rheuma und Gicht, empfohlen. Die Wirksamkeit bei allen diesen Anwendungsgebieten ist jedoch nicht nachgewiesen.[1] Die oben angegebenen Anwendungen sind wohl vom homöopathischen Gebrauch des Haferkrauts in die Pflanzenheilkunde übertragen worden.[5] Eine Studie zeigte, daß Hafertinktur zur Raucherentwöhnung wirksam ist.[135] Diese Wirkung konnte jedoch in späteren Untersuchungen nicht bestätigt werden.[5]
- Haferstroh wird auch äußerlich in Bädern bei Hauterkrankungen und Juckreiz verwendet.[1]

Nebenwirkungen und Anwendungseinschränkungen

Keine bekannt.

Anwendung

- Haferkraut als Tee: Einen gehäuften Eßlöffel Haferkraut mit kochendem Wasser übergießen, abkühlen lassen, dann abseihen.[5] Es sind keine Nebenwirkungen bekannt. Die Anwendung für medizinische Zwecke kann wegen mangelnder Wirksamkeit jedoch nicht empfohlen werden.[1]
- Haferstroh: 100 Gramm Stroh für ein Vollbad; Zubereitung wie oben als Tee beschrieben. Fertigpräparate entsprechend.

Hagebutten

Andere Namen: Rose, Hundsrose, Hainbutten
Botanische Bezeichnung: Verschiedene Rosa-Arten, z. B. Rosa gallica
Verwendete Pflanzenteile: Blüten (Rosae flos), Hagebuttenkerne, fälschlicherweise auch als Samen bezeichnet (Rosae fructus oder Cynosbati semen), Scheinfrüchte oder Hagebutten (Rosae pseudofructus cum fructibus oder Cynosbati fructus cum semine), Hagebuttenschalen (Rosae pseudofructus)
Wichtigste Inhaltsstoffe: Blüten: Gerbstoffe; Hagebutten und Hagebuttenschalen; geringe Mengen Vitamin C.

Verwendungszweck

- Rosenblüten wirken dank ihres Gerbstoffgehalts leicht zusammenziehend auf Schleimhäute und werden bei leichten Entzündungen im Bereich der Mund- und Rachenschleimhaut in Form von Spülungen angewendet.[1]
- Hagebuttenkerne findet man in Präparaten gegen Erkrankungen der Harnwege, Rheuma oder Gicht sowie zur »Blutreinigung«. Die Wirksamkeit ist nicht belegt.[1]
- Hagebutten und Hagebuttenschalen werden als natürlicher Vitamin-C-Spender sowie gegen eine ganze Reihe von Erkrankungen und Beschwerden (Erkältungen, Grippe, Verdauungsbeschwerden, Gallensteine, Gicht, rheumatische Schmerzen, mangelnde Nierentätigkeit usw.) eingesetzt. Eine Wirksamkeit ist nicht oder nicht ausreichend belegt.[1] Gegen die Verwen-

dung von Hagebutten oder Hagebuttenschalen als Genußmittel oder zur Geschmacksverbesserung ist nichts einzuwenden.[1]

Nebenwirkungen und Anwendungseinschränkungen
Keine bekannt.

Anwendung
- Rosenblüten als Tee: Zwei Teelöffel Rosenblüten werden mit einer Tasse siedendem Wasser übergossen und nach zehn Minuten abgeseiht. Mit diesem Tee wird mehrmals täglich gegurgelt oder der Mund gespült.
- Für die Anwendung von Hagebuttenkernen gibt es mangels Wirksamkeitsbelegen keinen Grund.[1]
- Hagebutten und Hagebuttenschalen als Genußtee: Einen halben bis ganzen Teelöffel zerkleinerte Hagebutten mit einer Tasse kochendem Wasser übergießen, zehn Minuten stehenlassen, danach abseihen.

Besondere Hinweise
Nur frisch geerntete und schonend getrocknete Hagebutten enthalten nennenswerte Mengen an Vitamin C. Die übliche Handelsware weist oft kein Vitamin C mehr auf.[3] Der Tagesbedarf an Vitamin C beträgt für Erwachsene 60 mg.[20] Durch ausgewogene Ernährung wird der Bedarf an Vitamin C gut gedeckt. Vitamin-C-Mangel kann auftreten, wenn keine Kartoffeln und Zitrusfrüchte gegessen werden. Erhöhter Vitamin-C-Bedarf tritt nach Operationen, Verletzungen[136] sowie bei Rauchern[20] auf. Es ist umstritten, ob Infektionskrankheiten durch Vitamin C günstig beeinflußt werden können.

In Beuteltees werden den Hagebutten häufig Hibiscusblüten zugesetzt, um eine tiefrote Farbe zu erzeugen und den Geschmack zu verbessern.[5]

Hamamelis

Andere Namen: Zaubernuß
Botanische Bezeichnung: Hamamelis virginiana
Verwendete Pflanzenteile: Blätter (Hamamelidis folium), Rinde (Hamamelidis cortex)
Wichtigste Inhaltsstoffe: Gerbstoffe, Flavonoide, ätherisches Öl

Verwendungszweck
Äußerlich bei kleineren Verletzungen, lokalen Entzündungen der Haut und Schleimhäute, Hämorrhoiden und Krampfadern in Form von Salben, Zäpfchen und Tinkturen.[1]

Nebenwirkungen und Anwendungseinschränkungen
Keine bekannt.

Anwendung
Bei äußerlicher Anwendung mehrmals täglich in Form von Fertigpräparaten.[1]

Haronga

Botanische Bezeichnung: Harungana madagascariensis
Verwendete Pflanzenteile: Blätter (Harongae oder Harunganae folium), Rinde (Harongae oder Harunganae cortex)
Wichtigste Inhaltsstoffe: Anthrachinon-Derivate

Verwendungszweck
Haronga fördert die Ausschüttung der Galle sowie des Bauchspeicheldrüsen- und Magensafts. Die Pflanze wird bei Verdauungsbeschwerden und bei leichter Produktionsschwäche des Bauchspeicheldrüsensafts angewendet.[1]

Nebenwirkungen
Besonders bei hellhäutigen Menschen kann eine erhöhte Lichtempfindlichkeit auftreten.[1]

Anwendungseinschränkungen
Nicht länger als zwei Monate lang dauernd anwenden.[1] Patienten mit Entzündungen der Bauchspeicheldrüse, schweren Störungen der Leber- und Gallenfunktion, Gallensteinen oder Darmverschluß sollten Haronga nicht verwenden.[1]

Anwendung
Nur in Form von Fertigpräparaten. Mittlere Tagesdosis 25 bis 50 Milligramm Harongablätter oder Harongarinde.

Haselwurz

Botanische Bezeichnung: Asarum europaeum
Verwendete Pflanzenteile: Wurzelstock (Asari rhizoma)
Wichtigste Inhaltsstoffe: Ätherisches Öl

Verwendungszweck
Haselwurz kommt in vier verschiedenen, äußerlich nicht unterscheidbaren Rassen vor, die jedoch verschiedene Inhaltsstoffe haben und deshalb auch unterschiedlich wirken.[137] Nur eine einzige Rasse, die sogenannte Trans-Isoasaron-Rasse wirkt auswurffördernd, sekretverflüssigend und krampflösend.[138,139,140] Sie wird bei akuter und chronischer Bronchitis sowie Bronchialasthma angewendet.[141,142,143]

Nebenwirkungen
Selten Brechreiz, Sodbrennen und vermehrtes Schwitzen.

Anwendungseinschränkungen
Keine bekannt.

Anwendung
Nur als standardisierte Fertigpräparate, die Extrakte der Trans-Isoasaron-Rasse enthalten.

Hauhechel

Andere Namen: Hechelkraut, Harnkraut, Stachelkraut
Botanische Bezeichnung: Ononis spinosa
Verwendete Pflanzenteile: Wurzel (Ononidis radix)
Wichtigste Inhaltsstoffe: Flavonoide und wenig ätherisches Öl

Verwendungszweck
Hauhechel wirkt harntreibend. Sie wird zur Schwemmtherapie bei Harnweginfekten sowie zur Vorbeugung und Behandlung von Nierengrieß angewendet.[1]

Nebenwirkungen
Keine bekannt.

Anwendungseinschränkungen
Personen mit Ödemen aufgrund von Herz- oder Nierenschwäche sollten keine Schwemmtherapie machen.[1]

Anwendung
Bei einem harntreibenden Mittel ist die Anwendung als Tee besonders sinnvoll, da dann gleichzeitig die notwendige Wassermenge aufgenommen wird.
- Als Tee: Einen Teelöffel fein geschnittene Hauhechelwurzel mit einer Tasse kochendem Wasser übergießen, zwanzig bis dreißig Minuten stehenlassen, danach abseihen. Bis sechsmal täglich eine Tasse zwischen den Mahlzeiten trinken.
- Als Fertigpräparate mit einer mittleren Tagesdosis von 6 bis 12 Gramm Hauhechelwurzel; Zubereitungen entsprechend.[1]

Heidekraut

Andere Namen: Erika, Besenkraut
Botanische Bezeichnung: Calluna vulgaris, Erica vulgaris
Verwendete Pflanzenteile: Kraut (Callunae vulgaris herba), Blüten (Callunae vulgaris flos oder Ericae flos)
Wichtigste Inhaltsstoffe: Glykoside, Gerbstoff

Verwendungszweck
Heidekraut ist in harntreibenden Tees sowie in Produkten gegen Beschwerden des Magen-Darm-Trakts und der Atemwege zu finden. Für diese Zwecke ist die Wirksamkeit nicht belegt.[1]

Nebenwirkungen und Anwendungseinschränkungen
Keine bekannt.

Anwendung
Heidekraut wird medizinisch nicht angewendet. Gegen die Verwendung als Schmuckpflanze in Teemischungen bestehen keine Bedenken.[1]

Heidelbeere

Andere Namen: Blaubeere, Schwarbeere
Botanische Bezeichnung: Vaccinium myrtillus
Verwendete Pflanzenteile: Blätter (Myrtilli folium), Früchte (Myrtilli fructus)
Wichtigste Inhaltsstoffe: Gerbstoffe; die Blätter haben zusätzlich einen hohen Chromgehalt, die Früchte Anthocyan-Farbstoffe.

Verwendungszweck
- Früchte: Die getrockneten Heidelbeeren werden bei leichtem Durchfall angewendet. Sie wirken aufgrund derewendet. Sie wirken aufgrund des Gerbstoffgehalts unspezifisch bei akuten Durchfallerkrankungen. Hochkonzentrierte Heidelbeerextrakte wirken im Experiment gefäßabdichtend und gegen Ödembildung.[144]
- Blätter: Die Blätter werden volksmedizinisch zur Senkung des Blutzuckerspiegels und zur »Blutreinigung« angewendet.[5] Die Wirksamkeit bei diesen Anwendungsgebieten ist jedoch nicht nachgewiesen.[1] Der Zusammenhang zwischen der angeblich blutzuckersenkenden Wirkung und dem hohen Chromgehalt der Blätter wird untersucht.[145] Die Anwendung der Heidelbeerblätter kann nicht empfohlen werden, da bei längerem Gebrauch schwere Nebenwirkungen möglich sind.[1]

Nebenwirkungen
- Früchte: Keine bekannt.[1]
- Blätter: Nach Einnahme der Blätter in großen Mengen oder langfristiger Anwendung sind schwere Vergiftungen möglich.[1]

Anwendungseinschränkungen
Durchfälle bei kleinen Kindern sollten durch einen Arzt behandelt werden. Erwachsene sollten den Arzt aufsuchen, falls die Durchfälle mehrere Tage andauern,[1] blutig sind oder Fieber auftritt.

Anwendung
Früchte als Tee: Einen Eßlöffel getrocknete Heidelbeeren mit einer Tasse kaltem Wasser übergießen, zehn Minuten kochen, noch heiß abseihen.[5] Mehrmals täglich eine Tasse frisch zubereiteten Tee zwischen den Mahlzeiten einnehmen. Ein bis zwei Teelöffel getrocknete Heidelbeeren können auch direkt oder mit etwas Flüssigkeit eingenommen werden.[2]

Henna

Botanische Bezeichnung: Lawsonia inermis
Verwendete Pflanzenteile: Blätter (Hennae folium, Lawsoniae folium)
Wichtigste Inhaltsstoffe: Farbstoffe

Verwendungszweck
Henna wird in Europa medizinisch nicht genutzt. Die Pflanze ist vor allem als Haarfärbemittel bekannt. Bei längerem Kontakt der pulverisierten Blätter mit dem Haar wird dieses kräftig und dauerhaft rötlich gefärbt.[5]

Nebenwirkungen und Anwendungseinschränkungen
Keine bekannt.

Anwendung
Als Haarfärbemittel.

Besondere Hinweise
Die Anweisungen auf den Packungen sollten genau befolgt werden, damit unerwünschte Färbungen vermieden werden.

Herbstzeitlose

Andere Namen: Giftkrokus
Botanische Bezeichnung: Colchicum autumnale
Verwendete Pflanzenteile: Samen (Colchici semen), Knollen (Colchici tuber), Blüten (Colchici flos)
Wichtigste Inhaltsstoffe: Colchicin

Verwendungszweck
Colchicin ist in der Hand des Arztes ein spezifisches Mittel zur Behandlung eines akuten Gichtanfalls.[1] Allerdings kann schon geringe Überschreitung der Wirkstoffmenge zu schwerwiegenden Nebenwirkungen führen. Deshalb wird Colchicin nur bei schweren Gichtanfällen eingesetzt, wenn andere Medikamente nicht geholfen haben oder angewendet werden können.

Nebenwirkungen
Es können Durchfall, Bauchschmerzen, Übelkeit, Erbrechen sowie Blutschäden, Hautveränderungen oder Haarausfall auftreten.[1]

Anwendungseinschränkungen
Schwangere Frauen sollten Colchicin nicht verwenden. Besonders vorsichtig sollten Personen mit Herz-, Nieren- oder Darmerkrankungen, ältere oder geschwächte Menschen sowie stillende Mütter bei der Verwendung des Colchicins sein. Sie sollten es nur verwenden, wenn dies unbedingt notwendig ist und dann nur über möglichst kurze Zeit.

Anwendung
Colchicin sollte nur in Form standardisierter Fertigpräparate nach Anweisungen eines Arztes angewendet werden. Die verordnete Menge muß genau eingehalten werden. Colchicin darf über maximal drei Tage kontinuierlich benutzt werden. Sobald die Schmerzen nachlassen oder Durchfall auftritt, wird die Anwendung des Colchicins gestoppt. Bei Wiederauftreten der Schmerzen darf Colchicin frühestens nach drei Tagen wieder eingesetzt werden.

Auf keinen Fall dürfen selbsthergestellte Zubereitungen (Tee, Tinktur) eingenommen werden.

Besondere Hinweise
Colchicin eignet sich besonders, wenn die üblichen Gichtmittel (Nichtsteroidale Antirheumatika) wegen gleichzeitiger Anwendung blutverdünnender Medikamente nicht angewendet werden sollten.

Herzgespann

Andere Namen: Löwenschwanz
Botanische Bezeichnung: Leonurus cardiaca
Verwendete Pflanzenteile: Kraut (Leonuri herba)
Wichtigste Inhaltsstoffe: Alkaloide, Bitterstoffglykoside

Verwendungszweck
Herzgespann wird gegen nervöse Herzbeschwerden verwendet.[1] Außerdem wird es zusätzlich zu einer anderen, medikamentösen Therapie bei Schilddrüsenüberfunktion eingesetzt.[1]

Nebenwirkungen und Anwendungseinschränkungen
Keine bekannt.

Anwendung
- Als Tee: Einen Teelöffel getrocknetes Löwenschwanzkraut mit einer Tasse heißem Wasser übergießen, zwanzig Minuten stehenlassen, dann abseihen. Dreimal täglich eine Tasse frisch zubereiteten Tee trinken.
- Als Fertigpräparat: Eine Tagesdosis beträgt 4,5 Gramm des getrockneten Krauts oder entsprechenden Mengen in Kombinationspräparaten.

Hibiscus

Andere Namen: Sudan-Eibisch, Afrikanische Malve, Karkade, Roselle
Botanische Bezeichnung: Hibiscus sabdariffa
Verwendete Pflanzenteile: Blüten (Hibisci flos)
Wichtigste Inhaltsstoffe: Fruchtsäuren, Anthocyan-Farbstoffe

Verwendungszweck
Hibiscus wird vor allem als coffeinfreies Erfrischungsgetränk verwendet. In größeren Mengen getrunken, wirkt der Tee durch die Fruchtsäuren leicht abführend.[5] Die Wirksamkeit ist nicht nachgewiesen bei der Verwendung zur Appetitanregung, gegen Erkältungen, als wassertreibendes Mittel oder bei Kreislaufbeschwerden.

Nebenwirkungen und Anwendungseinschränkungen
Keine bekannt.

Anwendung
Vor allem als Zusatz in Teemischungen zur Verbesserung des Aussehens und des Geschmacks.[146]

- Als Tee: Ein halber Teelöffel feingeschnittene Hibiscusblüten werden mit einer Tasse kochendem Wasser übergossen und nach fünf bis zehn Minuten abgeseiht.[5] Dieser Tee kann als Genußtee frisch zubereitet mehrmals täglich getrunken werden.

Besondere Hinweise
Hibiscus wird oft zu Hagebuttentee zugesetzt, um dem Tee eine tiefrote Farbe und einen angenehm säuerlichen Geschmack zu verleihen.

Himbeere

Botanische Bezeichnung: Rubus idaeus
Verwendete Pflanzenteile: Blätter (Rubi idaei folium)
Wichtigste Inhaltsstoffe: Gerbstoffe, Flavonoide

Verwendungszweck
Himbeerblätter wirken aufgrund des geringen Gerbstoffgehalts schwach zusammenziehend. Sie werden für verschiedene Zwecke empfohlen (z. B. bei Durchfall, zum Gurgeln bei Mundentzündungen, zur Blut- und Hautreinigung). Die Wirksamkeit ist jedoch nicht nachgewiesen.[1,5] Die Anwendung für medizinische Zwecke kann daher nicht befürwortet werden.[1]

Nebenwirkungen und Anwendungseinschränkungen
Keine bekannt.

Anwendung
Als Tee: Einen Teelöffel fein geschnittene Himbeerblätter mit einer Tasse kochendem Wasser übergießen, fünf Minuten stehenlassen, danach abseihen.[5]

Hirtentäschel

Andere Namen: Säckelkraut, Täschelkraut
Botanische Bezeichnung: Capsella bursa-pastoris
Verwendete Pflanzenteile: Kraut (Bursae pastoris herba)
Wichtigste Inhaltsstoffe: Ungewiß, es liegen nur veraltete Angaben vor.

Verwendungszweck

- Äußerlich: Hirtentäschelextrakte werden äußerlich zur Blutstillung bei oberflächlich blutenden Hautverletzungen sowie bei Nasenbluten angewendet.[1,5]
- Innerlich: Volksmedizinisch wird das Hirtentäschelkraut bei leichten Periodenproblemen (unregelmäßige oder verlängerte Blutungen) eingesetzt. Die Wirkung ist jedoch unzuverlässig.[5]

Nebenwirkungen

Keine bekannt.

Anwendungseinschränkungen

Bei andauernden Periodenproblemen sollte ein Arzt konsultiert werden.

Anwendung

- Äußerlich: Der Tee wird für Kompressen verwendet.[1] Einen Teelöffel fein geschnittenes Kraut mit einer Tasse kochendem Wasser übergießen, zehn bis fünfzehn Minuten stehenlassen, danach abseihen.
- Innerlich: Zwei- bis viermal täglich eine Tasse frisch zubereiteten Tee zwischen den Mahlzeiten trinken.

Hohlzahn

Andere Namen: Spanischer Tee
Botanische Bezeichnung: Galeopsis segetum
Verwendete Pflanzenteile: Kraut (Galeopsidis herba)
Wichtigste Inhaltsstoffe: Gerbstoffe, Kieselsäure, Saponine

Verwendungszweck

Hohlzahn wirkt durch seinen Gerbstoffgehalt schwach zusammenziehend. Volksmedizinisch wird er bei Atemwegerkrankungen und als harntreibendes Mittel empfohlen.[1,5] Diese Anwendungen sind nicht wissenschaftlich belegt.[5]

Nebenwirkungen und Anwendungseinschränkungen

Keine bekannt.

Anwendung

- Als Tee: Einen Teelöffel fein geschnittenes Hohlzahnkraut mit einer Tasse kochendem Wasser übergießen, fünf Minuten stehenlassen, danach abseihen. Mehrmals täglich eine Tasse Tee trinken.[5]

- Als Fertigpräparate mit einer mittleren Tagesdosis von 6 Gramm Hohlzahnkraut; Zubereitungen entsprechend.[1]

Holunder

Andere Namen: Flieder
Botanische Bezeichnung: Sambucus nigra
Verwendete Pflanzenteile: Blüten (Sambuci flos), Früchte (Sambuci fructus)
Wichtigste Inhaltsstoffe: Flavonoide und andere Glykoside, in den Blüten auch ätherisches Öl

Verwendungszweck

- Die Früchte werden nur noch selten als mildes Abführmittel sowie als harn- und schweißtreibendes Mittel eingesetzt.[5] Aus den reifen frischen Früchten wird Saft und Konfitüre hergestellt.
- Die Holunderblüten sollen die Erregbarkeit der Schweißdrüsen steigern. Sie werden deshalb als schweißtreibendes Mittel bei fieberhaften Erkältungen verwendet.[1,5] Es ist jedoch umstritten, ob die schweißtreibende Wirkung auf die Pflanzenwirkstoffe selbst oder auf die eingenommene Menge heißen Wassers im Tee zurückzuführen ist.[3]

Nebenwirkungen

Frische rohe oder ungenügend erhitzte Früchte können Übelkeit und Erbrechen bewirken.

Anwendungseinschränkungen

Schweißtreibende Mittel sollten nicht auf vollen Magen angewendet werden.[3]

Anwendung

- Die Blüten wirken besonders schweißtreibend, wenn größere Mengen möglichst heißen Tees getrunken werden. Als Tee: Zwei Teelöffel Holunderblüten mit einer Tasse kochendem Wasser übergießen, fünf Minuten stehenlassen, danach abseihen. Mehrmals täglich zwei Tassen frisch zubereiteten Tee so heiß wie möglich trinken.[2,5]
- Die Früchte werden nur selten als Tee verwendet: Drei Teelöffel getrocknete Holunderfrüchte mit einer Tasse kaltem Wasser übergießen, einige Minuten stehenlassen, anschließend langsam zum Sieden bringen, kurz kochen, zehn Minuten stehenlassen, danach abseihen. Mehrmals täglich eine Tasse Tee trinken, eventuell mit etwas Zucker oder Zitronensaft den Geschmack verbessern.[5]

Besondere Hinweise

Schwitzen gelingt in den Nachmittagsstunden besser, da die Körpertemperatur dann ohnehin leicht ansteigt.[3]

Hopfen

Botanische Bezeichnung: Humulus lupulus
Verwendete Pflanzenteile: Hopfendrüsen (Lupuli glandula), Hopfenzapfen (Lupuli strobulus)
Wichtigste Inhaltsstoffe: Bitterstoffe, ätherisches Öl, Flavonoide

Verwendungszweck
Hopfen wirkt beruhigend und schlaffördernd.[1] Er wird als Beruhigungsmittel bei Unruhe, nervösen Schlafstörungen sowie Angst- und Spannungszuständen eingesetzt,[1,2] meist in Kombination mit anderen Heilpflanzen. Die Wirksamkeit ist allerdings umstritten.[3,25] Es konnte zwar ein Abbauprodukt der Hopfenbitterstoffe nachgewiesen werden, das beruhigend wirkt.[147,148] Dieses Abbauprodukt reichert sich bei der Lagerung an. Fertigpräparate enthalten jedoch nicht die notwendige Menge dieser Substanz, so daß die Wirkung derartiger Hopfenpräparate gering ist. Es wird deshalb sogar von Placebo-Arzneimitteln gesprochen.[3]

Wegen seiner Bitterstoffe wird Hopfen auch bei Appetitlosigkeit und Verdauungsstörungen eingesetzt.[3] Die Bitterstoffe werden jedoch durch Lagerung abgebaut. Die im Handel erhältlichen Hopfenpräparate sind oft zu lange gelagert worden und enthalten kaum mehr nachweisbare Mengen an Bitterstoffen.[3]

Nebenwirkungen und Anwendungseinschränkungen
Keine bekannt.

Anwendung
- Als Tee: Einen Teelöffel zerkleinerte Hopfenzapfen mit einer Tasse kochendem Wasser übergießen, zehn bis fünfzehn Minuten stehenlassen, danach abseihen.[5] Zwei- bis dreimal täglich und vor der Nachtruhe eine Tasse frisch zubereiteten Tee trinken.[2]
- Fertigpräparate gibt es zur innerlichen Anwendung sowie in Form von Badezusätzen.

Huflattich

Andere Namen: Brandlattich, Brustlattich
Botanische Bezeichnung: Tussilago farfara
Verwendete Pflanzenteile: Blätter (Farfarae folium)
Wichtigste Inhaltsstoffe: Schleimstoffe, Gerbstoffe

Verwendungszweck
Huflattich wird zur Reizlinderung bei Schleimhautentzündungen im Mund- und Rachenraum und gegen trockenen Husten bei akuter Bronchitis angewendet.[2]

Nebenwirkungen
Huflattich enthält Spuren von Pyrrolizidin-Alkaloiden.[5] Bei Tieren wurde beobachtet, daß diese Substanzen Leberkrebs auslösen können.

Anwendungseinschränkungen
Huflattichzubereitungen sollten höchstens vier bis sechs Wochen pro Jahr eingenommen werden.[1] Schwangere und stillende Frauen sollten Huflattich überhaupt nicht einnehmen.[1] Einige Experten sind der Meinung, daß keine Schäden bei kurzfristiger Anwendung zu befürchten sind, da in den Teezubereitungen die vorhandene Menge an Pyrrolizidin-Alkaloiden gering ist.[5]

Anwendung
Die Tagesdosis von Huflattichtee und von Teemischungen darf nicht mehr als 10 Mikrogramm Pyrrolizidin-Alkaloide enthalten, die Tagesdosis von Extrakten und Frischpflanzen-Preßsaft nicht mehr als 1 Mikrogramm.[1] Fragen Sie Ihren Apotheker!

Besondere Hinweise
Auf Huflattichblätter sollte man vorsichtshalber verzichten, zumal Malve und Spitzwegerich einen guten und ungefährlichen Ersatz darstellen.[25]

Hundszunge

Andere Namen: Brandwurzel, Wolfszunge, Wundkraut
Botanische Bezeichnung: Cynoglossum officinale
Verwendete Pflanzenteile: Kraut (Cynoglossi herba)
Wichtigste Inhaltsstoffe: Gerbstoffe, Pyrrolizidin-Alkaloide

Verwendungszweck
Hundszungenkraut wurde früher gegen Durchfall und als schleimlösendes Mittel angewendet. Für diese Anwendungszwecke ist die Wirksamkeit nicht nachgewiesen.[1]

Nebenwirkungen
Hundszungenkraut kann die Leber schwer schädigen, denn es enthält große Mengen giftiger Pyrrolizidin-Alkaloide, die die Leber schädigen.[1]

Anwendung
Hundszungenkraut enthält Giftstoffe und hat keine nachgewiesene Wirksamkeit. Es sollte deshalb nicht verwendet werden.[1]

Immergrün

Botanische Bezeichnung: Vinca minor
Verwendete Pflanzenteile: Kraut (Vincae minoris herba)
Wichtigste Inhaltsstoffe: Alkaloide

Verwendungszweck
Immergrünkraut wird bei Durchblutungsstörungen (Arteriosklerose) vor allem im Alter angewendet. Die Wirksamkeit ist jedoch nicht ausreichend nachgewiesen.[1]

Nebenwirkungen
Bei Tieren wurde beobachtet, daß die Verabreichung von Immergrünkraut zu Veränderungen des Blutes führen kann. Die natürlichen Abwehrkräfte gegen Infektionen werden dadurch geschwächt.[1]

Anwendung
Kann wegen der möglichen schwerwiegenden Nebenwirkungen und dem nicht nachgewiesenen Nutzen nicht empfohlen werden. Immergrün mußte deshalb in Deutschland aus den Fertigpräparaten entfernt werden. Weiterhin verwendet wird jedoch der aus dem Immergrün gewonnene reine Wirkstoff Vincamin.

Ingwer

Botanische Bezeichnung: Zingiber officinale
Verwendete Pflanzenteile: Wurzelstock (Zingiberis rhizoma)
Wichtigste Inhaltsstoffe: Ätherisches Öl und Scharfstoffe

Verwendungszweck
Ingwer fördert den Speichelfluß und die natürliche Darmbewegung.[5] Er wird als Gewürz sowie bei Verdauungsschwäche, Appetitlosigkeit und bei Reisekrankheit verwendet.[1]

Die Wirksamkeit bei der Reisekrankheit ist umstritten. Zwei Studien zeigten, daß Ingwerpulver gleich wirksam ist wie synthetische Mittel gegen Reisekrankheit.[149,150] Eine andere Studie fand dagegen keinerlei Wirksamkeit bei der Reisekrankheit.[151] Möglicherweise beruhen die unterschiedlichen Studienresultate auf der Tatsache, daß das ätherische Öl im Ingwer je nach Herkunft unterschiedlich zusammengesetzt ist.

Nebenwirkungen
Keine bekannt.

Anwendungseinschränkungen
Ingwer darf nicht gegen Schwangerschaftserbrechen eingesetzt werden.[1]

Anwendung
- Als Tee nicht gebräuchlich. Die pulverisierte Wurzel kann als Mittel gegen Reisekrankheit direkt eingenommen werden (ein Teelöffel).
- Als Fertigpräparate in einer Tagesdosis von 2 bis 4 Gramm Ingwer; Zubereitungen entsprechend.[1]

Ipecacuanha

Andere Namen: Brechwurzel, Speiwurzel
Botanische Bezeichnung: Cephaelis ipecacuanha
Verwendete Pflanzenteile: Wurzel (Ipecacuanha radix)
Wichtigste Inhaltsstoffe: Alkaloide

Verwendungszweck
Ipecacuanha reizt die Schleimhäute von Speiseröhre und Magen und erregt das Brechzentrum im Gehirn. In niederen Mengen wirkt sie stark schleimlösend und auswurffördernd. Sie wird deshalb bei Bronchitis mit zähem Schleim angewendet.[3] In größeren Mengen löst Ipecacuanha Erbrechen aus und wird deshalb als Brechmittel eingesetzt.

Nebenwirkungen
Ipecacuanha-Wurzel wirkt (vor allem in pulverisierter Form) stark haut- und schleimhautreizend. Es können Augenentzündungen oder Asthmaanfälle ausgelöst werden. In größeren Mengen können Erbrechen, in noch höheren Mengen auch schwere Vergiftungen auftreten.

Anwendungseinschränkungen
Bewußtlosen darf kein Brechmittel gegeben werden.

Anwendung
Nicht als Tee, sondern nur in Form genau dosierbarer Fertigpräparate (Sirup, Tropfen oder Tabletten).

Iris

Andere Namen: Veilchenwurzel, Zahnwurzel, Schwertlilie
Botanische Bezeichnung: Iris-Arten
Verwendete Pflanzenteile: Wurzelstock (Iris rhizoma)
Wichtigste Inhaltsstoffe: Ätherisches Öl

Verwendungszweck
Iriswurzel wird volksmedizinisch als auswurfförderndes Mittel bei Husten und Erkältung verwendet. Außerdem werden gedrechselte Wurzelstücke als Kaumittel bei zahnenden Kindern angeboten. Davon ist jedoch abzuraten, denn die befeuchteten Wurzeln sind ein Nährboden für Mikroorganismen.[5]

Nebenwirkungen und Anwendungseinschränkungen
Keine bekannt.

Anwendung
Nur als Bestandteil von Teemischungen gebräuchlich. Angesichts besserer Heilpflanzen gegen Husten (z.B. Thymian, Schlüsselblume) kaum mehr sinnvoll.

Jambulbaum

Andere Namen: Syzygium
Botanische Bezeichnung: Syzygium cumini
Verwendete Pflanzenteile: Rinde (Syzygii cumini cortex), Samen (Syzygii cumini semen)
Wichtigste Inhaltsstoffe: Gerbstoffe

Verwendungszweck
Innerlich wird Jambulbaumrinde wegen ihres hohen Gerbstoffgehalts bei akuten Durchfallerkrankungen eingesetzt.[1]

Äußerlich verwendet man die Rinde bei leichten Entzündungen der Haut sowie der Mund- und Rachenschleimhaut.[1]

Die Bedeutung dieser Heilpflanze ist gering. Es gibt wirksamere gerbstoffhaltige Pflanzen, z. B. Tormentill.

Jambulbaumsamen findet man in Produkten, die bei Zuckerkrankheit und anderen Beschwerden empfohlen werden. Die Wirksamkeit der Samen ist jedoch nicht nachgewiesen.[1]

Nebenwirkungen
Keine bekannt.

Anwendungseinschränkungen
Durchfall bei kleinen Kindern sollte durch einen Arzt behandelt werden. Erwachsene sollten den Arzt aufsuchen, falls der Durchfall mehrere Tage andauert, blutig ist oder Fieber auftritt.

Anwendung
Rinde:
- Als Tee: Einen Teelöffel fein geschnittene Rinde mit einer Tasse kaltem Wasser ansetzen. Rasch aufkochen, zehn Minuten stehenlassen und dann abseihen. Bei Durchfällen zwei- bis dreimal täglich eine Tasse frisch zubereiteten Tee trinken.
- Als Fertigpräparate mit einer Tagesdosis von 3 bis 6 Gramm Jambulrinde.[1] Zubereitungen entsprechend.

Samen: Wegen nicht nachgewiesener Wirksamkeit sollten die Samen nicht mehr verwendet werden.[1]

Schwarze Johannisbeere

Botanische Bezeichnung: Ribes nigrum
Verwendete Pflanzenteile: Blätter (Ribis nigri folium)
Wichtigste Inhaltsstoffe: Flavonoide

Verwendungszweck
Johannisbeerblätter wirken schwach harntreibend. Sie werden zur Erhöhung der Harnmenge eingesetzt.[2] Es gibt stärker harntreibende Pflanzen. Für die

volksmedizinische Anwendung bei Gicht, Rheuma, Durchfall oder Husten gibt es keine wissenschaftlichen Belege.[5]

Nebenwirkungen
Keine bekannt.

Anwendungseinschränkungen
Personen mit Ödemen aufgrund von Herz- oder Nierenschwäche sollten keine Schwemmtherapie machen.[2]

Anwendung
- Bei einem harntreibenden Mittel ist die Anwendung als Tee besonders sinnvoll, da dann gleichzeitig die notwendige Wassermenge aufgenommen wird: Zwei bis vier Teelöffel Johannisbeerblätter mit einer Tasse kochendem Wasser übergießen, zehn Minuten stehenlassen, danach abseihen. Mehrmals täglich eine Tasse frisch bereiteten Tee zwischen den Mahlzeiten trinken.[2,5]
- Als Fertigpräparate.

Johanniskraut

Andere Namen: Blutkraut, Johannisblut, Tüpfelhartheu
Botanische Bezeichnung: Hypericum perforatum
Verwendete Pflanzenteile: Kraut (Hyperici herba)
Wichtigste Inhaltsstoffe: Hypericin, hypericinähnliche Stoffe, Flavonoide

Verwendungszweck
Einige Studien zeigen, daß Johanniskraut mild antidepressiv wirkt.[152,153] Es wird bei depressiver Verstimmung, seelisch bedingten Funktionsstörungen (psychosomatischen Beschwerden), Angst und Unruhe eingesetzt.[1] Äußerlich werden ölige Zubereitungen des Johanniskrauts zur Behandlung von Wunden, stumpfen Verletzungen und leichten Verbrennungen angewendet.

Nebenwirkungen
Vor allem bei hellhäutigen Personen kann es gelegentlich zu Lichtüberempfindlichkeit kommen. Dabei treten sonnenbrandähnliche Veränderungen derjenigen Hautregionen auf, die der Sonne ausgesetzt waren.[5] Höhensonne oder Solarium meiden! Eine mögliche genschädigende Wirkung durch Flavonoide aus Johanniskraut[154] gilt unterdessen als unwahrscheinlich.[155] Mit der täglichen Nahrung werden aus Obst und Gemüse viel mehr Flavonoide aufgenommen als aus pflanzlichen Heilmitteln.[156]

Anwendungseinschränkungen
Sehr hellhäutige Personen sowie solche mit Lichtüberempfindlichkeit sollten die Pflanze nicht nehmen.

Anwendung

- Als Tee: Einen bis zwei Teelöffel fein geschnittenes Johanniskraut mit einer Tasse kochendem Wasser übergießen, fünf bis zehn Minuten stehenlassen, danach abseihen.[5] Morgens und abends ein bis zwei Tassen frisch zubereiteten Tee trinken.[2]
- Als Fertigpräparate entsprechend einer Tagesdosis von 2 bis 4 Gramm Johanniskraut oder 0,2 bis 1,0 Milligramm Hypericine.[1]

Besondere Hinweise

Die Wirkung tritt meist erst nach mehreren Wochen oder Monaten ein.[2]

Kaffeestrauch

Botanische Bezeichnung: Coffea arabica und andere Coffea-Arten
Verwendete Pflanzenteile: Kaffeebohnen, Kohle (Coffea carbo)
Wichtigste Inhaltsstoffe: Kaffeebohnen enthalten Methylxanthine wie Coffein, Theobromin und Theophyllin. In der medizinisch verwendeten Kohle sind diese Wirkstoffe zerstört.

Verwendungszweck

Kaffee wirkt durch den Gehalt an Coffein und Theophyllin zentral anregend. Er wird zur Steigerung der Leistungsfähigkeit, Wachheit, Herz- und Nierentätigkeit eingesetzt. Eine Tasse Kaffee enthält 30 bis 120 Milligramm Coffein, das im Magen-Darm-Trakt rasch ins Blut aufgenommen wird. Etwa eine Stunde nach der Einnahme wird die höchste Konzentration im Blut erreicht.[25] Tabletten mit Coffein zur Leistungssteigerung enthalten oft weniger Coffein als eine Tasse Kaffee und wirken entsprechend weniger.

Kaffeekohle wird bei unspezifischen akuten Durchfallerkrankungen und bei leichten Entzündungen der Mund- und Rachenschleimhaut angewendet.[1]

Nebenwirkungen

Kaffee: In höheren Mengen treten Ruhelosigkeit, Zittern und Herzklopfen auf.[25] Die Wirkstoffe des Kaffees können in die Muttermilch gelangen und das Verhalten des Säuglings verändern.
Kaffeekohle: Keine bekannt.

Anwendungseinschränkungen

Kaffee: Keine bekannt.
Kaffeekohle: Durchfall bei kleinen Kindern sollte durch einen Arzt behandelt werden. Erwachsene sollten den Arzt aufsuchen, falls der Durchfall mehrere Tage andauert, blutig ist oder Fieber auftritt.

Anwendung

- Als Kaffeegetränk.
- Kaffeekohle in Form von Präparaten entsprechend einer Tagesdosis von 9 Gramm.

Besondere Hinweise

- Ältere Menschen schlafen manchmal nach einer Tasse Kaffee besser. Dies beruht möglicherweise auf der kreislaufstimulierenden Wirkung.[25]
- Wenn längere Zeit viel Kaffee getrunken wurde, kann plötzliches Absetzen zu Entzugserscheinungen wie Kopfschmerzen, Nervosität oder Müdigkeit führen.[1]
- Kaffee und Kaffeekohle können die Wirkung weiterer gleichzeitig eingenommener Medikamente verändern.[1]

Kakaobaum

Botanische Bezeichnung: Theobroma cacao
Verwendete Pflanzenteile: Samen (Cacao semen), Samenschalen (Cacao testes)
Wichtigste Inhaltsstoffe: Die Samen enthalten Methylxanthine, vor allem Theobromin, aber auch Koffein und Theophyllin sowie Gerbstoffe.

Verwendungszweck

Kakaosamen können durch ihren Gerbstoffgehalt möglicherweise leicht stopfend wirken. Die Methylxanthine wirken u. a. leicht harntreibend. Die medizinische Verwendung des Kakaos ist jedoch nicht zu empfehlen, da die Wirksamkeit nicht nachgewiesen ist.[1] Gegen die Verwendung als Genußmittel (Schokolade) oder Geschmackskorrigens ist dagegen nichts einzuwenden.

Nebenwirkungen

Kakaoprodukte können allergische Reaktionen und Migräne auslösen.[1]

Anwendungseinschränkungen

Personen, die auf Kakao allergisch reagieren, sollten ihn meiden.

Anwendung

Kakao wird medizinisch nicht angewendet.

Kalmus

Andere Namen: Deutscher Ingwer, Magenwurz
Botanische Bezeichnung: Acorus calamus
Verwendete Pflanzenteile: Wurzelstock (Calami rhizoma)
Wichtigste Inhaltsstoffe: Ätherisches Öl und Bitterstoffe

Verwendungszweck

Die Bitterstoffe der Kalmuswurzel fördern die Ausschüttung des Magensafts und möglicherweise der Galle. Kalmus wird bei Verdauungsschwäche angewendet. Das ätherische Öl wirkt schwach desinfizierend. Es wird in Mund- und

Gurgelwässern gebraucht.[3] Kalmus wird gelegentlich auch als »Wunderheilmittel« gegen zahlreiche Beschwerden angepriesen.[5] Dies entbehrt jedoch jeder Grundlage.

Nebenwirkungen
Kalmus kommt in verschiedenen Unterarten vor. Einige davon enthalten ß-Asaron. Diese Substanz kann bei Tieren Krebs auslösen. In den USA ist deshalb die Anwendung von Kalmuswurzeln mit ß-Asaron untersagt. Grundsätzlich sollten nur noch Unterarten gebraucht werden, die kein ß-Asaron enthalten.[5]

Anwendungseinschränkungen
Patienten mit Magen- oder Darmgeschwüren sollten keine Präparate mit Bitterstoffpflanzen einnehmen.

Anwendung
Die Pflanze sollte nur in Form geprüfter Fertigpräparate eingesetzt werden, da nur so (wahrscheinlich) sichergestellt ist, daß es sich um ß-Asaron-freie Ware handelt. Die Dosierung entspricht etwa 1 bis 1,5 Gramm der getrockneten Wurzel dreimal täglich.

Kamille

Andere Namen: Deutsche Kamille, Echte Kamille
Botanische Bezeichnung: Chamomilla recutita
Verwendete Pflanzenteile: Blüten (Matricariae flos, Flos chamomillae)
Wichtigste Inhaltsstoffe: Ätherisches Öl mit Bisabolol und Matricin, verschiedene Flavonglykoside

Verwendungszweck
Kamille wirkt entzündungshemmend, krampflösend, wundheilungsfördernd und desodorierend.[1]
- Äußerlich: Bei Entzündungen der Haut und Schleimhäute (Mund und Gesäß), außerdem zur Inhalation bei Atemwegerkrankungen.
- Innerlich: Gegen Krämpfe und Entzündungen des Magen-Darm-Trakts.[1]

Nebenwirkungen
Selten allergische Reaktionen.

Anwendungseinschränkungen
Der Teeaufguß enthält feine Blütenpartikel. Diese können die Augen reizen. Der Teeaufguß sollte deshalb nicht im Augenbereich verwendet werden.[2,5]

Anwendung
- Als Tee: Zwei Teelöffel Kamillenblüten mit einer Tasse kochendem Wasser übergießen, zehn Minuten stehenlassen, danach abseihen.[5] Nur etwa 15

Prozent des ätherischen Öls in den Kamillenblüten gelangen in den Teeaufguß.[3] Dagegen sind diejenigen Stoffe, denen eine krampflösende Wirksamkeit zugesprochen wird, recht gut wasserlöslich.[157] Bei den Teebeuteln gibt es große Qualitätsunterschiede. Nur diejenigen, die Arzneibuchqualität haben (in der Apotheke erhältlich), garantieren für einen bestimmten Wirkstoffgehalt.
- Zur Inhalation: Die Dämpfe des frisch hergestellten Tees werden eingeatmet.[2]
- Als Fertigpräparate: Auch bei den Fertigpräparaten gibt es große Qualitätsunterschiede wegen unterschiedlicher Ausgangsmaterialien und Herstellverfahren. Eine Bewertung ist nur bei Deklaration der wirksamen Inhaltsstoffe möglich.[158]

Römische Kamille

Andere Namen: Große Kamille, Hundskamille
Botanische Bezeichnung: Chamaemelum nobile
Verwendete Pflanzenteile: Blüten (Chamomillae romanae flos)
Wichtigste Inhaltsstoffe: Ätherisches Öl

Verwendungszweck
Römische Kamille wird wie die Echte Kamille angewendet. Sie ist allerdings wesentlich weniger erforscht als die gut untersuchte Echte Kamille.[5] Angewendet wird die Römische Kamille bei Magen-Darm-Beschwerden (Völlegefühl, Blähungen, krampfartigen Schmerzen) sowie lokal bei Entzündungen im Mund- und Rachenraum.[2]

Nebenwirkungen
Selten Überempfindlichkeitsreaktionen der Haut.[3]

Anwendungseinschränkungen
Keine bekannt.

Anwendung
- Als Tee: Einen Teelöffel fein geschnittene Blüten mit einer Tasse kochendem Wasser übergießen, zehn Minuten stehenlassen, danach abseihen.[5]
- In Fertigpräparaten wird meist die Echte Kamille verwendet.[5]

Kapuzinerkresse

Botanische Bezeichnung: Tropaeolum majus
Verwendete Pflanzenteile: Kraut (Tropaeoli herba)
Wichtigste Inhaltsstoffe: Benzylsenföl

Verwendungszweck

Kapuzinerkresse hemmt das Wachstum einiger Bakterien und einzelner Pilzarten.[3] Der Wirkstoff der Kapuzinerkresse, das Benzylsenföl, wird im Dünndarm aufgenommen und über die Nieren und teilweise auch über die Lungen ausgeschieden.[4] Im Blut werden keine genügend hohen Konzentrationen erreicht, um gegen Bakterien zu wirken, dagegen können in den Harnwegen ausreichende Konzentrationen erzielt werden.

Die Kapuzinerkresse wird bei Infektionen der Harnwege mit Bakterien, die auf Kapuzinerkresse empfindlich sind, eingesetzt.[4] Allerdings ist ein Teil der Bakterien, die häufig Harnweginfektionen auslösen, wenig empfindlich gegenüber Kapuzinerkresse.

Nebenwirkungen

Haut- und Schleimhautreizungen können auftreten. Die Kapuzinerkresse darf deshalb nur in Form von Kapseln angewendet werden, die sich erst im Dünndarm auflösen.

Anwendungseinschränkungen

Patienten mit Magen- oder Darmgeschwüren sollten die Pflanze nicht einnehmen.

Anwendung

Nur in Form von magensaftresistenten, dünndarmlöslichen Kapseln.[3]

Besondere Hinweise

Während der Einnahme von Kapuzinerkresse sollte kein Alkohol getrunken werden.[4]

Karaya

Andere Namen: Sterculia, Indischer Tragant
Botanische Bezeichnung: Sterculia urens und andere Sterculia-Arten
Verwendete Pflanzenteile: Schleimartige erstarrte Ausscheidung aus dem Stamm[3] (Karaya, Sterculia)
Wichtigste Inhaltsstoffe: Kohlenhydrate

Verwendungszweck

Karaya ist unverdaulich und quillt mit Wasser im Darm stark auf. Dadurch wird der Darminhalt voluminös und schlüpfrig.[3] Karaya wirkt dadurch mild abführend. Die Wirkung tritt langsam ein (nach einigen Tagen).

Karaya wird wie Tragant gelegentlich auch bei der diätetischen Behandlung der Zuckerkrankheit angewendet.[3] Er verzögert die Aufnahme von Nährstoffen. Dadurch steigt nach dem Essen der Zuckergehalt des Blutes weniger hoch. Es können so unter Umständen Medikamente gegen die Zuckerkrankheit eingespart werden. Diese Funktion tritt jedoch nur ein, wenn täglich 20 bis 30 Gramm Karaya eingenommen werden.

Nebenwirkungen
Falls Karaya mit zuwenig Flüssigkeit eingenommen wird, kann er in der Speiseröhre, im Magen oder im Darm verklumpen. Dies führt zu schmerzhaften Verschlüssen. Außerdem treten gelegentlich Blähungen auf.

Anwendungseinschränkungen
Personen mit Verengungen im Magen-Darm-Trakt sollten diese Pflanze nicht einnehmen.

Anwendung
Nur als Fertigpräparate, die mit ausreichend Flüssigkeit (mindestens 3 Deziliter) eingenommen werden müssen.

Kardamom

Botanische Bezeichnung: Elettaria cardamomum
Verwendete Pflanzenteile: Früchte (Cardamomi fructus)
Wichtigste Inhaltsstoffe: Ätherisches Öl

Verwendungszweck
Kardamomfrüchte regen den Appetit an und wirken gegen Blähungen. Sie werden deshalb bei Verdauungsbeschwerden angewendet.[1,3] Kardamomfrüchte können außerdem unangenehmen Mundgeruch überdecken.[3]

Nebenwirkungen
Keine bekannt.

Anwendungseinschränkungen
Bei Gallensteinen und Gallenwegverschluß sollten Kardamomfrüchte nicht eingenommen werden.

Anwendung
- Als Tee nicht gebräuchlich.
- Bei Mundgeruch drei bis vier Kerne langsam während einiger Minuten kauen.
- Kardamom ist oft Bestandteil von Fertigpräparaten gegen Verdauungsbeschwerden. Die Tagesdosis entspricht 1,5 Gramm Kardamom.[1]

Katzenpfötchen

Andere Namen: Immortelle, Ruhrkraut
Botanische Bezeichnung: Helichrysum arenarium
Verwendete Pflanzenteile: Blüten (Helichrysi flos, Stoechados flos)
Wichtigste Inhaltsstoffe: Flavonoide

Verwendungszweck
Katzenpfötchen wird gegen Verdauungsbeschwerden angewendet.[1] Bei Hunden wurde eine schwach krampflösende und gallenfördernde Wirkung beobachtet.[5]

Nebenwirkungen
Keine bekannt.

Anwendungseinschränkungen
Bei Gallensteinen oder Verschluß der Gallenwege dürfen keine gallenfördernden Heilpflanzen angewendet werden.[1]

Anwendung
- Als Tee: Zwei Teelöffel fein geschnittene Blüten mit einer Tasse kochendem Wasser übergießen, fünf bis zehn Minuten stehenlassen, danach abseihen. Mehrmals täglich eine Tasse frisch hergestellten Tee trinken.[5]
- Als Fertigpräparate mit einer mittleren Tagesdosis von 3 Gramm Blüten; Zubereitungen entsprechend.[1]

Besondere Hinweise
Die Blüten werden wegen ihrer leuchtend gelben Farbe Teemischungen oft nur als Schmuck zugesetzt.

Kava-Kava

Andere Namen: Rauschpfeffer
Botanische Bezeichnung: Piper methysticum
Verwendete Pflanzenteile: Wurzelstock (Kava-Kava rhizoma, Piper methysticum rhizoma)
Wichtigste Inhaltsstoffe: Kavapyrone, vor allem Kavain, Flavonoide

Verwendungszweck
Es gibt verschiedene Studien, die eine Wirkung bei Nervosität, depressiver Stimmung und gegen verspannte Muskulatur gezeigt haben.[1,159,160,161,162] Kava-Kava-Präparate werden zur Entspannung bei Nervosität eingesetzt.[1,3]

Nebenwirkungen
Selten sind allergische Reaktionen.[1] Bei Verwendung hoher Mengen über längere Zeit können selten Müdigkeit, Herzklopfen, Schwitzen, Einschlafschwierigkeiten, Sehstörungen oder Gelbfärbung der Haut auftreten.[1,163]

Anwendungseinschränkungen
Schwangere und stillende Frauen sowie Personen mit endogenen Depressionen sollten Kava-Kava nicht anwenden.[1]

Anwendung
Nur in Form standardisierter Fertigpräparate. Die Tagesdosis entspricht 60 bis 120 Milligramm Kavapyronen.

Besondere Hinweise
Die Wirkung von Alkohol, Schlafmitteln und Psychopharmaka kann verstärkt werden.[1,3] Kava-Kava-Präparate sollten nicht länger als drei Monate ohne ärztliche Kontrolle verwendet werden.[1] Die Sehfähigkeit und das Reaktionsvermögen können durch diese Pflanze eingeschränkt werden.[1] Dies kann zum Beispiel im Straßenverkehr eine Rolle spielen.

Kiefer

Andere Namen: Föhre
Botanische Bezeichnung: Verschiedene Pinus-Arten (z.B. Pinus sylvestris, Pinus nigra, Pinus pinaster)
Verwendete Pflanzenteile: Ätherisches Öl (Pini aetheroleum), Sprossen (Pini turiones)
Wichtigste Inhaltsstoffe: Ätherisches Öl und Harze

Verwendungszweck
In Form von Inhalationen wirkt das ätherische Öl der Kiefer auswurffördernd bei Husten und Erkältung. Äußerlich wird es bei leichten rheumatischen Schmerzen der Muskeln oder Nerven eingesetzt.[1] Kiefernöl wirkt bei äußerlicher Anwendung durchblutungsfördernd.

Die Wirksamkeit der Kiefersprossen beruht ebenfalls auf dem ätherischen Öl und ist deshalb vergleichbar.[1]

Nebenwirkungen
Inhalationen mit Kiefernöl können Verengungen der Luftwege verstärken. Äußerlich angewendet kann es zu Reizungen der Haut oder der Schleimhaut kommen.[1]

Anwendungseinschränkungen
Patienten mit Bronchialasthma oder Keuchhusten sollten Kieferpräparate nicht anwenden,[1] weil das ihre Beschwerden verstärken kann.

Anwendung
- Inhalationen: Einige Tropfen ätherisches Öl werden in heißes Wasser gegeben und die Dämpfe eingeatmet.
- Äußerlich wird Kiefernöl auf der Haut sanft eingerieben.
- Kiefersprossen werden wie Kiefernöl verwendet.[1]

Klatschmohn

Andere Namen: Feldmohn, Klapprose
Botanische Bezeichnung: Papaver rhoeas
Verwendete Pflanzenteile: Blüten (Rhoeados flos)
Wichtigste Inhaltsstoffe: Anthocyanglykoside

Verwendungszweck
Klatschmohn wird in der Volksmedizin bei Erkrankungen im Bereich der Atemwege sowie als beruhigendes und schmerzstillendes Mittel angewendet. Die Wirksamkeit ist nicht belegt.[1]

Nebenwirkungen und Anwendungseinschränkungen
Keine bekannt.

Anwendung
Keine, da Wirksamkeitsbeweise fehlen. Gegen die Verwendung zur Verschönerung von Teemischungen bestehen keine Bedenken.

Klette

Andere Namen: Haarwuchswurzel, Klettendistel, Dollenkraut
Botanische Bezeichnung: Arctium lappa und andere Klettenarten
Verwendete Pflanzenteile: Wurzel (Bardanae radix)
Wichtigste Inhaltsstoffe: Kohlenhydrate, Spuren von ätherischem Öl

Verwendungszweck
- Innerlich: Volksmedizinisch als harntreibendes und abführendes Mittel sowie zur Förderung der Leberfunktion und der Gallenproduktion. Neuere wissenschaftliche Untersuchungen gibt es nicht, die Wirksamkeit ist nicht belegt.[1]
- Äußerlich: Wurzelextrakte werden bei Ekzemen und schlecht heilenden Wunden angewendet. Eine Mischung des Klettenwurzelextrakts mit Oliven- oder Erdnußöl wird unter der Bezeichnung Klettenwurzelöl gegen trockene Schuppen und als Haarwuchsmittel verwendet. Wiederum gibt es keinen wissenschaftlichen Nachweis für eine haarwuchsfördernde Wirkung.[5]

Nebenwirkungen und Anwendungseinschränkungen
Keine bekannt.

Anwendung
Klettenwurzel kann nicht empfohlen werden, da die Wirksamkeit nicht nachgewiesen ist.[1]

Knoblauch

Botanische Bezeichnung: Allium sativum
Verwendete Pflanzenteile: Zwiebel (Allii sativi bulbus)
Wichtigste Inhaltsstoffe: Allicin

Verwendungszweck
In einem Standardwerk der Pflanzenheilkunde heißt es dazu: »Knoblauch ist die Panazee (Allheilmittel, Wundermittel) des 20. Jahrhunderts schlechthin«.[3]

Nüchterner betrachtet weiß man heute, daß Knoblauch desinfizierend wirkt und den Cholesteringehalt im Blut senkt.[164] Er hemmt kurzfristig die Zusammenballung der Blutplättchen und setzt dadurch die Gerinnbarkeit des Blutes etwas herab.[165] Einige Studien haben auch gezeigt, daß Knoblauch den Blutzuckerspiegel[166] und den Blutdruck[167] senken kann.

Knoblauchpräparate werden bei Verdauungsbeschwerden, erhöhten Blutfettwerten sowie besonders zur Vorbeugung altersbedingter Gefäßveränderungen wie der Arterienverkalkung verwendet.[168] Es ist jedoch nicht bewiesen, daß Knoblauch tatsächlich der Entwicklung der Arterienverkalkung vorbeugt, da klinische Langzeitstudien fehlen.[3]

Nebenwirkungen
Knoblauchgeruch im Schweiß und in der ausgeatmeten Luft. In klinischen Studien traten bei 10 Prozent der Probanten Übelkeit, Erbrechen und Durchfall auf; diese Nebenwirkungen scheinen vor allem bei sehr hohen Tagesgaben aufzutreten.[25] Außerdem selten allergische Reaktionen.[169]

Anwendungseinschränkungen
Keine bekannt.

Anwendung
Eine mittlere Einzeldosis beträgt 4 Gramm frische Knoblauchzehe pro Tag.[1] Die käuflichen Knoblauchpräparate enthalten jedoch häufig nur 1 bis 10 Prozent der mittleren Einzeldosis, sind also deutlich unterdosiert. Deshalb ist eine Wirkung bei diesen Produkten kaum zu erwarten.[3] »Die heilsamen, dem Knoblauch zugeschriebenen Wirkungen lassen sich gegenwärtig am besten mit frischem Knoblauch erzielen«, meint deshalb ein auf diesem Gebiet tätiger Forscher.[170] Neuere Untersuchungen zeigen jedoch, daß auch mit Knoblauch-Fertigpräparaten eine gewisse Wirkung zu erreichen ist.[171] Als wirksame Tagesdosis gelten 0,6 bis 1,2 Gramm Knoblauchtrockenpulver.[25]

Besondere Hinweise
In der unverletzten Knoblauchzehe befindet sich das geruchlose Alliin. Wird die Knoblauchzehe angeschnitten, beginnt das Enzym Alliinase zu wirken und verwandelt das Alliin über mehrere Zwischenstufen zu Allicin und Diallyldisulfid.[172] Diallyldisulfid bewirkt den durchdringenden Knoblauchgeruch. Bisher kennt man kein Verfahren, das geruchlose Alliin unverändert in eine Arzneiform zu überführen.[3] Der Geruch ist beim Knoblauch mit dem wirksamen Prinzip weitgehend identisch.[173]

Bei der Extraktherstellung aus Knoblauch können verschiedene chemische Reaktionen ablaufen, die in hohem Maße von den äußeren Produktionsbedingungen abhängig sind. Daher sind die verschiedenen Fertigarzneimittel weder untereinander noch mit frischem Knoblauch ohne weiteres vergleichbar.[3]

Wer frischen Knoblauch ißt, riecht anschließend im Schweiß und in der ausgeatmeten Luft einige Zeit nach Knoblauch. Dies beweist, daß der Wirkstoff im Darm resorbiert wurde. In der Werbung wird suggeriert, daß auch geruchlose Knoblauchextrakte wirken können. Das wäre natürlich ein großer Vorteil für den Verbraucher. Dieses Argument ist schlichtweg falsch,[174] schreiben die beiden Forscher, die über Knoblauch ein ganzes Buch geschrieben haben. Es ist bisher nicht bewiesen worden, daß die Knoblauchwirkstoffe in geruchlosen Fertigpräparaten in wirksamer Konzentration vorliegen und im Darm in ausreichender Menge freigesetzt und aufgenommen werden.

Königin der Nacht

Andere Namen: Cactus
Botanische Bezeichnung: Selenicereus grandiflorus (Cactus grandiflorus)
Verwendete Pflanzenteile: Blüten (Selenicerei grandiflori flos), Kraut (Selenicerei grandiflori herba)
Wichtigste Inhaltsstoffe: Flavonolglykoside und biogene Amine

Verwendungszweck
Präparate mit Blüten oder Kraut der Königin der Nacht werden bei nervösen Herzbeschwerden, Angina pectoris und ähnlichen Krankheiten empfohlen. Die Wirksamkeit ist nicht belegt.[1]

Königin der Nacht ist eine Arzneipflanze der Homöopathie. Die homöopathische Verwendung wurde ungeprüft auf die Pflanzenheilkunde übertragen.[25] Dies ist wissenschaftlich nicht zulässig.

Nebenwirkungen und Anwendungseinschränkungen
Keine bekannt.

Anwendung
Keine, da Wirksamkeitsbeweise fehlen.[1]

Kola

Botanische Bezeichnung: Cola nitida und andere Cola-Arten
Verwendete Pflanzenteile: Samen (fälschlich auch Nüsse genannt)
Wichtigste Inhaltsstoffe: Coffein, Theobromin

Verwendungszweck
Kolaextrakte wirken wie Kaffee oder Schwarztee zentral anregend durch den Gehalt an Coffein.[3] Sie werden zur Steigerung der Leistungsfähigkeit, Wachheit, Herz- und Nierentätigkeit eingesetzt. Kola ist deshalb manchmal Bestandteil von Stärkungsmitteln.

Nebenwirkungen und Anwendungseinschränkungen
Keine bekannt.

Anwendung
Nur als Fertigpräparate.

Besondere Hinweise
Kola-Extrakte findet man auch in den Cola-Getränken.

Koloquinthe

Andere Namen: Bitterapfel
Botanische Bezeichnung: Citrullus colocynthis
Verwendete Pflanzenteile: Früchte (Colocynthidis fructus)
Wichtigste Inhaltsstoffe: Cucurbitacine

Verwendungszweck
Koloquinthen wirken stark abführend. Die Wirkung beruht auf einer starken Reizung der Schleimhaut des Magen-Darm-Trakts. Da schwere Nebenwirkungen regelmäßig auftreten, sollten Koloquinthen nicht mehr angewendet werden.[1]

Nebenwirkungen
Schwere Reizungen der Schleimhäute im Magen-Darm-Trakt und der Blase sowie Nierenschädigung treten oft auf.

Anwendung
Sollte wegen ungünstigem Wirkung-Nebenwirkungs-Verhältnis nicht angewendet werden.[1]

Kondurango

Botanische Bezeichnung: Marsdenia cundurango
Verwendete Pflanzenteile: Rinde (Condurango cortex)
Wichtigste Inhaltsstoffe: Verschiedene bittere Glykoside

Verwendungszweck
Als Bittermittel zur Appetitanregung und zur Steigerung der Magensaftausschüttung.[1] Die hin und wieder propagierte Wirkung gegen Magenkrebs ist wissenschaftlich nicht haltbar.[175]

Nebenwirkungen
Keine bekannt.

Anwendungseinschränkungen
Patienten mit Magen- oder Zwölffingerdarmgeschwüren sollten keine Pflanzenpräparate mit Bitterstoffen einnehmen.[2]

Anwendung

- Als Tee: Einen halben Teelöffel fein zerkleinerte Kondurangorinde mit einer Tasse kaltem Wasser ansetzen, kurz aufkochen und nach vollständigem Erkalten abseihen. Der Tee wird etwa eine halbe Stunde vor jeder Mahlzeit getrunken.[5]
- Als Fertigpräparate.

Koriander

Andere Namen: Schwindelkraut, Stinkdill
Botanische Bezeichnung: Coriandrum sativum
Verwendete Pflanzenteile: Früchte (Coriandri fructus)
Wichtigste Inhaltsstoffe: Ätherisches Öl

Verwendungszweck

Koriander ist in erster Linie ein Gewürz, z. B. für Lebkuchen. Medizinisch wird Koriander gegen Appetitlosigkeit, leichte Verdauungsbeschwerden mit Völlegefühl und Blähungen eingesetzt.[1,2]

Nebenwirkungen und Anwendungseinschränkungen

Keine bekannt.

Anwendung

- Als Tee wenig gebräuchlich. Ein Teelöffel Koriander unmittelbar vor Gebrauch zerstoßen, mit einer Tasse kochendem Wasser übergießen und nach fünfzehn Minuten abseihen.[5] Zwei Tassen täglich zwischen den Mahlzeiten trinken.
- In Fertigpräparaten beträgt die mittlere Tagesdosis 3 Gramm Früchte; Zubereitungen entsprechend.

Kornblume

Andere Namen: Kornnelke, Sichelblume
Botanische Bezeichnung: Centaurea cyanus
Verwendete Pflanzenteile: Blüten (Cyani flos oder Centaurea cyanus)
Wichtigste Inhaltsstoffe: Anthocyan-Farbstoffe, Bitterstoffe

Verwendungszweck

Volksmedizinisch werden Kornblumenblüten bei Fieber, Menstruationsstörungen und als appetitanregendes Mittel angewendet. Für die Wirksamkeit gibt es keine Belege.[1]

Nebenwirkungen und Anwendungseinschränkungen

Keine bekannt.

Anwendung
Keine. Gegen die Verwendung zur Verschönerung von Teemischungen bestehen keine Bedenken.

Kreuzdorn

Andere Namen: Amselbeere, Purgierdorn
Botanische Bezeichnung: Rhamnus catharticus
Verwendete Pflanzenteile: Beeren (Rhamni cathartici fructus)
Wichtigste Inhaltsstoffe: Anthrachinonglykoside

Verwendungszweck
Starkes Abführmittel. Man kann diese Pflanze anwenden, wenn eine Darmentleerung oder weicher Stuhl kurzfristig nötig sind (z. B. zur Vorbereitung eines medizinischen Eingriffs, nach einem Herzinfarkt, bei Hämorrhoiden oder Afterrissen).[1] Die Wirkung tritt nach zehn bis zwölf Stunden ein.[5]

Nebenwirkungen
Kurzfristig und in richtiger Dosierung angewendet, sind keine Nebenwirkungen zu erwarten.[2] Es kann jedoch gelegentlich zu Bauchkrämpfen, Bauchschmerzen und Durchfall kommen.

Die ständige Anwendung führt zu Verlusten von Mineralsalzen (vor allem Kalium).[1] Die normale Darmbewegung wird nachhaltig gestört. Dadurch ist oft der normale spontane Stuhlgang kaum mehr möglich. Es kann eine Abführmittelabhängigkeit auftreten.

Selten kommt es zur Nierenschädigung mit Abgang von Eiweiß und Blut im Urin.

Durch Ausscheidung von Abbauprodukten der Inhaltsstoffe kann es zu einer harmlosen gelbbraunen bis rotbraunen Verfärbung des Urins kommen.

Langfristige Anwendung kann auch eine schwarze Verfärbung der Darmschleimhaut bewirken. Diese verschwindet meist vier bis zwölf Wochen nach Absetzen des Abführmittels und ist in der Regel harmlos.[20]

Anwendungseinschränkungen
Personen mit Verengungen im Magen-Darm-Trakt sowie mit Bauchkrämpfen und Übelkeit[20] sollten die Pflanze nicht einnehmen. Schwangere und stillende Frauen nur nach Rücksprache mit einem Arzt.

Anwendung
Abführmittel mit Anthrachinonglykosiden sollten in der Regel nur kurzfristig über wenige Tage angewendet werden.

- Als Tee: Einen Teelöffel zerkleinerte Beeren mit einer Tasse kochendem Wasser übergießen, fünf bis zehn Minuten stehenlassen, danach abseihen.[5] Morgens und/oder abends vor der Nachtruhe eine Tasse frisch zubereiteten Tee trinken.
- Als Fertigpräparate in einer Tagesdosis von 2 bis 5 Gramm Beeren; entsprechend 20 bis 200 Milligramm Hydroxyanthracen-Derivaten.[1]

Besondere Hinweise
Die Wirkung bestimmter Herzmittel (Digitalispräparate und Diuretika) kann verändert werden.[1] Nehmen Sie das Mittel nicht gleichzeitig mit solchen Arzneien ein, ohne vorher mit Ihrem Arzt gesprochen zu haben.

Küchenschelle

Andere Namen: Kuhschelle, Osterblume, Windblume
Botanische Bezeichnung: Pulsatilla vulgaris, Pulsatilla pratensis
Verwendete Pflanzenteile: Kraut (Pulsatillae herba)
Wichtigste Inhaltsstoffe: Protoanemonin, Ranunculin

Verwendungszweck
Der Inhaltsstoff Protoanemonin ruft heftige Reizungen an Haut und Schleimhäuten hervor. Eine medizinische Wirksamkeit der Pflanze selbst ist nicht nachgewiesen.[1] Die Küchenschelle wird häufig als homöopathische Zubereitung angewendet.

Nebenwirkungen
Reizungen der Haut und der Schleimhäute, der Nieren und der Harnwege treten häufig auf.

Anwendung
In Anbetracht des besonders ungünstigen Wirkung-Nebenwirkungs-Verhältnisses sollte Küchenschelle nicht mehr angewendet werden.

Kümmel

Andere Namen: Feldkümmel, Wiesenkümmel
Botanische Bezeichnung: Carum carvi
Verwendete Pflanzenteile: Früchte (Carvi fructus)
Wichtigste Inhaltsstoffe: Ätherisches Öl

Verwendungszweck
Kümmel fördert die Produktion des Magensafts und regt den Appetit an. Wie Fenchel und Anis wirkt er krampflösend. Kümmel wird bei Blähungen, leichten krampfartigen Magen-Darm-Beschwerden und nervösen Herzbeschwerden eingesetzt.[1,2,5]

Nebenwirkungen und Anwendungseinschränkungen
Keine bekannt.

Anwendung
- Als Tee: Einen Teelöffel frisch zerstoßene Kümmelfrüchte mit einer Tasse kochendem Wasser übergießen, zehn bis fünfzehn Minuten in einem be-

deckten Gefäß stehenlassen, danach abseihen.[5] Erwachsene trinken zwei- bis viermal täglich eine Tasse frisch zubereiteten Tee warm zwischen den Mahlzeiten.[2] Säuglingen und Kleinkindern kann ein Teelöffel frischer Tee in Milch oder Brei gegeben werden.
- Als Fertigpräparate in einer Tagesdosis von 1,5 bis 6 Gramm Kümmel; Zubereitungen entsprechend.[1]

Kürbis

Botanische Bezeichnung: Cucurbita pepo
Verwendete Pflanzenteile: Samen (Cucurbitae semen)
Wichtigste Inhaltsstoffe: Phytosterine, fettes Öl, Vitamin E, Selen

Verwendungszweck
Kürbissamen werden gegen Beschwerden bei geringgradiger, gutartiger Prostatavergrößerung, besonders gegen Schwierigkeiten beim Harnlassen sowie bei Reizblase angewendet.[1, 176] Diese Anwendung beruht auf klinischen Erfahrungen.[5] Die Wirkungsweise ist nicht bekannt.

Nebenwirkungen und Anwendungseinschränkungen
Keine bekannt.

Anwendung
- Kürbissamen können gegessen und gekaut werden. Die Tagesdosis beträgt ein bis zwei Eßlöffel.
- Als Teezubereitung nicht gebräuchlich.
- Als Fertigpräparate mit einer mittleren Tagesdosis von 10 Gramm Samen; Zubereitungen entsprechend.[1]

Besondere Hinweise
Die Behandlung von Prostatabeschwerden sollte durch einen Arzt überwacht werden.

Kurkuma

Andere Namen: Gelbwurz
Botanische Bezeichnung: Curcuma longa und Curcuma xanthorrhizae
Verwendete Pflanzenteile: Wurzelstock (Curcumae longae rhizoma)
Wichtigste Inhaltsstoffe: Ätherisches Öl

Verwendungszweck
Kurkuma ist ein wesentlicher Bestandteil der Curry-Gewürzmischung. Im Experiment fördert sie die Produktion und Ausschüttung der Galle und wirkt entzündungshemmend.[1,5] Kurkuma wird bei Verdauungsbeschwerden angewendet.[1]

Nebenwirkungen
Bei langfristiger Anwendung treten Magenbeschwerden auf.[1] Möglicherweise wird auch die Bildung von Magengeschwüren gefördert.[5]

Anwendungseinschränkungen
Bei Gallensteinen und Gallenwegverschluß sollte Kurkuma nicht eingenommen werden.

Anwendung
- Als Tee: Nicht gebräuchlich.[5]
- Als Fertigpräparate: Die mittlere Tagesdosis entspricht 2 Gramm Kurkumawurzel.

Labkraut

Andere Namen: Gelbes Labkraut, Echtes Labkraut, Sternkraut
Botanische Bezeichnung: Galium verum
Verwendete Pflanzenteile: Kraut (Galii veri herba)
Wichtigste Inhaltsstoffe: Flavonoide

Verwendungszweck
In der Volksmedizin wird Labkraut innerlich als harntreibendes Mittel und äußerlich bei Hautverletzungen verwendet. Untersuchungen zur Wirksamkeit fehlen.[5] Da es genügend wirksame und unbedenkliche harntreibende Pflanzen gibt, besteht keine Veranlassung, Labkraut zu verwenden.

Nebenwirkungen und Anwendungseinschränkungen
Keine bekannt.

Anwendung
Als Tee: Zwei Teelöffel fein geschnittenes Kraut mit einer Tasse siedendem Wasser übergießen und nach zehn Minuten abseihen. Täglich zwei bis drei Tassen frisch zubereiteten Tee trinken.[5]

Lavendel

Botanische Bezeichnung: Lavandula angustifolia
Verwendete Pflanzenteile: Blüten (Lavandulae flos)
Wichtigste Inhaltsstoffe: Ätherisches Öl

Verwendungszweck
Lavendel wirkt schwach beruhigend und gegen Blähungen. Die Wirksamkeit ist wenig erforscht.[1] Lavendelblüten werden häufig in Teemischungen mit anderen beruhigenden Heilpflanzen kombiniert.[5] Lavendelbäder werden zur Anregung des Kreislaufs bei nervösen Kreislaufstörungen empfohlen.[1,5]

Nebenwirkungen und Anwendungseinschränkungen
Keine bekannt.

Anwendung
- Als Tee: Zwei Teelöffel Lavendelblüten mit einer Tasse kochendem Wasser übergießen, fünf bis zehn Minuten stehenlassen, danach abseihen. Mehrmals täglich eine Tasse frisch zubereiteten Tee trinken.[2]
- Äußerlich wird Lavendel auch als Badezusatz verwendet.

Lein

Andere Namen: Flachs, Leinsamen
Botanische Bezeichnung: Linum usitatissimum
Verwendete Pflanzenteile: Samen (Lini semen)
Wichtigste Inhaltsstoffe: Schleimstoffe, fettes Öl

Verwendungszweck
- Innerlich: Leinsamen wirken als mildes Abführmittel. Sie werden ganz oder geschrotet verwendet. Die Samen quellen mit Wasser im Darm stark auf. Dadurch wird der Darminhalt voluminös und schlüpfrig.[5] Leinsamen werden gegen Verstopfung, bei psychosomatischen Darmbeschwerden und Entzündungen im Magen-Darm-Trakt angewendet.[1] Die abführende Wirkung tritt langsam ein (nach einigen Tagen Anwendung). Die Samen können auch eingesetzt werden, wenn die Darmtätigkeit durch langfristigen Gebrauch stark wirksamer Abführmittel ungenügend geworden ist.
- Äußerlich: Leinsamenpulver wird für Umschläge bei lokalen Entzündungen (zum Beispiel Furunkel) angewendet.[1,5]

Nebenwirkungen
Falls Leinsamen mit zu wenig Flüssigkeit eingenommen werden, können sie in der Speiseröhre, im Magen oder im Darm verklumpen. Dies führt dann zu sehr schmerzhaften Verschlüssen. Bei Verwendung ausreichender Flüssigkeitsmengen sind keine Nebenwirkungen bekannt.[177]

Anwendungseinschränkungen
Personen mit Verengungen im Magen-Darm-Trakt sollten Leinsamen nicht verwenden.

Anwendung
- Als Abführmittel wird ein Eßlöffel unzerkleinerter oder geschroteter Leinsamen mit mindestens der zehnfachen Menge (eine Tasse) Flüssigkeit zwei- bis dreimal täglich zu den Mahlzeiten eingenommen.[1,3]
- Bei Entzündungen des Magen-Darm-Traktes wird ein Schleim hergestellt: Ein bis zwei Teelöffel unzerkleinerter Leinsamen mit einer Tasse kaltem Wasser übergießen, eine halbe Stunde stehenlassen, danach abseihen. Die vorgequollenen Leinsamen werden zwei bis dreimal täglich zu den Mahlzeiten eingenommen.[5]

Besondere Hinweise

Leinsamen haben viele Kalorien (100 Gramm Leinsamen enthalten durchschnittlich 470 kcal). Die Samen können jedoch nur verdaut werden, wenn sie aufgebrochen worden sind. Die ganzen Samen quellen zwar im Darm und wirken so als Quellmittel. Sie werden dann jedoch unverdaut wieder ausgeschieden. Bei kalorienreduzierter Diät sollten deshalb besser die ganzen Leinsamen verwendet werden.[5]

Die Aufnahme anderer Medikamente im Magen-Darm-Trakt kann durch Leinsamen verzögert oder vermindert werden.[1] Dadurch kann die Wirkung dieser Medikamente abnehmen.

Liebstöckel

Andere Namen: Maggikraut
Botanische Bezeichnung: Levisticum officinale
Verwendete Pflanzenteile: Wurzel (Levistici radix)
Wichtigste Inhaltsstoffe: Ätherisches Öl

Verwendungszweck

Liebstöckel wirkt appetitanregend und nierenreizend. Volksmedizinisch wird er bei Verdauungsbeschwerden wie Aufstoßen, Sodbrennen und Völlegefühl angewendet.[178] Liebstöckel kann zur Durchspülungstherapie vorbeugend gegen Nierengrieß eingesetzt werden.[1]

Nebenwirkungen

Allergische Reaktionen kommen vor.[3,5]

Anwendungseinschränkungen

Bei Nierenschäden, Entzündungen der Nieren oder Harnwege sollte Liebstöckel nicht eingenommen werden.[1,2]

Anwendung

Es gibt geeignetere Pflanzen mit harntreibender Wirkung (z.B. Goldrute, Hauhechel). Wegen möglicher Nierenschäden sollte Liebstöckel nicht in hohen Mengen angewendet werden.

- Als Tee (bei Verdauungsbeschwerden): Ein halber bis ein ganzer Teelöffel fein geschnittene Wurzel mit einer Tasse kochendem Wasser übergießen, fünfzehn Minuten stehenlassen, danach abseihen. Eine Tasse eine halbe Stunde vor den Mahlzeiten trinken.[5]
- Als Fertigpräparate mit einer Tagesdosis von 4 bis 8 Gramm Liebstöckelwurzel; Zubereitungen entsprechend.[1]

Linde

Andere Namen: Sommerlinde, Winterlinde
Botanische Bezeichnung: Tilia cordata (Winterlinde) und Tilia platyphyllos (Sommerlinde)
Verwendete Pflanzenteile: Blüten (Tiliae flos)
Wichtigste Inhaltsstoffe: Flavonglykoside, Schleim

Verwendungszweck
Der Schleim der Blüten kann den Hustenreiz bei Erkältungskrankheiten lindern. Lindenblütentee wird auch als schweißtreibendes Mittel eingesetzt.[2] Es ist jedoch umstritten, ob die schweißtreibende Wirkung durch die Inhaltsstoffe der Pflanze oder durch die zugeführte größere Menge heißen Wassers zustande kommt.[3,5]

Nebenwirkungen
Keine bekannt.

Anwendungseinschränkungen
Schweißtreibende Mittel sollten nicht auf vollen Magen angewendet werden.[3]

Anwendung
- Als Tee: Einen Teelöffel Lindenblüten mit einer Tasse kochendem Wasser übergießen, zehn Minuten stehenlassen, danach abseihen.[5] Mehrmals täglich zwei Tassen frisch zubereiteten Tee so heiß wie möglich trinken.[2]
- Als Fertigpräparate in einer Tagesdosis von 2 bis 4 Gramm Lindenblüten; Zubereitungen entsprechend.[1]

Besondere Hinweise
Lindenblüten sind am wirksamsten, wenn größere Mengen des möglichst heißen Tees eingenommen werden. Schwitzen gelingt in den Nachmittagsstunden besser, da die Körpertemperatur dann ohnehin leicht ansteigt.[3]

Die Wirkungen von Lindenholzkohle (Tiliae carbo), Lindenblättern (Tiliae folium), Lindenholz (Tiliae lignum) und Silberlindenblüten (Tiliae tomentosae flos) sind nicht nachgewiesen; eine Anwendung kann nicht empfohlen werden.[1] Lindenblätter und Silberlindenblüten können jedoch als Füllmittel bzw. Geruchs- und Geschmackskorrigens in Teemischungen eingesetzt werden.[1]

Löwenzahn

Andere Namen: Bettpisser, Butterblume, Kettenblume, Kuhblume
Botanische Bezeichnung: Taraxacum officinale
Verwendete Pflanzenteile: Kraut (Taraxaci herba), Wurzel (Taraxaci radix)
Wichtigste Inhaltsstoffe: Bitterstoffe, Inulin

Verwendungszweck
Löwenzahn steigert den Appetit und erhöht die Gallenausschüttung. Er wirkt harntreibend, da er die Ausscheidung von Wasser und Salz fördert.[1] Die Verwendung gegen leichte Verdauungsbeschwerden (besonders bei schlechter Fettverdauung) beruht auf Erfahrungen und nicht auf wissenschaftlichen Studien.[3,5]

Nebenwirkungen
Frische Pflanzen können allergische Hautreaktionen auslösen.[3] Außerdem kann Magenübersäuerung auftreten.[1]

Anwendungseinschränkungen
Personen mit Krankheiten der Gallenwege, Geschwüren oder starker Verengung im Magen-Darm-Trakt[1] sollten die Pflanze nicht einnehmen.

Anwendung
- Als Tee: Zwei Teelöffel fein geschnittener Löwenzahnwurzel oder Löwenzahnkraut mit einer Tasse kaltem Wasser übergießen, kurz aufkochen, nach zehn Minuten abseihen.[5] Morgens und abends eine Tasse trinken.
- Als Fertigpräparate.

Besondere Hinweise
Löwenzahn wird häufig über vier bis sechs Wochen kurmäßig täglich angewendet.[2]

Lungenkraut

Andere Namen: Hirschkohl, Schwindsuchttee
Botanische Bezeichnung: Pulmonaria officinalis
Verwendete Pflanzenteile: Kraut (Pulmonariae herba)
Wichtigste Inhaltsstoffe: Schleim, Saponine

Verwendungszweck
Lungenkraut wird volksmedizinisch bei Verdauungsbeschwerden und als Hustenmittel angewendet. Das Blatt des Lungenkrauts erinnert an das Lungengewebe. Früher wurde deshalb das Lungenkraut auch gegen Tuberkulose eingesetzt. Für alle diese Anwendungsgebiete ist die Wirksamkeit nicht nachgewiesen.[5] Eine therapeutische Anwendung kann nicht befürwortet werden.[1]

Nebenwirkungen und Anwendungseinschränkungen
Keine bekannt.

Anwendung
- Als Tee: Zwei Teelöffel fein geschnittenes Kraut mit einer Tasse kochendem Wasser übergießen, fünf bis zehn Minuten stehenlassen, danach abseihen. Mehrmals täglich eine Tasse trinken.[5]

Mädesüß

Andere Namen: Spierstaude
Botanische Bezeichnung: Filipendula ulmaria
Verwendete Pflanzenteile: Blüten (Spiraeae flos), Kraut (Spiraeae herba)
Wichtigste Inhaltsstoffe: Flavonglykoside, Salicylsäure-Glykoside

Verwendungszweck
Mädesüßblüten werden hauptsächlich als schweißtreibendes Mittel bei fiebrigen Erkältungskrankheiten[1] und als leichtes harntreibendes Mittel eingesetzt.[2] Diese Anwendung beruht auf Erfahrungen und nicht auf wissenschaftlichen Studien. Mädesüßblüten enthalten wesentlich weniger Salicylsäure als hochwertige Weidenrinde.[179] Salicylsäure wirkt gegen Fieber, Schmerzen und Entzündungen.

Nebenwirkungen
Keine bekannt.

Anwendungseinschränkungen
Bei Überempfindlichkeit gegen Salicylate (zum Beispiel Aspirin) sollte die Pflanze nicht verwendet werden.[1]

Anwendung
- Als Tee: Zwei bis vier Teelöffel Mädesüßblüten mit einer Tasse kochendem Wasser übergießen, zehn Minuten stehenlassen, danach abseihen. Mehrmals täglich eine Tasse trinken.[5]
- Als Fertigpräparate in einer Tagesdosis von 2,5 bis 3,5 Gramm Mädesüßblüten bzw. 4 bis 5 Gramm Mädesüßkraut; Zubereitungen entsprechend.[1]

Mäusedorn

Andere Namen: Stechmyrte
Botanische Bezeichnung: Ruscus aculeatus
Verwendete Pflanzenteile: Wurzelstock (Rusci rhizoma)
Wichtigste Inhaltsstoffe: Saponine

Verwendungszweck
Im Experiment wirkt Mäusedorn entzündungshemmend und gegen Ödeme. Mäusedornextrakte findet man auch in Venenmitteln.[25] Eine klinische Studie hat bei offenen Beinen (Ulcus cruris) eine gewisse Wirkung gezeigt.[4]

Nebenwirkungen
Selten Reizungen der Schleimhaut des Magen-Darm-Traktes.

Anwendungseinschränkungen
Keine bekannt.

Anwendung
Nur als Fertigpräparate.

Maiglöckchen

Andere Namen: Augenkraut
Botanische Bezeichnung: Convallaria majalis
Verwendete Pflanzenteile: Kraut (Convallariae herba)
Wichtigste Inhaltsstoffe: Herzwirksame Glykoside, vor allem Convallatoxin

Verwendungszweck
Maiglöckchen wird zur Erhöhung der Herzleistung bei leichter Herzschwäche verschiedener Ursache (auch bei Herzschwäche wegen hohem Alter oder Lungenfunktionsstörung) verwendet.[1] Maiglöckchen enthält eine komplexe Mischung verschiedener Glykoside. Diese Glykoside können die Leistung des Herzens bei Herzschwäche erhöhen.

Bei innerlicher Gabe werden nur etwa zehn Prozent des Hauptwirkstoffes (Convallatoxin) durch den Darm aufgenommen.[25] Die Dauer der Wirkung ist relativ kurz im Vergleich zu den ähnlich wirkenden, jedoch gebräuchlicheren Reinwirkstoffen, die aus dem Fingerhut isoliert werden.

Die Wirkstoffe des Maiglöckchens können bei falscher Dosierung schwerwiegende Nebenwirkungen auslösen. Es ist umstritten, ob Maiglöckchen überhaupt noch verwendet werden sollte.[3] Dies beruht darauf, daß die aus dem Fingerhut isolierten Reinsubstanzen besser untersucht und dosierbar sind, die mögliche Wirkung des Maiglöckchens eher gering ist und bei falscher Dosierung Nebenwirkungen nicht ausbleiben.

Nebenwirkungen
Bei Überdosierung können Übelkeit und Erbrechen auftreten.[1]

Anwendungseinschränkungen
Maiglöckchen darf bei Kaliummangel nicht eingesetzt werden. Außerdem sollte es nicht zusammen mit Digitalisglykosiden verwendet werden.[1]

Anwendung
Nur in Form standardisierter Präparate. Die Tagesdosis sollte 0,6 Gramm eingestellten Maiglöckchenpulvers (gemäß dem deutschen Arzneimittelbuch 9) entsprechen.

Besondere Hinweise
- Aufgrund der möglichen Schwankungen der Menge der wirksamen Inhaltsstoffe darf Maiglöckchen nur in Form standardisierter Präparate angewendet werden.
- Maiglöckchen kann die Wirkungen und Nebenwirkungen zahlreicher Medikamente verändern (z. B. Abführmittel, Calcium, Chinidin, Glukokortikoide, harntreibende Medikamente). Fragen Sie Ihren Arzt oder Apotheker,

ob die gleichzeitige Anwendung sinnvoll ist, falls Sie Maiglöckchen zusammen mit anderen Medikamenten verwenden.[1]

Mais

Andere Namen: Maisgriffel, Maishaare, Maisnarben
Botanische Bezeichnung: Zea mays
Verwendete Pflanzenteile: Griffel der weiblichen Blüten (Maydis stigma)
Wichtigste Inhaltsstoffe: Die Inhaltsstoffe sind wenig erforscht. Fettes Öl, ätherisches Öl und Kalium sind sicherlich vorhanden.

Verwendungszweck
Maisgriffel wirken harntreibend. Sie werden zur Schwemmtherapie bei entzündlichen Krankheiten der Harnwege sowie zur Vorbeugung und Behandlung von Nierengrieß eingesetzt.[5] Gelegentlich werden Maisgriffel auch gegen Zuckerkrankheit empfohlen. Diese Anwendung beruht nicht auf wissenschaftlichen Studien und ist abzulehnen.[5]

Nebenwirkungen
Keine bekannt.

Anwendungseinschränkungen
Personen mit Ödemen aufgrund von Herz- oder Nierenschwäche sollten keine Schwemmtherapie machen.

Anwendung
Bei einem harntreibenden Mittel ist die Anwendung als Tee besonders sinnvoll, da dann gleichzeitig die notwendige Wassermenge aufgenommen wird.
- Als Tee: Einen Teelöffel Maisgriffel mit einer Tasse kaltem Wasser übergießen, kurz aufkochen, einige Minuten stehenlassen, danach abseihen. Mehrmals täglich eine Tasse Tee zwischen den Mahlzeiten trinken.[5]
- Als Fertigpräparate.

Besondere Hinweise
Bei Harnweginfekten mit Fieber, schweren Bauch- oder Rückenschmerzen soll der Arzt aufgesucht werden.

Malve

Andere Namen: Käsepappel, Käsekraut, Hasenpappel
Botanische Bezeichnung: Malva silvestris, Malva neglecta
Verwendete Pflanzenteile: Blätter (Malvae folium), Blüten (Malvae flos)
Wichtigste Inhaltsstoffe: Schleimstoffe, wenig Gerbstoffe

Verwendungszweck
Zur Reizlinderung bei Erkältungskrankheiten, leichten Entzündungen der oberen Luftwege und des Rachens,[1] Angina sowie Entzündungen des Magen-Darm-Traktes.[2] Als Umschläge auch äußerlich zur Wundbehandlung.[5] Außerdem findet man Malve manchmal als Wirkstoff in Salben und Zäpfchen gegen Hämorrhoiden.

Nebenwirkungen und Anwendungseinschränkungen
Keine bekannt.

Anwendung
- Als Tee: Zwei bis drei Teelöffel fein geschnittene Malvenblätter oder drei bis vier Teelöffel Blüten mit einer Tasse kaltem Wasser ansetzen, kurz aufkochen oder auch mit kochendem Wasser übergießen und nach fünf bis zehn Minuten abseihen.[5]
- Als Fertigpräparate in einer Tagesdosis von fünf Gramm Blätter oder Blüten; Zubereitungen entsprechend.[1]

Besondere Hinweise
Die Wirkung von Stockmalvenblüten (Malvae arboreae flos) ist nicht belegt. Sie können jedoch zur Verschönerung von Teemischungen verwendet werden.[1]

Manna-Esche

Andere Namen: Eschenmanna, Himmelsbrot, Manna
Botanische Bezeichnung: Fraxinus ornus
Verwendete Pflanzenteile: der durch Einschnitte in die Rinde gewonnene und getrocknete Saft (Manna)
Wichtigste Inhaltsstoffe: Mannit

Verwendungszweck
Größere Mengen des zuckerartigen Inhaltsstoffes Mannit können im Magen-Darm-Trakt nicht ins Blut aufgenommen werden. Mannit bleibt deshalb größtenteils im Darm und nimmt dort Wasser auf. Diese Mannit-Wasser-Mischung vermehrt den Darminhalt und führt zu einem weicheren Stuhl.

Angewendet wird Manna-Esche gegen Verstopfung und bei Erkrankungen, bei denen ein weicher Stuhl erwünscht ist, z. B. bei Hämorrhoiden oder Afterschrunden.[1] Im Gegensatz zu den Quell- und Gleitmitteln sollten Abführmittel dieses Typs (osmotische Abführmittel) nicht dauernd angewendet werden.[29]

Nebenwirkungen
Es können Blähungen und Übelkeit auftreten.[1] Bei langfristiger Anwendung können osmotische Abführmittel auch Veränderungen des Mineralstoffhaushalts auslösen.[29]

Anwendungseinschränkungen
Patienten mit Darmverschluß dürfen keinesfalls Abführmittel anwenden.[1]

Anwendung
Manna-Esche kann direkt eingenommen werden. Die Tagesdosis beträgt für Erwachsene 20 bis 30 Gramm, für Kinder 2 bis 16 Gramm. Fertigpräparate entsprechend.[1]

Besondere Hinweise
Manna-Esche sollte langfristig nur nach Rücksprache mit einem Arzt angewendet werden.[1]

Mariendistel

Andere Namen: Frauendistel, Marienkörner, Stechkörner
Botanische Bezeichnung: Silybum marianum
Verwendete Pflanzenteile: Früchte (Cardui mariae fructus)
Wichtigste Inhaltsstoffe: Ein Gemisch verschiedener Flavonderivate, das als Silymarin bezeichnet wird.

Verwendungszweck
Im Experiment schützt Silymarin das Lebergewebe gegen die Wirkung von Giften und fördert die Regenerationsfähigkeit der Leber.[1] Die Pflanze wird bei Leberschäden durch Gifte (zum Beispiel Lösungsmittel, Alkohol) eingesetzt sowie zur Unterstützung der Behandlung bei chronischer Leberentzündung oder Leberzirrhose. Der reine Wirkstoff Silymarin wird in der Notfallmedizin auch bei Knollenblätterpilzvergiftungen eingesetzt. Dabei sollte das Medikament möglichst bald nach der Vergiftung gegeben werden.[180]

Nebenwirkungen
Die Fertigpräparate können schwach abführend wirken.[1]

Anwendungseinschränkungen
Keine bekannt.

Anwendung
- Als Tee wenig gebräuchlich. Der Wirkstoff Silymarin ist kaum wasserlöslich.[181]
- Standardisierte Fertigpräparate sollten einer mittleren Tagesdosis von 200 bis 400 Milligramm Silymarin entsprechen.[1]

Besondere Hinweise
Die Anwendung von Mariendistelkraut (Cardui mariae herba) bei Leber-Galle- Beschwerden ist nicht nachgewiesen.[5]

Mate

Botanische Bezeichnung: Ilex paraguariensis
Verwendete Pflanzenteile: Blatt (Mate folium)
Wichtigste Inhaltsstoffe: Koffein, Chlorogensäure, Gerbstoffe

Verwendungszweck
Mate wirkt wie Kaffee oder Schwarztee zentral anregend und leicht harntreibend. Die Herzfunktion wird ebenfalls stimuliert. Mate wird bei akuter geistiger und körperlicher Erschöpfung eingesetzt.[1]

In Südamerika wird Mate in großen Mengen als Genußtee getrunken. Die dem Kraut gelegentlich in der Werbung zugeschriebene Wirkung als »Zaubertrank und idealer Schlankmacher« dürfte eher der Phantasie entspringen.[5]

Nebenwirkungen und Anwendungseinschränkungen
Keine bekannt.

Anwendung
- Als Tee: Einen Teelöffel Mateblätter mit einer Tasse heißem (nicht kochendem) Wasser übergießen, fünf bis zehn Minuten stehenlassen, danach abseihen. Wie beim Schwarztee gilt: Nach kurzem Ziehen überwiegt die anregende Wirkung. Bei längerem Stehenlassen (mit dem Kraut) lösen sich vermehrt Gerbstoffe, die anregende Wirkung wird schwächer. Der gerbstoffreiche Tee kann leicht stopfend wirken.[5]
- Als Fertigpräparate in einer mittleren Tagesdosis von 3 Gramm Mateblättern; Zubereitungen entsprechend.[1]

Meerrettich

Botanische Bezeichnung: Armoracia rusticana
Verwendete Pflanzenteile: Wurzel (Armoraciae radix)
Wichtigste Inhaltsstoffe: Senföl und Senfölglykoside

Verwendungszweck
Meerrettich hemmt das Wachstum einiger Bakterien. Äußerlich angewendet fördert er lokal die Durchblutung.
- Äußerlich: Als Einreibemittel bei Erkältungen und gegen leichte Muskelschmerzen.[1]
- Innerlich: Anwendung bei Husten und Erkältungskrankheiten sowie bei Harnweginfektionen.

Nebenwirkungen
Magen-Darm-Beschwerden können auftreten.[1]

Anwendungseinschränkungen
Kinder unter vier Jahren und Patienten mit Magen-Darm-Geschwüren oder Nierenentzündungen sollten Meerrettich nicht anwenden.[1]

Anwendung

- Als Tee nicht gebräuchlich. Die frische Wurzel wird fein geraffelt als Gewürz verwendet.
- Fertigpräparate gibt es für innerliche und äußerliche Anwendung.

Meerzwiebel

Andere Namen: Mäusezwiebel
Botanische Bezeichnung: Urginea maritima
Verwendete Pflanzenteile: Zwiebel (Scillae bulbus)
Wichtigste Inhaltsstoffe: Herzwirksame Glykoside

Verwendungszweck

Die medizinische Anwendung der Meerzwiebel wurde bereits 1500 v. Chr. im Ebros Papyros erwähnt.[28] Die Meerzwiebel wird bei leicht eingeschränkter Herzleistung verwendet.[1] Sie enthält eine komplexe Mischung verschiedener Glykoside. Diese Glykoside können die Leistung des Herzens bei Herzschwäche erhöhen.

Die Aufnahme des Proscillaridins (einer der Wirkstoffe der Meerzwiebel) aus dem Darm bei innerlicher Anwendung ist individuell stark unterschiedlich.[25]

Die Wirkstoffe der Meerzwiebel können bei falscher Dosierung schwerwiegende Nebenwirkungen auslösen. Es ist umstritten, ob Meerzwiebel überhaupt noch verwendet werden sollte.[3] Dies beruht darauf, daß besser untersuchte Wirkstoffe mit gleicher Wirkart existieren, die mögliche Wirkung der Meerzwiebel eher gering ist und bei falscher Dosierung Nebenwirkungen nicht ausbleiben.

Nebenwirkungen

Es können Übelkeit, Erbrechen, Magenbeschwerden, Durchfälle und unregelmäßiger Puls auftreten.[1]

Anwendungseinschränkungen

Meerzwiebel darf bei Kaliummangel, Calciumüberschuß im Blut und bei Herzrhythmusstörungen nicht eingesetzt werden. Außerdem sollte sie nicht zusammen mit Digitalisglykosiden verwendet werden.[1]

Anwendung

Nur in Form standardisierter Präparate. Die Tagesdosis soll 0,1 bis 0,5 Gramm eingestellten Meerzwiebelpulvers (gemäß dem deutschen Arzneimittelbuch 9) entsprechen.

Besondere Hinweise

- Auf Grund der möglichen Schwankungen der Menge der wirksamen Inhaltsstoffe darf Meerzwiebel nur in Form standardisierter Präparate angewendet werden.

- Meerzwiebel kann die Wirkungen und Nebenwirkungen zahlreicher Medikamente verändern (z. B. Abführmittel, Calcium, Chinidin, Glukokortikoide, harntreibende Medikamente). Fragen Sie Ihren Arzt oder Apotheker, ob die gleichzeitige Anwendung sinnvoll ist, falls Sie Meerzwiebel zusammen mit anderen Medikamenten verwenden.[1]

Melisse

Andere Namen: Gartenmelisse, Zitronenmelisse
Botanische Bezeichnung: Melissa officinalis
Verwendete Pflanzenteile: Blätter (Melissae folium)
Wichtigste Inhaltsstoffe: Ätherisches Öl, Labiatengerbstoff

Verwendungszweck
- Innerlich wirkt Melisse beruhigend und gegen Blähungen.[1] Sie wird bei nervös bedingten Einschlafstörungen, zur Appetitanregung sowie bei psychosomatischen Beschwerden (Herz, Magen-Darm-Trakt) eingesetzt.[1,2,182] Die beruhigende Wirkung der Melisse ist noch nicht überzeugend nachgewiesen.[25]
- Äußerlich: Melissenextrakt hemmt das Wachstum einiger Virenarten, darunter auch Herpes-Viren, welche Fieberbläschen verursachen.[182] Salbe mit Melissenextrakt wird gegen Fieberbläschen angewendet.[183]

Nebenwirkungen und Anwendungseinschränkungen
Keine bekannt.

Anwendung
- Innerlich: Als Tee. Einen bis zwei Teelöffel fein geschnittene Melissenblätter mit einer Tasse kochendem Wasser übergießen, fünf bis zehn Minuten bedeckt stehenlassen, danach abseihen. Mehrmals täglich eine Tasse frisch bereiteten Tee trinken.[5]
- Äußerlich: Als Salbe mit hochkonzentriertem Melissenextrakt gegen Fieberbläschen.
- Als Fertigpräparate.

Besondere Hinweise
- In Badezusätzen wird echtes Melissenöl oft durch das billigere Citronellöl ersetzt[5] (siehe Citronellgras).
- Einige Melissenpräparate sind stark alkoholhaltig. Es gibt Alkoholiker, die vor allem solche Produkte verwenden.

Melonenbaum

Andere Namen: Papaya
Botanische Bezeichnung: Carica papaya
Verwendete Pflanzenteile: Blätter (Caricae papayae folium), Milchsaft unreifer Früchte.
Wichtigste Inhaltsstoffe: Enzyme, vor allem Papain

Verwendungszweck
Melonenbaumblätter werden zur Behandlung von Erkrankungen im Magen-Darm-Trakt und als Wurmmittel eingesetzt. Die Wirksamkeit ist jedoch nicht belegt. Gegen Wurmbefall gibt es heute bessere Mittel. Die therapeutische Anwendung kann deshalb nicht befürwortet werden.[1]

Nebenwirkungen und Anwendungseinschränkungen
Keine bekannt.

Anwendung
Keine.

Besondere Hinweise
Aus den Früchten des Melonenbaums wird das eiweißabbauende Enzym Papain gewonnen.

Mistel

Andere Namen: Hexenbesen, Vogelmistel
Botanische Bezeichnung: Viscum album
Verwendete Pflanzenteile: Kraut (Visci herba)
Wichtigste Inhaltsstoffe: Viscumsäure, Viscumproteine, Lektine, Viscotoxine

Verwendungszweck
Nur die Injektionspräparate sind wissenschaftlich geprüft worden. Sie werden vor allem bei rheumatischen Erkrankungen (Arthrosen), Bandscheibenerkrankungen und Ischiasschmerzen eingesetzt. Außerdem werden Mistelinjektionen in der Krebstherapie verwendet, in der Regel jedoch nur, wenn andere Behandlungsmethoden nicht mehr angewendet werden können, oder zusätzlich zu anderen Behandlungsmethoden.[1,3]

Nebenwirkungen
Häufig bewirken wäßrige Mistelextrakte Quaddeln und Blasen, wenn sie unter die Haut gespritzt werden.[3] Außerdem kommt es nach Injektionen selten zu allergischen Reaktionen, Schüttelfrost, Fieber, Kopfschmerzen oder zu niedrigem Blutdruck.

Anwendungseinschränkungen
Keine bekannt.

Anwendung
In manchen Kräuterbüchern und verantwortungslosen Gesundheitsbüchern wird Misteltee als Krebsheilmittel angepriesen.[5] Es gibt jedoch keine wissenschaftlichen Grundlagen für die Verwendung von Misteltee oder innerlich einzunehmenden Mistelpräparaten, weder bei Krebs noch zur Blutdrucksenkung oder Arterienverkalkung.[3]

Mönchspfeffer

Andere Namen: Keuschlamm
Botanische Bezeichnung: Vitex agnus-castus
Verwendete Pflanzenteile: Früchte (Agni casti fructus)
Wichtigste Inhaltsstoffe: Iridoide, Flavonoide, ätherisches Öl

Verwendungszweck
Die Pflanze wirkt im Experiment ähnlich, jedoch schwächer als das Gelbkörperhormon.[1] Mönchspfeffer wird gegen Menstruationsstörungen eingesetzt,[1] vor allem bei Beschwerden während der Zeit knapp vor der Monatsblutung (schmerzende Brüste, Kreuz- und Unterleibsbeschwerden, Wasseransammlungen in den Beinen). Zu dieser Anwendung gibt es einige interessante klinische Studien.[185,186,187] Die Pflanze wird auch zur Förderung des Stillens verwendet.[1,188]

Nebenwirkungen
Gelegentlich Hautausschläge. Selten kann bei stillenden Frauen nach Einnahme des Mönchspfeffers die Menstruation zu früh einsetzen.

Anwendungseinschränkungen
Keine bekannt.

Anwendung
Nur als Fertigpräparate. Eine Tagesdosis entspricht etwa 20 Milligramm Früchten.[1]

Isländisches Moos

Andere Namen: Fiebermoos, Heideflechte, Isländische Flechte
Botanische Bezeichnung: Cetraria islandica
Verwendete Pflanzenteile: Flechte, fälschlicherweise als Moos bezeichnet (Cetrariae lichen, Lichen islandicus)
Wichtigste Inhaltsstoffe: Schleim, Flechtensäuren

Verwendungszweck
Die Flechte wirkt durch den Schleimgehalt reizlindernd. Die bitteren Flechtensäuren steigern den Appetit und die Speichelausschüttung. Isländisches Moos wird bei Schleimhautentzündungen in Mund und Rachen, bei Reizhusten sowie bei Appetitlosigkeit und Verdauungsbeschwerden angewendet.[1,5,189]

Nebenwirkungen und Anwendungseinschränkungen
Keine bekannt.

Anwendung
- Als Tee wenig gebräuchlich, eher bitter im Geschmack. Einen bis zwei Teelöffel fein geschnittenes Isländisches Moos mit einer Tasse kochendem Wasser übergießen, zehn Minuten stehenlassen, danach abseihen. Mehrmals täglich eine Tasse frisch zubereiteten Tee trinken.[2,5]
- Als Fertigpräparate in einer Tagesdosis von 4 bis 6 Gramm Isländisches Moos; Zubereitungen entsprechend.[1]

Muskatnußbaum

Botanische Bezeichnung: Myristica fragrans
Verwendete Pflanzenteile: Samen (Myristicae semen), Blüte (Myristicae arillus oder Macis)
Wichtigste Inhaltsstoffe: Ätherisches Öl

Verwendungszweck
Neben der Verwendung als Gewürz wird Muskat bei Erkrankungen oder Beschwerden im Magen-Darm-Trakt angewendet. Die Wirksamkeit ist jedoch nicht belegt.[1]

Nebenwirkungen
Bei Einnahme von mehr als fünf Gramm kann es zu Vergiftungen kommen.[1]

Anwendungseinschränkungen
Keine bekannt.

Anwendung
In Anbetracht des ungünstigen Wirkung-Nebenwirkungs-Verhältnisses sollte Muskatnuß medizinisch nicht mehr angewendet werden.

Gegen die Verwendung als Gewürz und Geruchs- oder Geschmacksverbesserer in Medikamenten bestehen keine Bedenken.[1]

Mutterkorn

Andere Namen: Brandkorn, Giftkorn, Hungerkorn, Schwarzkorn
Botanische Bezeichnung: Claviceps purpurea
Verwendete Pflanzenteile: Fruchtkörper des Pilzes (Secale cornutum)
Wichtigste Inhaltsstoffe: Alkaloide

Verwendungszweck
Mutterkorn enthält einige stark wirkende Substanzen, die unterschiedlich wirken. Verschiedene aus dieser Pflanze isolierte oder chemisch veränderte Reinsubstanzen werden medizinisch verwendet. Mutterkorn sollte medizinisch nicht mehr angewendet werden, weil die aus Mutterkorn isolierten Reinsubstanzen ein günstigeres Wirkung-Nebenwirkungs-Verhältnis haben, als das Mutterkorn selbst.[1]

Anwendung
Keine.[1]

Mutterkraut

Botanische Bezeichnung: Chrysanthemum parthenium (Tanacetum parthenium)
Verwendete Pflanzenteile: Kraut (Parthenii herba)
Wichtigste Inhaltsstoffe: Sesquiterpenlaktone, vor allem Parthenolid

Verwendungszweck
Mutterkraut wirkt vorbeugend gegen Migräne. Zwei Studien zeigten, daß Migräneanfälle bei andauernder Einnahme von Mutterkraut weniger häufig auftreten und an Intensität abnehmen.[190, 191]

Die in Großbritannien häufige Anwendung des Mutterkrauts gegen rheumatische Krankheiten konnte dagegen nicht wissenschaftlich belegt werden.[192]

Nebenwirkungen
Die Pflanze wirkt stark allergisierend. Nach Ausbildung einer Allergie gegen Mutterkraut können auch verwandte Pflanzen (Korbblütler wie Kamille, Löwenzahn, Astern usw.) zu allergischen Reaktionen führen.[193]

Außerdem treten im Mund bei bis zu 12 Prozent der Mutterkraut-Konsumenten Geschwüre auf.[194]

Anwendungseinschränkungen
Personen, die gegen Korbblütler überempfindlich sind sowie schwangere Frauen sollten die Pflanze nicht verwenden.

Anwendung
Wegen der häufigen Nebenwirkungen sollte Mutterkraut nur verwendet werden, wenn alle anderen Behandlungsmöglichkeiten versagt haben.[195]

Besondere Hinweise
Mutterkraut wirkt nur gegen Migräne, wenn es dauernd eingenommen wird.

Myrrhe

Botanische Bezeichnung: Commiphora molmol und andere Commiphora-Arten
Verwendete Pflanzenteile: das aus der Rinde ausgetretene Gummiharz (Myrrha)
Wichtigste Inhaltsstoffe: Harz und ätherisches Öl

Verwendungszweck
Myrrhe wird äußerlich bei Entzündungen des Zahnfleisches und der Mundschleimhaut angewendet.[1]

Nebenwirkungen und Anwendungseinschränkungen
Keine bekannt.

Anwendung
Äußerlich als Tinktur oder in Fertigpräparaten.[5] Die entzündeten Stellen können mit unverdünnter Myrrhe-Tinktur betupft werden. Zum Gurgeln gibt man dreißig bis sechzig Tropfen in ein Glas Wasser.

Nachtkerze

Botanische Bezeichnung: Oenothera biennis
Verwendete Pflanzenteile: Das fette Öl der Samen (Oenotherae seminis oleum)
Wichtigste Inhaltsstoffe: Ungesättigte Fettsäuren

Verwendungszweck
Das Öl der Nachtkerzensamen wird als Nahrungsergänzung bei erhöhten Blutfett- und Cholesterinwerten sowie bei Beschwerden kurz vor der Monatsblutung und bei Ekzemen eingesetzt.[196] Die Wirksamkeit ist umstritten.[197]

Nebenwirkungen und Anwendungseinschränkungen
Keine bekannt.

Anwendung
Nur als Fertigpräparate.

Nelkenwurz

Andere Namen: Märzwurz, Mannskraftwurzel
Botanische Bezeichnung: Geum urbanum
Verwendete Pflanzenteile: Wurzelstock (Gei urbani rhizoma oder radix)
Wichtigste Inhaltsstoffe: Gerbstoffe

Verwendungszweck

Nelkenwurz hat einen hohen Gerbstoffgehalt. Gerbstoffe wirken unspezifisch bei akuten Durchfallerkrankungen. Äußerlich wird die Nelkenwurz bei Schleimhautentzündungen im Mund- und Rachenbereich eingesetzt.[5]

Nebenwirkungen

Keine bekannt.

Anwendungseinschränkungen

Durchfälle bei kleinen Kindern sollten durch einen Arzt behandelt werden. Erwachsene sollten den Arzt aufsuchen, falls die Durchfälle mehrere Tage andauern, blutig sind oder Fieber auftritt.

Anwendung

- Als Tee: Einen halben bis ganzen Teelöffel grob gepulverte Wurzel mit einer Tasse kochendem Wasser übergießen, zehn Minuten stehenlassen, danach abseihen. Bei leichten Durchfällen mehrmals täglich eine Tasse Tee trinken.[5] Bei Schleimhautentzündungen in Mund und Rachen mehrmals täglich spülen und gurgeln.
- Als Fertigpräparate.

Besondere Hinweise

Bei der Lagerung gerbstoffhaltiger Heilpflanzen wandeln sich die Gerbstoffe allmählich in unwirksame Substanzen (Phlobaphene) um. Es sollten deshalb relativ frische Wurzeln verwendet werden.

Bei Durchfall muß ausreichend getrunken werden, um die verlorene Flüssigkeit zu ergänzen.

Odermennig

Andere Namen: Ackermennig
Botanische Bezeichnung: Agrimonia eupatoria
Verwendete Pflanzenteile: Kraut (Agrimoniae herba)
Wichtigste Inhaltsstoffe: Gerbstoffe

Verwendungszweck

Odermennig enthält Gerbstoffe. Gerbstoffe wirken unspezifisch bei akuten Durchfallerkrankungen. Odermennig wird bei leichten Durchfallerkrankungen sowie äußerlich zum Gurgeln bei Schleimhautentzündungen im Mund- und

Rachenbereich eingesetzt.[1,5] Für die volksmedizinische Anwendung bei Gallenleiden gibt es keine wissenschaftlichen Belege.[5]

Nebenwirkungen
Keine bekannt.

Anwendungseinschränkungen
Durchfälle bei kleinen Kindern sollten durch einen Arzt behandelt werden. Erwachsene sollten den Arzt aufsuchen, falls die Durchfälle mehrere Tage andauern, blutig sind oder Fieber auftritt.

Anwendung
- Als Tee: Eineinhalb Teelöffel fein geschnittenes Kraut mit einer Tasse kaltem Wasser übergießen, kurz aufkochen, fünf Minuten stehenlassen, danach abseihen. Bei leichtem Durchfall oder Schleimhautentzündungen zwei- bis dreimal täglich eine Tasse frisch bereiteten Tee trinken.[5]
- Als Fertigpräparate in einer Tagesdosis von 3 bis 6 Gramm Odermennigkraut; Zubereitungen entsprechend.[1]

Oleander

Andere Namen: Rosenlorbeer
Botanische Bezeichnung: Nerium Oleander
Verwendete Pflanzenteile: Blätter (Oleandri folium)
Wichtigste Inhaltsstoffe: Herzwirksame Glykoside

Verwendungszweck
Oleander wurde volksmedizinisch bei funktionellen Störungen des Herzens eingesetzt.

Die Wirksamkeit des Oleanders ist jedoch nicht sicher nachgewiesen.[1] Schwere Nebenwirkungen sind bei der Anwendung aufgetreten.

Anwendung
Eine Anwendung ist angesichts der Risiken und der mangelhaft belegten Wirksamkeit nicht zu verantworten.[1]

Olivenbaum

Andere Namen: Ölbaum
Botanische Bezeichnung: Olea europaea
Verwendete Pflanzenteile: Blätter (Oleae folium)
Wichtigste Inhaltsstoffe: Oleuropein

Verwendungszweck
In frischen Olivenblättern findet man das Oleuropein. Bei Tieren senkt Oleuropein den Blutdruck.[198] In klinischen Versuchen ist dagegen die blutdrucksenkende Wirkung noch nicht ausreichend nachgewiesen worden. Der Wirkstoff Oleuropein ist nur wenig stabil. In getrockneten Blättern und in den Fertigprodukten ist der Wirkstoff nicht mehr in ausreichender Menge nachzuweisen. Die Anwendung gegen den erhöhten Blutdruck ist deshalb nach heutiger Erkenntnis nicht gerechtfertigt.[1,25]

Nebenwirkungen und Anwendungseinschränkungen
Keine bekannt.

Anwendung
Kann nach heutiger Erkenntnis nicht empfohlen werden.

Orthosiphon

Andere Namen: Indischer Nierentee, Javatee
Botanische Bezeichnung: Orthosiphon spicatus
Verwendete Pflanzenteile: Blätter (Orthosiphonis folium)
Wichtigste Inhaltsstoffe: Flavonoide, ätherisches Öl, Kalium

Verwendungszweck
Orthosiphon wirkt harntreibend und schwach krampflösend. Es wird dabei nicht nur Wasser, sondern auch vermehrt Kochsalz durch die Nieren ausgeschieden.[5] Orthosiphon wird zur Schwemmtherapie bei Harnweginfekten und bei Nierengrieß angewendet.[1]

Nebenwirkungen
Keine bekannt.

Anwendungseinschränkungen
Personen mit Ödemen aufgrund von Herz- oder Nierenschwäche sollten keine Schwemmtherapie machen.[1]

Anwendung
Bei einem harntreibenden Mittel ist die Anwendung als Tee besonders sinnvoll, da dann gleichzeitig die notwendige Wassermenge aufgenommen wird.
- Als Tee: Einen Teelöffel fein geschnittene Orthosiphonblätter mit einer Tasse kochendem Wasser übergießen, etwa fünfzehn Minuten stehenlassen, danach abseihen.[2] Zwei- bis dreimal täglich eine Tasse frisch bereiteten Tee trinken.[5]
- Als Fertigpräparate mit einer Tagesdosis von 6 bis 12 Gramm Orthosiphonblättern; Zubereitungen entsprechend.[1]

Pappel

Andere Namen: Zitterpappel, Espe
Botanische Bezeichnung: Verschiedene Populus-Arten
Verwendete Pflanzenteile: Knospen (Populi gemmae oder Populi turiones), Rinde (Populi cortex) und Blätter (Populi folium)
Wichtigste Inhaltsstoffe: Ätherisches Öl, Flavonoide und Phenolglykoside

Verwendungszweck
Präparate aus Pappelknospen werden äußerlich bei oberflächlichen Hautverletzungen, Hämorrhoiden, Frostbeulen und Sonnenbrand angewendet.[1]

Nebenwirkungen
Gelegentlich treten allergische Reaktionen auf.[1]

Anwendungseinschränkungen
Personen, die gegen Pappelknospen, Propolis (Bienenharz), Perubalsam oder Salicylate überempfindlich reagieren, sollten Pappelpräparate nicht anwenden.[1]

Anwendung
Fast ausschließlich in Form von Salben zum Einreiben.[1]

Passionsblume

Botanische Bezeichnung: Passiflora incarnata
Verwendete Pflanzenteile: Kraut (Passiflorae herba)
Wichtigste Inhaltsstoffe: Flavonoide

Verwendungszweck
In Experimenten wirken Passionsblumenextrakte krampflösend.[199,200] Die Pflanze wird gegen nervöse Unruhe, psychosomatische Störungen, leichte Einschlafschwierigkeiten und Angst eingesetzt.[5] Die Wirkung ist fraglich.[3] Obwohl es viele Fertigpräparate mit Passionsblume gibt, finden sich kaum Untersuchungen zur Wirksamkeit.

Nebenwirkungen und Anwendungseinschränkungen
Keine bekannt.

Anwendung
- Als Tee: Ein Teelöffel fein geschnittenes Passionsblumenkraut mit einer Tasse kochendem Wasser übergießen, fünf bis zehn Minuten stehenlassen, danach abseihen. Zwei- bis dreimal täglich eine Tasse frisch bereiteten Tee trinken.[5]
- Als Fertigpräparate in einer Tagesdosis von 6 bis 8 Gramm Kraut; Zubereitungen entsprechend.[1]

Perubalsam

Botanische Bezeichnung: Myroxolon balsamum
Verwendete Pflanzenteile: Durch Schwelung (Erhitzen mit brennenden Fakkeln) der Stämme gewonnener Balsam (Balsamum peruvianum)
Wichtigste Inhaltsstoffe: Ester aromatischer Säuren

Verwendungszweck
Perubalsam wirkt äußerlich schwach reizend und fördert die Wundheilung. Er wirkt auch gegen Bakterien und Parasiten, besonders gegen Krätzmilben.[1,4] Präparate mit Perubalsam werden bei schlecht heilenden und infizierten Wunden, Verbrennungen, Druckstellen, Frostbeulen und Hämorrhoiden eingesetzt.[1]

Nebenwirkungen
Überempfindlichkeitsreaktionen der Haut sind nicht selten.[1] Perubalsam sollte nicht großflächig angewendet werden, da sonst ins Blut aufgenommene Wirkstoffe zu Nierenschäden führen können.

Anwendungseinschränkungen
Personen, die zu allergischen Reaktionen neigen, sollten Perubalsam nicht anwenden. Stillende Frauen sollten Perubalsam nicht auf wunden Brustwarzen auftragen, da Säuglinge besonders empfindlich sind.[4]

Anwendung
Nur als Fertigpräparate mit 5 bis 10 Prozent Perubalsam.

Besondere Hinweise
Aus einer speziellen chemischen Varietät des Baumes Myroxolon balsamum gewinnt man den Tolubalsam (Balsamum tolutanum). Tolubalsam wird in Lutschtabletten gegen Bronchitis eingesetzt.[3]

Pestwurz

Botanische Bezeichnung: Petasites hybridus
Verwendete Pflanzenteile: Blätter (Petasitidis folium), Wurzeln (Petasitidis rhizoma)
Wichtigste Inhaltsstoffe: Sesquiterpenalkohole mit Petasin

Verwendungszweck
Die Wurzeln der Pestwurz werden zur Unterstützung der Behandlung krampfartiger Schmerzen der Harnwege, besonders bei Steinleiden eingesetzt.[1]

Die Blätter und das Kraut sollten wegen möglicher Nebenwirkungen und der nicht nachgewiesenen Wirksamkeit nicht mehr verwendet werden.[1]

Nebenwirkungen

Pestwurz enthält Spuren von Pyrrolizidin-Alkaloiden.[5] Es wurde nach langfristiger Anwendung bei Tieren beobachtet, daß Pyrrolizidin-Alkaloide Leberkrebs erzeugen können.[201] Deshalb sind in vielen Ländern Maßnahmen eingeleitet worden, um die Verwendung pyrrolizidinhaltiger Pflanzen einzuschränken.[3]

Anwendungseinschränkungen

Zubereitungen aus Pestwurzeln sollten nicht länger als vier bis sechs Wochen pro Jahr eingenommen werden.[1] Schwangere und stillende Frauen sollten die Wurzel überhaupt nicht einnehmen.[1]

Anwendung

Nur in Form von Fertigpräparaten. Die Tagesdosis darf nicht mehr als 1 Mikrogramm Pyrrolizidin-Alkaloide enthalten.[1] Fragen Sie Ihren Apotheker!

Petersilie

Botanische Bezeichnung: Petroselinum crispum
Verwendete Pflanzenteile: Früchte (Petroselini fructus), Kraut (Petroselini herba), Wurzel (Petroselini radix)
Wichtigste Inhaltsstoffe: Ätherisches Öl mit Apiol

Verwendungszweck

- Früchte: Petersilienfrüchte und das daraus gewonnene ätherische Öl reizen die Nieren und aktivieren die Gebärmutter.[5] Da schwere Nebenwirkungen möglich sind, sollten Petersilienfrüchte nicht verwendet werden.[1]
- Kraut: Das Kraut wird neben seiner weitverbreiteten Anwendung als Gewürz auch als harntreibendes Mittel zur Schwemmtherapie bei Erkrankungen der unteren Harnwege und bei Nierengrieß eingesetzt.[1]
- Wurzel: Die Wurzel wird weniger verwendet. Die Wirkung der Petersilienwurzel entspricht etwa derjenigen des Petersilienkrauts.[5]

Nebenwirkungen

- Kraut, Wurzel: Selten Lichtüberempfindlichkeit sowie allergische Haut- oder Schleimhautveränderungen.
- Früchte, ätherisches Öl: Bei Anwendung großer Mengen sind schwere Nebenwirkungen möglich (hauptsächlich betroffene Organsysteme sind Nieren, Leber, Herz, Haut und Blut).

Anwendungseinschränkungen

Früchte sollten nicht verwendet werden.[1] Personen mit Ödemen aufgrund von Herz- oder Nierenschwäche sollten keine Schwemmtherapie mit Kraut oder Wurzeln machen.[1]

Schwangere Frauen sowie Patienten mit entzündlichen Nierenkrankheiten sollten Petersilienkraut oder Petersilienwurzel nur in kleinen Mengen anwenden.[1]

Anwendung

Bei einem harntreibenden Mittel ist die Anwendung als Tee besonders sinnvoll, da dann gleichzeitig die notwendige Wassermenge aufgenommen wird.

- Als Tee. Kraut: Einen Teelöffel geschnittenes Petersilienkraut mit einer Tasse kochendem Wasser übergießen, zehn Minuten bedeckt stehenlassen, danach abseihen. Dreimal täglich eine Tasse frisch bereiteten Tee trinken.[5] Wurzel: Petersilienwurzeltee wird aus geschnittener Petersilienwurzel wie Petersilienkrauttee hergestellt und verwendet.
- Als Fertigpräparate in einer Tagesdosis von 6 Gramm Petersilienkraut oder -wurzel; Zubereitungen entsprechend.[1]

Pfefferminze

Andere Namen: Katzenkraut
Botanische Bezeichnung: Mentha piperita
Verwendete Pflanzenteile: Blätter, ätherisches Öl
Wichtigste Inhaltsstoffe: ätherisches Öl mit Menthol

Verwendungszweck

Pfefferminze lindert Krämpfe und Blähungen im Verdauungstrakt und steigert die Produktion der Galle.[1] Pfefferminzblätter werden gegen akute und chronische Beschwerden im Verdauungsbereich (Magen, Darm, Galle) eingesetzt.[1,5] Das ätherische Pfefferminzöl wird wie Pfefferminzblätter verwendet. Es kann jedoch zusätzlich für Inhalationen bei Erkältungen der oberen Atemwege sowie als Einreibemittel bei Muskel- oder Nervenschmerzen eingesetzt werden.[1]

Nebenwirkungen

- Pfefferminzblätter: Keine bekannt.
- Pfefferminzöl: Selten allergische Reaktionen.[202]

Anwendungseinschränkungen

- Pfefferminzblätter: Keine bekannt.
- Pfefferminzöl: Schwere Leber- oder Gallenerkrankungen.[1] Bei Säuglingen und Kleinkindern sollte Pfefferminzöl nicht im Bereich des Gesichts, speziell der Nase, aufgetragen werden.[1]

Anwendung

- Blätter: Als Tee. Zwei bis drei Teelöffel Pfefferminzblätter mit einer Tasse kochendem Wasser übergießen, fünf bis zehn Minuten bedeckt stehenlassen, danach abseihen.[5]
- Pfefferminzöl: Die mittlere Tagesdosis bei innerlicher Verwendung beträgt sechs bis zwölf Tropfen.
- Zur Inhalation werden drei bis vier Tropfen in heißes Wasser gegeben.[1]
- Als Fertigpräparate.

Besondere Hinweise

Die Pfefferminze in Gärten und in der freien Natur enthält oft wenig ätherisches Öl und ist deshalb kaum wirksam. Die echte Pfefferminze (Mentha piperita) ist eine Bastardpflanze aus zwei Arten, die nicht durch Samen, sondern nur durch Kopfstecklinge fortgepflanzt werden kann. Sie wird in verschiedenen Ländern als Heilpflanze angebaut. Einige Teepräparate enthalten statt der Pfefferminze Krauseminze (Mentha crispa). Die Anwendung der Krauseminze ist bisher kaum erforscht.

Aus der japanischen Minze (Mentha arvensis) gewinnt man das Minzöl (Menthae arvensis aetheroleum). Minzöl wird wie Pfefferminzöl angewendet.[1]

Pfingstrose

Andere Namen: Bauernrose, Gichtrose
Botanische Bezeichnung: Paeonia officinalis und Paeonia mascula
Verwendete Pflanzenteile: Blüten (Paeoniae flos), Wurzel (Paeoniae radix)
Wichtigste Inhaltsstoffe: Anthocyanglykoside in den Blüten, Gerbstoff in den Wurzeln

Verwendungszweck

Volksmedizinisch werden Pfingstrosenblüten bei Haut- und Schleimhauterkrankungen, gegen Gicht und Darmstörungen angewendet. Die Wurzeln sind zudem in Präparaten gegen Rheuma, Migräne und nervöse Beschwerden zu finden. Eine Wirksamkeit ist weder für die Blüten noch die Wurzeln nachgewiesen.[1]

Nebenwirkungen

Bei Überdosierung können Erbrechen, Bauchschmerzen und Durchfall auftreten.[5]

Anwendungseinschränkungen

Keine bekannt.

Anwendung

Eine medizinische Anwendung ist nicht gerechtfertigt. Gegen die Anwendung von Pfingstrosenblüten zur Verschönerung von Teemischungen bestehen keine Bedenken.[1]

Podophyllum

Andere Namen: Fußblatt, Maiapfel
Botanische Bezeichnung: Podophyllum peltatum
Verwendete Pflanzenteile: Wurzelstock (Podophylli peltati rhizoma), Harz (Podophylli peltati resina)
Wichtigste Inhaltsstoffe: Harz mit Podophyllotoxin

Verwendungszweck
Podophyllum ist ausschließlich zur äußerlichen Anwendung gegen eine bestimmte Hautkrankheit im After- und Geschlechtsbereich (spitze Kondylome) zugelassen.[1] Diese Behandlung sollte unter ärztlicher Aufsicht erfolgen. Die Wirkung beruht auf einer starken Reizung der Haut und Schleimhaut.

Nebenwirkungen
Selbst bei äußerer Anwendung kann es zu Vergiftungserscheinungen kommen, wenn größere Hautflächen behandelt werden. Podophyllum-Staub kann zu schweren Augenentzündungen führen.[3]

Anwendungseinschränkungen
Schwangere Frauen sollten Podophyllum nicht anwenden.[1]

Anwendung
Nur äußerlich als Fertigpräparate.

Besondere Hinweise
Maximal dürfen 25 Quadratzentimeter behandelt werden.

Pomeranze

Andere Namen: Apfelsine, Orangenblüten
Botanische Bezeichnung: Citrus aurantium
Verwendete Pflanzenteile: Blüten (Aurantii flos), reife oder unreife Schalen (Aurantii amari flavedo, Pericarpium Aurantii amari, Aurantii fructus immaturi)
Wichtigste Inhaltsstoffe: Die Blüten enthalten wenig ätherisches Öl. Für den bitteren Geschmack der Pomeranzenschalen sind vor allem die Flavonglykoside verantwortlich.

Verwendungszweck
Die Blüten werden volksmedizinisch als Beruhigungsmittel verwendet.[5] Eine wissenschaftliche Bestätigung der Wirkung liegt nicht vor. Pomeranzenschalen werden bei Appetitlosigkeit und Verdauungsschwäche eingesetzt.[1]

Nebenwirkungen
Pomeranzenschalen können bei hellhäutigen Personen eine Lichtüberempfindlichkeit auslösen.[1]

Anwendungseinschränkungen
Bei Magen- oder Darmgeschwüren keine Bitterstoffpflanzen einnehmen.[2]

Anwendung
- Als Tee aus Blüten: Ein bis zwei Teelöffel Orangenblüten mit einer Tasse kochendem Wasser übergießen, fünf Minuten stehenlassen, danach abseihen.[5] Abends ein bis zwei Tassen trinken.

- Als Tee aus Schalen: Einen Teelöffel Pomeranzenschalen mit einer Tasse kochendem Wasser übergießen, fünfzehn Minuten stehenlassen, danach abseihen. Den Tee kalt oder lauwarm dreißig Minuten vor den Mahlzeiten einnehmen.[2]
- Als Fertigpräparate.

Besondere Hinweise
In den Orangenblüten sind gelegentlich zu hohe Rückstände an Schädlingsbekämpfungsmitteln gefunden worden.[203,204] In den Tee dürfte jedoch nur ein kleiner Anteil dieser wenig wasserlöslichen Substanzen gelangen.

Potenzholz

Botanische Bezeichnung: Ptychopetalum olacoides oder Ptychopetalum unicatum
Verwendete Pflanzenteile: Holz (Muira puama lignum, Ptychopetalum lignum)
Wichtigste Inhaltsstoffe: Estergemisch

Verwendungszweck
Potenzholz wird zur Vorbeugung und Behandlung von Sexualstörungen und als Mittel zur Steigerung des Geschlechtstriebs empfohlen. Für diese Anwendungsgebiete ist die Wirksamkeit nicht nachgewiesen.[1,3]

Nebenwirkungen und Anwendungseinschränkungen
Keine bekannt.

Anwendung
Kann wegen nicht nachgewiesener Wirksamkeit nicht empfohlen werden.[1]

Quendel

Andere Namen: Bergthymian, Feldthymian, Wilder Thymian
Botanische Bezeichnung: Thymus serpyllum
Verwendete Pflanzenteile: Kraut (Serpylli herba)
Wichtigste Inhaltsstoffe: Ätherisches Öl

Verwendungszweck
Quendelkraut enthält recht wenig ätherisches Öl.[3] Es wirkt ähnlich wie Thymian krampflösend und auswurffördernd. Außerdem hemmt es das Wachstum einiger Bakterienarten. Die Wirkung ist jedoch schwächer als bei Thymian. Quendelkraut wird bei Erkältungen der oberen Atemwege eingesetzt.[1,5] Außerdem wird es zur Verbesserung des Geschmacks in Hustentropfen und Hustensäften verwendet.[3]

Nebenwirkungen und Anwendungseinschränkungen
Keine bekannt.

Anwendung
- Als Tee: Einen bis zwei Teelöffel Quendelkraut mit einer Tasse kochendem Wasser übergießen, zehn Minuten stehenlassen, danach abseihen. Mehrmals täglich eine Tasse frisch zubereiteten Tee trinken.[5]
- Als Fertigpräparate in einer Tagesdosis von 4 bis 6 Gramm Quendelkraut; Zubereitungen entsprechend.[1]

Rainfarn

Andere Namen: Rehfarn, Tannkraut, Wurmkraut
Botanische Bezeichnung: Chrysanthemum vulgare (Tanacetum vulgare)
Verwendete Pflanzenteile: Blüten (Chrysanthemi vulgaris flos), Kraut (Chrysanthemi vulgaris herba)
Wichtigste Inhaltsstoffe: Thujonhaltiges ätherisches Öl

Verwendungszweck
Rainfarn wurde vor allem als Mittel gegen Würmer verwendet. Die Wirksamkeit ist nicht belegt.[1]

Nebenwirkungen
Es können Erbrechen, Durchfall, Bauchschmerzen und zahlreiche weitere Nebenwirkungen auftreten. Der Inhaltsstoff Thujon ist ein Nervengift.[1]

Anwendung
In Anbetracht des besonders ungünstigen Wirkungs-Nebenwirkungs-Verhältnisses sollte Rainfarn nicht mehr angewendet werden.[1]

Ratanhia

Botanische Bezeichnung: Krameria triandra
Verwendete Pflanzenteile: Wurzel (Ratanhiae radix)
Wichtigste Inhaltsstoffe: Gerbstoffe

Verwendungszweck
Äußerlich wird Ratanhia bei Schleimhautentzündungen im Mund- und Rachenbereich eingesetzt.[2] Ratanhia hat einen hohen Gerbstoffgehalt. Gerbstoffe wirken unspezifisch bei akuten Durchfallerkrankungen. Ratanhia wird innerlich nur noch selten gegen Durchfall verwendet.[5]

Nebenwirkungen
Keine bekannt.

Anwendungseinschränkungen
Durchfälle bei kleinen Kindern sollten durch einen Arzt behandelt werden. Erwachsene sollten den Arzt aufsuchen, falls die Durchfälle mehrere Tage andauern, blutig sind oder Fieber auftritt.

Anwendung
- Äußerlich: Für diese Anwendung wird die Ratanhia-Tinktur gebraucht. Die entzündeten Stellen können mit der Tinktur betupft werden. Zum Gurgeln wird mit Wasser verdünnte Tinktur verwendet.
- Innerlich: Die Beschaffung einwandfreier Ratanhiawurzel ist schwierig. Als Ersatz kann Tormentill verwendet werden.[5]

Raute

Botanische Bezeichnung: Ruta graveolens
Verwendete Pflanzenteile: Kraut (Rutae herba)
Wichtigste Inhaltsstoffe: Ätherisches Öl, Flavonglykoside, Furanocumarine, Rutin

Verwendungszweck
Die Inhaltsstoffe der Raute können so viele unerwünschte Wirkungen auslösen, daß eine Anwendung nicht mehr empfohlen werden kann. Raute wirkt krampflösend, entzündungserregend und menstruationsfördernd.[3] Der Inhaltsstoff Rutin (volkstümlich auch Vitamin P genannt) soll harntreibend wirken.

Nebenwirkungen
Möglich sind Übelkeit, vermehrter Speichelfluß, Magen- und Darmreizungen, erhöhte Durchblutung der Beckenorgane.

Anwendungseinschränkungen
Schwangere Frauen sollten die Pflanze nicht einnehmen.[205]

Anwendung
Nicht empfehlenswert.

Rauwolfia

Andere Namen: Schlangenwurzel
Botanische Bezeichnung: Rauwolfia serpentina
Verwendete Pflanzenteile: Wurzel (Rauwolfiae radix)
Wichtigste Inhaltsstoffe: Hauptalkaloid ist Reserpin

Verwendungszweck

Rauwolfia ist zur Behandlung des leicht erhöhten Blutdrucks zugelassen, sofern Veränderungen der Lebensgewohnheiten allein nicht ausreichen.[1] In Anbetracht der möglichen Nebenwirkungen und der Tatsache, daß es heute wirksame und relativ unbedenkliche synthetische Mittel gegen Bluthochdruck gibt (z.B. Beta- oder Calciumblocker), ist die Anwendung dieser Pflanze trotz nachgewiesener Wirksamkeit nicht empfehlenswert.

Nebenwirkungen

Verstopfte Nase, depressive Verstimmung, Müdigkeit und Potenzstörungen treten nicht ganz selten auf. Als einziges blutdrucksenkendes Mittel kann Rauwolfia Magen- und Darmgeschwüre verschlimmern.[29] Außerdem beeinträchtigt Rauwolfia gelegentlich das Reaktionsvermögen, so daß z.B. korrektes Autofahren nicht mehr möglich ist.

Anwendungseinschränkungen

Schwangere und stillende Frauen, Patienten mit Depressionen, Magen- oder Darmgeschwüren sollten Rauwolfia nicht anwenden. Ebenfalls sollten Personen, die an einem Tumor der Nebennierenrinde (Phäochromozytom) leiden, diese Pflanze meiden.[1]

Anwendung

Wenn überhaupt, nur in Form standardisierter Zubereitungen. Die Tagesdosis beträgt 6 Milligramm Gesamtalkaloide.[1]

Besondere Hinweise

- Rauwolfia kann die Wirkung zahlreicher anderer Medikamente verändern. Fragen Sie Ihren Apotheker!
- Die Wirkung alkoholischer Getränke kann durch Rauwolfia verstärkt werden.[1]
- Beim ersten Auftreten depressiver Verstimmung sollten Rauwolfia-Präparate abgesetzt werden.[29]

Rettich

Botanische Bezeichnung: Raphanus sativus
Verwendete Pflanzenteile: Wurzel (Raphani sativi radix)
Wichtigste Inhaltsstoffe: Senfölglykoside, ätherisches Öl

Verwendungszweck

Rettich fördert die Ausschüttung der Verdauungssäfte und die natürlichen Darmbewegungen.[206] Rettichzubereitungen werden bei Verdauungsbeschwerden infolge ungenügender Gallenausschüttung und bei Erkältungen der oberen Atemwege eingesetzt.[1]

Nebenwirkungen
Große Mengen können Magenbeschwerden mit Sodbrennen und heftigem Aufstoßen auslösen.[207]

Anwendungseinschränkungen
Personen mit Gallensteinen[1] sollten die Pflanze nicht nehmen.

Anwendung
Meist als Preßsaft der Rettichwurzel. Die mittlere Tagesdosis ist ein halber bis ein ganzer Deziliter Saft.

Rhabarber

Botanische Bezeichnung: Rheum palmatum
Verwendete Pflanzenteile: Wurzel (Rhei radix)
Wichtigste Inhaltsstoffe: Anthrachinonglykoside, Gerbstoffe

Verwendungszweck
Rhabarber wird hauptsächlich als starkes Abführmittel verwendet. Gelegentlich wird er jedoch auch gegen Magenbeschwerden gebraucht. 1 bis 4 Gramm Rhabarberwurzel wirken durch den Gehalt an Anthrachinonglykosiden abführend.[1] Man kann diese Pflanze anwenden, wenn eine Darmentleerung oder weicher Stuhl kurzfristig nötig sind (zum Beispiel zur Vorbereitung eines medizinischen Eingriffs, nach einem Herzinfarkt, bei Hämorrhoiden oder Afterrissen). Die Wirkung tritt nach zehn bis zwölf Stunden ein. Kleine Mengen (100 bis 300 Milligramm) Rhabarberwurzel werden bei Magenbeschwerden verwendet.[1]

Nebenwirkungen
Kurzfristig und in richtiger Dosierung angewendet, sind keine Nebenwirkungen zu erwarten.[1] Es kann jedoch gelegentlich zu Bauchkrämpfen, Bauchschmerzen und Durchfall kommen.

Die ständige Anwendung führt zum Verlust von Mineralsalzen (vor allem Kalium). Die normale Darmbewegung wird nachhaltig gestört.[1] Dadurch ist oft der normale spontane Stuhlgang kaum mehr möglich. Es kann eine Abführmittelabhängigkeit auftreten.

Selten kommt es zur Nierenschädigung mit Abgang von Eiweiß und Blut im Urin. Weiterhin kann es zu einer harmlosen gelbbraunen bis rotbraunen Verfärbung des Urins kommen.[5]

Langfristige Anwendung kann auch eine schwarze Verfärbung der Darmschleimhaut bewirken. Diese Verfärbung verschwindet meist vier bis zwölf Wochen nach Absetzen des Abführmittels und ist in der Regel harmlos.[20]

Anwendungseinschränkungen
Personen mit Verengungen im Magen-Darm-Trakt sowie Patienten mit Bauchkrämpfen oder Übelkeit[20] sollten die Pflanze nicht einnehmen. Schwangere und stillende Frauen nur nach Rücksprache mit einem Arzt.[1]

Anwendung

Abführmittel mit Anthrachinonglykosiden sollten in der Regel nur kurzfristig über wenige Tage angewendet werden.

- Als Tee und als Abführmittel: Einen halben Teelöffel grob pulverisierte Rhabarberwurzel mit einer Tasse kochendem Wasser übergießen, fünf Minuten stehenlassen, danach abseihen.[5] Morgens und/oder abends eine Tasse frisch bereiteten Tee trinken.[2]
- Als Tee bei Magenbeschwerden: Zubereitung wie oben. Man verwendet jedoch nur einen Eßlöffel des frisch bereiteten Tees mehrmals täglich.[2]
- Fertigpräparate werden oft auf einen bestimmten Gehalt an wirksamen Glykosiden standardisiert. Als Abführmittel verwendet man eine Menge, die 30 bis 120 Milligramm, bei Magenbeschwerden eine, die nur 3 bis 9 Milligramm Hydroxyanthracen-Derivaten pro Tag entspricht.[1]

Besondere Hinweise

Die Wirkung bestimmter Herzmittel (Digitalispräparate und Diuretika) kann verändert werden.

Ringelblume

Andere Namen: Goldblume, Studentenblume
Botanische Bezeichnung: Calendula officinalis
Verwendete Pflanzenteile: Blüten (Calendulae flos)
Wichtigste Inhaltsstoffe: Ätherisches Öl, Triterpenglykoside

Verwendungszweck

Äußerlich fördert die Ringelblume die Wundheilung und hemmt Entzündungen.[1] Sie wird bei schlecht heilenden Wunden, Entzündungen der Haut und Schleimhaut sowie offenen Beinen eingesetzt.[1] Für die innerliche Anwendung der Ringelblume bei Gallenleiden oder krampfartigen Bauchschmerzen gibt es keine wissenschaftlichen Belege.[5]

Nebenwirkungen und Anwendungseinschränkungen

Keine bekannt.

Anwendung

- Als Tee: Einen bis zwei Teelöffel Ringelblumenblüten mit einer Tasse kochendem Wasser übergießen, zehn Minuten stehenlassen, danach abseihen. Mit diesem Tee wird bei Entzündungen im Mund- und Rachenbereich mehrmals gegurgelt und gespült. Der Tee kann auch für Umschläge verwendet werden.
- Als Fertigpräparate.

Rittersporn

Andere Namen: Acker- oder Feldrittersporn, St. Ottilienblume
Botanische Bezeichnung: Delphinium consolida
Verwendete Pflanzenteile: Blüten (Delphinii flos, Calcatrippae flos)
Wichtigste Inhaltsstoffe: Anthocyanglykoside

Verwendungszweck
Rittersporn wird volksmedizinisch als harn- und wurmtreibendes Mittel sowie als Beruhigungsmittel verwendet. Eine Wirksamkeit konnte nicht nachgewiesen werden.[1]

Nebenwirkungen und Anwendungseinschränkungen
Bei der Verwendung der Blüten zur Verschönerung von Teemischungen sind keine Nebenwirkungen zu erwarten.[1] Andere Pflanzenteile des Rittersporns enthalten giftige Stoffe.[5]

Anwendung
Eine therapeutische Anwendung kann nicht befürwortet werden.[1] Gegen die Verwendung von Ritterspornblüten zur Verschönerung von Teemischungen (weniger als ein Prozent) bestehen keine Bedenken.[1]

Rizinus

Andere Namen: Wunderbaum
Botanische Bezeichnung: Ricinus communis
Verwendete Pflanzenteile: Das aus dem Samen durch Kaltpressung und Reinigung gewonnene Öl (Ricini oleum)
Wichtigste Inhaltsstoffe: Glyceride der Ricinolsäure

Verwendungszweck
Rizinusöl reizt den Darm und wirkt stark abführend. Es führt auch zu einer abrupten Entleerung der Gallenblase und dadurch zu einer vermehrten Bewegung des Dünndarms.[3] Rizinusöl wird wegen seiner drastischen Wirkung nur noch in Ausnahmefällen angewendet, zum Beispiel, wenn vor einem medizinischen Eingriff rasch eine Darmentleerung nötig ist. Rizinusöl wird außerdem als Hilfsstoff bei der Salbenherstellung und als technisches Schmieröl gebraucht.

Nebenwirkungen
Übelkeit, Verdauungsbeschwerden, Koliken, Störungen des Wasser- und Mineralstoffhaushalts.[20,208]

Anwendungseinschränkungen
Schwangere Frauen, Patienten mit Verengungen im Magen-Darm-Trakt oder Gallenleiden sowie Patienten mit Bauchkrämpfen oder Übelkeit[20] sollten kein Rizinusöl verwenden.

Anwendung
Rizinusöl darf nicht langfristig eingenommen werden. Je nach Dosierung tritt die abführende Wirkung unterschiedlich rasch ein: Ein Teelöffel führt nach etwa acht Stunden zur Darmentleerung, ein bis zwei Eßlöffel bewirken die Darmentleerung bereits nach zwei bis vier Stunden.[3] Das Öl hat einen unangenehmen Geschmack. Man kühlt es deshalb vor der Einnahme oder trinkt es zusammen mit gekühlten Getränken. Rizinusöl wird auch in Gelatinekapseln angeboten.[4]

Besondere Hinweise
Nach einer Darmentleerung mit Rizinusöl kann es einige Tage dauern, bis der Darm wieder gefüllt ist und normal Stuhl abgegeben werden kann.[20]

Rosmarin

Andere Namen: Krankraut
Botanische Bezeichnung: Rosmarini folium, Rosmarini aetheroleum
Verwendete Pflanzenteile: Blätter (Rosmarini folium), ätherisches Öl (Rosmarini aetheroleum)
Wichtigste Inhaltsstoffe: Ätherisches Öl und Labiatengerbstoffe

Verwendungszweck
Rosmarin wird innerlich bei Verdauungsstörungen (Völlegefühl, Blähungen) sowie zur Appetitanregung eingesetzt.[1,5] Äußerlich verwendet man ihn zur Schmerzlinderung bei Rheumatismus sowie für durchblutungsfördernde Bäder.[5]

Nebenwirkungen und Anwendungseinschränkungen
Keine bekannt.

Anwendung
- Als Tee: Einen Teelöffel fein geschnittene Rosmarinblätter mit einer Tasse kochendem Wasser übergießen, 15 Minuten stehenlassen, danach abseihen.[5] Drei- bis viermal täglich eine Tasse frisch bereiteten Tee zwischen den Mahlzeiten trinken.[1]
- Im Vollbad: 50 Gramm Rosmarinblätter werden mit einem Liter Wasser kurz aufgekocht, anschließend 15 bis 30 Minuten bedeckt stehengelassen, dann abseihen. Der wäßrige Auszug wird dem Bad zugegeben.[5]
- Als Fertigpräparate in einer Tagesdosis von 4 bis 6 Gramm Rosmarinblättern oder zehn bis zwanzig Tropfen ätherischem Öl; Zubereitungen entsprechend.[1]

Roßkastanie

Botanische Bezeichnung: Aesculus hippocastanum
Verwendete Pflanzenteile: Samen (Hippocastani semen), Blätter (Hippocastani folium), Rinde (Hippocastani cortex)
Wichtigste Inhaltsstoffe: Die Samen enthalten ein komplexes Gemisch von Triterpen-Saponinen, darunter vor allem Aescin.[3] Blätter und Rinde enthalten Cumaringlykoside, aber nur wenig Aescin.

Verwendungszweck

Der Wirkstoff Aescin beeinflußt im Experiment die Gefäßdurchlässigkeit und kann dadurch vorbeugend und heilend bei Wasseransammlungen im Gewebe wirken.[209] Roßkastanie wird gegen Symptome der chronischen Beinvenenschwäche (wie Krampfadern, Ödeme, Juckreiz, Schmerzen und Schweregefühl in den Beinen) und bei Hämorrhoiden angewendet.[1,3] Die klinische Bedeutung der Wirkung der Roßkastanie ist umstritten.[21] Dies könnte auch darauf beruhen, das Roßkastanienpräparate große Unterschiede im Wirkstoffgehalt und hinsichtlich der Resorbierbarkeit der Wirkstoffe aufweisen. Sie sind deshalb nur schwer untereinander vergleichbar.[4] Dies gilt jedoch nur für die aescinhaltigen Samen. Roßkastanienblätter und -rinde enthalten nahezu kein Aescin.

Nebenwirkungen

Bei innerlicher Anwendung selten Schleimhautreizungen des Magen- und Darmtraktes.[1]

Anwendungseinschränkungen

Keine bekannt.

Anwendung

- Innerlich: Roßkastanienblätter und -rinde werden kaum mehr verwendet.[5] Die Samen sollten als standardisierte Fertigpräparate zu den Mahlzeiten eingenommen werden. Die mittlere Tagesdosis beträgt 30 bis 150 Milligramm Aescin.[1]
- Äußerlich: Als Fertigpräparate mit Extrakten aus Roßkastaniensamen.

Besondere Hinweise

Die Wirkung blutverdünnender Medikamente (Antikoagulantien) kann durch Aescin verstärkt werden.[210]

Sabal

Andere Namen: Sägepalme, Zwergpalme
Botanische Bezeichnung: Serenoa repens
Verwendete Pflanzenteile: Früchte (Sabal fructus, Serenoae repentis fructus)
Wichtigste Inhaltsstoffe: Fettes Öl mit ß-Sitosterin

Verwendungszweck
Präparate aus Sabalfrüchten zeigen bei Tieren eine hormonartige Wirkung.[1,4] Sabalfrüchte werden zur Besserung von Beschwerden bei geringgradiger, gutartiger Prostatavergrößerung eingesetzt.[1] Die Wirksamkeit ist umstritten. Klinische Studien, die ihnen eine günstige Wirkung zuschreiben,[4,211] stehen anderen gegenüber, die keine Wirkung finden konnten.[212]

Nebenwirkungen
Selten Magenbeschwerden.

Anwendungseinschränkungen
Keine bekannt.

Anwendung
Als Fertigpräparate mit einer mittleren Tagesdosis, die 1 bis 2 Gramm Sabalfrüchten entspricht.

Besondere Hinweise
Die Behandlung von Prostatabeschwerden sollte durch einen Arzt überwacht werden.

Safran

Botanische Bezeichnung: Crocus sativus
Verwendete Pflanzenteile: Narbenschenkel der Blüten (Croci stigma, Croci flos)
Wichtigste Inhaltsstoffe: Ätherisches Öl, Bitterstoffe

Verwendungszweck
Safran wird volksmedizinisch als Beruhigungsmittel, krampflösendes und magenstärkendes Mittel angewendet. Diese Anwendung beruht nicht auf wissenschaftlichen Studien und ist abzulehnen, da schwere Nebenwirkungen möglich sind.[1,5] Gegen eine Verwendung in kleinen Mengen als Gewürz und Lebensmittelfarbstoff ist nichts einzuwenden.

Nebenwirkungen
Bei Anwendung großer Mengen können schwere Vergiftungen auftreten.[1,5]

Anwendung
Kann nicht empfohlen werden.

Salbei

Andere Namen: Edelsalbei, Königssalbei
Botanische Bezeichnung: Salvia officinalis, Salvia triloba
Verwendete Pflanzenteile: Blätter (Salviae folium)
Wichtigste Inhaltsstoffe: Ätherisches Öl

Verwendungszweck

- Innerlich wird Salbei bei Verdauungsstörungen eingesetzt. Außerdem hemmt Salbei übermäßiges Schwitzen.[1,5]
- Äußerlich wird Salbei bei Entzündungen der Mund- und Rachenschleimhaut sowie des Zahnfleisches verwendet.[1,5]

Für den volksmedizinischen Gebrauch zum Abstillen, bei Zuckerkrankheit und zur Förderung der Menstruation gibt es keine wissenschaftlichen Belege.[5]

Nebenwirkungen

Sehr große Mengen oder langfristige Einnahme können Herzjagen, Hitzegefühl, Krämpfe oder Schwindel auslösen.[5]

Anwendungseinschränkungen

Schwangere Frauen sollten keine alkoholischen Salbei-Extrakte einnehmen.[1]

Anwendung

- Als Tee zur äußerlichen und innerlichen Anwendung bei übermäßigem Schwitzen: Zwei Teelöffel fein geschnittene Salbeiblätter mit einer Tasse kochendem Wasser übergießen, zehn Minuten stehenlassen, danach abseihen. Mit diesem Tee mehrmals täglich gurgeln,[1] bzw. mehrmals täglich eine Tasse Tee trinken.[5]
  Zur innerlichen Anwendung bei Verdauungsbeschwerden: Einen Teelöffel fein geschnittene Salbeiblätter mit einer Tasse kochendem Wasser übergießen, fünf Minuten stehenlassen, danach abseihen.[5] Mehrmals täglich eine Tasse Tee eine halbe Stunde vor jeder Mahlzeit trinken.[2]
- Als Tinktur: Salbei-Tinktur kann unverdünnt mit einem Pinsel angewendet werden.[1]
- Als Fertigpräparate in einer Tagesdosis von 4 bis 6 Gramm Salbeiblättern oder 0,1 bis 0,3 Gramm ätherischem Öl; Zubereitungen entsprechend.[1]

Sanddorn

Botanische Bezeichnung: Hippophae rhamnoides
Verwendete Pflanzenteile: Früchte (Hippophae fructus)
Wichtigste Inhaltsstoffe: Vitamin C, Fruchtsäuren, Flavonoide

Verwendungszweck

Sanddorn ist reich an Vitamin C. Durchschnittlich enthalten 100 Gramm Sanddornfrüchte 450 Milligramm Vitamin C.[18] Man verwendet Sanddorn bei Vitamin-C-Mangel.[3]

Nebenwirkungen und Anwendungseinschränkungen
Keine bekannt.

Anwendung
Als Preßsaft oder Sirup.[3]

Sandelholz

Botanische Bezeichnung: Santalum album
Verwendete Pflanzenteile: Holz (Santali albi lignum)
Wichtigste Inhaltsstoffe: Ätherisches Öl

Verwendungszweck
Weißes Sandelholz sowie das daraus gewonnene ätherische Öl wird zur Unterstützung der Behandlung bei Infektionen der unteren Harnwege angewendet.[1,3] Das ätherische Öl wird durch die Nieren ausgeschieden und hemmt das Wachstum von Bakterien. Allerdings ist uns keine publizierte Literatur bekannt, die Auskunft darüber gibt, ob ausreichende bakterienhemmende Konzentrationen im Harn erreicht werden und welche Bakterien gehemmt werden. Rotes Sandelholz (Santali rubri lignum) wird volksmedizinisch bei verschiedenen Beschwerden eingesetzt. Die Wirksamkeit ist nicht nachgewiesen, die Anwendung kann nicht empfohlen werden.[1]

Nebenwirkungen
Gelegentlich Übelkeit, Hautjucken, Nierenreizung und Gesichtsödeme.[4]

Anwendungseinschränkungen
Personen mit Nierenerkrankungen sollten die Pflanze nicht einnehmen.

Anwendung
Das weiße Sandelholz wird in Form des ätherischen Öls in magensaftresistenten Kapseln angewendet.[1,4] Die mittlere Tagesdosis beträgt 1 bis 1,5 Gramm ätherisches Öl.[1]

Besondere Hinweise
Sandelholzpräparate sollten nicht länger als sechs Wochen ohne Rücksprache mit einem Arzt eingesetzt werden.[1]

Sandsegge

Andere Namen: Sandriedgras, Seegraswurzel
Botanische Bezeichnung: Carex arenaria
Verwendete Pflanzenteile: Wurzelstock (Caricis rhizoma)
Wichtigste Inhaltsstoffe: Saponine

Verwendungszweck
Sandsegge wird zur Vorbeugung gegen Erkrankungen des Bewegungsapparates sowie als schweiß- und harntreibendes Mittel angewendet. Die Wirksamkeit ist nicht nachgewiesen.[1]

Nebenwirkungen
Lokale Reizungen sind möglich.[1]

Anwendungseinschränkungen
Keine bekannt.

Anwendung
Keine.

Sanikel

Andere Namen: Bauchwehkraut, Heildolde
Botanische Bezeichnung: Sanicula europaea
Verwendete Pflanzenteile: Kraut (Saniculae herba)
Wichtigste Inhaltsstoffe: Gerbstoffe, Saponine

Verwendungszweck
Sanikel wird bei leichten Erkältungen als auswurfförderndes Mittel verwendet.[1] Die Pflanze wird heute nur noch wenig eingesetzt. Es gibt wirksamere Pflanzen für diesen Zweck, z. B. Schlüsselblume.

Nebenwirkungen und Anwendungseinschränkungen
Keine bekannt.

Anwendung
- Als Tee: Zwei Teelöffel Sanikelkraut mit einer Tasse Wasser kalt ansetzen, kurz aufkochen, stehenlassen und nach fünf Minuten abseihen. Mehrmals täglich eine Tasse frisch zubereiteten Tee trinken.
- Als Fertigpräparate entsprechend einer Tagesdosis von 4 bis 6 Gramm Kraut. Zubereitungen entsprechend.

Sarsaparille

Botanische Bezeichnung: Verschiedene Smilax-Arten
Verwendete Pflanzenteile: Wurzel (Sarsaparillae radix)
Wichtigste Inhaltsstoffe: Steroidsaponine

Verwendungszweck
Sarsaparillenwurzel wird bei Hauterkrankungen, darunter Schuppenflechte, aber auch bei Rheuma- und Nierenkrankheiten eingesetzt. Die Wirksamkeit ist nicht nachgewiesen.[1]

Nebenwirkungen
Sarsaparille kann Magenreizungen und Nierenschäden auslösen.[1]

Anwendung
In Anbetracht des ungünstigen Wirkung-Nebenwirkungs-Verhältnisses sollte Sarsaparille nicht mehr angewendet werden.[1]

Besondere Hinweise
Sarsaparille kann die Wirkung zahlreicher anderer Medikamente verändern.

Sassafras

Andere Namen: Fenchelholz
Botanische Bezeichnung: Sassafras albidum
Verwendete Pflanzenteile: Holz (Sassafras lignum)
Wichtigste Inhaltsstoffe: ätherisches Öl mit Safrol

Verwendungszweck
Sassafras wird in der Volksmedizin als harntreibendes Mittel und zur »Blutreinigung« verwendet. Die Wirksamkeit ist nicht gut belegt.

Nebenwirkungen
Sassafras kann Müdigkeit, verminderte Körpertemperatur und schnellen Puls auslösen. Der Inhaltsstoff Safrol ist ein Nervengift und kann Leberkrankheiten erzeugen.

Anwendung
In Anbetracht des ungünstigen Wirkung-Nebenwirkungs-Verhältnisses sollte Sassafras nicht mehr angewendet werden.[5]

Schachtelhalm

Andere Namen: Kannenkraut, Zinnkraut
Botanische Bezeichnung: Equisetum arvense
Verwendete Pflanzenteile: Kraut (Equiseti herba)
Wichtigste Inhaltsstoffe: Kieselsäure, Kalium, Flavonoide

Verwendungszweck
Innerlich wirkt Schachtelhalmkraut schwach harntreibend. Es wird zur Schwemmtherapie bei Harnweginfektionen und bei Nierengrieß angewendet.[1]

Äußerlich wird Schachtelhalm zur Unterstützung der Behandlung schlecht heilender Wunden eingesetzt.[1]

Volksmedizinisch wird die Pflanze auch gegen Tuberkulose, Haarausfall und brüchige Fingernägel empfohlen. Für diese Anwendungsgebiete gibt es keine wissenschaftlichen Belege.[3,5]

Nebenwirkungen
Keine bekannt.

Anwendungseinschränkungen
Personen mit Ödemen aufgrund von Herz- oder Nierenschwäche sollten keine Schwemmtherapie machen.[1]

Anwendung
Bei einem harntreibenden Mittel ist die Anwendung als Tee besonders sinnvoll, da dann gleichzeitig die notwendige Wassermenge aufgenommen wird.

- Als Tee: Zwei bis vier Teelöffel Schachtelhalmkraut mit einer Tasse kochendem Wasser übergießen, fünf Minuten kochen, zehn Minuten stehenlassen, danach abseihen. Täglich drei Tassen Tee zwischen den Mahlzeiten trinken.[5]
- Umschläge/Bäder: Pro Liter Wasser verwendet man 10 Gramm Schachtelhalmkraut.[1]
- Als Fertigpräparate in einer mittleren Tagesdosis von 6 Gramm Kraut; Zubereitungen entsprechend.[1]

Besondere Hinweise
Bei Harnweginfekten mit Fieber, schweren Bauch- oder Rückenschmerzen soll der Arzt aufgesucht werden.

Schafgarbe

Andere Namen: Achilleskraut, Feldgarbe
Botanische Bezeichnung: Achillea millefolium
Verwendete Pflanzenteile: Blüten (Millefolii flos), Kraut (Millefolii herba)
Wichtigste Inhaltsstoffe: Ätherisches Öl, je nach Rasse mit oder ohne Azulenvorstufen

Verwendungszweck
Volksmedizinisch scheint Schafgarbe ein Allheilmittel zu sein. Die Pflanze wird jedoch vom Bundesgesundheitsamt nur bei leichten krampfartigen Magen-Darm-Gallenbeschwerden, Magenkatarrh und zur Appetitanregung zugelassen.[1,2]

Äußerlich kann Schafgarbe wie Kamille zu Bädern und Spülungen bei Haut- und Schleimhauterkrankungen verwendet werden.[5]

Nebenwirkungen
Schafgarbe kann allergische Hautreaktionen auslösen.[213]

Anwendungseinschränkungen
Personen mit bekannter Überempfindlichkeit gegenüber Korbblütlern (wie Schafgarbe, Arnika, Kamille oder Ringelblume) sollten die Pflanze nicht einnehmen.[1]

Anwendung
- Als Tee: Einen Teelöffel Schafgarbenkraut mit einer Tasse kochendem Wasser übergießen, zehn Minuten stehenlassen, danach abseihen. Drei- bis viermal täglich eine Tasse frisch bereiteten Tee zwischen den Mahlzeiten trinken.[5]
- Als Fertigpräparate in einer Tagesdosis von 4,5 Gramm Kraut oder 3 Gramm Blüten; Zubereitungen entsprechend.[1]

Besondere Hinweise
Kamille wird für die gleichen Anwendungsgebiete wie Schafgarbe eingesetzt. Kamille führt jedoch seltener zu allergischen Reaktionen. Es ist deshalb häufig besser, statt Schafgarbe Kamille zu verwenden.

Schlehdorn

Andere Namen: Schwarzdorn, Heckendorn, Eschendorn
Botanische Bezeichnung: Prunus spinosa
Verwendete Pflanzenteile: Blüten (Pruni spinosae flos) Früchte (Pruni spinosae fructus)
Wichtigste Inhaltsstoffe: Die Früchte enthalten Gerbstoffe, die Blüten Glykoside.

Verwendungszweck
Schlehdornblüten sind vor allem in Abführmitteln, Hustenpräparaten und »Blutreinigungsmitteln« zu finden. Die Wirksamkeit ist bisher nicht nachgewiesen.[1,5]

Schlehdornfrüchte können wegen ihres Gerbstoffgehalts lokal bei leichten Entzündungen der Mund- und Rachenschleimhaut verwendet werden.[1]

Nebenwirkungen und Anwendungseinschränkungen
Keine bekannt.

Anwendung
Für die Schlehdornblüten gibt es keine begründete medizinische Anwendung. Als Schmuckblüten in Teemischungen können sie jedoch gebraucht werden, da sie unschädlich sind.[1]

Die Früchte können als Tee oder in Form von Fertigpräparaten zu Mundspülungen verwendet werden.[1]

- Als Tee: Ein Teelöffel Schlehdornfrüchte wird mit einer Tasse kaltem Wasser angesetzt, kurz aufkochen, stehenlassen und nach fünf Minuten abseihen. Mehrmals täglich gurgeln oder spülen.
- Als Fertigpräparate in einer Tagesdosis von 2 bis 4 Gramm; Zubereitungen entsprechend.

Schlüsselblume

Andere Namen: Primel, Aurikel
Botanische Bezeichnung: Primula veris, Primula elatior
Verwendete Pflanzenteile: Blüten (Primulae flos), Wurzel (Primulae radix)
Wichtigste Inhaltsstoffe: Saponine, Flavonoide

Verwendungszweck
Blüten und Wurzel wirken schleimlösend und auswurffördernd. Die Wurzeln wirken wegen des höheren Saponingehalts deutlich kräftiger.[1,5] Die Schlüsselblume wird zur Förderung der Schleimlösung und zur Reizlinderung bei Erkrankungen der oberen Atemwege eingesetzt.[1,2,5]

Nebenwirkungen
Selten Magenbeschwerden oder Übelkeit.[1] Kontakt mit Primelblüten kann selten allergische Hautreaktionen auslösen.[2]

Anwendungseinschränkungen
Personen mit einer Allergie gegen Primeln sollten die Pflanze nicht einnehmen.[1]

Anwendung
- Blüten: Als Tee. Einen bis drei Teelöffel Primelblüten mit einer Tasse kochendem Wasser übergießen, zehn Minuten stehenlassen, danach abseihen. Mehrmals täglich eine Tasse Tee trinken.[2]
- Wurzel: Als Tee. Ein Viertel Teelöffel fein geschnittene Wurzel mit einer Tasse kaltem Wasser übergießen, zum Kochen erhitzen, fünf Minuten stehenlassen, danach abseihen. Mehrmals täglich eine Tasse Tee trinken.[5]
- Als Fertigpräparate in einer Tagesdosis von 2 bis 5 Gramm Blüten oder 0,5 bis 1,5 Gramm Wurzeln; Zubereitungen entsprechend.[1]

Schneeballbaum

Botanische Bezeichnung: Viburnum prunifolium
Verwendete Pflanzenteile: Rinde (Viburni cortex, Viburni prunifolii cortex)
Wichtigste Inhaltsstoffe: Amentoflavone, Triterpene, Cumarine

Verwendungszweck
Im Experiment löst Schneeballbaumrinde Krämpfe der Uterusmuskulatur. Der Wirkungsmechanismus ist nicht bekannt. Die Pflanze wird bei Menstruationsbeschwerden angewendet.[5]

Nebenwirkungen und Anwendungseinschränkungen
Keine bekannt.

Anwendung
- Als Tee: Einen Teelöffel fein geschnittene Rinde mit einer Tasse kochendem Wasser übergießen, zehn Minuten stehenlassen, danach abseihen. Zwei- bis dreimal täglich eine Tasse frisch bereiteten Tee trinken.[5]
- Als Fertigpräparate.

Schöllkraut

Andere Namen: Goldwurz, Warzenkraut
Botanische Bezeichnung: Chelidonium majus
Verwendete Pflanzenteile: Kraut (Chelidoniii herba)
Wichtigste Inhaltsstoffe: Alkaloide

Verwendungszweck
Schöllkraut wird bei krampfartigen Beschwerden im Bereich der Gallenwege und des Magen-Darm-Traktes eingesetzt.[1] Die Wirkung ist schwach.[5]

Volksmedizinisch wird der frisch ausgetretene Milchsaft des Schöllkrauts zur Behandlung von Warzen aufgetupft. Über die Zuverlässigkeit sowie Art und Weise der Wirkung herrscht allerdings keine Klarheit.[3,5]

Nebenwirkungen
Bei Überdosierung können Magenschmerzen, Darmkoliken, Harndrang und Schwindel auftreten.[25]

Anwendungseinschränkungen
Keine bekannt.

Anwendung
- Die Wirkstoffmenge in Tees ist sehr unterschiedlich. Deshalb muß von der Anwendung eines Schöllkrauttees abgeraten werden.[25]
- Als Fertigpräparate in einer Tagesdosis von 2 bis 5 Gramm Kraut bzw. 12 bis 30 Milligram Gesamtalkaloide, berechnet als Chelidonin.[1]

Seifenkraut

Andere Namen: Seifenwurzel, Waschwurz, Rote Seifenwurzel
Botanische Bezeichnung: Saponaria officinalis
Verwendete Pflanzenteile: Kraut (Saponariae herba), Wurzel (Saponariae radix, Saponariae rubrae radix)
Wichtigste Inhaltsstoffe: Saponine

Verwendungszweck

- Wurzel: Die Wurzel reizt die Magenschleimhaut. Dadurch wirkt sie auswurffördernd bei Erkältungen der oberen Atemwege.[1] Seifenwurzel wird heute oft durch andere Heilpflanzen wie Senega oder Schlüsselblumenwurzel ersetzt.[5]
- Kraut: Für die Anwendung bei Atemwegerkrankungen gibt es keine wissenschaftlichen Belege.[1]
- Äußerlich werden die Wurzel und das Kraut volksmedizinisch bei Hautkrankheiten eingesetzt. Für diese Anwendung ist die Wirksamkeit nicht nachgewiesen.[1,5]

Nebenwirkungen

Sowohl bei innerlicher als auch bei äußerlicher Anwendung großer Mengen kommt es zu Reizungen der Haut und Schleimhaut.[1]

Anwendungseinschränkungen

Keine bekannt.[1]

Anwendung

- Als Tee nicht gebräuchlich. Die medizinische Bedeutung dieser Pflanze ist nur noch gering.[3]
- In Fertigpräparaten sollte eine Tagesdosis von 1,5 Gramm Wurzel erreicht werden.[1]

Besondere Hinweise

Weiße Seifenwurzel (Gypsophilae radix) enthält ebenfalls Saponine und wird bei Erkältungen der oberen Luftwege eingesetzt. Die Tagesdosis beträgt 30 bis 150 Milligramm Wurzel. In seltenen Fällen können Magenschleimhautreizungen auftreten.[1]

Seifenrinde

Andere Namen: Panamarinde, Waschrinde, Waschholz
Botanische Bezeichnung: Quillaja saponaria
Verwendete Pflanzenteile: Rinde (Quillaiae cortex)
Wichtigste Inhaltsstoffe: Saponine, Gerbstoff

Verwendungszweck

Seifenrinde wirkt aufgrund des Saponingehaltes auswurffördernd bei Husten. Heute ist die Pflanze aber weitgehend durch Schlüsselblume, Senegawurzel und ähnliches ersetzt.

Seifenrinde findet noch Verwendung als Schaumbildner für Lebensmittel, Haarwaschmittel, Haar- und Mundwässer.[5]

Nebenwirkungen

Bei Überdosierung können Reizerscheinungen im Magen-Darm-Trakt auftreten.

Anwendungseinschränkungen

Keine bekannt.

Anwendung

Sowohl als Tee wie auch in Fertigpräparaten nur noch selten gebräuchlich.

Sellerie

Andere Namen: Küchensellerie
Botanische Bezeichnung: Apium graveolens
Verwendete Pflanzenteile: Früchte (Apii fructus)
Wichtigste Inhaltsstoffe: Ätherisches Öl

Verwendungszweck

Selleriefrüchte werden volksmedizinisch als harntreibendes Mittel sowie bei Rheuma und Gicht angewendet.[5] Wirksamkeitsnachweise gibt es nicht.

Nebenwirkungen

Selleriefrüchte können bei entsprechend disponierten Personen eine Lichtallergie hervorrufen.[5]

Anwendungseinschränkungen

Harntreibende Pflanzen mit ätherischem Öl als Wirkstoff dürfen bei Nierenentzündung nicht angewendet werden, da sie nierenreizend wirken.[5]

Anwendung

Angesichts der nicht belegten Wirksamkeit und der Risiken besteht keine Veranlassung, Selleriefrüchte zu verwenden, da es genügend wirksame und unbedenkliche Pflanzen für diesen Zweck gibt (z. B. Goldrute oder Hauhechel).

Senega

Andere Namen: Klapperschlangenwurzel, Schlangenwurzel
Botanische Bezeichnung: Polygala senega
Verwendete Pflanzenteile: Wurzel (Polygalae radix, Senegae radix)
Wichtigste Inhaltsstoffe: Saponine

Verwendungszweck
Senegawurzel wirkt sekretverflüssigend und auswurffördernd.[1] Sie wird bei Erkältungen der oberen Atemwege angewendet.[1]

Nebenwirkungen
Bei langfristiger Anwendung oder in sehr hohen Mengen können Brechreiz, Durchfall, Magenbeschwerden oder Übelkeit auftreten.[1,5]

Anwendungseinschränkungen
Keine bekannt.

Anwendung
- Als Tee: Ein fünftel Teelöffel fein geschnittene Senegawurzel mit kaltem Wasser ansetzen, langsam zum Kochen bringen, zehn Minuten stehenlassen, danach abseihen. Zwei- bis dreimal täglich eine Tasse Tee trinken.[5]
- Als Fertigpräparate in einer Tagesdosis von 1,5 bis 3 Gramm Wurzel; Zubereitungen entsprechend.[1]

Senf

Botanische Bezeichnung: Brassica nigra und Sinapis alba
Verwendete Pflanzenteile: Samen (Sinapis nigrae semen, Sinapis albae semen)
Wichtigste Inhaltsstoffe: Senfölglykloside, Senföle

Verwendungszweck
Senf wird volksmedizinisch äußerlich (zum Beispiel als Senfwickel oder Senfpflaster) bei rheumatischen Erkrankungen und Bronchitis eingesetzt. Es kommt zu einer intensiven Reizung und vermehrten Durchblutung der Haut. Der Wirkstoff Allylsenföl dringt in tiefere Hautschichten ein und führt dort zu Entzündungen.[5] Es können schwer heilende Hautschäden erzeugt werden. Senf sollte, wenn überhaupt, nur mit großer Vorsicht angewendet werden.

Nebenwirkungen
Senf erzeugt fast augenblicklich Rötung und Schmerzen an der Anwendungsstelle.[4] Bei zu langer Anwendung kann es zu Blasenbildung kommen, oft mit eiternden, schlecht heilenden Hautschäden.[5]

Anwendungseinschränkungen
Nicht großflächig anwenden. Bei Kreislaufschäden, Venenleiden oder Nierenerkrankungen sowie bei Kindern unter sechs Jahren[1] nicht anwenden.[4]

Anwendung

Trotz positiver Beurteilung durch das Bundesgesundheitsamt[1] kann Senf nicht vorbehaltlos empfohlen werden. Hautschonender ist der Cayennepfeffer.

Besondere Hinweise

Senf darf nicht länger als fünf bis fünfzehn Minuten auf der Haut gelassen werden.[1,4]

Senna

Botanische Bezeichnung: Cassia angustifolia, Cassia senna
Verwendete Pflanzenteile: Blätter (Sennae folium), Früchte (Sennae fructus, Sennae folliculi)
Wichtigste Inhaltsstoffe: Anthrachinonglykoside

Verwendungszweck

Senna gehört zu den am häufigsten gebrauchten pflanzlichen starken Abführmitteln.[5] Man kann diese Pflanze anwenden, wenn eine Darmentleerung oder weicher Stuhl kurzfristig nötig sind (zum Beispiel zur Vorbereitung eines medizinischen Eingriffs, nach einem Herzinfarkt, bei Hämorrhoiden oder Afterrissen). Die Wirkung tritt nach zehn bis zwölf Stunden ein.[5] Sennesfrüchte wirken etwas milder als Sennesblätter.[5]

Nebenwirkungen

Kurzfristig und in richtiger Dosierung angewendet, sind keine Nebenwirkungen zu erwarten.[1] Es kann jedoch gelegentlich zu Bauchkrämpfen, Bauchschmerzen und Durchfall kommen.

Die ständige Anwendung führt zu Verlusten von Mineralsalzen (vor allem Kalium). Die normale Darmbewegung wird nachhaltig gestört.[1] Dadurch ist oft der normale spontane Stuhlgang kaum mehr möglich. Es kann eine Abführmittelabhängigkeit auftreten. Selten kommt es zur Nierenschädigung mit Abgang von Eiweiß und Blut im Urin. Weiterhin kann es zu einer harmlosen gelbbraunen bis rotbraunen Verfärbung des Urins kommen.[5]

Langfristige Anwendung kann auch eine schwarze Verfärbung der Darmschleimhaut bewirken. Diese Verfärbung verschwindet meist vier bis zwölf Wochen nach Absetzen des Abführmittels und ist in der Regel harmlos.[20]

Anwendungseinschränkungen

Personen mit Verengungen im Magen-Darm-Trakt sowie Patienten mit Bauchkrämpfen oder Übelkeit[20] sollten die Pflanze nicht nehmen. Schwangere und stillende Frauen nur nach Rücksprache mit einem Arzt.[1]

Anwendung

Abführmittel mit Anthrachinonglykosiden sollten in der Regel nur kurzfristig über wenige Tage angewendet werden.

- Als Tee: Einen halben bis ganzen Teelöffel Sennesblätter oder Sennesfrüchte mit einer Tasse warmem oder heißem, aber nicht kochendem Wasser übergießen, zehn Minuten stehenlassen, dann abseihen. Morgens und/oder abends vor dem Schlafengehen eine Tasse frisch zubereiteten Tee trinken.[2]
- Als Fertigpräparate in einer mittleren Tagesdosis entsprechend 20 bis 60 Milligramm Hydroxyanthracen-Derivate.[1]

Besondere Hinweise
Die Wirkung bestimmter Herzmittel (Digitalispräparate und Diuretika) kann verändert werden.[1] Nehmen Sie in diesem Fall das Mittel nicht ein, ohne vorher mit Ihrem Arzt gesprochen zu haben.

Sonnenhut

Andere Namen: Igelkopf, Kegelblume
Botanische Bezeichnung: Echinacea purpurea, Echinacea angustifolia
Verwendete Pflanzenteile: Kraut (Echinaceae herba), Wurzel (Echinaceae radix)
Wichtigste Inhaltsstoffe: Polysaccharide, Kaffeesäurederivate, Isobutylamide

Verwendungszweck
Sonnenhut wird zur Steigerung der körpereigenen Abwehr eingesetzt. Man verwendet ihn innerlich zur Vorbeugung und Behandlung von Erkältungskrankheiten und Grippe. Äußerlich wird er bei schlecht heilenden Wunden gebraucht.[1,5] Die Verwendung des Sonnenhuts ist umstritten. Einige Untersucher halten den Sonnenhut für unbedenklich und die Wirksamkeit in zahlreichen Studien für bewiesen.[214] Andere ziehen die Wirksamkeit in Zweifel und weisen auf mögliche Nebenwirkungen hin.[215]

Nebenwirkungen
Bei innerlicher Anwendung keine bekannt. Nach Injektionen sind allergische Reaktionen, Schüttelfrost und kurzfristige Fieberschübe, Übelkeit und Erbrechen beobachtet worden.[1]

Anwendungseinschränkungen
Nicht länger als während acht Wochen dauernd anwenden. Bei Tuberkulose, Leukämie, Kollagenosen, multipler Sklerose sowie Überempfindlichkeit gegenüber Korbblütlern sollte Sonnenhut nicht angewendet werden.[1]

Anwendung
- Als Tee wenig gebräuchlich. Ein halber Teelöffel voll gut zerkleinerte Sonnenhutwurzel mit einer Tasse kochendem Wasser übergießen, zehn Minuten stehenlassen, danach absieben. Mehrmals täglich eine Tasse frisch zubereiteten Tee zwischen den Mahlzeiten trinken.[2,5]
- Als Fertigpräparate.

Sonnentau

Botanische Bezeichnung: Drosera rotundifolia, Drosera ramentacea. Drosera longifolia, Drosera intermedia und andere Drosera-Arten
Verwendete Pflanzenteile: Kraut (Droserae herba)
Wichtigste Inhaltsstoffe: Naphthochinonderivate

Verwendungszweck
Sonnentau wirkt krampflösend und sekretverflüssigend in den Bronchien. Er wird bei Husten angewendet.[1] Die therapeutische Wirksamkeit ist umstritten.[25]

Nebenwirkungen und Anwendungseinschränkungen
Keine bekannt.

Anwendung
- Als Tee: Zwei bis fünf Teelöffel fein geschnittenes Kraut mit einer Tasse kochendem Wasser übergießen, zehn Minuten stehenlassen, danach abseihen. Mehrmals täglich eine Tasse Tee trinken.[5]
- Als Fertigpräparate in einer mittleren Tagesdosis von 3 Gramm Kraut; Zubereitungen entsprechend.[1]

Spitzwegerich

Andere Namen: Heilwegerich, Wundwegerich
Botanische Bezeichnung: Plantago lanceolata
Verwendete Pflanzenteile: Blätter (Plantaginis folium), Kraut (Plantaginis herba)
Wichtigste Inhaltsstoffe: Iridoidglykoside, Schleim, Gerbstoffe

Verwendungszweck
Spitzwegerich wirkt reizmildernd (Schleim) und zusammenziehend (Gerbstoffe). Er wird innerlich bei Erkältungen der oberen Atemwege und äußerlich bei Entzündungen der Haut und Schleimhaut angewendet.[1]

Nebenwirkungen und Anwendungseinschränkungen
Keine bekannt.

Anwendung
- Als Tee: Einen Teelöffel geschnittene Spitzwegerichblätter oder Spitzwegerichkraut mit einer Tasse kaltem Wasser übergießen, kurz aufkochen, zehn Minuten stehenlassen, danach abseihen. Mehrmals täglich eine Tasse frisch bereiteten Tee trinken.[5]
- Als Fertigpräparate in einer mittleren Tagesdosis von 3 bis 6 Gramm Spitzwegerichblätter; Zubereitungen entsprechend.[1]

Stechapfel

Andere Namen: Asthmakraut, Hexenkraut
Botanische Bezeichnung: Datura stramonium
Verwendete Pflanzenteile: Blätter (Stramonii folium), Samen (Stramonii semen)
Wichtigste Inhaltsstoffe: Alkaloide, vor allem Hyoscyamin und Scopolamin

Verwendungszweck
Vor der Entwicklung wirksamer Medikamente gegen Asthma wurden Stechapfelblätter gegen Asthma, krampfartigen Husten sowie bei nervösen Beschwerden innerer Organe verwendet.

Diese Verwendungszwecke sind nicht gut belegt und veraltet.[1]

Nebenwirkungen
Sehr schwere Nebenwirkungen wurden beobachtet.

Anwendung
In Anbetracht des besonders ungünstigen Wirkung-Nebenwirkungs-Verhältnisses sollte Stechapfel nicht mehr angewendet werden.[1]

Steinklee

Andere Namen: Honigklee, Bärenklee, Mottenklee
Botanische Bezeichnung: Melilotus officinalis und Melilotus altissimus
Verwendete Pflanzenteile: Kraut (Meliloti herba)
Wichtigste Inhaltsstoffe: Cumarin und Derivate, Flavonoide

Verwendungszweck
Steinklee schwemmt Ödeme aus. Er wird hauptsächlich innerlich bei venösen Durchblutungsstörungen angewendet. Äußerlich wird er gegen Prellungen, Verstauchungen und oberflächliche Blutergüsse eingesetzt. Im Experiment beschleunigt Steinklee die Wundheilung.[1]

Nebenwirkungen
Selten Kopfschmerzen.

Anwendungseinschränkungen
Keine bekannt.

Anwendung
- Als Tee: Einen bis zwei Teelöffel fein geschnittenes Steinkleekraut mit einer Tasse kochendem Wasser übergießen, fünf bis zehn Minuten stehenlassen, danach abseihen. Zwei- bis dreimal täglich eine Tasse Tee trinken.[5]
- Als Fertigpräparate: Es sollten nur auf Cumarin standardisierte Produkte angewendet werden. Die mittlere Tagesdosis beträgt 3 bis 30 Milligramm Cumarin bei innerlicher Anwendung.

Sternanis

Botanische Bezeichnung: Illicium verum
Verwendete Pflanzenteile: Früchte (Anisi stellati fructus)
Wichtigste Inhaltsstoffe: Ätherisches Öl

Verwendungszweck
Sternanis wird hauptsächlich als Gewürz verwendet. Er wird jedoch auch wie Anis bei Verdauungsbeschwerden mit Blähungen und bei Atemwegerkrankungen mit Husten eingesetzt.[5]

Nebenwirkungen und Anwendungseinschränkungen
Keine bekannt.

Anwendung
Als Tee kaum gebräuchlich. In Fertigpräparaten Anwendung wie Anis in einer mittleren Tagesdosis von 3 Gramm Sternanisfrüchten oder 0,3 Gramm ätherischem Öl; Zubereitungen entsprechend.[1]

Besondere Hinweise
Das ätherische Öl von Sternanis wird anstelle des knappen und sehr teuren echten Anisöls neuerdings zugelassen.[2]

Stiefmütterchen

Andere Namen: Ackerstiefmütterchen, Ackerveilchen
Botanische Bezeichnung: Viola tricolor
Verwendete Pflanzenteile: Kraut (Violae tricoloris herba)
Wichtigste Inhaltsstoffe: Flavonoide, Schleime, Salicylsäure

Verwendungszweck
Stiefmütterchenkraut wird äußerlich bei Hautkrankheiten (Ekzemen, Flechten, Akne, Hautjucken, Schuppen, Milchschorf) angewendet.[1,5] Es ist umstritten, ob das Kraut auch harntreibend wirkt.[5] Volksmedizinisch wird es auch bei fiebrigen Erkältungen, zum Gurgeln bei Halsentzündungen und bei Keuchhusten eingesetzt. Für diese Anwendungen ist die Wirksamkeit nicht nachgewiesen.[5]

Nebenwirkungen und Anwendungseinschränkungen
Keine bekannt.

Anwendung
- Als Tee für Umschläge: Einen Teelöffel fein geschnittenes Stiefmütterchenkraut mit einer Tasse kochendem Wasser übergießen, zehn Minuten stehenlassen, danach abseihen. Dreimal täglich anwenden.[5]
- Als Fertigpräparate.

Süßholz

Andere Namen: Lakritzenwurzel
Botanische Bezeichnung: Glycyrrhiza glabra
Verwendete Pflanzenteile: Wurzel (Liquiritiae radix), Saft (Succus liquiritiae)
Wichtigste Inhaltsstoffe: Triterpensaponine, darunter das etwa fünfzigmal stärker als Rohrzucker schmeckende Glycyrrhizin.

Verwendungszweck
Die Wirkungsweise von Süßholz ist noch nicht sicher bekannt. Ein Teil seiner Wirkungen (und seiner Nebenwirkungen) dürfte darauf beruhen, daß es den Abbau von Hormonen der Nebennierenrinde hemmt, so daß diese Hormone länger wirken können.[5] Süßholz wird als auswurfförderndes Mittel bei Erkältungen der oberen Atemwege angewendet.[5] Außerdem wird es bei Magenschleimhautentzündungen sowie Magen- und Zwölffingerdarmgeschwüren eingesetzt.[1,2] Teemischungen und Fertigpräparaten ist Süßholz oft nur zur Verbesserung des Geschmacks zugefügt.[216]

Nebenwirkungen
Bei kurzfristiger Anwendung sind keine Nebenwirkungen zu erwarten. Nach mehrwöchiger Einnahme kann eine vermehrte Wassereinlagerung im Gewebe auftreten, die Schwellungen verursacht (vor allem im Gesicht und an den Fußgelenken). Die Natriumausscheidung im Urin wird vermindert, die Kaliumausscheidung dagegen erhöht. Dadurch kann der Blutdruck gesteigert werden.[2]

Es kann auch zu Muskelschwäche kommen.[217]

Anwendungseinschränkungen
Nicht länger als vier bis sechs Wochen anwenden.[2] Bei Lebererkrankungen, hohem Blutdruck oder Kaliummangel sollte Süßholz nicht angewendet werden.

Anwendung
- Als Tee: Einen Teelöffel fein geschnittene Süßholzwurzel mit einer Tasse kochendem Wasser übergießen, zehn bis fünfzehn Minuten stehenlassen, danach abseihen.[5]
- Als Fertigpräparate in einer mittleren Tagesdosis von 5 bis 15 Gramm Süßholz entsprechend 200 bis 600 Milligramm Glycyrrhizin.[1]
- Der eingedickte Süßholzsaft ist als Lakritze käuflich.

Besondere Hinweise
Süßholz kann die Wirkung rezeptpflichtiger harntreibender Mittel sowie anderer Medikamente gegen Herzkrankheiten verändern[2] und zu einer vermehrten Ausscheidung von Kalium im Urin führen. Deshalb sollte bei der Anwendung kaliumreiche Kost gegessen werden.[2] Kaliumreich sind viele Gemüse und Früchte, Brot, Milch und Fleisch. Eine Gewichtszunahme während der Einnahme von Süßholz kann auf eine Wassereinlagerung hinweisen. Das Süßholz sollte dann abgesetzt werden.

Sumpfporst

Andere Namen: Mottenkraut, Wilder Rosmarin
Botanische Bezeichnung: Ledum palustre
Verwendete Pflanzenteile: Kraut (Ledi palustris herba)
Wichtigste Inhaltsstoffe: Ätherisches Öl, Gerbstoffe

Verwendungszweck
Volksmedizinisch wird Sumpfporst bei Rheuma und Keuchhusten sowie als schweiß- und harntreibendes Mittel verwendet. Die Wirksamkeit auf diesen Anwendungsgebieten ist nicht belegt.[1]

Nebenwirkungen
Zu Sumpfporstkraut liegen keine Beobachtungen vor. Zum ätherischen Öl sind verschiedene Vergiftungsfälle mit Erbrechen, Durchfall und Nierenreizung beschrieben worden.[1]

Anwendungseinschränkungen
Schwangere Frauen sollten Sumpfporst nicht anwenden.

Anwendung
Keine. Angesichts der nicht bewiesenen Wirksamkeit und der Risiken ist eine Anwendung nicht zu vertreten.[1]

Taigawurzel

Andere Namen: Eleutherokokk, Sibirischer oder Russischer Ginseng
Botanische Bezeichnung: Acanthopanax senticosus
Verwendete Pflanzenteile: Wurzel (Eleutherococcus radix), Wurzelstock (Eleutherococcus rhizoma)
Wichtigste Inhaltsstoffe: Eleutheroside

Verwendungszweck
Die Taigawurzel wird ähnlich wie Ginseng zur Verbesserung der Anpassung bei körperlich oder seelisch belastenden Situationen angewendet. Aber auch bei dieser Pflanze gibt es unterschiedliche Meinungen zur Wirksamkeit. Eine Studie fand eine Verbesserung der Arbeitsleistung.[218] Bei Tieren wurde eine Zunahme der Muskelmasse beobachtet.[3] Eine weitere Studie zeigt, daß bei gesunden Personen durch Taigawurzel eine Steigerung der körpereigenen Abwehr erfolgt.[219] Zur Taigawurzel gibt es insgesamt wesentlich weniger Untersuchungen als zum Ginseng.

Nebenwirkungen
Keine bekannt.

Anwendungseinschränkungen
Personen mit Fieber, Bluthochdruck oder nach einem Herzinfarkt[3] sollten diese Pflanze nicht einnehmen.

Anwendung
Als Fertigpräparate in einer Tagesdosis von 2 bis 3 Gramm Wurzeln; Zubereitungen entsprechend.[1]

Taubnessel

Andere Namen: Bienensaug, Weiße Taubnessel
Botanische Bezeichnung: Lamium album
Verwendete Pflanzenteile: Blüten (Lamii albi flos), Kraut (Lamii albi herba)
Wichtigste Inhaltsstoffe: Triterpensaponine, Flavonoide

Verwendungszweck
Für die Verwendung der Taubnessel gibt es kaum wissenschaftliche Belege. Volksmedizinisch wird sie als mildes, auswurfförderndes Mittel bei Husten sowie gegen Blähungen im Magen-Darm-Bereich eingesetzt.[2] Außerdem wird sie bei Wechseljahrbeschwerden und Weißfluß sowie äußerlich bei Entzündungen von Haut oder Schleimhaut angewendet.[1,5]

Nebenwirkungen und Anwendungseinschränkungen
Keine bekannt.

Anwendung
- Als Tee: Zwei Teelöffel fein geschnittene Taubnesselblüten oder Kraut mit einer Tasse kochendem Wasser übergießen, fünf Minuten stehenlassen, danach abseihen. Mehrmals täglich eine Tasse frisch bereiteten Tee trinken.[5]
- Als Fertigpräparate.

Tausendgüldenkraut

Andere Namen: Bitterkraut, Fieberkraut
Botanische Bezeichnung: Centaurium minus
Verwendete Pflanzenteile: Kraut (Centaurii herba)
Wichtigste Inhaltsstoffe: Intensiv bitter schmeckende Glykoside

Verwendungszweck
Tausendgüldenkraut steigert die Magensaftausschüttung.[1] Es wird bei Verdauungsbeschwerden und zur Appetitanregung angewendet.[1]

Nebenwirkungen
Keine bekannt.

Anwendungseinschränkungen
Patienten mit Magen- oder Darmgeschwüren sollten keine Bitterstoffpflanzen einnehmen.[2]

Anwendung
- Als Tee: Einen Teelöffel fein geschnittenes Tausendgüldenkraut mit einer Tasse kochendem Wasser übergießen, fünfzehn Minuten stehenlassen, danach abseihen. Eine Tasse Tee dreißig Minuten vor jeder Mahlzeit trinken.[2]
- Als Fertigpräparate in einer mittleren Tagesdosis von 6 Gramm Tausendgüldenkraut; Zubereitungen entsprechend.[1]

Schwarzer Tee

Botanische Bezeichnung: Camellia sinensis
Verwendete Pflanzenteile: Blätter (Theae nigrae folium, Theae chinensis folium, Theae ceyloniensis folium)
Wichtigste Inhaltsstoffe: Coffein, Theobromin und andere Xanthine; Gerbstoffe

Verwendungszweck
Schwarztee wirkt wie Kaffee oder Kola zentral anregend durch den Gehalt an Koffein und Theobromin. Aufgrund des Gerbstoffgehaltes wirkt Schwarztee bei spezieller Zubereitung (siehe unter Anwendung) auch stopfend bei leichten Durchfällen.[5] Schwarztee wird jedoch hauptsächlich als Genußtee getrunken. Der grüne Tee unterscheidet sich vom Schwarztee vor allem durch die Vorbehandlung (Fermentierung) der frischen Teeblätter.

Nebenwirkungen und Anwendungseinschränkungen
Keine bekannt.

Anwendung
Als Tee: Die Anwendung erfolgt praktisch ausschließlich als Tee. Die anregende Wirkung ist bei folgender Zubereitungsart am stärksten: Einen Teelöffel mit einer Tasse kochendem Wasser übergießen, zwei Minuten stehenlassen, danach abseihen. Durch längeres Stehenlassen wird die anregende Wirkung schwächer und die Wirkung gegen Durchfall nimmt zu. Bei der Verwendung gegen Durchfall sollte der Schwarztee zehn Minuten lang ziehen.

Terpentinöl

Andere Namen: Lärchenterpentin, Venezianischer Terpentin
Botanische Bezeichnung: Verschiedene Pinus-Arten, vor allem Pinus palustris und Pinus pinaster sowie Larix decidua
Verwendete Pflanzenteile: Gereinigtes ätherisches Öl (Terebinthinae aethero-

leum rectificatum) und Balsam aus Larix (Terebinthina Laricina und Terebinthina veneta)
Wichtigste Inhaltsstoffe: ätherisches Öl

Verwendungszweck
Terpentinöl wird zur Inhalation bei chronischen Erkrankungen der Luftwege mit reichlich Auswurf eingesetzt. Es darf bei akuten Entzündungen der Atemwege, Keuchhusten oder Asthma nicht verwendet werden.[1,25] Äußerlich wird es bei rheumatischen Schmerzen der Muskeln oder Nerven gebraucht.[1] In Einreibemitteln bewirkt Terpentinöl eine kräftige Zunahme der Hautdurchblutung sowie ein stark brennendes Gefühl.[25]

Nebenwirkungen
Allergische Reaktionen sind nicht selten.[25]

Großflächige Anwendung auf der Haut kann zu Vergiftungserscheinungen mit Beeinträchtigung der Nieren und des Gehirns führen.[1,22]

Anwendungseinschränkungen
Keine Inhalationen mit Terpentinöl bei akuten Entzündungen der Atemwege, Keuchhusten oder Asthma! Auch bei bekannter Überempfindlichkeit auf Terpentinöl sollte diese Substanz nicht verwendet werden.[1,25] Bei Säuglingen oder Kleinkindern sollten keine stark riechenden Substanzen wie Terpentinöl im Bereich des Gesichts angewendet werden, da dies die Atmung beeinträchtigen könnte.[25]

Anwendung
Inhalationen: Einige Tropfen in heißes Wasser geben und die Dämpfe einatmen.

Einreibemittel enthalten 10 bis 50 Prozent Terpentinöl oder 10 bis 20 Prozent Lärchenterpentin.

Teufelskralle

Botanische Bezeichnung: Harpagophytum procumbens
Verwendete Pflanzenteile: Wurzel (Harpagophyti radix, Harpagophyti tubera)
Wichtigste Inhaltsstoffe: Glykoside, vor allem Harpagosid, Bitterstoffe

Verwendungszweck
Entgegen der vielversprechenden Werbung liegen nur spärliche Untersuchungen vor.[220,221] Bei Tieren wurde bei sehr hoher Dosierung nur eine geringe schmerzstillende und entzündungshemmende Wirkung beobachtet.[222] Obschon in der Erfahrungsmedizin immer wieder über Erfolge bei der Anwendung der Teufelskralle gegen rheumatische Beschwerden berichtet wurde, konnte eine kanadische Studie keinerlei Wirkung nachweisen.[223] Die Verwendung der Teufelskralle bei Rheuma hat keine rationale Basis;[3] trotzdem empfiehlt das Bundesgesundheitsamt die Wurzel zur Unterstützung der Behandlung bei leichteren rheumatischen Beschwerden.[1]

Wegen des Gehalts an Bitterstoffen kann Teufelskralle als magensaft- und gallenförderndes Mittel betrachtet werden.[1,3]

Nebenwirkungen
Keine bekannt.

Anwendungseinschränkungen
Patienten mit Magen- oder Darmgeschwüren sollten keine Bitterstoffpflanzen einnehmen,[2] bei Gallensteinleiden nur nach Rücksprache mit einem Arzt.[1]

Anwendung
- Als Tee: Einen Teelöffel fein geschnittene Teufelskrallenwurzel mit zwei Tassen kochendem Wasser übergießen und acht Stunden stehen lassen. Dann abseihen und in drei Portionen über den Tag verteilt einnehmen.[5]
- Als Fertigpräparate bei Appetitlosigkeit in einer Tagesdosis von 1,5 Gramm, ansonsten 4,5 Gramm Wurzel; Zubereitungen entsprechend.[1]

Thymian

Andere Namen: Gartenthymian, Echter Thymian, Spanischer Thymian
Botanische Bezeichnung: Thymus vulgaris, Thymus zygis
Verwendete Pflanzenteile: Kraut (Thymi herba)
Wichtigste Inhaltsstoffe: Ätherisches Öl mit Thymol

Verwendungszweck
Innerlich wirkt Thymian krampflösend und sekretverflüssigend in den Bronchien.[1] Er wird bei Husten (bei Bronchitis oder Erkältungen der oberen Luftwege) angewendet.[1] Äußerlich wird Thymian bei Entzündungen des Mund- und Rachenraumes eingesetzt.[5]

Thymian ist in Fertigpräparaten oft nur in geringer Menge vorhanden. Er dient dann möglicherweise nur als geruchs- und geschmacksverbesserndes Mittel, wobei der intensive »medizinische« Geruch eine Placebowirkung fördern kann.[3]

Nebenwirkungen
Langfristige Anwendung thymolhaltiger Mundwässer kann die Schilddrüsenfunktion beeinflussen.[3]

Anwendungseinschränkungen
Keine bekannt.

Anwendung
- Als Tee: Einen Teelöffel Thymiankraut mit einer Tasse kochendem Wasser übergießen, zehn Minuten stehenlassen, danach abseihen. Mehrmals täglich eine Tasse frisch bereiteten Tee trinken.[5]
- Als Fertigpräparate.

Tollkirsche

Botanische Bezeichnung: Atropa belladonna
Verwendete Pflanzenteile: Blätter (Belladonnae folium), Wurzel (Belladonnae radix)
Wichtigste Inhaltsstoffe: Alkaloide, insbesondere Atropin, Hyoscyamin und Scopolamin

Verwendungszweck
Die Tollkirsche ist eine stark wirksame Pflanze. In Fertigpräparaten wird die Tollkirsche zur Linderung von Krämpfen und kolikartigen Schmerzen im Bereich des Magen-Darm-Traktes und der Gallenwege angewendet.[1] Heute werden jedoch statt der ganzen Pflanze häufiger die einzelnen Wirkstoffe der Pflanze eingesetzt.

Atropin wird in der Augenmedizin zur Weitstellung der Pupillen verwendet. Außerdem wird es auch bei Herzrhythmusstörungen und zur Vorbereitung operativer Eingriffe eingesetzt. Scopolamin wird zur Vorbeugung gegen Reisekrankheit gebraucht.

Nebenwirkungen
Abhängig von der eingenommenen Menge. Mundtrockenheit, vermindertes Schwitzen, Sehstörungen, Rötung und Trockenheit der Haut, Wärmestau, beschleunigter Puls, Beschwerden beim Wasserlassen, Krämpfe, Halluzinationen.[1]

Anwendungseinschränkungen
Bei Prostatavergrößerung mit Restharnbildung, bestimmmten Herzrhythmusstörungen (zu schnellem Puls), grünem Star (Glaukom), Verengungen im Magen-Darm-Trakt, Erweiterung des Dickdarms sowie akutem Lungenödem nicht anwenden.[1]

Anwendung
Nur in Form standardisierter Fertigpräparate, die auf Gesamtalkaloide eingestellt sind.

Besondere Hinweise
Die Wirkstoffe der Tollkirsche können die Wirkungen von Antidepressiva, Antihistamen, Chinidin, verschiedenen Herzmitteln inkl. Digitalispräparaten sowie Mitteln gegen Herzrhythmusstörungen und Angina pectoris, Neuroleptika, einigen Parkinsonmitteln sowie verschiedenen Mitteln gegen Pilze verändern.[224]

Bilsenkraut (Hyoscyamus niger) und Glockenbilsenkraut (Scopolia carniolica) wirken wie Tollkirsche. Die Pflanzen werden jedoch nur noch selten angewendet.[3]

Tormentill

Andere Namen: Ruhrwurz, Blutwurz
Botanische Bezeichnung: Potentilla erecta
Verwendete Pflanzenteile: Wurzelstock (Tormentilla rhizoma)
Wichtigste Inhaltsstoffe: Gerbstoffe

Verwendungszweck

Tormentill wird gegen Durchfall verwendet. Die Wurzel hat einen hohen Gerbstoffgehalt. Gerbstoffe wirken unspezifisch bei akuten Durchfallerkrankungen. Äußerlich wird Tormentill bei Schleimhautentzündungen im Mund- und Rachenbereich eingesetzt.[1]

Nebenwirkungen

Gelegentlich Magenbeschwerden.

Anwendungseinschränkungen

Durchfall bei kleinen Kindern sollte durch einen Arzt behandelt werden. Erwachsene sollten den Arzt aufsuchen, falls der Durchfall mehrere Tage andauert,[2] blutig ist oder Fieber auftritt.

Anwendung

- Als Tee: Einen Teelöffel fein geschnittene Wurzel mit einer Tasse kaltem Wasser ansetzen. Rasch aufkochen und kurz stehenlassen. Dann abseihen.[5] Bei Durchfällen zwei- bis dreimal täglich eine Tasse frisch bereiteten Tee zwischen den Mahlzeiten trinken.[2]
- Bei Schleimhautentzündungen in Mund und Rachen mehrmals täglich spülen und gurgeln.
- Als Fertigpräparate in einer mittleren Tagesdosis von 4 bis 6 Gramm Tormentillwurzel; Zubereitungen entsprechend.[1]

Besondere Hinweise

Bei der Lagerung gerbstoffhaltiger Heilpflanzen wandeln sich die Gerbstoffe allmählich in unwirksame Substanzen (Phlobaphene) um. Es sollten deshalb nur relativ frische Wurzeln verwendet werden.
Bei Durchfall muß ausreichend getrunken werden, um die verlorene Flüssigkeit zu ersetzen.

Tragant

Andere Namen: Astragalus-Gummi
Botanische Bezeichnung: Astragalus gummifer und andere Astragalus-Arten
Verwendete Pflanzenteile: Die an der Luft erhärtete, gummiartige Ausscheidung aus dem Stamm[3]
Wichtigste Inhaltsstoffe: Kohlenhydrate (Bassorin, Traganthin)

Verwendungszweck

Tragant wird als mildes Abführmittel angewendet. Er ist unverdaulich und quillt mit Wasser im Darm stark auf. Dadurch wird der Darminhalt voluminös und schlüpfrig.[3] Die Wirkung tritt langsam ein (nach einigen Tagen).

Tragant wird wie Karaya gelegentlich auch bei der diätetischen Behandlung der Zuckerkrankheit angewendet.[3] Er verzögert die Aufnahme von Nährstoffen. Dadurch steigt nach dem Essen der Zuckergehalt des Blutes weniger hoch. Es können so unter Umständen Medikamente gegen die Zuckerkrankheit eingespart werden. Dies geht jedoch nur, wenn täglich 20 bis 30 Gramm Tragant eingenommen werden.

Nebenwirkungen

Falls Tragant mit zuwenig Flüssigkeit eingenommen wird, kann er in der Speiseröhre, im Magen oder Darm verklumpen. Dies führt dann zu sehr schmerzhaften Verschlüssen. Außerdem treten gelegentlich Blähungen auf.

Anwendungseinschränkungen

Personen mit Verengungen im Magen-Darm-Trakt sollten Tragant nicht anwenden.

Anwendung

Nur als Fertigpräparate, die mit ausreichend Flüssigkeit (mindestens 3 Deziliter) eingenommen werden müssen.

Traubensilberkerze

Andere Namen: Wanzenkraut, Silberkerze, Cimicifuga
Botanische Bezeichnung: Cimicifuga racemosa
Verwendete Pflanzenteile: Wurzelstock (Cimicifugae rhizoma)
Wichtigste Inhaltsstoffe: Triterpenglykoside

Verwendungszweck

Traubensilberkerze wirkt bei Frauen ähnlich wie Östrogene, obwohl sie keine Hormone enthält. Sie wird bei Beschwerden in der Zeit knapp vor der Monatsblutung und vor allem gegen Wechseljahrbeschwerden eingesetzt.[1,3] Die Wirksamkeit bei leichteren Wechseljahrbeschwerden (wie Wallungen, Schweißausbrüche, seelische Verstimmung) wurde in mehreren kontrollierten Studien nachgewiesen.[225,226,227,228] Bei sehr starken Wechseljahrbeschwerden sowie zur Vorbeugung vor vermehrtem Knochenschwund ist eine Hormontherapie mit Östrogenen jedoch wirksamer. Die Traubensilberkerze kann bei schweren Wechseljahrbeschwerden auch zusammen mit Östrogenen angewendet werden.[229]

Nebenwirkungen

Gelegentlich Magenbeschwerden.

Anwendungseinschränkungen
Keine bekannt.

Anwendung
Nur als Fertigpräparate in einer Tagesdosis von 40 Milligramm Wurzeln; Zubereitungen entsprechend.[1]

Uzara

Botanische Bezeichnung: Xysmalobium undulatum
Verwendete Pflanzenteile: Wurzel (Uzarae radix)
Wichtigste Inhaltsstoffe: Bittere Glykoside

Verwendungszweck
Uzara wird bei unspezifischem akutem Durchfall eingesetzt. Die Pflanze scheint die Beweglichkeit des Darms zu hemmen.[1,25]

Nebenwirkungen
Keine bekannt.

Anwendungseinschränkungen
Patienten, die herzwirksame Glykoside (z. B. Digoxin) verwenden, dürfen Uzara nicht verwenden, weil Uzara die Wirkung der Herzglykoside verändern kann.[1]

Durchfall bei kleinen Kindern sollte durch einen Arzt behandelt werden. Erwachsene sollten den Arzt aufsuchen, falls der Durchfall mehrere Tage andauert, blutig ist oder Fieber auftritt.

Anwendung
Nur als Fertigpräparate in einer Tagesdosis von einem Gramm Uzarawurzel, bzw. 45 bis 90 Milligramm Gesamtglykoside.

Vogelknöterich

Andere Namen: Blutkraut, Homeriana-Tee, Weidemannscher Tee, Sanguinaria-Tee
Botanische Bezeichnung: Polygonum aviculare
Verwendete Pflanzenteile: Kraut (Polygoni avicularis herba).
Wichtigste Inhaltsstoffe: Gerbstoffe, Kieselsäure und Flavonoide

Verwendungszweck
Vogelknöterich ist innerlich gegen leichte Erkältungen der Luftwege und äußerlich bei Entzündungen der Mund- und Rachenschleimhaut zugelassen.[1,5]

Die volksmedizinische Anwendung gegen Lungenkrankheiten, Tuberkulose, Nachtschweiß oder Blutungen ist nicht belegt. Die Pflanze hat heute nur noch eine geringe Bedeutung.

Nebenwirkungen und Anwendungseinschränkungen
Keine bekannt.

Anwendung
- Als Tee: Einen Teelöffel feingeschnittenes Kraut mit einer Tasse kaltem Wasser ansetzen, zum Kochen bringen, stehenlassen und nach fünf Minuten abseihen. Mehrmals täglich eine Tasse Tee trinken.[5]
- Als Fertigpräparate in einer Tagesdosis von 4 bis 6 Gramm Kraut. Zubereitungen entsprechend.

Wacholder

Andere Namen: Reckholder, Kranewitter, Machandel
Botanische Bezeichnung: Juniperus communis
Verwendete Pflanzenteile: Beeren (Juniperi fructus), Holz (Juniperi lignum)
Wichtigste Inhaltsstoffe: Ätherisches Öl

Verwendungszweck
Wacholderbeeren werden bei Verdauungsbeschwerden (Aufstoßen, Völlegefühl und Sodbrennen) angewendet.[1,2] Die Verwendung als harntreibendes Mittel ist wegen Nebenwirkungen stark umstritten. Die harntreibende Wirkung kommt durch Reizung der Nieren zustande. Dies kann nach längerer Anwendung zu Nierenschäden führen.[5]

Wacholderholz wird volksmedizinisch auch als harn- und schweißtreibendes Mittel benutzt. Diese Anwendungen beruhen nicht auf wissenschaftlichen Studien.[5]

Nebenwirkungen
Nach längerer Anwendung oder Überdosierung können Nierenschäden auftreten.[1,2]

Anwendungseinschränkungen
Wacholdertee sollte ohne Rücksprache mit dem Arzt nicht länger als vier Wochen eingenommen werden.[2] Schwangere Frauen sowie Patienten mit entzündlichen Nierenerkrankungen sollten Wacholder nicht anwenden.[1]

Anwendung
Das ätherische Öl ist kaum wasserlöslich. Ein Wacholdertee dürfte nur wenig Wirkstoff enthalten, aber auch weniger Nebenwirkungen verursachen. Hochdosierte alkoholische Extrakte oder Ölkapseln wirken stärker als Wacholdertee.[3] Bei Verdauungsbeschwerden werden einige Beeren gekaut.

- Als Tee: Einen Teelöffel zerdrückte Früchte mit einer Tasse kochendem Wasser übergießen, zehn Minuten stehenlassen, danach abseihen.[5]
- Als Fertigpräparate in einer Tagesdosis von 2 bis maximal 10 Gramm getrockneten Wacholderbeeren, entsprechend 20 bis 100 Milligramm ätherischem Öl; Zubereitungen entsprechend.

Waldmeister

Andere Namen: Maiblume, Herzfreund
Botanische Bezeichnung: Galium odoratum
Verwendete Pflanzenteile: Kraut (Galii odorati herba)
Wichtigste Inhaltsstoffe: Cumarin, Glykoside

Verwendungszweck
In der Volksmedizin gilt Waldmeisterkraut als krampflösend und beruhigend. Die Pflanze wird bei Leibschmerzen, Schlaflosigkeit, bei Leber- und Gallenbeschwerden aber auch bei Venenerkrankungen angewendet.[1,25] Die Wirksamkeit ist für keinen der Verwendungszwecke belegt.[1]

Nebenwirkungen und Anwendungseinschränkungen
Keine bekannt.

Anwendung
Keine, die Wirksamkeit ist nicht nachgewiesen.[1]

Besondere Hinweise
Die Verwendung als Venenmittel beruht möglicherweise auf einem wissenschaftlich kaum haltbaren Analogieschluß zum Steinklee.[25]

Wegwarte

Andere Namen: Zichorie, Rattenwurz
Botanische Bezeichnung: Cichorium intybus
Verwendete Pflanzenteile: Kraut (Cichorii herba), Wurzel (Cichorii radix)
Wichtigste Inhaltsstoffe: Bitterstoffe und Kohlenhydrate

Verwendungszweck
Wegwarte wird, wie andere Bitterstoffpflanzen, bei Appetitlosigkeit und Verdauungsbeschwerden eingesetzt.[1] Sie regt die Magensaftsekretion und die Gallenproduktion an. Wegwarte wird auch als Kaffee-Ersatz gebraucht.

Nebenwirkungen
Selten treten allergische Hautreaktionen auf.[1]

Anwendungseinschränkungen
Personen, die auf Wegwarte oder andere Korbblütler allergisch sind, sollten sie nicht anwenden, Patienten mit Gallensteinleiden nur nach Rücksprache mit einem Arzt. Wer an Magen- oder Darmgeschwüren leidet, sollte keine Bitterstoffpflanzen einnehmen.

Anwendung
- Als Tee: Einen Teelöffel Wegwartenkraut oder -wurzel mit einer Tasse kochenden Wasser übergießen, zehn Minuten stehenlassen, danach abseihen. Eine Tasse eine halbe Stunde vor den Mahlzeiten trinken.
- Als Fertigpräparate beträgt die mittlere Tagesdosis 3 Gramm Kraut oder Wurzel.[1] Zubereitungen entsprechend.

Walnuß

Andere Namen: Nußbaum, Nußblätter
Botanische Bezeichnung: Juglans regia
Verwendete Pflanzenteile: Blätter (Juglandis folium)
Wichtigste Inhaltsstoffe: Gerbstoffe

Verwendungszweck
Innerlich wird Walnuß nur noch selten bei Durchfällen eingesetzt. Äußerlich werden Walnußblätter in Form von Bädern, Spülungen oder Umschlägen bei Hautleiden wie Akne oder Ekzemen[1,5] angewendet.

Nebenwirkungen und Anwendungseinschränkungen
Keine bekannt.

Anwendung
Umschläge und Spülungen: Sechs Teelöffel fein geschnittene Walnußblätter mit 200 Milliliter Wasser übergießen, kurz aufkochen, fünf Minuten stehenlassen, danach abseihen.[5]

Besondere Hinweise
Die Schalen der Walnußfrüchte (Juglandis fructus cortex) werden volksmedizinisch bei vielen Krankheiten eingesetzt. Wegen möglicher Nebenwirkungen sollten sie jedoch nicht mehr eingenommen werden.[1]

Weide

Botanische Bezeichnung: Salix alba, Salix purpurea, Salix fragilis und andere Weidenarten
Verwendete Pflanzenteile: Rinde (Salicis cortex)
Wichtigste Inhaltsstoffe: Salicylsäure-Glykoside, vor allem Salicin

Verwendungszweck

Weidenrinde wird bei Fieber, Rheuma und gegen Kopfschmerzen eingesetzt.[1] Die Wirkstoffe (Salicylsäure-Glykoside) wirken ähnlich wie der bekannte synthetische Wirkstoff Acetylsalicylsäure (Aspirin). Weidenrinde wirkt fiebersenkend, schmerzlindernd und entzündungswidrig. Sie wirkt jedoch langsamer als Acetylsalicylsäure. Deshalb eignet sich die Weidenrinde weniger gut zur Schmerzbehandlung, da es hier auf die rasche Wirkung ankommt.[5]

Nebenwirkungen

Bisher sind keine sicheren Nebenwirkungen der Weidenrinde bekannt. Dies beruht möglicherweise darauf, daß die pflanzlichen Präparate geringere Wirkstoffmengen enthalten.[5] Zu erwarten sind jedoch ähnliche Nebenwirkungen wie bei der Acetylsalicylsäure (Magen-Darm-Beschwerden, erhöhte Blutungstendenz, allergische Reaktionen).

Anwendungseinschränkungen

Der synthetische Wirkstoff Acetylsalicylsäure darf zur Behandlung des Fiebers bei Kindern und Jugendlichen nur angewendet werden, wenn andere Maßnahmen nicht gewirkt haben. Dies, weil die Acetylsalicylsäure das sehr seltene, aber auch sehr schwerwiegende Reye-Syndrom bei Kindern und Jugendlichen auslösen kann.[230] Es ist bisher unbekannt, ob dies auch für die chemisch nahe verwandten pflanzlichen Wirkstoffe der Weidenrinde gilt. Sicherheitshalber verwendet man jedoch diese Produkte nicht gegen Fieber bei Kindern.

Außerdem sollten Personen mit Überempfindlichkeit gegenüber Salicylaten Produkte mit Weidenrinde nicht anwenden.[5]

Anwendung

- Als Tee: Zwei Teelöffel fein geschnittene Weidenrinde mit einer Tasse kaltem Wasser übergießen, zum Sieden bringen und nach fünf Minuten abseihen. Drei- bis fünfmal täglich eine Tasse Tee einnehmen.[5] Tees mit ausreichendem Wirkstoffgehalt sind bis heute kaum im Handel erhältlich.[231] Man verwendet deshalb besser standardisierte Fertigpräparate.
- Als Fertigpräparate: Da der Wirkstoffgehalt bei Weiden von Art zu Art und von Jahreszeit zu Jahreszeit großen Schwankungen unterworfen ist, muß eine strenge Gehaltskontrolle und Standardisierung gefordert werden.[232] Die Tagesdosis beträgt 60 bis 120 Milligramm Salicin.[1]

Weidenröschen

Botanische Bezeichnung: Epilobium parviflorum und andere Epilobiumarten
Verwendete Pflanzenteile: Kraut (Epilobii herba)
Wichtigste Inhaltsstoffe: Flavonoide

Verwendungszweck

Weidenröschenkraut wird bisher ausschließlich volksmedizinisch bei gutartiger Prostatavergrößerung und den dadurch verursachten Beschwerden angewendet. Im Experiment zeigen einige Weidenröschenarten eine entzündungshemmende Wirkung. Es ist jedoch bisher unbekannt, ob diese Wirkung mit der volksmedizinischen Anwendung in Zusammenhang steht.[5] Die Anpreisungen Maria Trebens, daß mit dieser Pflanze auch bösartige Prostata- und Blasenleiden geheilt werden können, entbehren jeder Grundlage. Schlimmstenfalls versäumt ein leichtgläubiger Patient dadurch jedoch den richtigen Zeitpunkt für eine mögliche Operation.[23]

Nebenwirkungen und Anwendungseinschränkungen
Keine bekannt.

Anwendung
- Als Tee: Einen Teelöffel fein geschnittenes Weidenröschenkraut mit einer Tasse kochendem Wasser übergießen, zehn Minuten stehenlassen, danach abseihen. Mehrmals täglich eine Tasse frisch bereiteten Tee trinken.[5]
- Als Fertigpräparate.

Weißdorn

Andere Namen: Hagedorn, Mehldorn
Botanische Bezeichnung: Crataegus monogyna, Crataegus laevigata sowie andere Crataegusarten
Verwendete Pflanzenteile: Blätter mit Blüten (Crataegi folium cum flore), Früchte (Crataegi fructus)
Wichtigste Inhaltsstoffe: Flavonoide und oligomere Procyanidine

Verwendungszweck
Weißdorn wird bei leichten Herzbeschwerden (wie Herzschwäche, Druck- und Beklemmungsgefühl in der Herzgegend, bestimmte Formen der Herzrhythmusstörung) eingesetzt.[1] Eine organische Ursache dieser Beschwerden muß vor der Anwendung durch den Arzt ausgeschlossen worden sein. Weißdorn sollte nicht als Ersatz für ärztlich verschriebene Herzmittel verwendet werden.

Nebenwirkungen und Anwendungseinschränkungen
Keine bekannt.[1,2]

Anwendung
- Als Tee: Einen Teelöffel getrocknete Weißdornblätter mit Blüten mit einer Tasse heißem Wasser übergießen und nach zwanzig Minuten abseihen. Zwei- bis dreimal täglich eine Tasse frisch zubereiteten Tee trinken.[5]
- Als Fertigpräparate: Die in Apotheken angebotenen Weißdornpräparate sind nur schwer miteinander vergleichbar. Sie enthalten verschiedene Pflanzenteile, sind unterschiedlich zubereitet und haben verschiedenen Wirkstoffgehalt.[3] Durch Kombination aller Möglichkeiten gibt es 720 verschiedene Arten einen Weißdorn-Extrakt herzustellen![25] Idealerweise wird der Crataegusextrakt auf Flavone oder Procyanidine standardisiert. Eine

Tagesdosis entspricht 5 bis 10 Milligramm an Flavonoiden (berechnet als Hyperosid) oder 5 Milligramm Procyanidinen.

Wermut

Andere Namen: Bitterer Beifuß, Wurmkraut
Botanische Bezeichnung: Artemisia absinthium
Verwendete Pflanzenteile: Kraut (Absinthii herba)
Wichtigste Inhaltsstoffe: Ätherisches Öl mit giftigem Thujon, Bitterstoffe

Verwendungszweck
Wermut wird bei Appetitlosigkeit und Verdauungsbeschwerden durch zu geringe Ausschüttung von Magen- oder Gallensaft als Bittermittel angewendet.[1,2]

Nebenwirkungen
In hohen Mengen kann Wermut durch seinen Inhaltsstoff Thujon Erbrechen, Durchfall, Harnverhaltung, Benommenheit und Krämpfe auslösen.[2] Wegen der Giftigkeit des Thujons sind alkoholische Wermut-Auszüge (Absinth) in vielen Ländern verboten. Wäßrige Auszüge (Tee) enthalten, verglichen mit alkoholischen Auszügen, relativ wenig Thujon.[5]

Anwendungseinschränkungen
Patienten mit Magen- oder Darmgeschwüren sollten keine Bitterstoffpflanzen einnehmen.[2]

Anwendung
- Als Tee: Einen halben Teelöffel fein geschnittenes Wermutkraut mit einer Tasse kochendem Wasser übergießen, zehn Minuten stehenlassen, danach abseihen. Dosierung einhalten! Der frisch zubereitete Tee wird etwa eine halbe Stunde vor den Mahlzeiten getrunken.[5]
- Als Fertigpräparate mit möglichst wenig Thujon. Die mittlere Tagesdosis beträgt 2 bis 3 Gramm eines wäßrigen Auszugs.[1]

Besondere Hinweise
Isoliertes ätherisches Öl sollte nicht verwendet werden.[1]

Wolfstrapp

Andere Namen: Europäischer Wolfstrapp, Wolfshuf
Botanische Bezeichnung: Lycopus europaeus und Lycopus virginicus
Verwendete Pflanzenteile: Kraut (Lycopi herba)
Wichtigste Inhaltsstoffe: Flavonoide, Kaffeesäurederivate, Lithospermsäure

Verwendungszweck
Wolfstrapp zeigte im Experiment Wirkung auf die Schilddrüse und Keimdrüsen.[234,235] Er wird bei leichter Schilddrüsenüberfunktion mit vegetativ-nervösen Störungen sowie Spannungsgefühl und Schmerzen in den Brüsten eingesetzt.[1]

Nebenwirkungen
Bei Langzeitanwendung in hohen Mengen kann es selten zur Vergrößerung der Schilddrüse kommen. Wolfstrapp kann die Abklärung einer Schilddrüsenkrankheit mittels radioaktiver Substanzen stören und sollte deshalb einige Zeit vor einer solchen geplanten Untersuchung abgesetzt werden.

Anwendungseinschränkungen
Personen mit ungenügender Schilddrüsenfunktion oder Schilddrüsenvergrößerung sollten Wolfstrapp nicht anwenden.

Anwendung
- Als Tee: Ein Teelöffel Wolfstrappkraut wird mit einer Tasse kochendem Wasser übergossen und nach zehn Minuten abgeseiht. Zwei- bis dreimal täglich eine Tasse trinken.
- Als Fertigpräparate (wäßrig-alkoholische Extrakte) entspricht die Tagesdosis 20 Milligramm Kraut.

Besondere Hinweise
Wenn Wolfstrapp langfristig angewendet wurde, sollte er nicht plötzlich abgesetzt werden, denn die ursprünglichen Beschwerden können sonst verstärkt auftreten.[1] Dies kann mit langsamer Verminderung der Tagesmenge vermieden werden.

Wollblume

Andere Namen: Königskerze
Botanische Bezeichnung: Verbascum densiflorum, Verbascum phlomoides
Verwendete Pflanzenteile: Blüten (Verbasci flos)
Wichtigste Inhaltsstoffe: Schleimstoffe, Saponine

Verwendungszweck
Wollblumen wirken durch Schleimstoffe reizmildernd bei entzündeten Schleimhäuten und durch Saponine auswurffördernd. Die Pflanze wird vorwiegend bei Erkältungskrankheiten und Husten eingesetzt.[5]

Nebenwirkungen und Anwendungseinschränkungen
Keine bekannt.

Anwendung
- Als Tee: Drei bis vier Teelöffel fein geschnittene Wollblumen mit einer Tasse kochendem Wasser übergießen, fünfzehn Minuten stehenlassen, danach abseihen. Mehrmals täglich eine Tasse frisch bereiteten Tee trinken.[5]
- Als Fertigpräparate in einer Tagesdosis von 3 bis 4 Gramm Wollblumen; Zubereitungen entsprechend.[1]

Yohimbe

Andere Namen: Yohimbehe
Botanische Bezeichnung: Pausinystalia yohimba
Verwendete Pflanzenteile: Rinde (Yohimbehe cortex oder Yohimbeae cortex)
Wichtigste Inhaltsstoffe: Alkaloide, vor allem Yohimbin

Verwendungszweck
Yohimbe erweitert die Blutgefäße und führt zu einer vermehrten Durchblutung der Bauchorgane.[3] Yohimberinde wird bei Sexualstörungen, zur Erhöhung der männlichen Potenz sowie bei Schwäche und Erschöpfungszuständen empfohlen. Die Wirksamkeit ist ungenügend belegt.[1]

Nebenwirkungen
Erregungszustände, Zittern, Schlaflosigkeit, Angst, Blutdrucksenkung, Herzklopfen, Übelkeit, Erbrechen sowie Leberschäden sind möglich.[1]

Anwendung
Die Anwendung von Yohimberinde ist angesichts der nicht belegten Wirksamkeit und der möglichen Nebenwirkungen nicht gerechtfertigt.[1]

Zaunrübe

Andere Namen: Faselwurz, Gichtwurz, Heckenrübe
Botanische Bezeichnung: Bryonia cretica ssp. dioica und Bryonia alba
Verwendete Pflanzenteile: Wurzel (Bryoniae radix)
Wichtigste Inhaltsstoffe: Cucurbitacine

Verwendungszweck
Zaunrübe ist ein sehr stark wirksames Abführmittel. Da schwere Nebenwirkungen regelmäßig auftreten, sollte die Zaunrübe als Abführmittel nicht mehr angewendet werden.[1]

Die Wirksamkeit gegen Erkrankungen der Atemwege, Rheuma, Infektionen oder Lebererkrankungen ist nicht nachgewiesen.[1]

Nebenwirkungen
Es kann zu Schwindel, Erbrechen, Bauchkrämpfen, dünnflüssigem und sogar blutigem Stuhl sowie weiteren schweren Nebenwirkungen kommen.[1]

Anwendung
Zaunrübe sollte wegen ungünstigem Wirkung-Nebenwirkungs-Verhältnis nicht angewendet werden.[1]

Zimtbaum

Botanische Bezeichnung: Ceylonesischer Zimt: Cinnamomum verum (Cinnamomum zeylanicum); Chinesischer Zimt: Cinnamomum aromaticum (Cinnamomum cassia)
Verwendete Pflanzenteile: Rinde (Cinnamomi ceylanici cortex oder Cinnamomi cassiae cortex)
Wichtigste Inhaltsstoffe: Ätherisches Öl mit Zimtaldehyd

Verwendungszweck
Zimt ist in erster Linie ein Gewürz und Geschmacksverbesserer.[236] Er kann jedoch auch gegen Appetitlosigkeit, Völlegefühl und Blähungen verwendet werden.[1] Der Zimt aus Ceylon hat ein feine Rinde, derjenige aus China eine borkige.

Nebenwirkungen
Allergische Reaktionen der Haut treten gelegentlich auf.[1]

Anwendungseinschränkungen
Personen, die allergisch auf Zimt oder auf Perubalsam reagieren, sollten Zimt nicht verwenden;[1] ebenso Patienten mit Geschwüren des Magen-Darm-Traktes.[2] Schwangere Frauen sollten Zimt nicht in großen Mengen anwenden.

Anwendung
- Als Tee wenig gebräuchlich. Ein kleiner Teelöffel Zimt wird mit einer Tasse heißem Wasser übergossen und nach zehn Minuten abgeseiht. Zwei bis drei Tassen täglich zu den Mahlzeiten trinken.[2]
- Als Fertigpräparate in einer Tagesdosis von 2 bis 4 Gramm Zimtrinde.[1] Zubereitungen entsprechend.

Besondere Hinweise
Zimt ist oft Bestandteil von Glühwein-Mischungen in Teeaufgußbeuteln.[5]

Zitrone

Andere Namen: Zitronenschale, Limonenschale
Botanische Bezeichnung: Citrus limon
Verwendete Pflanzenteile: Schale (Citri pericarpium)
Wichtigste Inhaltsstoffe: Ätherisches Öl

Verwendungszweck
Zitronenschalen werden hauptsächlich als Aromastoff zum Backen verwendet. Außerdem werden sie bei Appetitlosigkeit und Verdauungsschwäche eingesetzt.[5] Aus Zitronenschalen werden Flavonoide isoliert, die in Venenmitteln angewendet werden.[5]

Nebenwirkungen und Anwendungseinschränkungen
Nebenwirkungen nicht bekannt; es sollten jedoch nur Schalen von ungespritzten Zitronen verwendet werden.

Anwendung
Vor allem als Bestandteil von Früchtemischungen und Fertigpräparaten.[5]

Zitwer

Andere Namen: Wurmsamen
Botanische Bezeichnung: Curcuma zedoaria
Verwendete Pflanzenteile: Wurzelstock (Zedoariae rhizoma)
Wichtigste Inhaltsstoffe: Ätherisches Öl

Verwendungszweck
Zitwerwurzel wird als Magenmittel bei Verdauungsbeschwerden, Koliken und Krämpfen empfohlen. Untersuchungen zur Wirksamkeit fehlen.[1]

Nebenwirkungen und Anwendungseinschränkungen
Keine bekannt.

Anwendung
Keine, da die Wirksamkeit nicht belegt ist.[1]

Zwiebel

Andere Namen: Küchenzwiebel
Botanische Bezeichnung: Allium cepa
Verwendete Pflanzenteile: Zwiebel (Allii cepae bulbus)
Wichtigste Inhaltsstoffe: Alliin, ätherisches Öl, Peptide und Flavonoide

Verwendungszweck
Zwiebel wird ähnlich wie Knoblauch bei Appetitlosigkeit und zur Vorbeugung vor altersbedingte Gefäßveränderungen angewendet.[1] Die Wirksamkeit gegen Arterienverkalkung ist jedoch weniger gut dokumentiert als bei Knoblauch.

Nebenwirkungen und Anwendungseinschränkungen
Keine bekannt.

Anwendung

Die mittlere Tagesdosis beträgt 50 Gramm frische Zwiebel oder 20 Gramm getrocknetes Zwiebelpulver.[1] Fertigpräparate sind angesichts der notwendigen Menge oft unterdosiert. Sinnvoller ist die Einnahme von Zwiebeln in einem schmackhaften Gericht!

Besondere Hinweise

Neuere Studien zeigen, daß Zwiebelzubereitungen möglicherweise gegen Asthma wirksam sind.[237]

Literaturverzeichnis

1. Zulassungen und Registrierungen von Arzneimitteln nach dem Arzneimittelgesetz 76 (ZRvA), pmi Verlag, ab 1987
2. Standardzulassungen für Fertigarzneimittel, Deutscher Apotheker Verlag, ab 1982
3. Steinegger, E. und Hänsel, R., Lehrbuch der Pharmakognosie und Phytopharmazie, Springer Verlag, 4. Auflage, 1988
4. Hänsel, R. und Haas, H., Therapie mit Phytopharmaka, Springer Verlag, 1983
5. Wichtl, M. (Hrsg.), Teedrogen, Wiss. Verlagsgesellschaft, 2. Auflage, 1989
6. Harnischfeger, G. und Stolze, H., Bewährte Pflanzendrogen in Wissenschaft und Medizin, Notamed Verlag, 1983
7. Weiss, R. F., Lehrbuch der Phytotherapie, Hippokrates, 6. Auflage, 1985
8. Wagner, H., Pharmazeutische Biologie, Gustav Fischer Verlag, 3. Auflage, 1985
9. Roth, L. et al., Giftpflanzen, Pflanzengifte, Ecomed, 2. Auflage, 1984
10. Hausen, B. M., Allergiepflanzen, Pflanzenallergene, Ecomed, 1988
11. Haagers Handbuch der pharmazeutischen Praxis, Springer Verlag, 4. Auflage
12. Wagner, H. et al., Drogenanalyse, Springer Verlag, 1983
13. Hartke, K. und Mutschler, E., DAB 9 – Kommentar, Wissenschaftliche Verlagsgesellschaft, Stuttgart, 1986
14. Pharmacopoea Helvetica, Edition septima, Eidg. Drucksachen- und Materialzentrale, 1987
15. British Herbal Pharmacopoeia, British Herbal Medicine Association, 1983
16. Wren, R. C., Potter's new Cyclopaedia of botanical drugs and preparations, Saffron Walden, The C. W. Damiel Company, 1988
17. Siegenthaler, W. et al. (Hrsg.), Lehrbuch der inneren Medizin, Thieme Verlag, Stuttgart, 1984
18. Souci, S. W. et al., Die Zusammensetzung der Lebensmittel, Nährwerttabellen 1986/87, Stuttgart, 1986
19. Aebi, H. et al., Zweiter Schweizerischer Ernährungsbericht, Bern, 1984
20. Goodman Gilman, A. et al. (Hrsg.), The Pharmacological Basis of Therapeutics, 7. Aufl., New York, 1985
21. Anonymus, Transparenz-Telegramm 90/91, A. V. I. Arzneimittel-Verlags GmbH, Berlin, 1989
22. Reynolds, J. E. F. (Hrsg.), Martindale, The Extra Pharmacopoeia, 28. Aufl., London, 1982
23. MSD Sharp & Dohme GmbH (Hrsg.), MSD-Manual, Urban & Schwarzenberg, 4. Aufl., München, 1988
24. Braunwald, E. et al. (Hrsg.), Harrison: Prinzipien der Inneren Medizin, deutsche Ausgabe, herausgegeben von Straub, P. W. et al., Schwabe & Co AG, Basel, 1989
25. Hänsel, R., Phytopharmaka, Springer Verlag, 2. Auflage, 1991
26. Braun, H., Frohne, D., Heilpflanzenlexikon für Ärzte und Apotheker, Gustav Fischer Verlag, 5. Auflage, 1987
27. Flück, H. und Jaspersen-Schib, R., Unsere Heilpflanzen, Ott Verlag, 1986
28. Schley, G., Therapie der Herz- und Gefäßkrankheiten, G. Thieme Verlag, 3. Aufl., 1991
29. Goodman Gilman, A. et al. (Hrsg.), The Pharmacological Basis of Therapeutics, 8. Aufl., New York, 1990
30. Klaus, W., Therapiewoche, 33, 2436–2449 (1983)
31. Rau, H. J., Naturheilpraxis, 643–653 (1976)
32. Willuhn, G., Z. Phytother., 5, 885–886 (1984)

33. Reuter, H. D., Hospitalis, 1, 33–40 (1989)
34. Sprecher, E., DAZ, 130, 1249–1250 (1990)
35. Eberwein, E. und Vogel, G., Arzneipflanzen in der Phytotherapie. Hrsg. Kooperation Phytopharmaka, 1990
36. Keller, K., Z. Phytother., 11, 7–9 (1990)
37. Keller, K., Z. Phytother., 11, 7–9 (1990)
38. Eberwein, E. und Vogel, G., Arzneipflanzen in der Phytotherapie. Hrsg. Kooperation Phytopharmaka, 1990
39. Eberwein, E. und Vogel, G., Arzneipflanzen in der Phytotherapie. Hrsg. Kooperation Phytopharmaka, 1990
40. Keller, K., Z. Phytother., 11, 7–9 (1990)
41. DAZ, 129, 1063 (1989)
42. DAZ, 965–967 (1989)
43. DAZ, 128, 2092 (1988)
44. Hänsel, R., DAZ, 127, 2–6 (1987)
45. Vogel, G. et al., Phytotherapie in der Praxis, Deutscher Ärzte-Verlag, 1990
46. Rau, H. J., Naturheilpraxis, 643–653 (1976)
47. Reuter, H. D., Hospitalis, 1, 33–40 (1989)
48. Fintelmann, V. und Menssen, H. G., Gegenwart und Zukunft einer modernen Phytotherapie, 1987
49. Fintelmann, V. und Menssen, H. G., Gegenwart und Zukunft einer modernen Phytotherapie, 1987
50. Schwabe, U. und Pfaffrath, D., Arzneiverordnungs-Report, Gustav Fischer Verlag, Stuttgart, 1991
51. Eberwein, B., Gesundheitspolitische Umschau, 227–230, (1990)
52. Hänsel, R. und Trunzler, G., Wissenswertes über Phytopharmaka, G. Braun Verlag, 1989
53. Hänsel, R. und Trunzler, G., Wissenswertes über Phytopharmaka, G. Braun Verlag, 1989
54. Freis, E. D., New Engl. J. Med., 306, 306–309 (1982)
55. Editorial, Dtsch. Med. Wschr., 107, 1334 (1982)
56. Wilcox, R. G. et al., Brit. Med. J., 767–769 (1982)
57. Ribeiro, R. et al., J. Ethnopharm., 15, 261–269 (1986)
58. Möbius, U. M. et al., Alarmtelegramm, Arzneimittel-Verlags-GmbH, 1989
59. Berde und Schild, Pharmakologie von Dihydergot, zitiert nach: Hänsel, R. und Haas, H., Therapie mit Phytopharmaka, Springer Verlag, 1983, S. 65
60. Lietti, A. et al., Arzneimittelforschung, 26, 829–832 (1987)
61. Otto, P., Therapiewoche, 39, 1124–1129 (1989)
62. Maiwald, L., Z. Phytother., 8, 184–185 (1987)
63. Schilcher, H., DAZ Suppl., 14, 25–26 (1989)
64. Kartnig, T., Z. Phytother., 5, 409 (1982)
65. Souci, S. W. et al., Die Zusammensetzung der Lebensmittel, Nährwerttabellen 1986/87, Stuttgart, 1986, S. 551
66. Goodman Gilman, A. et al. (Hrsg.), The Pharmacological Basis of Therapeutics, 7. Aufl., New York, 1985, S. 1000
67. Editorial, Dtsch. Med. Wschr., 107, 1334 (1982)
68. Editorial. Dtsch. Med. Wschr., 107, 1334 (1982)
69. Goodman Gilman, A. et al. (Hrsg.), The Pharmacological Basis of Therapeutics, 8. Aufl., New York, 1990, S. 918
70. Hettenkofer, H. J., Rheumatologie, 2. Auflage, Thieme Verlag, Stuttgart, 1989
71. Wagenhäuser, F. J., Die Rheumamorbidität. Eine klinisch-epidemiologische Untersuchung, Huber Verlag, Bern, 1969
72. Editorial, Lancet, 2, 779–780 (1989)

73. Eidg. Kommission zur Bekämpfung der Rheumaerkrankungen, Grundriß der Rheumatologie, Eidg. Drucksachen- und Materialzentrale, Bern, 1985
74. Freis, E. D., New Engl. J. Med., 306, 306–309 (1982)
75. Editorial, Dtsch. Med. Wschr., 107, 1334 (1982)
76. Sökeland, J., Z. Phytother., 10, 8–12 (1989)
77. Stahl, H.-P., Z. Allg. Med., 60, 128–132 (1989)
78. Schönefeld, G. et al., Z. Phytother., 9, 14–16 (1989)
79. Wichtl, M., DAZ Suppl., 14, 18–22 (1989)
80. Wichtl, M., DAZ Suppl., 14, 18–22 (1989)
81. Römmelt, H. et al., Z. Phytother., 9, 14–16 (1988)
82. Wagner, H., DAZ, 129, 1105–1107 (1989)
83. Möbius, U. M. et al., Alarm-telegramm, Arzneimittel-Verlags GmbH, 1989
84. Truswell, A. S., Brit. Med. J., 291, 1103–1106 (1985)
85. Truswell, A. S., Brit. Med. J., 291, 1103–1106 (1985)
86. British Medical Association and Royal Pharmaceutical Society of Great Britain, National Formulary, 18, 1989, S. 143
87. Adler, R. (Hrsg.), Psychosomatische Medizin / Thure von Uexküll, 4. Aufl., Urban & Schwarzenberg, München, 1990, S. 648
88. British Medical Association and Royal Pharmaceutical Society of Great Britain, National Formulary, 18, 1989, S. 144
89. Becker, H. und Förster, W., Z. Phytother., 5, 817–823 (1984)
90. Nährstedt, A., Z. Phytother., 6, 101–109 (1984)
91. Schimmel, K., Therapiewoche, 34, 4117–4127 (1984)
92. Ammon, H. P. T., Therapiewoche, 39, 117–127 (1989)
93. Adler, R. (Hrsg.), Psychosomatische Medizin / Thure von Uexküll, 4. Aufl., Urban & Schwarzenberg, München, 1990, S. 948f.
94. Adler, R., (Hrsg.), Psychosomatische Medizin / Thure von Uexküll, 4. Aufl., Urban & Schwarzenberg, München, 1990, S. 959
95. Adler, R. (Hrsg.), Psychosomatische Medizin/Thure von Uexküll, 4. Aufl., Urban & Schwarzenberg, München, 1990, S. 960f.
96. Jung, E. G., Therapiewoche, 34, 4108–4114 (1984)
97. British Medical Association and Royal Pharmaceutical Society of Great Britain, National Formulary, 18, 1989, S. 12
98. Aebi, H. et al., Zweiter Schweizerischer Ernährungsbericht, Bern, 1984, S. 262f.
99. Sonnenborn, U. und Poppert, Y., Z. Phytother., 11, 35–49 (1990)
100. The Medical Letter, 22, 72 (1980)
101. Nagy, S. und Shaw, R., Tropical and subtropical fruits, Avi Publishing, Westport, 1980
102. Truswell, A. S., Brit. Med. J., 291, 1103–1106 (1985)
103. Grindlay, D. und Reynolds, T., J. Ethnopharm., 16, 117–151 (1986)
104. Müller-Wachtel, L., Z. Phytother., 4, 389–390 (1982)
105. Willuhn, G., Z. Phytother., 5, 765–767 (1984)
106. Willuhn, G., Z. Phytother., 6, 94–96 (1986)
107. Willuhn, G., DAZ, 126, 2038–2044 (1986)
108. Frohne, D., Z. Phytother., 7, 45–47 (1986)
109. Becker, H., Z. Phytother., 7, 149–152 (1986)
110. Kriegelstein, J., und Grusla, D., DAZ, 128, 2041–2046 (1988)
111. Hänsel, R., Z. Phytother., 11, 14–19 (1990)
112. Möse, J. R., Arzneimittelforschung, 5, 510–513 (1955)
113. Dauninger, T. et al., Pharm. Z., 128, 289–303 (1983)
114. Greinwald R. und Stobernack H.-P., Z. Phytother., 11, 65–69 (1990)
115. Ribes, G. et al., Z. Phytother. Res., 1, 38–43 (1987)
116. Ribes, G. et al., Ann. Nutr. Metab., 28, 37–43 (1984)

117. Jaspersen-Schib, R., Schweiz. Apoth. Z., 127, 443–445 (1989)
118. Stahl, H.-P., Z. Allg. Med., 60, 128–132 (1984)
119. Schönefeld, G. et al., Klin. Experiment. Urologie, 4, 179 (1982)
120. Goodman Gilman, A. et al., (Hrsg.) The Pharmacological Basis of Therapeutics, 7. Aufl., New York, 1985, S. 756 und S. 1044
121. Braunwald, E. et al. (Hrsg.), Harrison: Prinzipien der Inneren Medizin, Deutsche Ausgabe, herausgegeben von Straub, P. W. et al., Schwabe & Co AG, Basel, 1989, S. 1430
122. Hartke, K. und Mutschler, E., DAB 9 – Kommentar, Bd. 2, Wissenschaftliche Verlagsgesellschaft Stuttgart, 1986, S. 1686
123. Czygan, F.-C., Z. Phytother., 8, 82–85 (1987)
124. Bliss, A. R. et al., J. Am. Pharm. Assoc., 29, 299–301 (1940)
125. Youngken, J. R. et al., J. Am. Pharm. Assoc., 38, 448–451 (1949)
126. Müller, A. et al., Naturwissenschaften, 75, 155–156 (1988)
127. Jaspersen-Schib, R., Schweiz. Apoth. Z., 128, 123–127 (1990)
128. DAZ, 129, 20 (1989)
129. Sonnenborn, U., DAZ, 127, 433–441 (1987)
130. Sonnenborn, U. und Poppert, Y., Z. Phytother., 11, 35–49 (1990)
131. The Medical Letter, 22, 72 (1980)
132. Sonnenborn U., Med. Mo. Pharm., 12, 46–53 (1989)
133. DAZ, 128, 2093 (1988)
134. Sonnenborn, U., Med. Mo. Pharm., 12, 46–53 (1989)
135. Anand, C., Nature, 233, 496 (1971)
136. Truswell, A. S., Brit. Med. J., 291, 1103–1106 (1985)
137. Biering, W. E. et al., Planta medica, 29, 133–147 (1976)
138. Gracza, L., Planta medica, 42, 155–159 (1981)
139. Ozarowski, A., Pharmazie, 11, 63–69 (1956)
140. Gracza, L., Planta medica, 48, 153–157 (1983)
141. Rosch, A., Z. Phytother., 5, 964–966 (1984)
142. Gracza, L. und Gracza, E., Therapiewoche, 29, 8866–8868 (1979)
143. Heinzler, R. et al., Ärztezeitschrift für Naturheilverfahren, 28, 619–622 (1987)
144. Lietti, A. et al., Arzneimittelforschung, 26, 829–832 (1976)
145. Müller, A. et al., Naturwiss., 75, 155–156 (1988)
146. Müller, B. M. und Franz, G., DAZ, 130, 329–333, 1990
147. Hänsel, R. et al., Planta medica, 45, 224–228 (1982)
148. Wohlfahrt, R. et al., Planta medica, 48, 120–123 (1983)
149. Grontwed, A. und Hentzer, E., J. Otorhinolaryngology, 48, 282–286 (1986)
150. Mowrey, D. und Clayson, D., Lancet, 1, 655–657 (1982)
151. Wood, C. D. et al., Clin. Res. Pract. Drug. Reg. Aff., 6, 129–136 (1988)
152. Hoffmann, J. und Kühl, E. D., Z. Angew. Med., 55, 776–782 (1979)
153. Okpanyi, S. N. und Weischer, M. L., Arzneim.-Forsch., 37, 10–13 (1987)
154. Poginsky, B. et al., DAZ, 128, 1364–1366 (1988)
155. Bertram, B., DAZ, 129, 2561–2571 (1989)
156. Fintelmann, V. und Siegers, C.-P., DAZ, 128, 1499–1500 (1988)
157. Luppold, E., Pharm. in unserer Zeit, 13, 65–70 (1984)
158. Schilcher, H., Die Kamille, Wissenschaftliche Verlagsgesellschaft, Stuttgart, 1987, S. 131 ff.
159. Kretschmer, W., Münch. Med. Wschr., 116, 741–742 (1974)
160. Scholing, W. E. und Clausen, H. D., Med. Klinik, 72, 1301–1306 (1977)
161. Gerber B., Naturheilpraxis, 1/86, 89–94 (1986)
162. Dona, G. et al., Therapiewoche, 36, 2836–2844 (1986)
163. Kretschmer, W., Münch. Med. Wschr., 112, 154–158 (1970)

164. Koch, H. P. und Hahn, G., Knoblauch, Urban & Schwarzenberg, München, 1988, S. 106
165. Boullin, D. J., Lancet, 1, 776–777 (1981)
166. Jain, R. C. et al., Lancet, 2, 1491 (1973)
167. Grünwald, J., DAZ., 28, Suppl. 15, 13–16 (1989)
168. Koch, H. P. und Hahn, G., Knoblauch, Urban & Schwarzenberg, München, 1988, S. 106
169. Siegers, C. P., DAZ., 28, Suppl. 15, 11–13 (1989)
170. Block, E., Spektrum der Wissenschaft, 66–72 (1985)
171. Reuter, H. D., Z. Phytother., 10, 124–129 (1989)
172. Koch, H. P. und Hahn, G., Knoblauch, Urban & Schwarzenberg, München, 1988, S. 46
173. Koch, H. P. und Hahn, G., Knoblauch, Urban & Schwarzenberg, München, 1988, S. 82
174. Koch, H. P. und Hahn, G., Knoblauch, Urban & Schwarzenberg, München, 1988, S. 81
175. Koch-Heitzmann, I., Z. Phytother., 8, 38–41 (1987)
176. Schilcher, H., Z. Phytother.,7, 113–117 (1986)
177. Schilcher, H. et al., Z. Phytother., 7, 113–117 (1986)
178. Vollmann, C., Z. Phytother., 9, 128–132 (1988)
179. Meier, B., Schweiz. Apoth. Z., 126, 725–733 (1988)
180. Radzyner, M. und Federer, H. R., Therapiewoche, 37, 2129–2136 (1987)
181. Merfort, I. und Willuhn, G., DAZ, 125, 695 (1985)
182. Koch-Heitzmann, I. und Schultze, W., Z. Phytother., 9, 77–85 (1988)
183. Cohen, R. A. et al., Proc. Soc. Exp. Biol. Med., 117, 431–434 (1964)
184. Wölbling, R. und Rapprich, K., Der Deutsche Dermatologe, 31, 1318–1328 (1983)
185. Kress, D. und Thanner, E., Med. Klinik, 76, 566–567 (1981)
186. Kubista, E. et al., Zbl. Gynäkol., 105, 1153–1162 (1983)
187. Kubista, E. et al., Gynäkol. Rdsch., 26, 65–79 (1986)
188. Mohr, H., Dtsch. Med. Wschr., 79, 1513–1516 (1954)
189. Kartnig, T., Z. Phytother., 8, 127–130 (1987)
190. Johnson, E. S. et al., Brit. Med. J., 291, 569–573 (1985)
191. Murphy, J. J. et al., The Lancet, 2, 189–192 (1988)
192. Pattrick, M. et al., Ann. Rheum. Dis., 48, 547–549 (1989)
193. Hausen, B. M., Allergiepflanzen, Pflanzenallergene, Ecomed, 1988, S. 218–220
194. Berry, M. I., Pharmaceutical J., 611–614 (May 19, 1984)
195. Johnson, St., Feverfew, Sheldon Press, London, 97 (1984)
196. Becker, H., Z. Phytother., 4, 531–536 (1983)
197. Khoo, S. et al., Med. J. Austral., 153, 189–192 (1990)
198. Petkov und Manolov, Arzneimittelforschung, 22, 1476–1486 (1972)
199. Lutomski, J. et al., Pharm. in unserer Zeit, 10, 45–49 (1981)
200. Speroni, E. und Minghetti, A., Planta medica, 6, 488–491 (1988)
201. Danninger, T. et al., Pharm. Z., 128, 289–303 (1983)
202. Reynolds, J. E. F. (Hrsg.), Martindale, The Extra Pharmacopoeia, 28. Aufl., London, 1982, S. 681
203. Lab. cant. de chimie, Genève, Analyse No. 3.875 vom 29. 12. 1976
204. Schweiz. Apoth. Z., 115, 351–357 (1977)
205. Roth, L. et al., Giftpflanzen, Ecomed, 2. Aufl., IV-1-R 28 (1984)
206. Lutomski, J. und Speichert, H., Pharm. in unserer Zeit, 11, 151–155 (1982)
207. Lutomski, J. und Speichert, H., Pharm. in unserer Zeit, 11, 151–155 (1982)
208. Reynolds, J. E. F. (Hrsg.), Martindale, The Extra Pharmacopoeia, 28. Aufl., London, 1982, S. 695

209. Bisler, H. et al., Dtsch. med. Wschr., 111, 1321–1329 (1986)
210. Vogel, G., Z. Phytother., 10, 102–106 (1989)
211. Harnischfeger, G. und Stolze, H., Z. Phytother., 10, 71–76 (1989)
212. Passweg, J., Pharma-Kritik, 8, 67 (1986)
213. Chandler, R. F. et al., Economic Botany, 36, 203–223 (1982)
214. Wagner, H., DAZ, 129, 1105–1107 (1989)
215. Möbius, U. M. et al., Alarm-telegramm, Arzneimittel-Verlags GmbH, Berlin, 1989
216. Lutomski, J., Pharm. in unserer Zeit, 12, 49–54 (1983)
217. Reynolds, J. E. F. (Hrsg.), Martindale, The Extra Pharmacopoeia, 28. Aufl., London, 1982, S. 691
218. Asamo, K. et al., Planta medica, 3, 175–177 (1986)
219. Bohn, B. et al., Arzneim.-Forsch., 37, 1193–1196 (1987)
220. Zorn, B., Z. Rheumaforschung, 17, 134–138 (1958)
221. Eichler, O. und Koch, C., Arzneimittel-Forschung, 20, 107–109 (1970)
222. Zorn, B., Z. Rheumaforschung, 17, 134–138 (1958)
223. Whitehouse, L. W. et al., Can. Med. Assoc. J., 129, 249–251 (1983)
224. British Medical Association and Royal Pharmaceutical Society of Great Britain, National Formulary, 18, 1989, S. 443
225. Stolze, H., Gyne, 1, 14–18 (1982)
226. Daiber, W., Ärztl. Praxis, 35, 1946–1947 (1983)
227. Pethö, A., Ärztl. Praxis, 39, 1551–1553 (1987)
228. Stoll, W., Therapeutikon, 1, 23–31 (1988)
229. Jaspersen-Schib, R., Schweiz. Apoth. Z., 127, 348–350 (1989)
230. Hurwitz, E. S. et al., J. Am. Med. Ass., 257, 1905–1911 (1987)
231. Meier, B., Schweiz. Apoth. Z., 126, 725–733 (1988)
232. Meier, B. et al., DAZ, 125, 341–347 (1985)
233. Jaspersen-Schib, R., Schweiz. Apoth. Z., 124, 801–802 (1986)
234. Frömbling-Borges, A., Z. Phytother., 11, 1–6, 1990
235. Sourgens, H. et al., Planta medica, 45, 78–86, 1982
236. Schneider, E., Z. Phytother., 9, 193–196, 1988
237. Dorsch, W. et al., Biochem. Pharmacol., 37, 4479–4486 (1988)

Register

Die unter den Pflanzen genannten Präparate führen nur die Produkte auf, in denen der jeweilige pflanzliche Wirkstoff tragend zur Geltung kommt und die als »geeignete« oder »möglicherweise geeignete« Pflanzenpräparate eingestuft sind. Alle Präparate sind generell *kursiv* aufgelistet.

Medizin

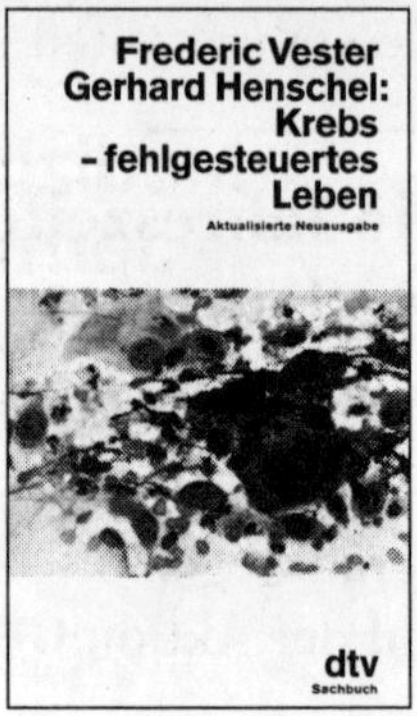

dtv-Atlas der Anatomie
Band 1:
Werner Platzer:
Bewegungsapparat
dtv 3017
Band 2:
Helmut Leonhardt:
Innere Organe
dtv 3018
Band 3:
Werner Kahle:
Nervensystem und
Sinnesorgane
dtv 3019

Adolf Faller:
Der Körper des
Menschen
Einführung in Bau und
Funktion
dtv-Thieme 3014

Robert E. Rothenberg:
Medizin für jedermann
Ärztlicher Rat
in Frage und Antwort
2 Bände
dtv-Thieme 3129 / 3130

Jacques Ruffié /
Jean-Charles Sournia:
Die Seuchen in der
Geschichte der
Menschheit
dtv / Klett-Cotta
dtv 11509

Heinrich Schipperges:
Der Garten
der Gesundheit
Medizin im Mittelalter
dtv 11278

Christine Sengupta:
Medikamentenführer
für die Bundesrepublik
dtv 10871

Christine Sengupta /
Peter Grob /
Hans Stüssi:
Natur in Pillen und
Tropfen
Naturheilmittel
Ein kritischer Ratgeber
für die Bundesrepublik
Originalausgabe
dtv 36000
(Sept. '92)

Stefan Silbernagl /
A. Despopoulos:
dtv-Atlas der
Physiologie
dtv-Thieme 3182

Walter Vandereycken /
Ron van Deth /
Rolf Meermann:
Hungerkünstler,
Fastenwunder,
Magersucht
Eine Kulturgeschichte
der Eßstörungen
dtv 11524

Frederic Vester /
Gerhard Henschel:
Krebs –
fehlgesteuertes Leben
Aktualisierte Neu-
ausgabe unter Mitarbeit
von Georg Snajberk
Mit Abbildungen
dtv 11181

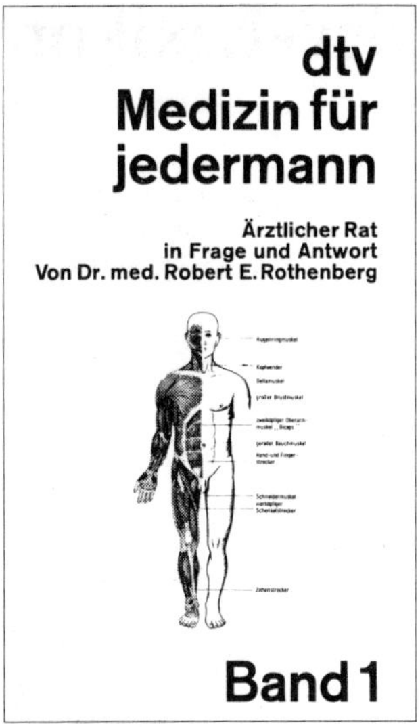

Medizin

Robert E. Rothenberg:
Medizin für jedermann
Ärztlicher Rat in Frage und Antwort
2 Bände

Dieses moderne Hausbuch der Medizin ist ein zweibändiges Nachschlagewerk für den Laien. Fachärzte geben Antwort aus allen Bereichen der Medizin. Klare Erläuterungen von Bau und Funktion des gesunden Körpers; Beschreibung von Ablauf und Behandlung seiner Erkrankungen.

dtv/Thieme 3129/3130

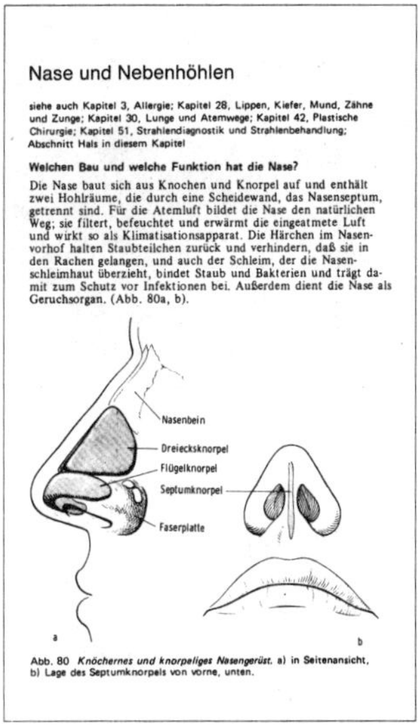

Nase und Nebenhöhlen

siehe auch Kapitel 3, Allergie; Kapitel 28, Lippen, Kiefer, Mund, Zähne und Zunge; Kapitel 30, Lunge und Atemwege; Kapitel 42, Plastische Chirurgie; Kapitel 51, Strahlendiagnostik und Strahlenbehandlung; Abschnitt Hals in diesem Kapitel

Welchen Bau und welche Funktion hat die Nase?

Die Nase baut sich aus Knochen und Knorpel auf und enthält zwei Hohlräume, die durch eine Scheidewand, das Nasenseptum, getrennt sind. Für die Atemluft bildet die Nase den natürlichen Weg; sie filtert, befeuchtet und erwärmt die eingeatmete Luft und wirkt so als Klimatisationsapparat. Die Härchen im Nasenvorhof halten Staubteilchen zurück und verhindern, daß sie in den Rachen gelangen, und auch der Schleim, der die Nasenschleimhaut überzieht, bindet Staub und Bakterien und trägt damit zum Schutz vor Infektionen bei. Außerdem dient die Nase als Geruchsorgan. (Abb. 80a, b).

Abb. 80 *Knöchernes und knorpeliges Nasengerüst.* a) in Seitenansicht, b) Lage des Septumknorpels von vorne, unten.

wissen und praxis

Die Bände der dtv-Reihe ›wissen und praxis‹ bieten grundlegende Informationen über chemische Stoffe und physikalische Vorgänge, die für den Alltag von großer Bedeutung sind. Mit Abbildungen, Tabellen sowie vielen Tips und praktischen Hinweisen.

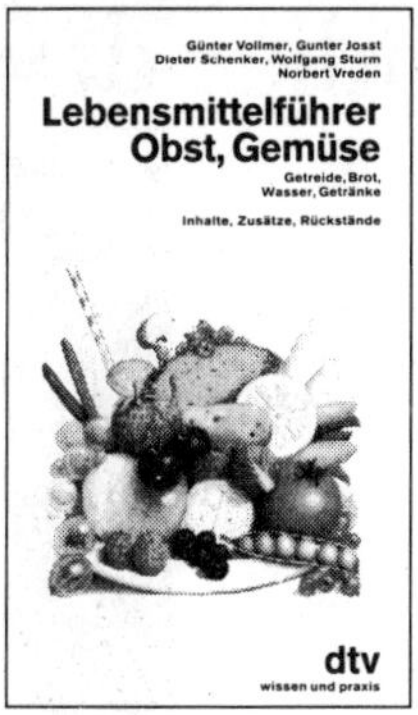

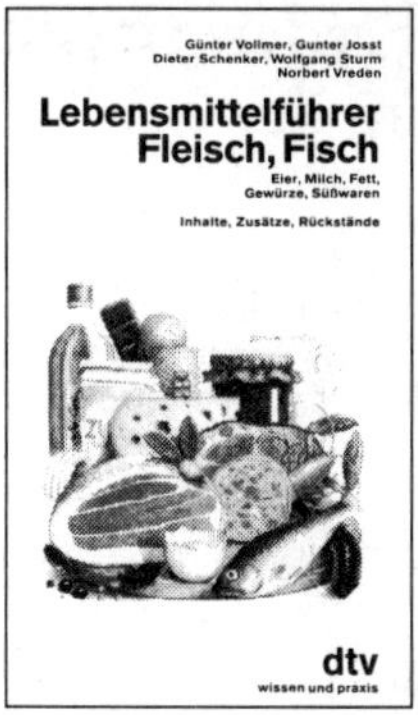

Günter Vollmer/
Gunter Josst/
Dieter Schenker/
Wolfgang Sturm/
Norbert Vreden:
Lebensmittelführer Obst, Gemüse, Getreide, Brot, Wasser, Getränke
Inhalte, Zusätze, Rückstände
dtv/Thieme 11263

Lebensmittelführer Fleisch, Fisch, Eier, Milch, Fett, Gewürze, Süßwaren
Inhalte, Zusätze, Rückstände
dtv/Thieme 11264

Norbert Leitgeb:
Strahlen, Wellen, Felder
Ursachen und Auswirkungen auf Umwelt und Gesundheit
dtv/Thieme 11265

Günter Vollmer/
Manfred Franz:
Chemie in Bad und Küche
Körperpflege, Kosmetika, Arzneimittel, Getränke, Nahrungsmittel
dtv/Thieme 11266

Chemie in Hobby und Beruf
Farben, Holzschutz, Korrosionsschutz, Klebestoffe, Schweiß- und Lötmaterialien, Büromaterialien
dtv/Thieme 11267

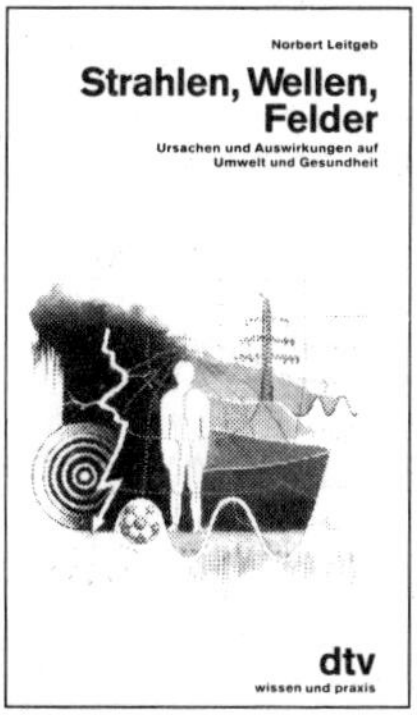

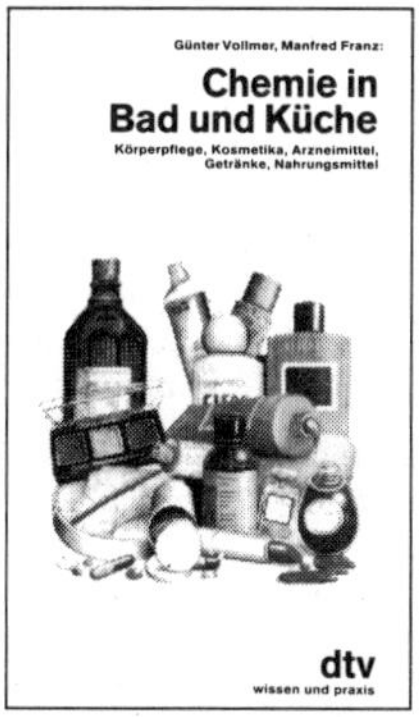

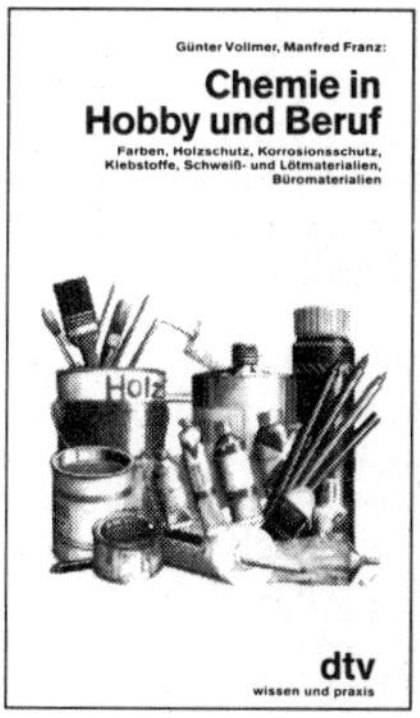

Frederic Vester im dtv

Denken, Lernen, Vergessen
Was geht in unserem Kopf vor, wie lernt das Gehirn, und wann läßt es uns im Stich?

Frederic Vester vertritt eine völlig neue Richtung der Gehirnforschung: die Biologie der Lernvorgänge. Ein Testprogramm zeigt dem Leser, wie er seinen individuellen Lerntyp feststellen und seinen eigenen »biologischen Computer« am effektivsten nutzen kann.
dtv 30003

Phänomen Streß
Wo liegt sein Ursprung, warum ist er lebenswichtig, wodurch ist er entartet?

»Vester ist es in bewundernswerter Weise gelungen, die wesentlichen Zusammenhänge des Streßgeschehens in einer auch dem Laien verständlichen Sprache zu vermitteln. Sein Buch ist höchst angenehm zu lesen, gut illustriert und äußerst instruktiv.« (Professor Hans Selye)
dtv 1396

Unsere Welt – ein vernetztes System

Ein faszinierender Einblick in die Gesetzmäßigkeiten von sich selbst regulierenden Systemen, die vom Mikrokosmos bis zum Makrokosmos die gleichen sind. Anhand vieler anschaulicher Beispiele erläutert Vester die Steuerung von Systemen in der Natur und durch den Menschen, und wie wir sie in ihren Abhängigkeiten und Wechselwirkungen verstehen, beurteilen und zur Lösung von Problemen einsetzen können. dtv 10118

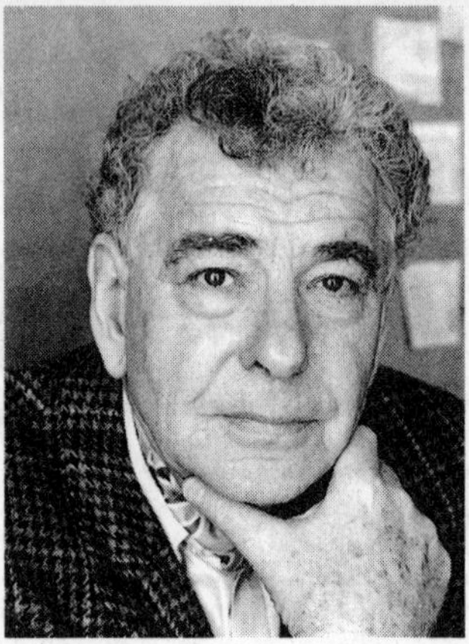

Foto: Isolde Ohlbaum

Neuland des Denkens
Vom technokratischen zum kybernetischen Zeitalter

Das fesselnd und allgemeinverständlich geschriebene Hauptwerk von Frederic Vester – eine grundlegende und breitgefächerte Orientierungshilfe für alle, die an einer (über-)lebenswerten Zukunft interessiert sind. dtv 10220

Ballungsgebiete in der Krise
Vom Verstehen und Planen menschlicher Lebensräume

Eine praktikable Anleitung, die Zukunft unserer bedrängten Lebensräume nicht mehr der technokratischen Planung zu überlassen, sondern sie auf der Grundlage biokybernetischen Denkens als vernetztes System zu erfassen und für die Zukunft zu gestalten. Aktualisierte Neuausgabe. dtv 30007

Frederic Vester/Gerhard Henschel:
Krebs – fehlgesteuertes Leben
Aktualisierte Neuausgabe. dtv 11181